癌症筛查与早诊早治技术规范

主　　编　吴永忠　周　宏

副主编　何　美　张　艳　李必波

编　　委（以姓氏笔画排序）

于智凯　重庆大学附属肿瘤医院

王　炯　重庆大学附属肿瘤医院

王　颖　重庆大学附属肿瘤医院

王志强　重庆大学附属肿瘤医院

吕晓燕　重庆市疾病预防控制中心

汤诗杭　重庆大学附属肿瘤医院

孙　浩　重庆大学附属肿瘤医院

杜　佳　重庆大学附属肿瘤医院

李　芳　重庆大学附属肿瘤医院

李　俊　重庆大学附属肿瘤医院

李　蓉　重庆大学附属肿瘤医院

李必波　重庆市人民医院

杨　露　重庆大学附属肿瘤医院

杨维斌　重庆大学附属肿瘤医院

肖　觉　重庆大学附属肿瘤医院

肖华成　重庆大学附属肿瘤医院

肖彩芝　重庆大学附属肿瘤医院

吴永忠　重庆大学附属肿瘤医院

何　美　重庆大学附属肿瘤医院

余慧青　重庆大学附属肿瘤医院

邹冬玲　重庆大学附属肿瘤医院

张　艳　重庆大学附属肿瘤医院

张　曦　重庆大学附属肿瘤医院

张海燕　重庆大学附属肿瘤医院

陈志雄　重庆大学附属肿瘤医院

陈新玉　重庆大学附属肿瘤医院

邵　青　重庆大学附属肿瘤医院

罗　丽　重庆大学附属肿瘤医院

罗振华　重庆大学附属肿瘤医院

罗鲜樟　重庆大学附属肿瘤医院

周　宏　重庆大学附属肿瘤医院

周　琦　重庆大学附属肿瘤医院

周燕荣　重庆医科大学

赵胜林　重庆大学附属肿瘤医院

敖　飞　重庆大学附属肿瘤医院

陶俊利　重庆大学附属肿瘤医院

舒小镭　重庆大学附属肿瘤医院

曾晓华　重庆大学附属肿瘤医院

戴君勇　重庆大学附属肿瘤医院

编写秘书　刘　秀　重庆大学附属肿瘤医院　　郭　晴　重庆大学附属肿瘤医院

人民卫生出版社

·北　京·

版权所有，侵权必究！

图书在版编目（CIP）数据

癌症筛查与早诊早治技术规范 / 吴永忠，周宏主编.
北京：人民卫生出版社，2025. 2（2025. 4 重印）.
ISBN 978-7-117-37516-0

Ⅰ. R73–65

中国国家版本馆 CIP 数据核字第 2025S8L915 号

人卫智网	www.ipmph.com	医学教育、学术、考试、健康，购书智慧智能综合服务平台
人卫官网	www.pmph.com	人卫官方资讯发布平台

癌症筛查与早诊早治技术规范

Aizheng Shaicha yu Zaozhen Zaozhi Jishu Guifan

主　　编：吴永忠　周　宏
出版发行：人民卫生出版社（中继线 010-59780011）
地　　址：北京市朝阳区潘家园南里 19 号
邮　　编：100021
E - mail：pmph @ pmph.com
购书热线：010-59787592　010-59787584　010-65264830
印　　刷：北京九州迅驰传媒文化有限公司
经　　销：新华书店
开　　本：850 × 1168　1/16　　印张：21
字　　数：607 千字
版　　次：2025 年 2 月第 1 版
印　　次：2025年 4 月第 2 次印刷
标准书号：ISBN 978-7-117-37516-0
定　　价：160.00 元
打击盗版举报电话：010-59787491　E-mail：WQ @ pmph.com
质量问题联系电话：010-59787234　E-mail：zhiliang @ pmph.com
数字融合服务电话：4001118166　E-mail：zengzhi @ pmph.com

序　言

随着经济社会水平的提高和生活环境的改变，人类健康面临的主要威胁，正由传染性和营养不良性疾病转变为以恶性肿瘤、心脑血管疾病等为代表的慢性非传染性疾病。这一趋势不仅给人类社会带来沉重负担，而且也对疾病防控提出严峻挑战。慢性病是群众因病致贫、因病返贫的重要原因，其中恶性肿瘤的形势尤为严峻。国家癌症中心最新数据显示，我国恶性肿瘤新发病例已达 482.5 万例，死亡人数超过 250 万人，且发病率和死亡率均呈持续上升趋势，随之而来的社会疾病负担也日益加重。因此，癌症防治刻不容缓。

世界卫生组织提出，1/3 的癌症可以预防，1/3 的癌症可以通过早期发现、早期诊断和早期治疗而治愈，1/3 的癌症可以通过现有的医疗措施延长患者生存期并改善生活质量。党和政府高度重视癌症防治工作，2016 年，国务院发布的《“健康中国 2030” 规划纲要》，把癌症防控作为重点工作之一，明确了健康中国建设的目标和具体任务。2019 年、2023 年国家卫生健康委等多个部门联合制定了《健康中国行动——癌症防治实施方案（2019—2022 年）》和《健康中国行动—癌症防治行动实施方案（2023—2030 年）》，明确提出要深入推进重点癌症早期筛查和早诊早治，不断加大筛查力度，扩大癌症筛查范围，提高早期筛查和早诊早治能力，形成规范化、长效化癌症筛查及早诊早治机制。

我国早在 20 世纪 70 年代，在食管癌、胃癌、肝癌、宫颈癌等高发区就开展了癌症筛查相关的研究和实践，如在食管癌高发的河南林州市，通过四十多年的协作攻关，采取癌症筛查与早诊早治等措施，已取得食管癌发病和死亡率下降均超过 50% 的初步成效；在江西靖安县女性宫颈癌高发区，采取巴氏细胞涂片筛查和早诊早治，已使女性宫颈癌的死亡率显著降低。2004 年，通过设立中央补助地方卫生事业专项资金，开展人群重点癌症的筛查和早诊早治项目，取得了良好的社会效益。

癌症筛查和早诊早治是一项技术性很强的系统工程。目前重点癌症筛查的技术规范多来自欧美国家的研究，制定适合我国国情和人群特点的重点癌症（肺癌、结直肠癌、肝癌、食管癌、胃癌、乳腺癌、宫颈癌、鼻咽癌和前列腺癌）筛查与早诊早治技术规范，规范癌症筛查流程和技术，提高癌症筛查效率和效果，是我国癌症防控工作的基础和有力保障。以吴永忠、周宏教授为主编，以战斗在肿瘤防治第一线的中青年科学工作者为骨干，特别是在老一辈肿瘤防治专家们的直接指导下，编写完成了《癌症筛查与早诊早治技术规范》专著，这必将对我国肿瘤防控工作发挥重要推动作用，对降低癌症的发病率和死亡率、提高治愈率、减轻个人和社会的疾病负担，具有极其重要的意义。

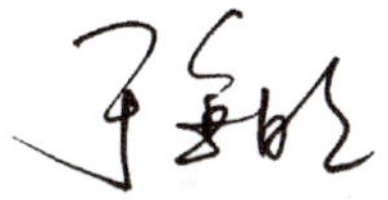

中国工程院院士

2025 年 2 月

主编简介

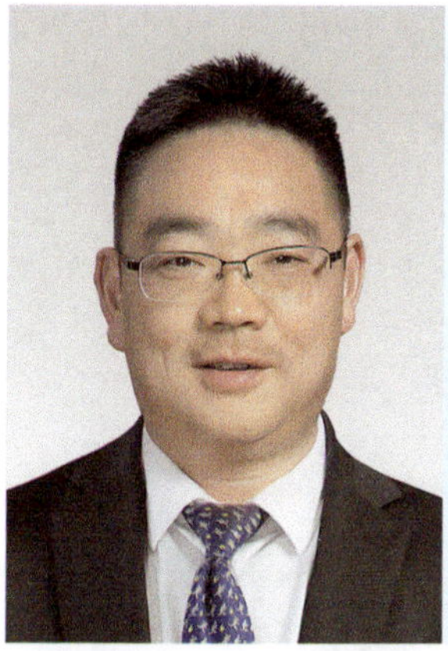

吴永忠
主任医师，二级教授，医学博士，博士研究生导师，重庆大学附属肿瘤医院党委书记

人才荣誉

国家卫生健康突出贡献中青年专家
国务院政府特殊津贴专家
全国首席科学传播专家
新重庆人才·名家名师
重庆市首席医学专家
重庆市首席专家工作室领衔专家

学术任职

中国抗癌协会副理事长
中国抗癌协会肿瘤放射治疗专业委员会主任委员
中国抗癌协会肿瘤粒子治疗专业委员会副主任委员
中国抗癌协会医院管理分会副主任委员
中国医师协会放射肿瘤治疗医师分会副会长
重庆市医师协会副会长
重庆市医药生物技术协会理事长
重庆市医学会放射肿瘤治疗学分会主任委员
重庆市医师协会放射肿瘤治疗医师分会会长

学术成就

已发表SCI等核心期刊论文100余篇；

主编高等医药院校本科教材《肿瘤学》与《肿瘤放射治疗学》；

主编人民卫生出版社出版的《肿瘤科普系列丛书》13册；

作为主编或副主编出版医学专著5部；

重庆市科技进步奖一等奖1项（排名第一）、二等奖2项（排名第一）、三等奖1项；

担任《中华放射肿瘤学杂志》《中华肿瘤防治杂志》《实用癌症杂志》及 *International Journal of Radiation Oncology · Biology · Physics* 等杂志常务编委。

主编简介

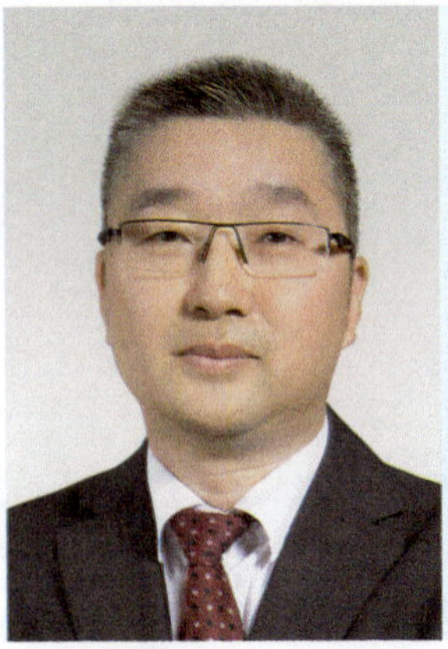

周　宏

主任医师、教授，重庆大学附属肿瘤医院副院长

学术任职

国家抗肿瘤药物临床应用监测管理与协调委员会委员

中国抗癌协会肿瘤病案专业委员会副主任委员

中国抗癌协会医学伦理学专业委员会常务委员

重庆市医院协会医疗健康大数据应用专业委员会主任委员

重庆抗癌协会癌症筛查与早诊早治专业委员会主任委员

重庆市医学会伦理专委会副主任委员

学术成就

主持重庆市科技局、科卫联合重大项目3项；

参与科技部“数字诊疗装备研发”试点专项、国家高技术研究发展计划（863计划）课题、国家重点研发计划3项；

重庆市科技进步二等奖（排名第一）；

中国抗癌协会《中国恶性肿瘤学科发展报告（2020）》编写专家；

《中国前列腺癌筛查与早诊早治指南（2022，北京）》专家组专家；

作为主编出版《重庆市以医院为基础肿瘤登记技术指南：2022年版》；

作为主译出版《前列腺癌PET/CT》。

前言

国内外实践证明，癌症筛查与早诊早治是降低癌症死亡率、提高5年生存率的关键措施。《“健康中国2030”规划纲要》中也把提高重点癌种的早诊率，作为提高癌症5年生存率和降低重大慢性病过早死亡率的关键指标。目前我国癌症筛查与早诊早治覆盖范围不断扩大，癌症筛查技术急需普及和推广，特别是面向基层专业人员。然而重点癌症筛查的技术规范多来自欧美国家的研究，缺乏适合我国人群的癌症筛查技术规范。实践证明，癌症筛查与早诊早治是一个复杂的系统工程，涉及流行病学、影像学、组织病理学、心理学以及各临床肿瘤学等多学科。在筛查实施过程中，从初筛到诊断，再到治疗及随访，是连续不断的全健康管理过程，需要各学科的紧密配合和分工协作。因此，基于国内外研究进展及前期实践，以战斗在肿瘤防治第一线的中青年科学工作者为骨干，并在老一辈肿瘤防治专家们的直接指导下，我们编写完成了《癌症筛查与早诊早治技术规范》专著。本书旨在提高专业人员的技术水平，成为癌症筛查与早诊早治工作开展可持续发展的重要支撑。希望本书出版有助于推动癌症筛查与早诊早治技术规范共识的形成，进一步加强基层人员的专业技术培训。

全书包括十四章，第一章详细介绍了全球和中国恶性肿瘤的概况，重点介绍了中国常见恶性肿瘤的流行现状，包括常见恶性肿瘤的发病率、死亡率以及疾病负担等。第二章简要介绍癌症筛查的整体流程、筛查人群的选择、主要筛查癌种、筛查方法、筛查的类型、随访管理等。第三章到第十一章，全面而详细地介绍常见适合筛查癌种筛查人群的选择、筛查与诊断技术、筛查并发症与处理、筛查结果解读与建议，以及筛查后规范化的治疗以及随访管理。第十二章简要介绍基于人工智能的癌症筛查，包括基于文本、图像处理、多模态的医学数据人工智能辅助筛查。第十三章从心理、饮食、运动、音乐等方面介绍癌症患者的康复管理。第十四章癌症筛查相关的流行病学研究，包括常用的流行病学研究方法、筛查方法评价指标、筛查效果评价指标，也对调查研究中的抽样与问卷设计进行了相应的总结和介绍。

尽管我们尽了最大努力，希望能在本书中充分而详细地介绍癌症筛查技术及规范的最新成果和进展，但由于水平所限，时间仓促，不足在所难免。我们恳请广大读者予以谅解，并不吝赐教，以便我们在再版时能够予以改进。此外，科学技术日新月异，也希望更有效、更简便的方法能够加入到技术规范中来，使癌症的早诊早治更为有效、更为普及。在参与《癌症筛查与早诊早治技术规范》编写的过程中，所有的编委对本书编写所给予的热情和贡献使我们深受感动，谨借此机会向为本书的编写、审核、编辑、出版、发行和协调联络做出宝贵贡献的人们表示诚挚和衷心的感谢！

吴永忠　周宏

2025年2月于重庆

目　录

第一章　常见恶性肿瘤的流行现状

恶性肿瘤已成为严重威胁人类生命健康的重大公共卫生问题，是导致居民过早死亡的主要原因。如何控制恶性肿瘤疾病负担，已成为全球关注的卫生战略重点。近十几年来，我国恶性肿瘤发病率与死亡率均呈持续上升趋势，目前恶性肿瘤导致的死亡占全部居民死因的近四分之一，给社会、家庭和个人都带来了沉重的负担。随着经济社会的发展、人口老龄化进程的加快，恶性肿瘤带来的疾病负担仍在持续加剧。

第一节　全球恶性肿瘤概况

GLOBOCAN 2022 数据显示，全球新发恶性肿瘤病例总数为 1 997.6 万例，其中亚洲新发病例数占比最高（49.2%），其次为欧洲（22.4%），北美洲（13.4%）等。恶性肿瘤导致的死亡病例总数为 974.4 万例，其中亚洲死亡病例数仍然最高（56.1%），其次为欧洲（20.4%），非洲（7.8%）等。全球恶性肿瘤 5 年患病例数为 5 350.4 万例，其中亚洲恶性肿瘤 5 年患病例数占比最高（43.8%），其次为欧洲（25.5%），北美洲（16.4%）等（表 1-1、图 1-1）。

一、全球恶性肿瘤发病情况

2022 年肺癌超过女性乳腺癌重新成为全球最常见的恶性肿瘤。肺癌占全球恶性肿瘤发病总数的 12.4%，其后依次为女性乳腺癌（11.5%）、结直肠癌（9.6%）、前列腺癌（7.3%）和胃癌（4.8%）等。全球男性恶性肿瘤新发病例数为 1 031.2 万例，其中肺癌为男性最常见的恶性肿瘤，占所有男性恶性肿瘤发病总数的 15.2%，其后依次为前列腺癌（14.2%）、结直肠癌（10.4%）、胃癌（6.1%）和肝癌（5.8%）等。全球女性恶性肿瘤新发病例数为 966.5 万例，其中女性乳腺癌为女性最常见的恶性肿瘤，占所有女性恶性肿瘤发病总数的 23.8%，其后依次为肺癌（9.4%）、结直肠癌（8.9%）、宫颈癌（6.9%）和甲状腺癌（6.4%）等（图 1-2）。

二、全球恶性肿瘤死亡情况

2022 年肺癌仍是导致死亡最常见的恶性肿瘤，占全球因恶性肿瘤死亡总数的 18.7%，其后依次为结直肠癌（9.3%）、肝癌（7.8%）、女性乳腺癌

表 1-1　全球恶性肿瘤分布概况

地区	发病			死亡			5 年患病	
	例数（万）	发病率（1/10 万）	世标率（1/10 万）	例数（万）	死亡率（1/10 万）	世标率（1/10 万）	例数（万）	患病率（1/10 万）
全球	1 997.6	253.3	196.9	974.4	123.6	91.7	5 350.4	678.6
亚洲	982.7	211.4	164.4	546.4	117.6	88.0	2 343.0	504.1
欧洲	447.1	598.1	280.0	198.6	265.7	106.3	1 364.6	1 825.5
北美洲	267.3	716.1	364.7	70.6	189.2	83.9	880.0	2 357.1
拉丁美洲和加勒比地区	155.1	233.1	186.0	74.9	112.6	85.5	409.6	615.5
非洲	118.5	84.3	132.3	76.4	54.3	88.9	261.1	185.6
大洋洲	26.9	615.0	409.0	7.4	168.6	93.4	92.1	2 105.2

注：数据来源：GLOBOCAN 2022；世标率：世界人口年龄标准化率（发病率/死亡率）。

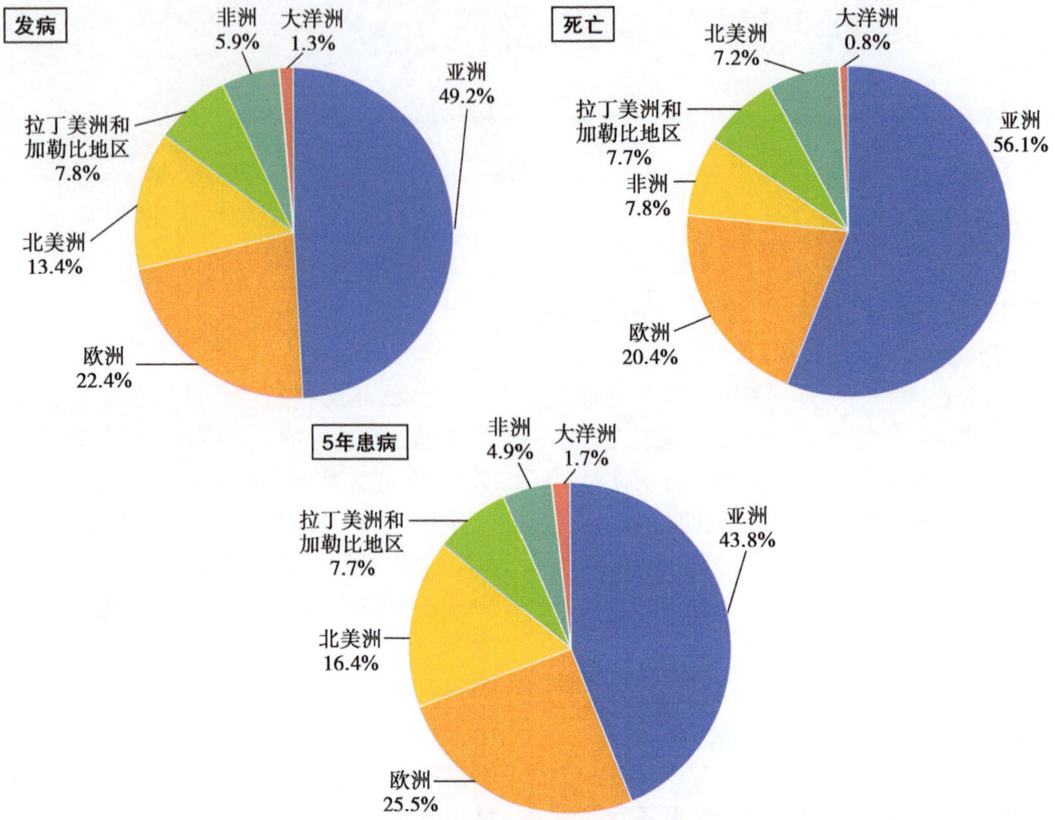

图 1-1 2022 年全球恶性肿瘤分地区发病、死亡及 5 年患病构成

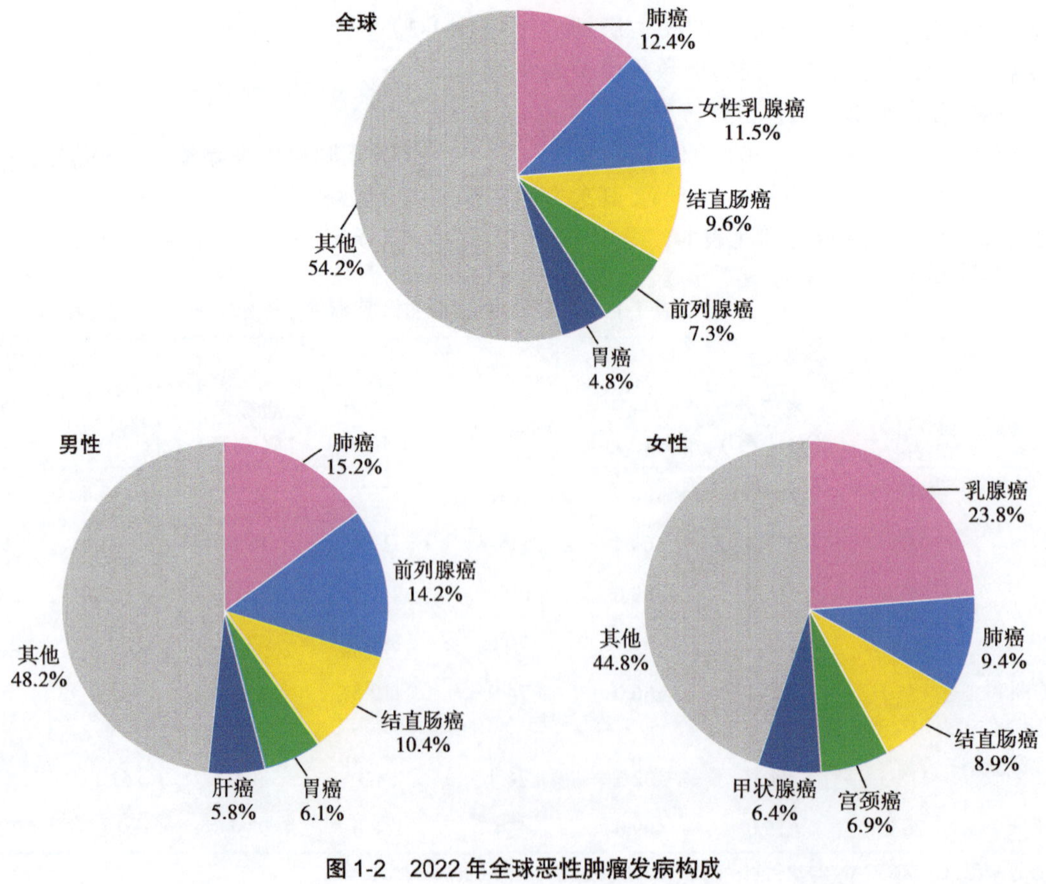

图 1-2 2022 年全球恶性肿瘤发病构成

（6.8%）和胃癌（6.8%）等。全球男性因恶性肿瘤死亡人数为543.0万例，与发病类似，肺癌也是男性最常见的恶性肿瘤死亡原因，占所有男性恶性肿瘤死亡总数的22.7%，其后依次为肝癌（9.6%）、结直肠癌（9.2%）、胃癌（7.9%）和前列腺癌（7.3%）等。全球女性因恶性肿瘤死亡人数为431.4万例，其中乳腺癌是女性最常见的恶性肿瘤死亡原因，占所有女性因恶性肿瘤死亡总数的15.4%，其后依次为肺癌（13.5%）、结直肠癌（9.4%）、宫颈癌（8.1%）和肝癌（5.5%）等（图1-3）。

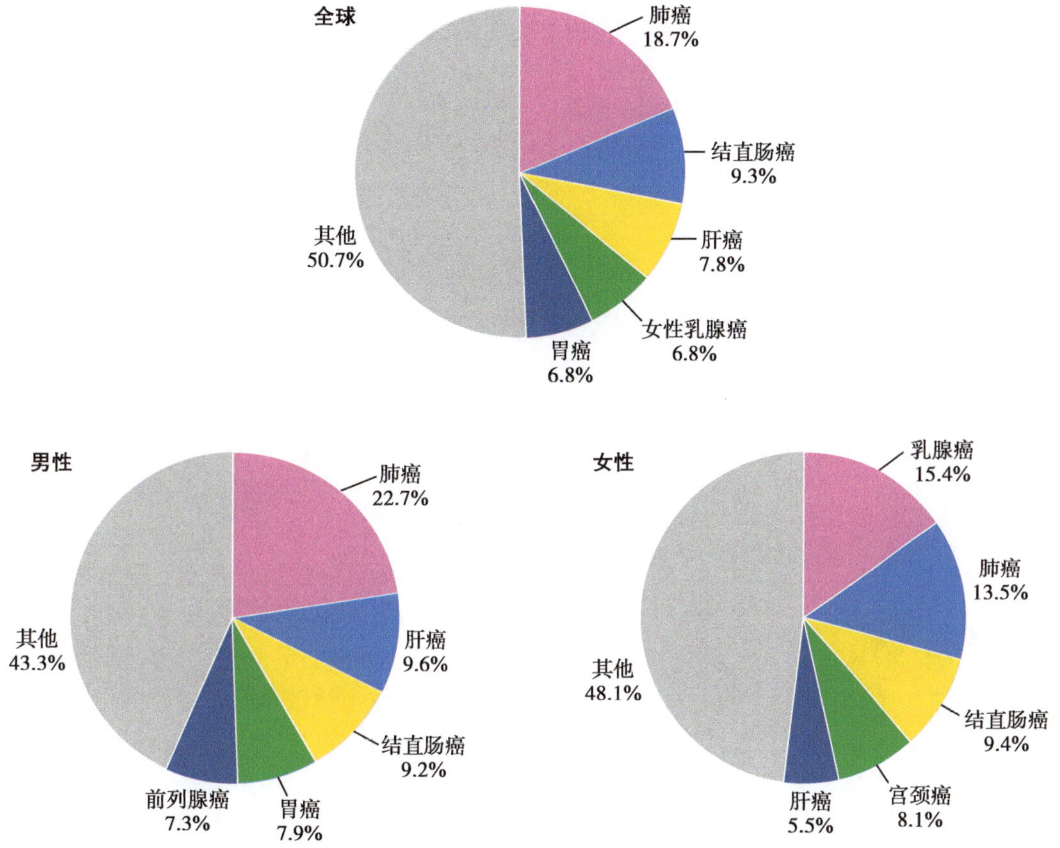

图1-3　2022年全球恶性肿瘤死亡构成

第二节　中国恶性肿瘤概况

一、中国恶性肿瘤总体发病情况

国家癌症中心最新数据显示，2022年中国恶性肿瘤新发病例数为482.5万例（男性：253.4万例，女性：229.1万例），其中城市地区恶性肿瘤新发病例数为290.4万例（男性：147.0万例，女性：143.4万例），占60.2%；农村地区192.1万例（男性：106.4万例，女性：85.7万例），占39.8%（表1-2）。

2022年中国恶性肿瘤粗发病率、中国人口年龄标准化发病率（中标发病率）和世界人口年龄标准化发病率（世标发病率）分别为341.8/10

表1-2　2022年中国恶性肿瘤发病情况

地区	性别	发病例数（万）	中标发病率（1/10万）	世标发病率（1/10万）
全国	合计	482.5	208.6	201.6
	男性	253.4	212.7	209.6
	女性	229.1	208.1	197.0
城市地区	合计	290.4	213.0	205.6
	男性	147.0	215.2	212.0
	女性	143.4	214.2	202.6
农村地区	合计	192.1	199.7	193.9
	男性	106.4	207.5	205.1
	女性	85.7	195.9	186.5

注：中标发病率：中国人口年龄标准化发病率；世标发病率：世界人口年龄标准化发病率。

万、208.6/10万和201.6/10万。男性恶性肿瘤发病率略高于女性，粗发病率分别为351.4/10万和331.6/10万，中标发病率分别为212.7/10万和208.1/10万。城市地区恶性肿瘤发病率高于农村地区，中标发病率分别为213.0/10万和199.7/10万。城市地区中，男性与女性的恶性肿瘤发病率接近，中标发病率分别为215.2/10万和214.2/10万；而农村地区中，男性恶性肿瘤发病率高于女性，中标发病率分别为207.5/10万和195.9/10万（表1-2）。

二、中国恶性肿瘤总体死亡情况

2022年我国因恶性肿瘤死亡的人数为257.4万例（男性：162.9万例，女性：94.5万例）。其中城市地区恶性肿瘤死亡人数为140.1万例（男性：88.3万例，女性：51.8万例），占54.4%；农村地区117.3万例（男性：74.7万例，女性：42.6万例），占45.6%（表1-3）。

表1-3　2022年中国恶性肿瘤死亡情况

地区	性别	死亡例数/万	中标死亡率/（1/10万）	世标死亡率/（1/10万）
全国	合计	257.4	97.1	96.5
	男性	162.9	127.7	127.5
	女性	94.5	68.7	67.8
城市地区	合计	140.1	92.4	91.9
	男性	88.3	122.5	122.6
	女性	51.8	65.1	64.2
农村地区	合计	117.3	104.0	103.1
	男性	74.7	135.0	134.3
	女性	42.6	74.2	73.3

2022年我国恶性肿瘤粗死亡率、中标死亡率和世标死亡率分别为182.3/10万、97.1/10万和96.5/10万。与恶性肿瘤发病率类似，恶性肿瘤死亡率也呈现出性别和地区差异。男性恶性肿瘤死亡率明显高于女性，粗死亡率分别为226.0/10万和136.8/10万，中标死亡率分别为127.7/10万和68.7/10万。城市地区恶性肿瘤死亡率低于农村地区，中标死亡率分别为92.4/10万和104.0/10万。城市地区中，男性恶性肿瘤死亡率明显高于女性，中标死亡率分别为122.5/10万和65.1/10万；同样在农村地区中，男性恶性肿瘤死亡率也明显高于女性，中标死亡率分别为135.0/10万和74.2/10万（见表1-3）。

三、中国恶性肿瘤发病构成

2022年全国新发病例数前5位的恶性肿瘤依次为肺癌（106.1万例）、结直肠癌（51.7万例）、甲状腺癌（46.6万例）、肝癌（36.8万例）和胃癌（35.9万例），占全部恶性肿瘤新发病例总数的57.4%。男性新发病例数前5位的恶性肿瘤依次为肺癌（65.9万例）、结直肠癌（30.8万例）、肝癌（26.8万例）、胃癌（24.7万例）和食管癌（16.7万例），占男性全部恶性肿瘤新发病例总数的65.1%；女性恶性肿瘤发病分布与男性有所差异，女性新发病例数前5位的恶性肿瘤依次为肺癌（40.2万例）、乳腺癌（35.7万例）、甲状腺癌（34.1万例）、结直肠癌（20.9万例）和宫颈癌（15.1万例），占女性全部恶性肿瘤新发病例总数的63.7%（图1-4、表1-4）。

城市地区新发病例数前5位的恶性肿瘤依次为肺癌（61.2万例）、甲状腺癌（34.7万例）、结直肠癌（32.1万例）、乳腺癌（24.3万例）和肝癌（20.6万例），占城市地区全部恶性肿瘤新发病例总数的59.5%。城市地区男性高发恶性肿瘤为肺癌（36.7万例）、结直肠癌（19.1万例）和肝癌（15.1万例）等；城市地区女性高发恶性肿瘤为甲状腺癌（25.1万例）、肺癌（24.4万例）和乳腺癌（24.3万例）等（表1-5）。

农村地区新发病例数前5位的恶性肿瘤依次为肺癌（44.9万例）、结直肠癌（19.7万例）、胃癌（17.0万例）、肝癌（16.2万例）和食管癌（12.0万例），占农村地区全部恶性肿瘤新发病例总数的57.1%。农村地区男性高发恶性肿瘤为肺癌（29.1万例）、胃癌（12.0万例）、肝癌（11.7万例）和结直肠癌（11.7万例）等；农村地区女性高发恶性肿瘤为肺癌（15.8万例）、乳腺癌（11.4万例）和甲状腺癌（9.0万例）等（表1-6）。

四、中国恶性肿瘤死亡构成

2022年我国死亡病例数前5位的恶性肿瘤依次为肺癌（73.3万例）、肝癌（31.7万例）、胃癌（26.0万例）、结直肠癌（24.0万例）和食管癌（18.7万例），占全部恶性肿瘤死亡总数的67.5%。男

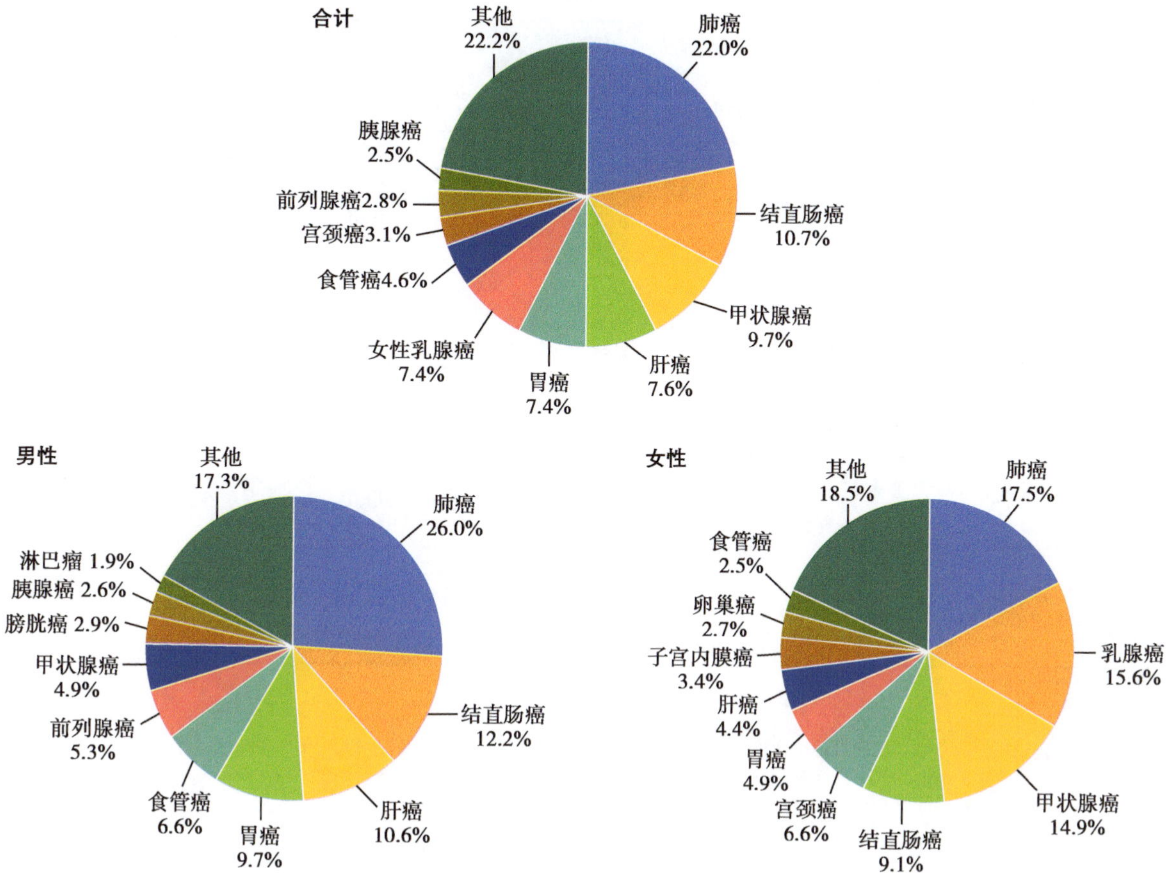

图 1-4　2022 年中国恶性肿瘤发病构成

表 1-4　2022 年中国前 10 位恶性肿瘤发病情况

总体				男性				女性			
癌种	发病数/万例	中标率	世标率	癌种	发病数/万例	中标率	世标率	癌种	发病数/万例	中标率	世标率
全部	482.5	208.6	201.6	全部	253.4	212.7	209.6	全部	229.1	208.1	197.0
肺癌	106.1	40.8	40.8	肺癌	65.9	51.8	52.0	肺癌	40.2	30.7	30.3
结直肠癌	51.7	20.3	20.1	结直肠癌	30.8	24.8	24.7	乳腺癌	35.7	35.3	33.0
甲状腺癌	46.6	28.9	24.6	肝癌	26.8	23.1	22.7	甲状腺癌	34.1	42.5	36.5
肝癌	36.8	15.3	15.0	胃癌	24.7	19.4	19.5	结直肠癌	20.9	16.0	15.7
胃癌	35.9	13.8	13.7	食管癌	16.7	12.9	13.1	宫颈癌	15.1	14.9	13.8
乳腺癌	35.7	35.3	33.0	前列腺癌	13.4	9.8	9.7	胃癌	11.2	8.5	8.3
食管癌	22.4	8.2	8.3	甲状腺癌	12.5	15.8	13.3	肝癌	10.0	7.5	7.4
宫颈癌	15.1	14.9	13.8	膀胱癌	7.3	5.7	5.7	子宫内膜癌	7.8	7.0	6.8
前列腺癌	13.4	9.8	9.7	胰腺癌	6.7	5.3	5.3	卵巢癌	6.1	6.0	5.7
胰腺癌	11.9	4.5	4.4	淋巴瘤	4.8	4.5	4.3	食管癌	5.7	3.8	3.8

注：中标率、世标率单位：1/10 万。

表 1-5　2022 年中国城市地区前 10 位恶性肿瘤发病情况

总体				男性				女性			
癌种	发病数/万例	中标率	世标率	癌种	发病数/万例	中标率	世标率	癌种	发病数/万例	中标率	世标率
全部	290.4	213.0	205.6	全部	147.0	215.2	212.0	全部	143.4	214.2	202.6
肺癌	61.2	41.1	41.1	肺癌	36.7	51.2	51.6	甲状腺癌	25.1	46.9	40.3
甲状腺癌	34.7	32.7	27.9	结直肠癌	19.1	27.0	26.9	肺癌	24.4	32.0	31.6
结直肠癌	32.1	21.7	21.6	肝癌	15.1	22.2	21.8	乳腺癌	24.3	37.7	35.5
乳腺癌	24.3	37.7	35.5	胃癌	12.7	17.8	17.8	结直肠癌	12.9	16.9	16.6
肝癌	20.6	14.5	14.3	甲状腺癌	9.6	18.6	15.6	宫颈癌	8.6	13.5	12.5
胃癌	18.8	12.7	12.6	食管癌	8.1	11.2	11.4	胃癌	6.2	8.1	7.9
食管癌	10.5	6.8	6.9	前列腺癌	7.9	10.6	10.5	肝癌	5.5	7.1	7.0
宫颈癌	8.6	13.5	12.5	膀胱癌	4.3	6.0	5.9	子宫内膜癌	5.0	7.3	7.1
前列腺癌	7.9	10.6	10.5	胰腺癌	3.9	5.4	5.5	卵巢癌	3.9	6.1	5.8
胰腺癌	7.0	4.6	4.6	肾癌	3.0	4.5	4.4	胰腺癌	3.1	3.8	3.8

注：中标率、世标率单位：1/10 万。

表 1-6　2022 年中国农村地区前 10 位恶性肿瘤发病情况

总体				男性				女性			
癌种	发病数/万例	中标率	世标率	癌种	发病数/万例	中标率	世标率	癌种	发病数/万例	中标率	世标率
全部	192.1	199.7	193.9	全部	106.4	207.5	205.1	全部	85.6	195.9	186.5
肺癌	44.9	40.4	40.3	肺癌	29.1	52.6	52.7	肺癌	15.8	28.6	28.3
结直肠癌	19.7	18.5	18.2	胃癌	12.0	21.6	21.7	乳腺癌	11.4	31.6	29.4
胃癌	17.0	15.3	15.2	肝癌	11.7	24.7	24.1	甲状腺癌	9.0	32.0	27.9
肝癌	16.2	16.6	16.3	结直肠癌	11.7	22.2	21.9	结直肠癌	8.0	14.9	14.6
食管癌	12.0	10.0	10.1	食管癌	8.6	15.0	15.2	宫颈癌	6.5	17.5	16.2
甲状腺癌	11.9	20.3	17.7	前列腺癌	5.5	8.8	8.7	胃癌	5.1	9.1	8.9
乳腺癌	11.4	31.6	29.4	膀胱癌	3.0	5.4	5.3	肝癌	4.5	8.2	8.1
宫颈癌	6.5	17.5	16.2	甲状腺癌	2.9	9.8	8.4	食管癌	3.3	5.1	5.1
前列腺癌	5.5	8.8	8.7	胰腺癌	2.8	5.1	5.1	子宫内膜癌	2.8	6.7	6.5
胰腺癌	4.9	4.3	4.3	淋巴瘤	1.8	4.1	4.0	卵巢癌	2.2	5.7	5.4

注：中标率、世标率单位：1/10 万。

性死亡数前 5 位的恶性肿瘤与总体一致，依次为肺癌（51.6 万例）、肝癌（23.0 万例）、胃癌（18.2 万例）、结直肠癌（14.3 万例）和食管癌（14.0 万例），占男性全部恶性肿瘤死亡总数的 74.3%；女性恶性肿瘤死亡分布与男性有所差异，女性死亡数前 5 位的恶性肿瘤依次为肺癌（21.7 万例）、结直肠癌（9.7 万例）、肝癌（8.7 万例）、胃癌（7.9 万例）和乳腺癌（7.5 万例），占女性全部恶性肿瘤死亡总数的 58.8%（图 1-5、表 1-7）。

城市地区死亡数前 5 位的恶性肿瘤依次为肺癌（38.7 万例）、肝癌（17.3 万例）、结直肠癌（14.3 万例）、胃癌（12.8 万例）和食管癌（8.5 万例），占城市地区全部恶性肿瘤死亡总数的 65.4%。城市地区男性死亡数前 5 位的恶性肿瘤依次为肺癌

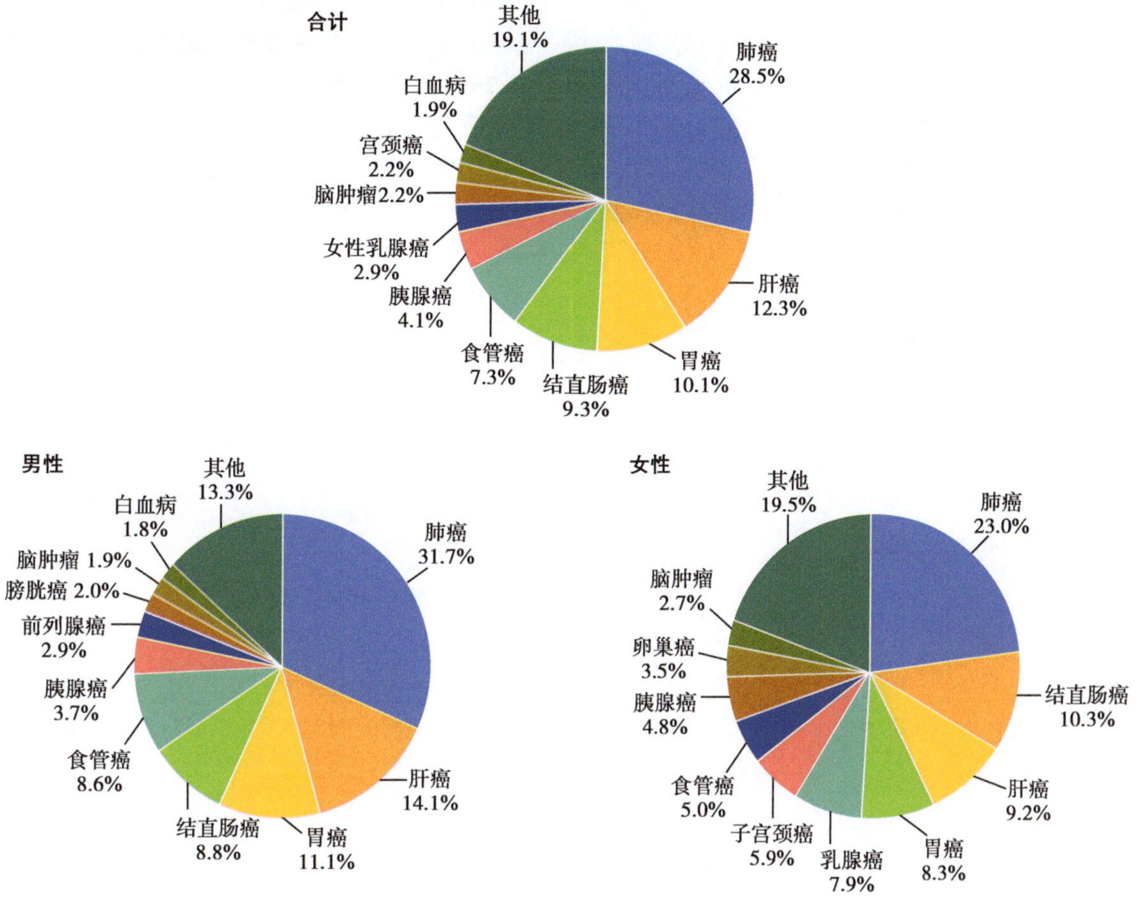

图 1-5　2022 年中国恶性肿瘤死亡构成

表 1-7　2022 年中国前 10 位恶性肿瘤死亡情况

总体				男性				女性			
癌种	死亡数/万例	中标率	世标率	癌种	死亡数/万例	中标率	世标率	癌种	死亡数/万例	中标率	世标率
全部	257.4	97.1	96.5	全部	162.9	127.7	127.5	全部	94.5	68.7	67.8
肺癌	73.3	26.7	26.7	肺癌	51.6	39.4	39.5	肺癌	21.7	14.8	14.7
肝癌	31.7	12.8	12.6	肝癌	23.0	19.4	19.1	结直肠癌	9.7	6.6	6.5
胃癌	26.0	9.5	9.4	胃癌	18.2	13.9	13.8	肝癌	8.7	6.2	6.2
结直肠癌	24.0	8.6	8.6	结直肠癌	14.3	10.9	10.9	胃癌	7.9	5.5	5.3
食管癌	18.7	6.7	6.7	食管癌	14.0	10.6	10.7	乳腺癌	7.5	6.3	6.1
胰腺癌	10.6	3.9	3.9	胰腺癌	6.1	4.7	4.7	宫颈癌	5.6	4.7	4.5
乳腺癌	7.5	6.3	6.1	前列腺癌	4.8	3.2	3.3	食管癌	4.7	3.0	2.9
脑肿瘤	5.7	2.5	2.5	膀胱癌	3.3	2.3	2.3	胰腺癌	4.5	3.1	3.1
宫颈癌	5.6	4.7	4.5	脑肿瘤	3.2	2.9	2.9	卵巢癌	3.3	2.7	2.6
白血病	5.0	2.4	2.4	白血病	2.9	2.8	2.8	颅内肿瘤	2.5	2.1	2.2

注：中标率、世标率单位：1/10 万。

（27.3 万例）、肝癌（12.6 万例）、胃癌（8.9 万例）、结直肠癌（8.6 万例）和食管癌（6.7 万例）；城市地区女性死亡数前 5 位的恶性肿瘤依次为肺癌（11.4 万例）、结直肠癌（5.7 万例）、乳腺癌（4.8 万例）、肝癌（4.6 万例）和胃癌（4.0 万例）（表 1-8）。

农村地区死亡数前 5 位的恶性肿瘤依次为肺癌（34.6 万例）、肝癌（14.4 万例）、胃癌（13.2 万例）、食管癌（10.2 万例）和结直肠癌（9.7 万例），占农村地区全部恶性肿瘤死亡总数的 70.0%。农村地区男性死亡数前 5 位的恶性肿瘤依次为肺癌（24.3 万例）、肝癌（10.3 万例）、胃癌（9.3 万例）、食管癌（7.4 万例）和结直肠癌（5.7 万例）；农村地区女性死亡数前 5 位的恶性肿瘤依次为肺癌（10.3 万例）、肝癌（4.1 万例）、结直肠癌（4.1 万例）、胃癌（3.9 万例）和食管癌（2.8 万例）（表 1-9）。

表 1-8　2022 年中国城市地区前 10 位恶性肿瘤死亡情况

总体				男性				女性			
癌种	死亡数/万例	中标率	世标率	癌种	死亡数/万例	中标率	世标率	癌种	死亡数/万例	中标率	世标率
全部	140.1	92.4	91.9	全部	88.3	122.5	122.6	全部	51.8	65.1	64.2
肺癌	38.7	24.9	24.9	肺癌	27.3	37.4	37.6	肺癌	11.4	13.6	13.5
肝癌	17.3	11.9	11.7	肝癌	12.6	18.3	18.1	结直肠癌	5.7	6.7	6.6
结直肠癌	14.3	9.0	9.0	胃癌	8.9	12.2	12.1	乳腺癌	4.8	6.5	6.4
胃癌	12.8	8.3	8.2	结直肠癌	8.6	11.6	11.7	肝癌	4.6	5.7	5.7
食管癌	8.5	5.5	5.5	食管癌	6.7	9.1	9.2	胃癌	4.0	4.8	4.7
胰腺癌	6.3	4.0	4.0	胰腺癌	3.6	4.9	4.9	宫颈癌	3.0	4.3	4.1
乳腺癌	4.8	6.5	6.4	前列腺癌	2.7	3.4	3.4	胰腺癌	2.7	3.2	3.2
脑肿瘤	3.1	2.3	2.3	膀胱癌	1.8	2.3	2.4	卵巢癌	2.0	2.7	2.7
宫颈癌	3.0	4.3	4.1	脑肿瘤	1.8	2.8	2.7	食管癌	1.9	2.1	2.1
白血病	2.9	2.3	2.3	白血病	1.7	2.7	2.7	颅内肿瘤	1.3	1.9	1.9

注：中标率、世标率单位：1/10 万。

表 1-9　2022 年中国农村地区前 10 位恶性肿瘤死亡情况

总体				男性				女性			
癌种	死亡数/万例	中标率	世标率	癌种	死亡数/万例	中标率	世标率	癌种	死亡数/万例	中标率	世标率
全部	117.3	104.0	103.1	全部	74.7	135.0	134.3	全部	42.7	74.2	73.3
肺癌	34.6	29.2	29.1	肺癌	24.3	42.2	42.2	肺癌	10.3	16.6	16.5
肝癌	14.4	14.2	13.9	肝癌	10.3	21.2	20.8	肝癌	4.1	7.0	6.9
胃癌	13.2	11.0	10.9	胃癌	9.3	16.0	15.9	结直肠癌	4.1	6.5	6.4
食管癌	10.2	8.2	8.2	食管癌	7.4	12.4	12.5	胃癌	3.9	6.3	6.2
结直肠癌	9.7	8.2	8.1	结直肠癌	5.7	10.0	9.9	食管癌	2.8	4.1	4.0
胰腺癌	4.4	3.7	3.7	胰腺癌	2.5	4.5	4.5	乳腺癌	2.7	6.0	5.8
乳腺癌	2.7	6.0	5.8	前列腺癌	2.0	3.0	3.1	宫颈癌	2.6	5.4	5.2
脑肿瘤	2.6	2.9	2.9	膀胱癌	1.4	2.2	2.2	胰腺癌	1.8	2.9	2.9
宫颈癌	2.6	5.4	5.2	脑肿瘤	1.4	3.2	3.2	卵巢癌	1.3	2.6	2.6
白血病	2.1	2.6	2.6	白血病	1.3	3.0	3.0	颅内肿瘤	1.2	2.6	2.6

注：中标率、世标率单位：1/10 万。

五、中国恶性肿瘤年龄别发病率和死亡率

2022年中国恶性肿瘤的年龄别发病率在0～24岁时处于较低水平，25～29岁年龄组发病率逐渐上升（57.5/10万），尤其在55～59岁年龄组发病率快速上升（489.0/10万），且男性发病率上升速度明显快于女性，80～84岁年龄组发病率达到峰值（1 461.6/10万），而在85岁及以上年龄组发病率有所下降（1 349.4/10万）。男性与女性相比，0～14岁年龄组男性恶性肿瘤发病率略高于女性，15～59岁年龄组女性发病率高于男性，60岁及以上年龄组男性发病率明显高于女性，且差异随年龄的增加而增大（图1-6）。

2022年中国恶性肿瘤的年龄别死亡率在0～39岁时处于较低水平，40～44岁年龄组死亡率逐渐上升（40.9/10万），尤其在55～59岁年龄组死亡率快速上升（199.2/10万），且男性死亡率上升速度快于女性，到85岁以上年龄组死亡率达到峰值（1 449.7/10万）。男性与女性相比，45岁前男性恶性肿瘤死亡率略高于女性，45岁后男性各年龄组死亡率均明显高于女性，且差异随年龄的增加而增大（图1-7）。

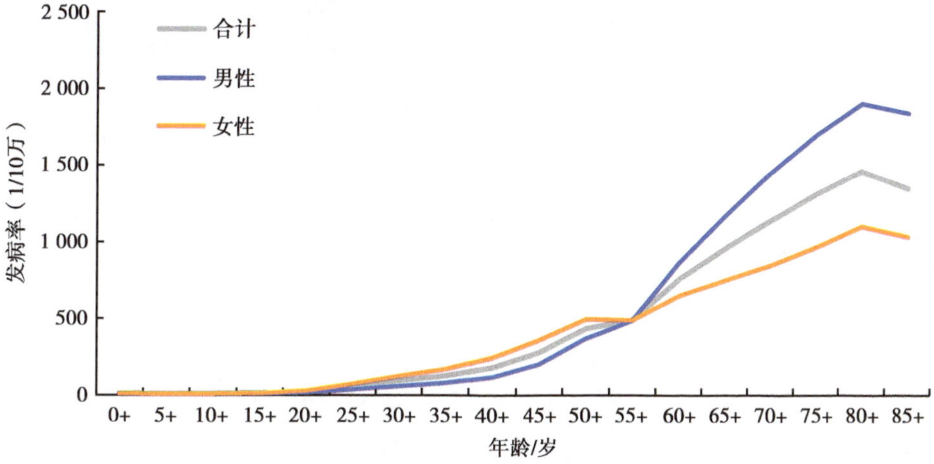

图1-6　2022年中国恶性肿瘤年龄别发病率

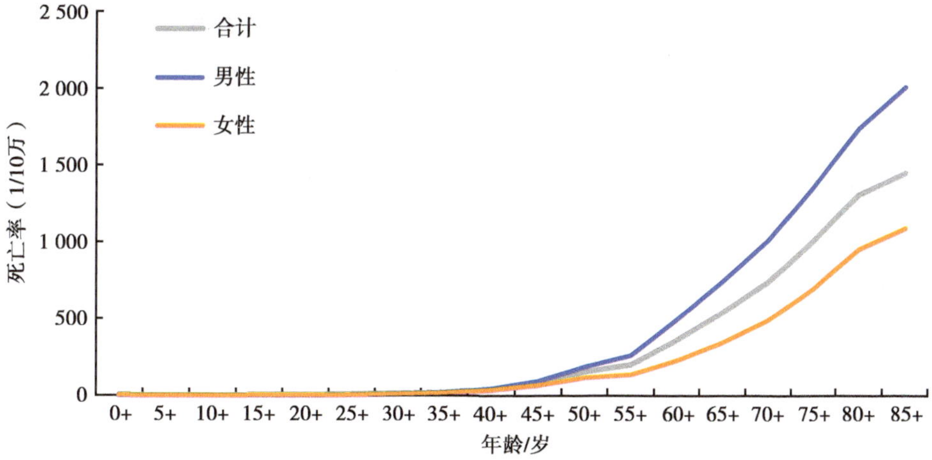

图1-7　2022年中国恶性肿瘤年龄别死亡率

第三节　中国肺癌流行病学现状

肺癌是全球发病率和死亡率均居首位的恶性肿瘤，严重危害人类健康。GLOBOCAN 2022数据显示，2022年全球肺癌新发病例248.1万例，死亡人数181.7万例，分别占所有恶性肿瘤发病和死亡人数的12.4%和18.7%，我国肺癌占同期全球肺癌发病和死亡的42.8%和40.3%。肺癌长期以来都是我国发病率和死亡率最高的恶性肿

瘤，且近年来仍呈上升趋势，肺癌的疾病负担一直以来都十分沉重。

一、中国肺癌发病情况

国家癌症中心数据显示，2022年肺癌位居我国恶性肿瘤发病首位。新发病例为106.1万例（男性：65.9万例，女性：40.2万例），占全国恶性肿瘤新发病例总数的22.0%。肺癌粗发病率为75.1/10万，中标发病率和世标发病率均为40.8/10万。男性肺癌发病率明显高于女性，粗发病率分别为91.4/10万和58.2/10万，中标发病率分别为51.8/10万和30.7/10万（图1-8）。城市地区和农村地区肺癌发病人数分别为61.2万例和44.9万例，城市地区肺癌发病率与农村地区接近，中标发病率分别为41.1/10万和40.4/10万（表1-5、表1-6）。

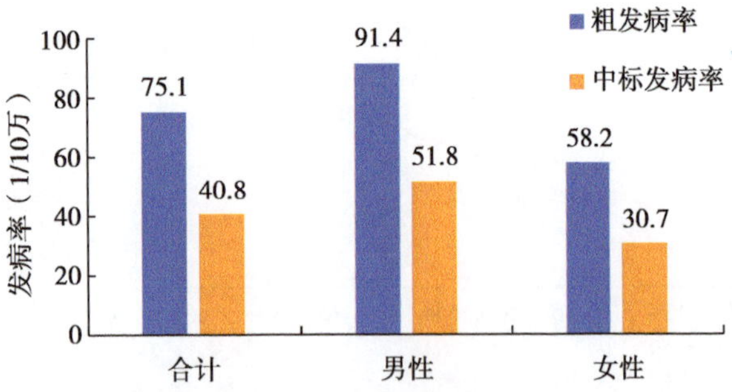

图1-8　2022年中国肺癌发病率

二、中国肺癌死亡情况

2022年因肺癌死亡人数位居我国恶性肿瘤死亡首位。因肺癌死亡病例为73.3万例（男性：51.6万例，女性：21.7万例），占全国恶性肿瘤死亡总数的28.5%。肺癌粗死亡率为51.9/10万，中标死亡率和世标死亡率均为26.7/10万。男性肺癌死亡率明显高于女性，粗死亡率分别为71.6/10万和31.5/10万，中标死亡率分别为39.4/10万和14.8/10万（图1-9）。城市地区和农村地区肺癌死亡人数分别为38.7万例和34.6万例，城市地区肺癌死亡率低于农村地区，中标死亡率分别为24.9/10万和29.2/10万（表1-8、表1-9）。

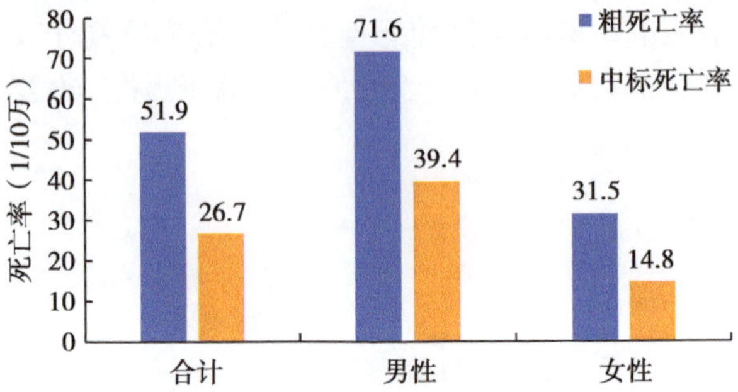

图1-9　2022年中国肺癌死亡率

三、中国肺癌年龄别发病率和死亡率

2022年肺癌年龄别发病率和死亡率在40岁前均处于较低水平，40～44岁年龄组逐渐上升（发病率：16.2/10万，死亡率：6.1/10万），尤其在55～59岁年龄组快速上升（发病率：101.9/10万，死亡率53.5/10万），且男性发病率和死亡率上升速度快于女性，发病率在80～84岁年龄组达到峰值（402.5/10万），而死亡率在85岁及以上年龄组达到峰值（391.6/10万）。50岁之前，男女各年龄别发病率和死亡率接近，50岁之后，男性发病率和死亡率均明显高于女性（图1-10、图1-11）。

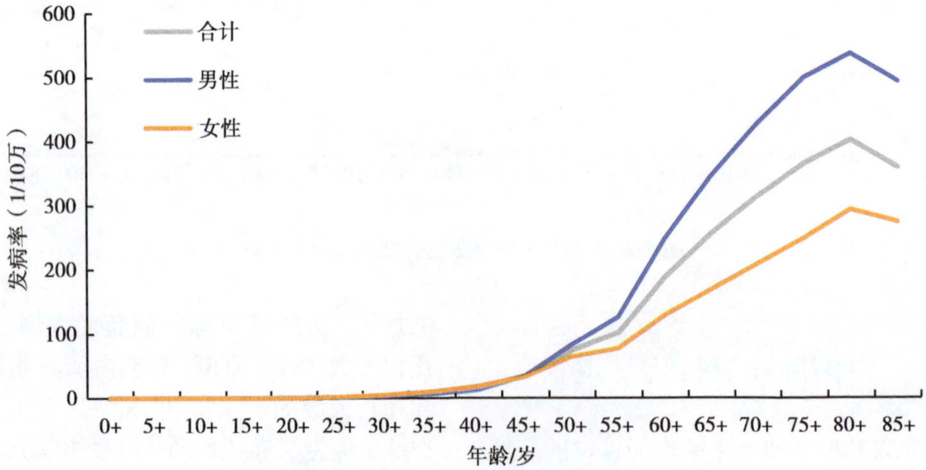

图1-10　2022年中国肺癌年龄别发病率

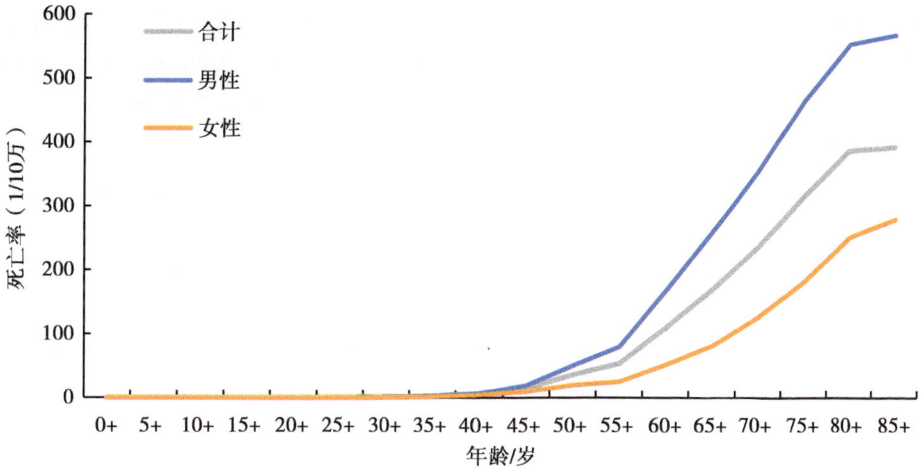

图 1-11　2022 年中国肺癌年龄别死亡率

肺癌是我国最常见的恶性肿瘤，由于人口基数较大，我国肺癌的新发病例和死亡病例都远超其他国家，肺癌疾病负担长期以来都十分沉重。烟草是导致肺癌发病最常见的危险因素。2014 年颁布的《公共场所控制吸烟条例》，明确禁止室内外规定场所范围内的吸烟行为，保护公众不受二手烟侵害。但我国男性，尤其是年轻男性人群的吸烟率仍在上升，烟草对人群健康的危害效应仍然显著。近年来人口老龄化进程的加剧、室内外空气污染等原因使得我国肺癌防控形势更为严峻。肺癌患者预后较差，与诊断时临床分期较晚有关，进而导致患者死亡率较高。开展肺癌筛查项目，推进肺癌早诊早治，是改善肺癌患者预后、提高生存率的主要途径。

第四节　中国结直肠癌流行病学现状

结直肠癌是全球最常见的恶性肿瘤之一，位居恶性肿瘤发病顺位第 3 位、死亡顺位第 2 位。GLOBOCAN 2022 数据显示，2022 年全球结直肠癌新发病例为 192.6 万例，死亡人数为 90.4 万例，我国结直肠癌占同期全球发病数和死亡数的 26.8% 和 26.5%。近年来随着我国居民生活方式特别是饮食结构的改变，以及人口老龄化的加剧，结直肠癌发病率总体呈上升趋势，对社会经济造成了沉重的负担。

一、中国结直肠癌发病情况

国家癌症中心数据显示，2022 年结直肠癌位居我国恶性肿瘤发病第 2 位。结直肠癌新发病例为 51.7 万例（男性：30.8 万例，女性：20.9 万例），占全国恶性肿瘤新发病例总数的 10.7%。结直肠癌粗发病率为 36.6/10 万，中标发病率和世标发病率分别为 20.3/10 万和 20.1/10 万。男性结直肠癌发病率高于女性，粗发病率分别为 42.7/10 万和 30.3/10 万，中标发病率分别为 24.8/10 万和 16.0/10 万（图 1-12）。城市地区和农村地区结直肠癌发病人数分别为 32.1 万例和 19.7 万例，城市地区结直肠癌发病率高于农村地区，中标发病率分别为 21.7/10 万和 18.5/10 万（表 1-5、表 1-6）。

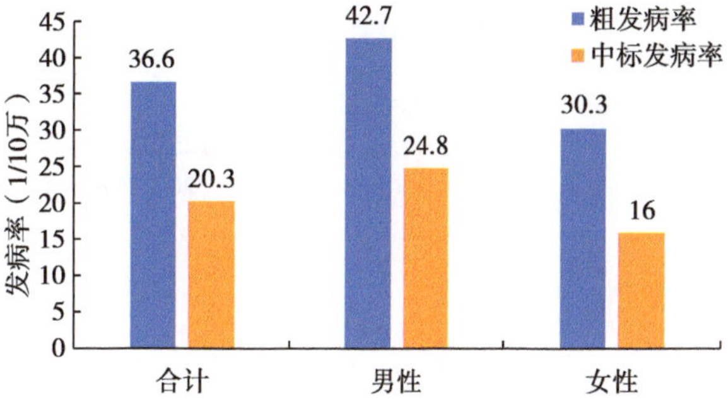

图 1-12　2022 年中国结直肠癌发病率

二、中国结直肠癌死亡情况

2022 年因结直肠癌死亡的人数位居我国恶性肿瘤死亡第 4 位。因结直肠癌死亡病例为 24.0 万例（男性：14.3 万例，女性：9.7 万例），占全国恶性肿瘤死亡总数的 9.3%。结直肠癌粗死亡率为 17.0/10 万，中标死亡率和世标死亡率均为 8.6/10 万。男性结直肠癌死亡率高于女性，粗死亡率分别为 19.8/10 万和 14.1/10 万，中标死亡率分别为

10.9/10 万和 6.6/10 万(图 1-13)。城市地区和农村地区结直肠癌死亡人数分别为 14.3 万例和 9.7 万例,城市地区结直肠癌死亡率略高于农村地区,中标死亡率分别为 9.0/10 万和 8.2/10 万(表 1-8、表 1-9)。

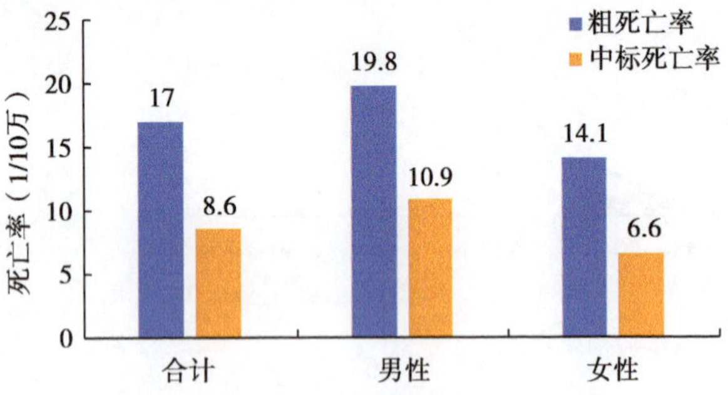

图 1-13　2022 年中国结直肠癌死亡率

三、中国结直肠癌年龄别发病率和死亡率

结直肠癌的年龄别发病率在 40 岁之前处于较低水平,40～44 岁年龄组逐渐上升(10.6/10 万),尤其在 55～59 岁年龄组快速上升(49.5/10 万),80～84 岁年龄组达到高峰(200.6/10 万),85 岁及以上年龄组有所下降(184.7/10 万)。男性和女性相比,年龄别发病率的变化趋势基本相同,均在 80～84 岁年龄组达到高峰,85 岁及以上年龄组有所下降,且男性发病率高于女性(图 1-14)。

结直肠癌的年龄别死亡率在 50 岁之前处于较低水平,50～54 岁年龄组快速上升(11.1/10 万),到 85 岁及以上年龄组达到峰值(194.1/10 万)。男性和女性相比,年龄别死亡率变化趋势基本相同,均在 85 岁以上年龄组达到高峰,且男性死亡率高于女性(图 1-15)。

中国居民结直肠癌疾病负担沉重,且城市略高于农村,男性高于女性,防控形势严峻。根据我国结直肠癌的发病和死亡特征,确定筛查年龄,有针对性地制订并实施科学有效的适宜筛查技术策略,逐步提高结直肠癌患者的 5 年生存率是今后研究的重点。

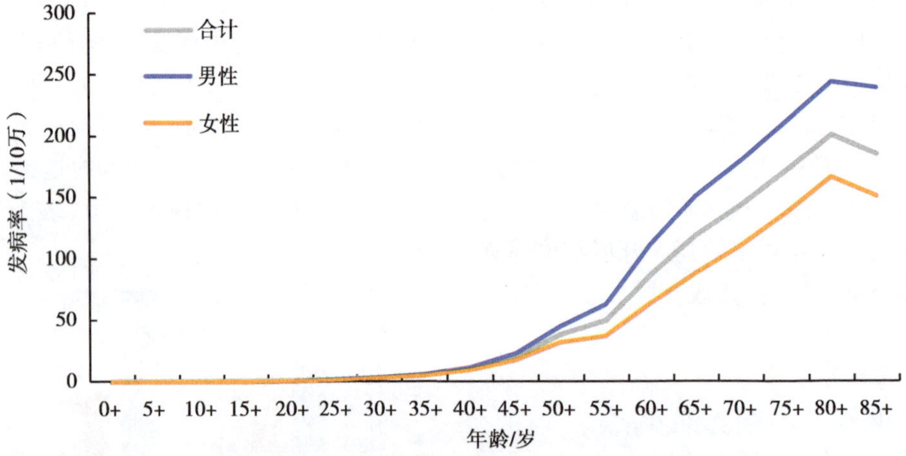

图 1-14　2022 年中国结直肠癌年龄别发病率

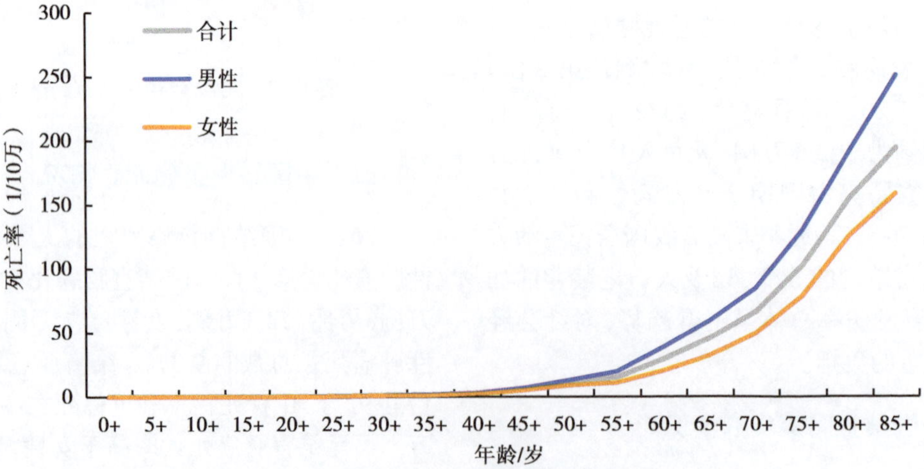

图 1-15　2022 年中国结直肠癌年龄别死亡率

第五节　中国肝癌流行病学现状

肝癌是全球最常见的恶性肿瘤之一，位居恶性肿瘤发病顺位第 6 位、死亡顺位第 3 位。GLOBOCAN 2022 数据显示，2022 年全球肝癌新发病例为 86.6 万例，死亡总数为 75.9 万例，我国肝癌发病数和死亡数占同期全球发病数和死亡数的 42.4% 和 41.7%。尽管我国肝癌人口标准化发病率和死亡率呈现下降趋势，但我国人口基数大，老龄化现象严重，肝癌疾病负担仍然十分沉重。

一、中国肝癌发病情况

国家癌症中心数据显示，2022 年肝癌位居我国恶性肿瘤发病第 4 位。新发病例为 36.8 万例（男性：26.8 万例，女性：10.0 万例），占全国恶性肿瘤新发病例总数的 7.6%。肝癌粗发病率为 26.0/10 万，中标发病率和世标发病率分别为 15.3/10 万和 15.0/10 万。男性肝癌发病率明显高于女性，粗发病率分别为 37.2/10 万和 14.4/10 万，中标发病率分别为 23.1/10 万和 7.5/10 万（图 1-16）。城市地区和农村地区肝癌发病人数分别为 20.6 万例和 16.2 万例，城市肝癌发病率低于农村，中标发病率分别为 14.5/10 万和 16.6/10 万（表 1-5、表 1-6）。

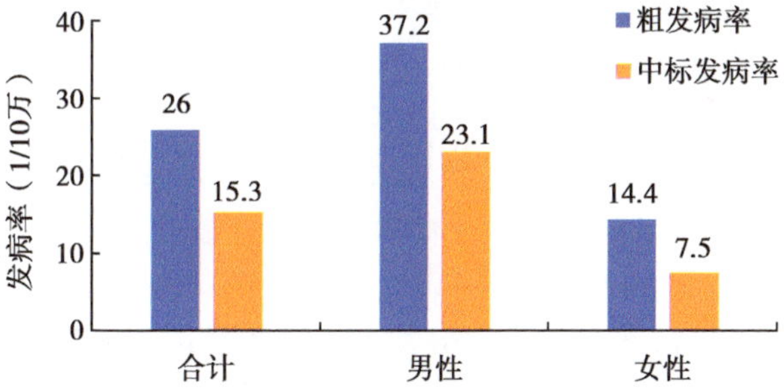

图 1-16　2022 年中国肝癌发病率

二、中国肝癌死亡情况

2022 年因肝癌死亡的人数位居我国恶性肿瘤死亡第 2 位。因肝癌死亡病例为 31.7 万例（男性：23.0 万例，女性：8.7 万例），占全国恶性肿瘤死亡总数的 12.3%。肝癌粗死亡率为 22.4/10 万，中标死亡率和世标死亡率分别为 12.8/10 万和 12.6/10 万。男性肝癌死亡率明显高于女性，粗死亡率分别为 31.9/10 万和 12.6/10 万，中标死亡率分别为 19.4/10 万和 6.2/10 万（图 1-17）。城市地区和农村地区肝癌死亡人数分别为 17.3 万例和 14.4 万例，城市地区肝癌死亡率低于农村地区，中标死亡率分别为 11.9/10 万和 14.2/10 万（表 1-8、表 1-9）。

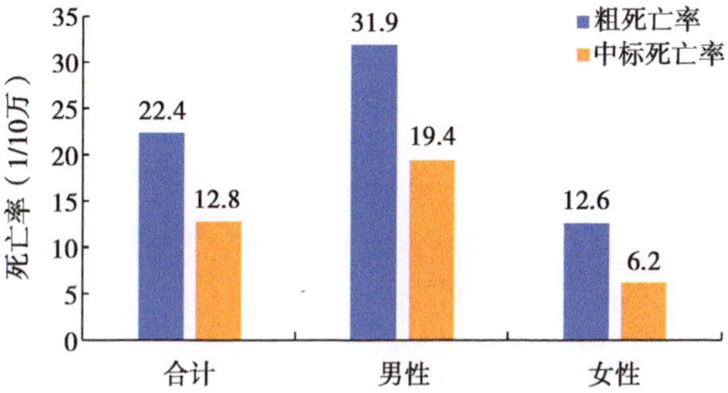

图 1-17　2022 年中国肝癌死亡率

三、中国肝癌年龄别发病率和死亡率

肝癌的年龄别发病率和死亡率在 40 岁之前均处于较低水平，40～44 岁年龄组逐渐上升（发病率：13.6/10 万，死亡率：10.2/10 万），男性发病率在 80～84 岁年龄组达到峰值（139.1/10 万），女性发病率在 85 岁及以上年龄组达到峰值（84.3/10 万），男女性死亡率均在 85 岁及以上年龄组达到峰值，且男性年龄别峰值死亡率是女性的 1.65 倍（男性：157.3/10 万，女性：95.6/10 万），10 岁之后男性各年龄段发病率和死亡率均高于女性（图 1-18、图 1-19）。

目前，中国肝癌的发病率和死亡率均高于全球平均水平。肝癌不仅危害人类健康，还给家庭和社会带来了沉重的经济负担。近年来，因为乙肝疫苗免费接种、黄曲霉毒素暴露降低、社会经济的发展、人民生活水平以及健康意识的提高，肝癌的标准化发病率和死亡率已呈现下降趋势。但随着我国人口数量的增加以及老龄化进程的加快，肝癌带来的疾病负担仍然不容忽视。针对我国肝癌呈现的明显性别和地区差异的特征，积极制订精准的肝癌筛查方案和发展肝癌早期诊断技术对控制我国肝癌的流行十分重要。

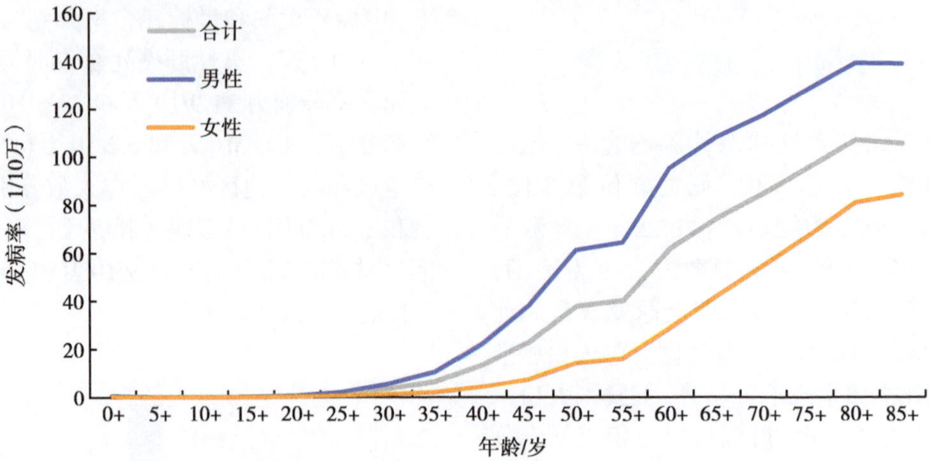

图 1-18　2022 年中国肝癌年龄别发病率

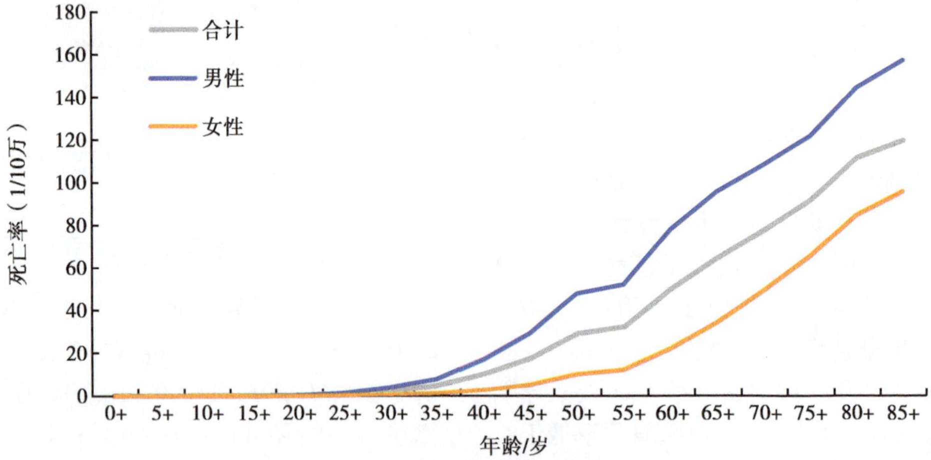

图 1-19　2022 年中国肝癌年龄别死亡率

第六节　中国食管癌流行病学现状

GLOBOCAN 2022 数据显示，全球食管癌新发病例和死亡病例分别为 51.1 万例和 44.5 万例，位居恶性肿瘤发病顺位第 11 位，死亡顺位第 7 位。我国食管癌新发病例和死亡病例分别占同期全球总数的 43.8% 和 42.1%。食管癌作为我国重点防治癌症之一，是我国农村地区主要公共卫生问题。

一、中国食管癌发病情况

国家癌症中心数据显示，2022 年食管癌位居我国恶性肿瘤发病第 7 位。新发病例为 22.4 万例（男性：16.7 万例，女性：5.7 万例），占全国恶性肿瘤新发病例总数的 4.6%。食管癌粗发病率为 15.9/10 万，中标发病率和世标发病率分别为 8.2/10 万和 8.3/10 万。男性食管癌发病率明显高于女性，粗发病率分别为 23.2/10 万和 8.2/10 万，中标发病率分别为 12.9/10 万和 3.8/10 万（图 1-20）。城市地区和农村地区食管癌发病人数分别为 10.5 万例和 12.0 万例，城市地区食管癌发病率低于农村地区，中标发病率分别为 6.8/10 万和 10.0/10 万（表 1-5、表 1-6）。

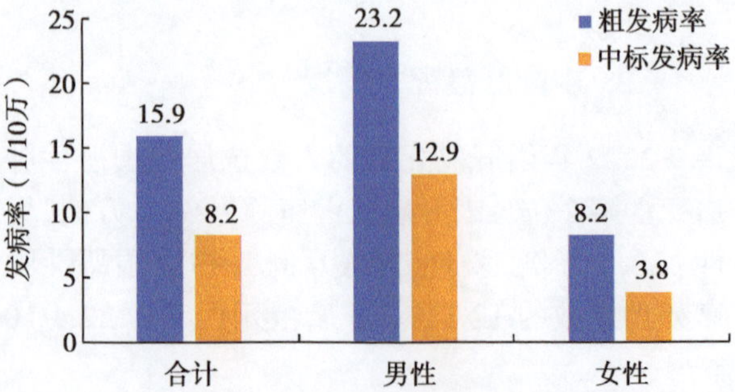

图 1-20　2022 年中国食管癌发病率

二、中国食管癌死亡情况

2022年因食管癌死亡的人数位居我国恶性肿瘤死亡第5位。因食管癌死亡病例为18.7万例（男性：14.0万例，女性：4.7万例），占全国恶性肿瘤死亡总数的7.3%。食管癌粗死亡率为13.3/10万，中标死亡率和世标死亡率均为6.7/10万。男性食管癌死亡率明显高于女性，粗死亡率分别为19.5/10万和6.8/10万，中标死亡率分别为10.6/10万和3.0/10万（图1-21）。城市地区和农村地区食管癌死亡人数分别为8.5万例和10.2万例，城市地区食管癌死亡率低于农村地区，中标死亡率分别为5.5/10万和8.2/10万（见表1-8、表1-9）。

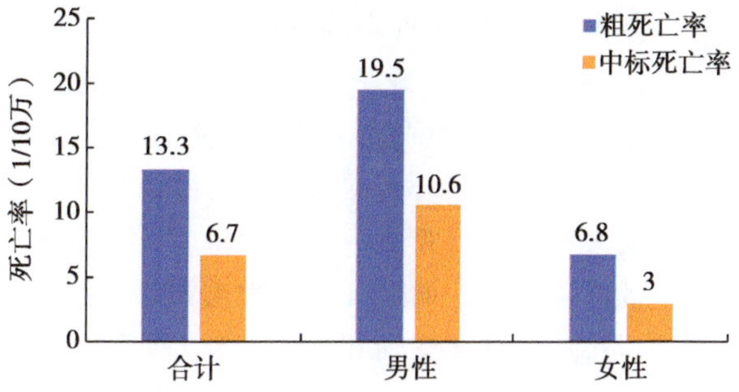

图1-21　2022年中国食管癌死亡率

三、中国食管癌年龄别发病率和死亡率

食管癌年龄别发病率和死亡率在45岁之前处于较低水平，从45～49岁年龄组快速上升，男性发病率在80～84岁年龄组达到峰值（134.3/10万），女性死亡率在85岁及以上年龄组达到峰值（62.0/10万），男女性死亡率均在85岁及以上年龄组达到峰值，且男性年龄别峰值死亡率为女性的1.98倍（男性：153.1/10万，女性：77.2/10万）。40岁之前男性发病率和死亡率与女性接近，40岁之后男性各年龄别发病率和死亡率均明显高于女性（图1-22、图1-23）。

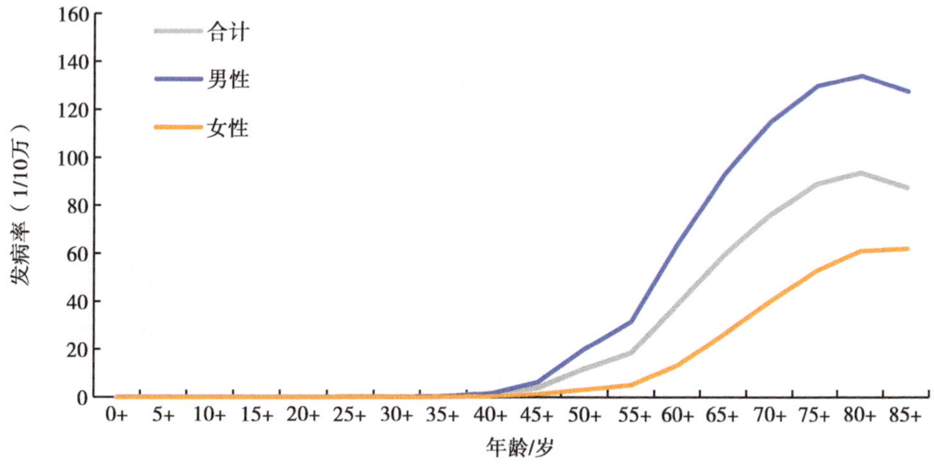

图1-22　2022年中国食管癌年龄别发病率

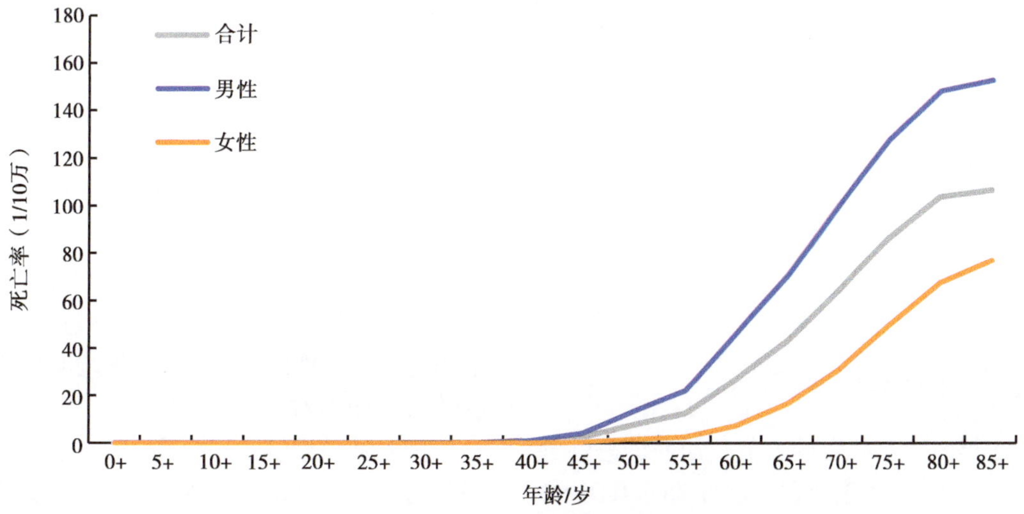

图1-23　2022年中国食管癌年龄别死亡率

近年来，我国食管癌的发病率和死亡率有所下降，但仍然高于全球平均水平，食管癌的疾病负担严重。食管鳞癌发生的常见危险因素包括吸烟、饮酒、肥胖、多环芳烃暴露、热烫饮食、蔬菜水果摄入不足和口腔卫生较差等。目前，食管癌的一级预防主要是消除各类危险因素，考虑到发病率和死亡率存在性别和城乡差异，应重点加强对男性和农村地区的健康教育宣传、倡导健康的生活方式，包括戒烟限酒、减少多环芳香族化合物的污染、改变不良生活方式、加强体育锻炼、控制体重和增强机体免疫力等。除了针对危险因素的预防外，制订完善的内镜筛查方案，对控制食管癌的流行非常重要。

第七节　中国胃癌流行病学现状

胃癌是消化系统中最常见的恶性肿瘤，预后相对较差，严重威胁人类健康。GLOBOCAN 2022 数据显示，2022 年全球胃癌新发病例为 96.9 万例，死亡病例 66.0 万例，在恶性肿瘤发病顺位和死亡顺位中均位居第 5 位。我国胃癌新发病例和死亡病例分别占全球胃癌发病和死亡的 37.0% 和 39.4%。如何降低胃癌发病率和死亡率成为亟待解决的重大公共卫生问题。

一、中国胃癌发病情况

国家癌症中心数据显示，2022 年胃癌位居我国恶性肿瘤发病第 5 位。新发病例为 35.9 万例（男性：24.7 万例，女性：11.2 万例），占全国恶性肿瘤新发病例总数的 7.4%。胃癌粗发病率为 25.4/10 万，中标发病率和世标发病率分别为 13.8/10 万和 13.7/10 万。男性胃癌发病率明显高于女性，粗发病率分别为 34.2/10 万和 16.2/10 万，中标发病率分别为 19.4/10 万和 8.5/10 万（图 1-24）。城市地区和农村地区胃癌发病人数分别为 18.8 万例和 17.0 万例，城市地区胃癌发病率低于农村地区，中标发病率分别为 12.7/10 万和 15.3/10 万（见表 1-5、表 1-6）。

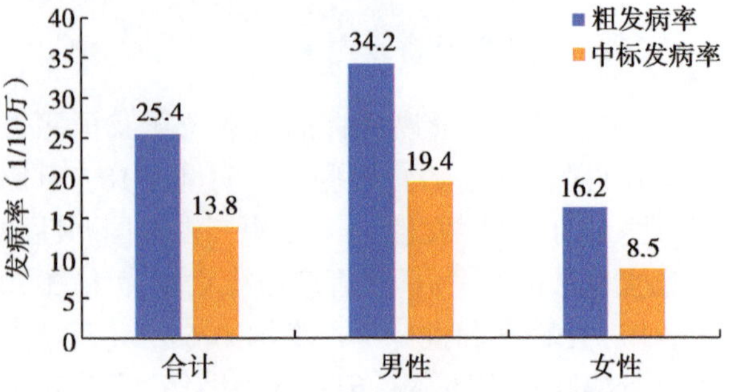

图 1-24　2022 年中国胃癌发病率

二、中国胃癌死亡情况

2022 年因胃癌死亡的人数位居我国恶性肿瘤死亡第 3 位。因胃癌死亡病例为 26.0 万例（男性：18.2 万例，女性：7.9 万例），占全国恶性肿瘤死亡总数的 10.1%。胃癌粗死亡率为 18.4/10 万，中标死亡率和世标死亡率分别为 9.5/10 万和 9.4/10 万。男性胃癌死亡率明显高于女性，粗死亡率分别为 25.2/10 万和 11.4/10 万，中标死亡率分别为 13.9/10 万和 5.5/10 万（图 1-25）。城市地区和农村地区胃癌死亡人数分别为 12.8 万例和 13.2 万例，城市地区胃癌死亡率低于农村地区，中标死亡率分别为 8.3/10 万和 11.0/10 万（见表 1-8、表 1-9）。

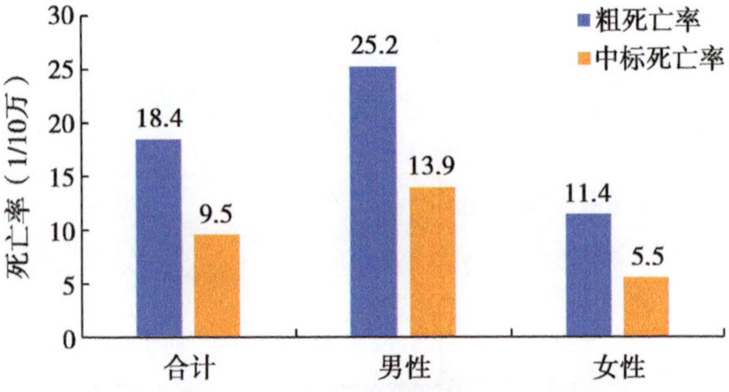

图 1-25　2022 年中国胃癌死亡率

三、中国胃癌年龄别发病率和死亡率

胃癌年龄别发病率和死亡率在 45 岁之前处于较低水平，从 45～49 岁年龄组快速上升，男性发病率和死亡率均在 80～84 岁年龄组达到峰值（发病率：201.6/10 万，死亡率：216.7/10 万），女性发病率和死亡率均在 85 岁及以上年龄组达到峰值（发病率：95.7/10 万，死亡率：109.7/10 万）。45 岁之前男性发病率和死亡率与女性接近，40 岁之后男性各年龄别发病率和死亡率均明显高于女性（图 1-26、图 1-27）。

随着社会经济水平提高、居民生活条件改善及政府持续支持的公益性筛查项目的进行，我国胃癌的中标发病率和死亡率持续呈平缓下降的趋

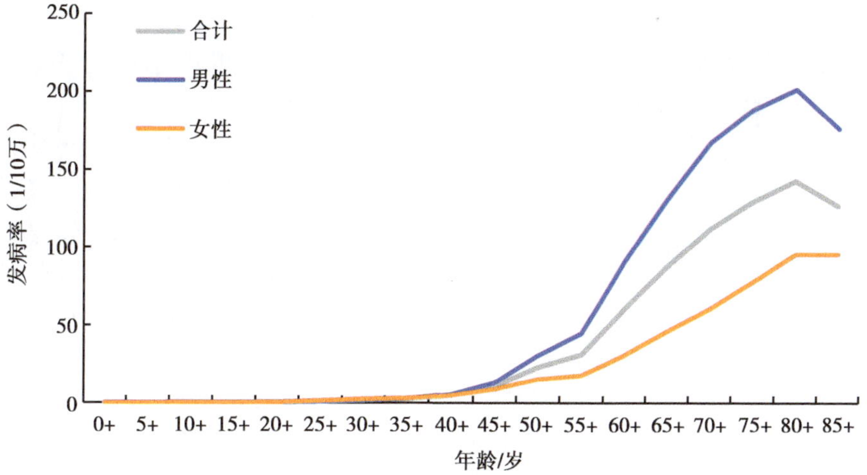

图 1-26　2022 年中国胃癌年龄别发病率

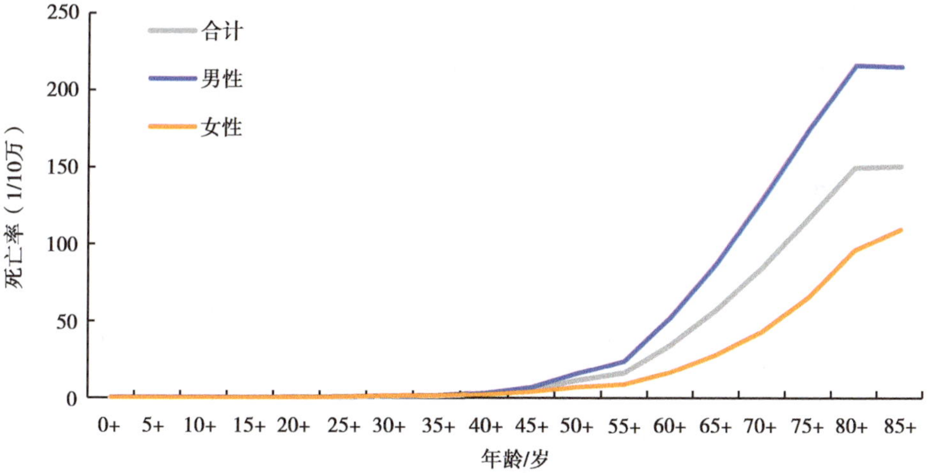

图 1-27　2022 年中国胃癌年龄别死亡率

势，但胃癌疾病负担仍十分沉重。针对我国胃癌发病存在明显的性别、年龄和城乡分布差异，可根据高危人群特征，优化筛查项目和防控方案，以期降低我国胃癌的疾病负担。

第八节　中国乳腺癌流行病学现状

乳腺癌是全球最常见的恶性肿瘤之一，GLOBOCAN 2022 数据显示，2022 年全球乳腺癌新发病例和死亡病例分别为 229.7 万例和 66.6 万例，位居恶性肿瘤发病顺位第 2 位，死亡顺位第 4 位，我国乳腺癌占同期全球发病和死亡总数的 15.6% 和 11.3%。

一、中国乳腺癌发病情况

国家癌症中心数据显示，2022 年乳腺癌位居我国恶性肿瘤发病第 6 位，且位居女性恶性肿瘤发病第 2 位。新发病例为 35.7 万例，占全国恶性肿瘤新发病例总数的 7.4%，占女性恶性肿瘤新发病例总数的 15.6%。乳腺癌粗发病率为 51.7/10 万，中标发病率和世标发病率分别为 35.3/10 万和 33.0/10 万。城市地区和农村地区乳腺癌发病人数分别为 24.3 万例和 11.4 万例，城市地区乳腺癌发病率高于农村地区，中标发病率分别为 37.7/10 万和 31.6/10 万（见表 1-5、表 1-6）。

二、中国乳腺癌死亡情况

2022 年因乳腺癌死亡的人数位居我国恶性肿瘤死亡第 7 位，且位居女性恶性肿瘤死亡第 5 位。因乳腺癌死亡病例为 7.5 万例，占全国恶性肿瘤死亡总数的 2.9%，占女性恶性肿瘤死亡总数的 7.9%。乳腺癌粗死亡率为 10.9/10 万，中标死亡率和世标死亡率分别为6.3/10万和6.1/10万。城市地区和农村地区乳腺癌死亡人数分别为4.8万例和2.7万例，城市地区乳腺癌死亡率略高于农村地区，中标死亡率分别为6.5/10万和6.0/10万(表1-8、表1-9)。

三、中国乳腺癌年龄别发病率和死亡率

女性乳腺癌的年龄别发病率在20岁前处于较低水平，20～24岁年龄组开始快速上升，55～59岁年龄组有所下降，60～64岁组达到峰值(106.7/10万)，随后快速下降(图1-28)。女性乳腺癌的年龄别死亡率在25岁前处于较低水平，25～29岁年龄组开始逐渐上升，85岁及以上年龄组达到峰值(49.6/10万)(图1-29)。

乳腺癌是威胁我国妇女健康最主要的恶性肿瘤，且近些年来发病率和死亡率仍呈上升趋势，防控形势十分严峻。乳腺癌的发生与环境、生活方式等因素紧密相关，加强乳腺癌防治知识的宣传教育，帮助居民识别并规避乳腺癌的罹病风险，建立良好的健康生活习惯，做好乳腺癌群体筛查，提升临床规范化诊疗能力等，将是降低我国女性乳腺癌发病与死亡水平工作中的重点。

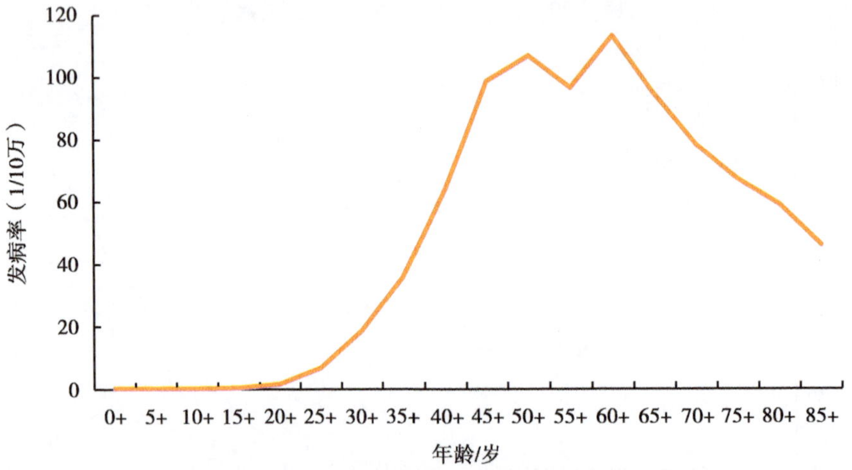

图1-28　2022年中国乳腺癌年龄别发病率

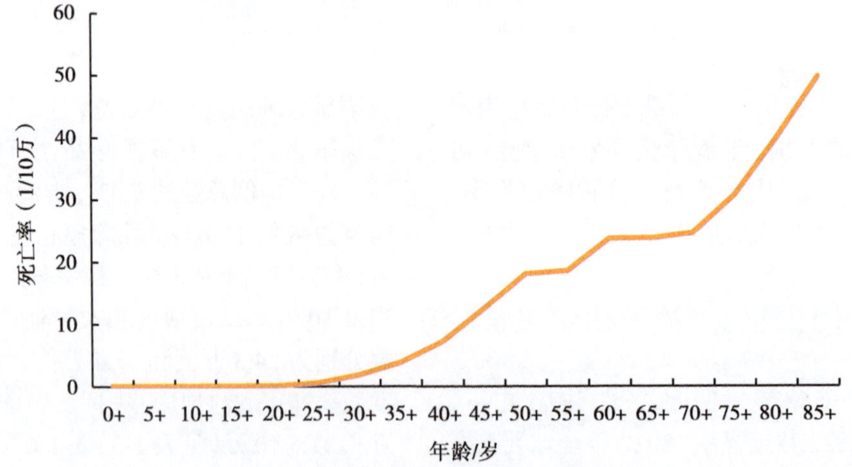

图1-29　2022年中国乳腺癌年龄别死亡率

第九节　中国宫颈癌流行病学现状

GLOBOCAN 2022数据显示，2022年全球宫颈癌新发病例和死亡病例分别为66.2万例和34.9万例，我国宫颈癌占同期全球发病和死亡总数的22.7%和16.0%。

一、中国宫颈癌发病情况

国家癌症中心数据显示，2022年宫颈癌位居

我国恶性肿瘤发病第8位，且位居女性恶性肿瘤发病第5位。新发病例为15.1万例，占全国恶性肿瘤新发病例总数的3.1%，占女性恶性肿瘤新发病例总数的6.6%。宫颈癌粗发病率为21.8/10万，中标发病率和世标发病率分别为14.9/10万和13.8/10万。城市地区和农村地区宫颈癌发病人数分别为8.6万例和6.5万例，城市地区宫颈癌发病率低于农村地区，中标发病率分别为13.5/10万和17.5/10万（表1-5、表1-6）。

二、中国宫颈癌死亡情况

2022年因宫颈癌死亡的人数位居我国恶性肿瘤死亡第9位，且位居女性恶性肿瘤死亡第6位。因宫颈癌死亡病例为5.6万例，占全国恶性肿瘤死亡总数的2.2%，占女性恶性肿瘤死亡总数的5.9%。宫颈癌粗死亡率为8.1/10万，中标死亡率和世标死亡率分别为4.7/10万和4.5/10万。城市地区和农村地区宫颈癌死亡人数分别为3.0万例和2.6万例，城市地区宫颈癌死亡率低于农村地区，中标死亡率分别为4.3/10万和5.4/10万（表1-8、表1-9）。

三、中国宫颈癌年龄别发病率和死亡率

宫颈癌年龄别发病率在20岁之前处于较低水平，从20～24岁年龄组开始快速上升，至50～54岁年龄组达到峰值（51.9/10万），之后逐渐下降（图1-30）。年龄别死亡率在25岁之前处于较低水平，25～29岁年龄组开始随年龄增加逐渐升高，在80～84岁组达到峰值（27.4/10万）（图1-31）。

宫颈癌是危害女性健康的主要恶性肿瘤之一。我国宫颈癌导致的疾病负担仍在加剧，农村妇女为重点防控对象。应根据宫颈癌的流行特点制订适合我国国情的筛查方案和防治措施，加强

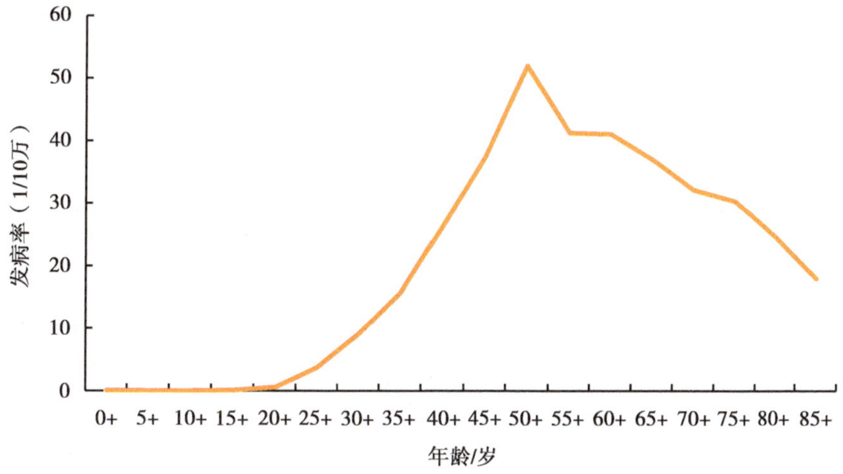

图1-30 2022年中国宫颈癌年龄别发病率

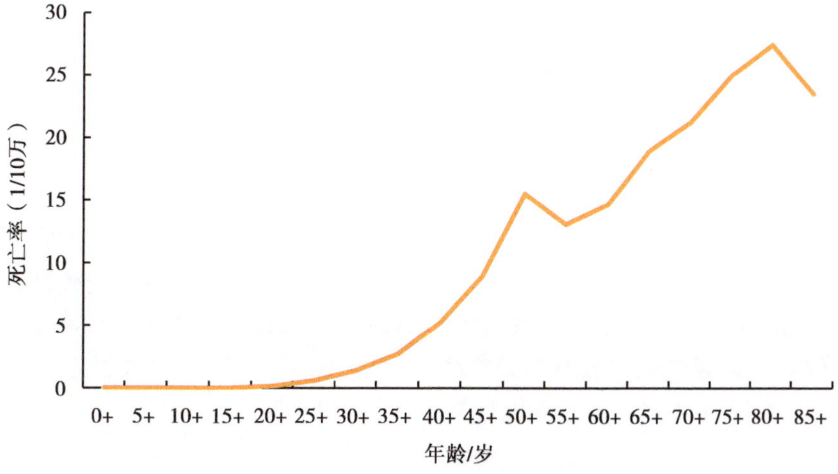

图1-31 2022年中国宫颈癌年龄别死亡率

人乳头瘤病毒（human papilloma virus，HPV）疫苗接种的相关知识宣传普及。

第十节　中国鼻咽癌流行病学现状

GLOBOCAN 2022 数据显示，2022 年全球鼻咽癌新发病例 12.0 万例，死亡病例为 7.3 万例，我国鼻咽癌发病和死亡处于全球较高水平，占同期全球鼻咽癌发病数和死亡数的 42.4% 和 38.7%。鼻咽癌具有明显的地理分布特征，高发于南方地区，广东、广西、湖南、福建和海南等地为鼻咽癌高发区。

一、中国鼻咽癌发病情况

国家癌症中心数据显示，2022 年鼻咽癌位居我国恶性肿瘤发病第 18 位。新发病例为 5.1 万例（男性：3.7 万例，女性：1.4 万例），占全国恶性肿瘤新发病例总数的 1.1%。鼻咽癌粗发病率为 3.6/10 万，中标发病率和世标发病率分别为 2.5/10 万和 2.4/10 万。男性鼻咽癌发病率高于女性，粗发病率分别为 5.1/10 万和 2.1/10 万，中标发病率分别为 3.6/10 万和 1.4/10 万（图 1-32）。城市地区和农村地区鼻咽癌发病人数分别为 3.2 万例和 1.9 万例，城市地区鼻咽癌发病率与农村地区接近，中标发病率分别为 2.6/10 万和 2.5/10 万（表 1-5、表 1-6）。

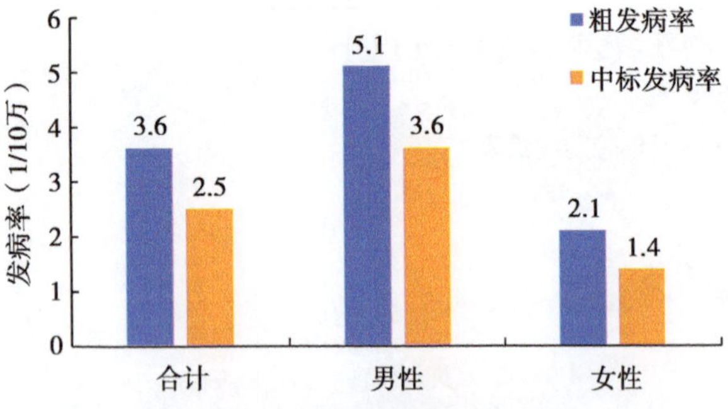

图 1-32　2022 年中国鼻咽癌发病率

二、中国鼻咽癌死亡情况

2022 年因鼻咽癌死亡的人数位居我国恶性肿瘤死亡第 15 位。因鼻咽癌死亡病例为 2.8 万例（男性：2.1 万例，女性：0.7 万例），占全国恶性肿瘤死亡总数的 1.1%。鼻咽癌粗死亡率为 2.0/10 万，中标死亡率和世标死亡率均为 1.2/10 万。男性鼻咽癌死亡率高于女性，粗死亡率分别为 3.0/10 万和 1.0/10 万，中标死亡率分别为 1.9/10 万和 0.6/10 万（图 1-33）。城市地区和农村地区鼻咽癌死亡人数分别为 1.7 万例和 1.2 万例，城市地区鼻咽癌死亡率与农村地区接近，中标死亡率均约为 1.2/10 万（表 1-8、表 1-9）。

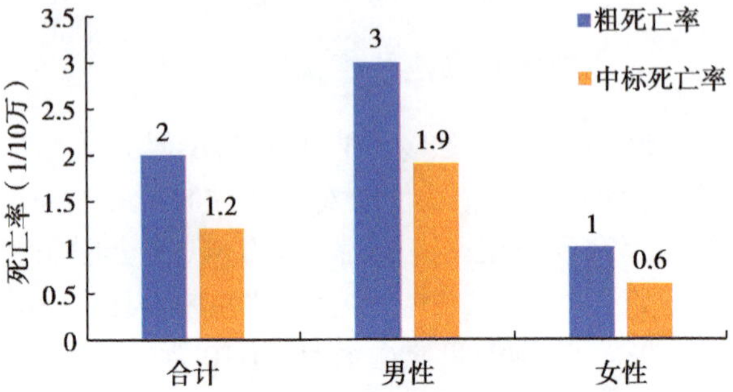

图 1-33　2022 年中国鼻咽癌死亡率

三、中国鼻咽癌年龄别发病率和死亡率

2022 年鼻咽癌年龄别发病率在 25 岁之前处于较低水平，25 岁以后开始上升，55～59 岁年龄组有所下降，之后继续上升，男性发病率在 60～64 岁年龄组达到峰值（11.6/10 万），64 岁之后开始下降；女性发病率在 70～74 岁年龄组达到峰值（4.2/10 万），74 岁之后开始下降。整体男性各年龄别发病率均高于女性（图 1-34）。

鼻咽癌年龄别死亡率在 30 岁之前处于较低水平，30～34 岁年龄组开始上升，男性年龄别死亡率在 75～79 岁年龄组达到峰值（9.7/10 万），而女性则在 85 岁及以上年龄组达到峰值（4.3/10 万），男性各年龄段死亡率均高于女性（图 1-35）。

我国鼻咽癌发病和死亡水平均较高，预后相对较差，且以中老年男性为主，随着人口老龄化的持续加剧，鼻咽癌疾病负担可能会进一步加重。因此必须加强鼻咽癌的防控力度，针对病因和危险因素积极开展健康教育，提高人群对鼻咽癌的认知度和防控意识，在高发地区积极开展鼻咽癌筛查，同时改善医疗环境，提高患者的生存率。

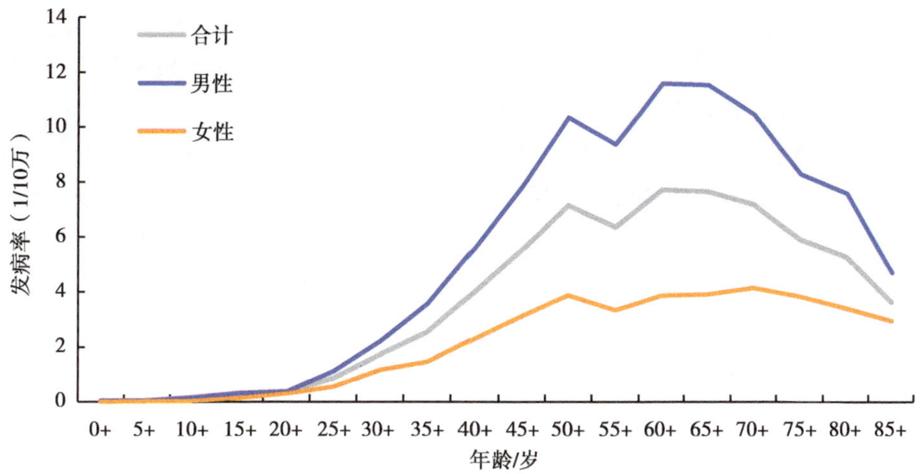

图 1-34 2022 年中国鼻咽癌年龄别发病率

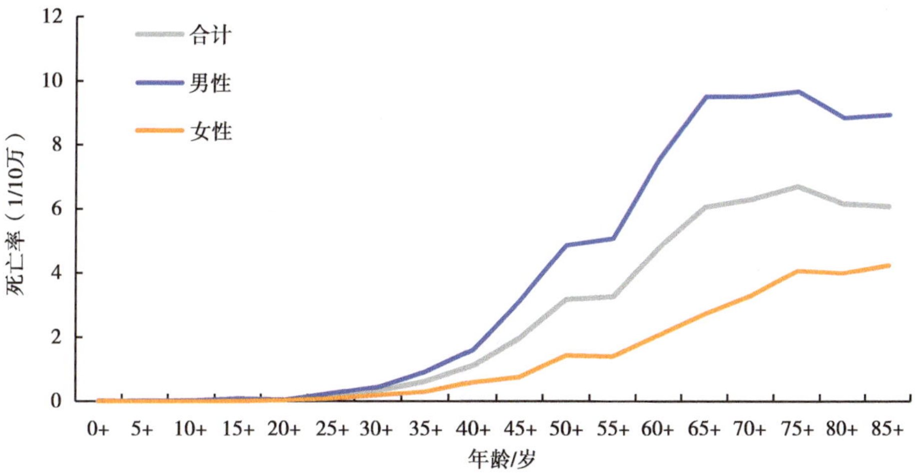

图 1-35 2022 年中国鼻咽癌年龄别死亡率

第十一节 中国前列腺癌流行病学现状

GLOBOCAN 2022 数据显示，全球前列腺癌新发病例和死亡病例分别为 146.8 万例和 39.7 万例，位居恶性肿瘤发病顺位第 4 位，死亡顺位第 8 位。我国前列腺癌占同期全球发病和死亡总数的 9.1% 和 12.0%。

一、中国前列腺癌发病情况

国家癌症中心数据显示，2022 年前列腺癌位居我国恶性肿瘤发病第 9 位，且位居男性恶性肿瘤发病第 6 位。新发病例为 13.4 万例，占全国恶性肿瘤新发病例总数的 2.8%，占男性恶性肿瘤新发病例总数的 5.3%。前列腺癌粗发病率为 18.6/10 万，中标发病率和世标发病率分别为 9.8/10 万和 9.7/10 万。城市地区和农村地区前列腺癌发病人数分别为 7.9 万例和 5.5 万例，城市地区前列腺癌发病率高于农村地区，中标发病率分别为 10.6/10 万和 8.8/10 万（表 1-5、表 1-6）。

二、中国前列腺癌死亡情况

2022 年因前列腺癌死亡的人数位居我国恶性肿瘤死亡第 11 位，且位居男性恶性肿瘤死亡第 7 位。因前列腺癌死亡病例为 4.8 万例，占全国恶性肿瘤死亡总数的 1.8%，占男性恶性肿瘤死亡总数的 2.9%。前列腺癌粗死亡率为 6.6/10 万，中标死亡率和世标死亡率分别为 3.2/10 万和 3.3/10 万。城市地区和农村地区前列腺癌死亡人数分别为 2.7 万例和 2.0 万例，城市地区前列腺癌死亡率略高于农村地区，中标死亡率分别为 3.4/10 万和 3.0/10 万（表 1-8、表 1-9）。

三、中国前列腺癌年龄别发病率和死亡率

前列腺癌的年龄别发病率和死亡率在55岁之前处于较低水平，55岁开始呈上升趋势，60岁以后快速上升，在85岁及以上年龄组达到峰值（发病率：214.2/10万，死亡率：186.1/10万）（图1-36、图1-37）。

随着社会经济发展水平提高、人口老龄化进程加快、生活方式及饮食结构转变等多种因素，中国前列腺癌发病人数和死亡人数正快速增长，前列腺癌对中国男性的危害不断加剧。因此，应该积极开展病因学研究，针对已知的危险因素积极开展病因学预防，进行相关健康教育与健康促进，做好一级预防。同时制订并开展适宜的筛查和诊断措施，提高前列腺癌的治疗水平，进而提高我国前列腺癌患者的5年生存率。

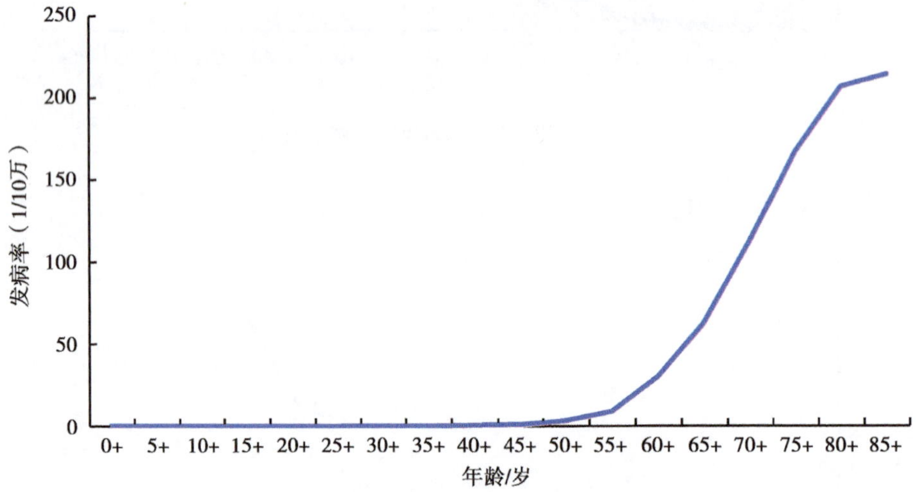

图1-36　2022年中国前列腺癌年龄别发病率

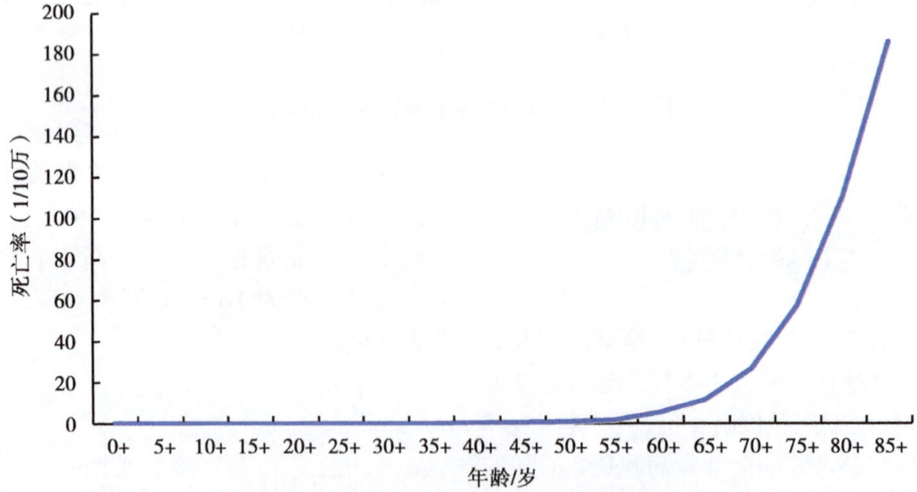

图1-37　2022年中国前列腺癌年龄别死亡率

第十二节　中国恶性肿瘤的流行特点

一、我国恶性肿瘤负担呈持续上升趋势

2014—2018年，中国恶性肿瘤世标发病率总体呈上升趋势，平均年度变化百分比（average annual percentage change，AAPC）值为2.5%（95%*CI*：0.8～4.1）；其中男性世标发病率呈略微上升趋势，AAPC值为0.3%，女性世标发病率上升趋势明显，AAPC值为3.2%。男性人群中，肺癌、结直肠癌及前列腺癌的世标发病率呈明显上升趋势，肝癌、食管癌及胃癌的世标发病率呈明

显下降趋势；女性人群中，肺癌、乳腺癌及宫颈癌的世标发病率呈明显上升趋势，食管癌及胃癌的世标发病率呈明显下降趋势，结直肠癌及肝癌无明显发病趋势变化（表 1-10）。

表 1-10 2014—2018 年中国恶性肿瘤发病率和死亡率趋势 AAPC（95%*CI*）

单位：1/10 万

癌种	世标发病率		世标死亡率	
	男性	女性	男性	女性
全部	0.3*（0.1～0.4）	3.2*（2.4～4.0）	−1.2*（−1.4～−1.0）	−1.9*（−2.3～−1.5）
肺癌	2.7*（0.9～4.6）	8.3*（6.0～10.7）	−0.6*（−0.9～−0.4）	−3.0*（−4.1～−1.8）
结直肠癌	3.5*（2.0～5.0）	0.2（−0.1～0.5）	1.2*（0.9～1.6）	−1.0*（−1.6～−0.4）
肝癌	−2.9*（−3.3～−2.6）	−1.5（−4.1～1.2）	−3.5*（−4.2～−2.8）	−4.2*（−4.7～−3.7）
食管癌	−3.5*（−3.8～−3.3）	−7.0*（−7.9～−6.0）	−3.3*（−3.7～−2.9）	−6.2*（−6.5～−5.9）
胃癌	−3.1*（−3.6～−2.7）	−2.8*（−3.0～−2.6）	−3.8*（−4.5～−3.1）	−4.9*（−5.6～−4.3）
女性乳腺癌		2.1*（1.6～2.7）		0.8*（0.5～1.1）
宫颈癌		1.7*（0.3～3.1）		5.1*（4.6～5.6）
前列腺癌	5.1*（4.6～5.5）		2.0*（0.4～3.7）	

注：*：差异具有统计学意义。

2014—2018 年，中国恶性肿瘤世标死亡率总体呈下降趋势，AAPC 值为 −1.6%（95%*CI*：−2.0～−1.3），男性和女性世标死亡率也呈下降趋势，AAPC 值分别为 −1.2% 和 −1.9%。男性人群中，结直肠癌及前列腺癌的世标死亡率呈明显上升趋势，肺癌世标死亡率呈略微下降趋势，而肝癌、食管癌及胃癌的世标死亡率呈明显下降趋势；女性中，宫颈癌的世标死亡率呈明显上升趋势，乳腺癌世标死亡率呈略微上升趋势，而肺癌、结直肠癌、肝癌、食管癌及胃癌的世标死亡率均呈明显下降趋势（表 1-10）。

与 2016 年相比，2022 年中国恶性肿瘤新发病例和死亡病例总数均有所增加。其中，粗发病率明显增加（2016 年：293.9/10 万，2022 年：341.8/10 万），而调整年龄结构后，世标发病率仍有所增加（2016 年：186.5/10 万，2022 年：201.6/10 万），恶性肿瘤疾病负担仍持续上升。粗死亡率有所增加（2016 年：174.6/10 万，2022 年：182.3/10 万），而世标死亡率呈下降趋势（2016 年：105.2/10 万，2022 年：96.5/10 万），这表明死亡率的上升可能主要是由于人口老龄化所致。国家统计局数据显示，我国 65 岁及以上老年人口比例已从 2010 年的 8.9% 增加到 2022 年的 14.9%，且未来仍呈现持续上升的趋势。随着人口老龄化进程的不断加剧，我国恶性肿瘤防控将会面临巨大的挑战。

二、城乡居民恶性肿瘤流行特征差异较大

中国城乡恶性肿瘤发病和死亡情况存在明显差异。城市地区的恶性肿瘤发病率高于农村地区，而恶性肿瘤死亡率则低于农村地区。这主要与城乡癌症分布构成差异相关，农村地区主要以食管癌、胃癌、肝癌等预后较差的恶性肿瘤为主，城市地区则以肺癌、结直肠癌和乳腺癌等恶性肿瘤为主。这与环境、生活方式和其他方面因素息息相关。值得关注的是，近年来，城乡恶性肿瘤发病差距呈逐步缩小势态。

三、恶性肿瘤发病率呈现地理分布差异

根据 2018 年 31 个省、自治区、直辖市共 700 个肿瘤登记处数据统计，肺癌在 27 个省、自治区、直辖市居恶性肿瘤发病首位，在其他地区（甘肃、青海、广西壮族自治区和西藏自治区）也居前 3 位。鼻咽癌高发地聚集在华南地区，即两广（广东省和广西壮族自治区）及其周边地区（海南省、湖南省和江西省等）；前列腺癌在经济较发达的地区（浙江省、福建省、北京市、上海市等）及新疆维吾尔自治区相对高发；食管癌在太行山周边地区（山西省和河北省等）、淮河流域地区（河南省、安徽省和江苏省等）、陕甘地区（陕西省和甘肃省）、四川省和重庆市等地较为高发；胃癌高发地区分

布与食管癌有相似性，但高发地更偏向于甘肃省和青海省等地区；宫颈癌则在山西省、湖南省及贵州省等地区发病水平较高；食管癌和宫颈癌在北京市、天津市和上海市等经济发达的地区发病顺位明显靠后。肺癌、结直肠癌、肝癌、胃癌和乳腺癌在各省、自治区、直辖市均位居发病前10位（表1-11）。

肺癌在26个省、自治区、直辖市中居恶性肿瘤死亡首位，其他5个地区中，广西壮族自治区

表1-11 2018年中国31个省、自治区、直辖市九大恶性肿瘤发病顺位

地区	肺癌	结直肠癌	肝癌	胃癌	女性乳腺癌	食管癌	宫颈癌	前列腺癌	鼻咽癌
全国	1	2	3	4	5	6	8	10	19
北京市	1	2	6	5	3	12	16	8	22
天津市	1	3	5	6	2	15	12	14	22
河北省	1	3	6	2	4	5	8	16	21
山西省	1	4	6	2	5	3	7	15	21
内蒙古自治区	1	3	2	4	5	6	9	17	21
辽宁省	1	2	4	5	3	10	8	15	21
吉林省	1	3	2	5	4	10	8	16	21
黑龙江省	1	3	2	6	4	9	8	18	20
上海市	1	2	7	5	4	14	15	6	20
江苏省	1	3	5	2	6	4	9	10	20
浙江省	1	3	6	4	5	9	10	7	18
安徽省	1	3	4	2	6	5	8	11	20
福建省	1	2	3	4	6	7	8	9	14
江西省	1	4	2	3	5	7	6	15	8
山东省	1	3	4	2	5	6	8	15	21
河南省	1	6	4	2	5	3	7	17	21
湖北省	1	3	2	6	4	7	8	14	18
湖南省	1	2	3	6	4	10	5	16	8
广东省	1	2	3	7	4	8	9	10	6
广西壮族自治区	2	3	1	5	4	8	7	13	6
海南省	1	3	2	5	4	6	10	13	9
重庆市	1	3	2	6	5	4	7	10	12
四川省	1	3	2	5	6	4	7	10	13
贵州省	1	3	2	4	6	11	5	17	10
云南省	1	2	3	5	6	9	7	11	17
西藏自治区	3	9	1	2	7	17	6	11	10
陕西省	1	5	3	2	6	4	7	14	20
甘肃省	2	4	3	1	6	5	7	16	20
青海省	2	4	3	1	5	6	7	16	20
宁夏回族自治区	1	5	3	2	4	8	6	12	20
新疆维吾尔自治区	1	5	6	4	3	7	9	8	21

和海南省恶性肿瘤死亡首位为肝癌，而甘肃省、青海省和西藏自治区恶性肿瘤死亡首位为胃癌。鼻咽癌在两广地区及海南省均位居死亡前6位，宫颈癌在山西省、湖南省及贵州省等地区死亡顺位较高，而食管癌在上海市和西藏自治区死亡顺位较低。除西藏自治区外，肺癌、肝癌、胃癌、结直肠癌和食管癌在各省、自治区、直辖市均位居恶性肿瘤死亡前10位（表1-12）。

表1-12　2018年中国31个省、自治区、直辖市九大恶性肿瘤死亡顺位

地区	肺癌	肝癌	胃癌	结直肠癌	食管癌	女性乳腺癌	宫颈癌	前列腺癌	鼻咽癌
全国	1	2	3	4	5	7	10	11	14
北京市	1	3	4	2	7	6	17	10	20
天津市	1	3	4	2	7	6	16	13	21
河北省	1	3	2	5	4	6	10	16	21
山西省	1	4	2	5	3	9	6	15	21
内蒙古自治区	1	2	3	5	4	7	12	16	21
辽宁省	1	2	4	3	6	7	10	11	21
吉林省	1	2	3	4	6	7	9	15	20
黑龙江省	1	2	4	3	7	6	10	15	19
上海市	1	4	3	2	8	6	18	7	17
江苏省	1	4	2	5	3	7	12	11	16
浙江省	1	2	3	4	6	7	14	10	15
安徽省	1	3	2	5	4	7	10	12	17
福建省	1	2	3	4	5	6	11	13	9
江西省	1	2	3	4	5	7	8	13	10
山东省	1	3	2	5	4	6	11	13	20
河南省	1	4	2	5	3	6	9	15	21
湖北省	1	2	3	4	5	7	11	13	15
湖南省	1	2	4	3	6	7	5	15	10
广东省	1	2	4	3	5	7	13	10	6
广西壮族自治区	2	1	4	3	6	7	8	11	5
海南省	2	1	3	4	5	7	13	11	6
重庆市	1	2	5	4	3	7	8	12	13
四川省	1	2	4	5	3	9	8	12	15
贵州省	1	2	4	3	8	7	6	14	12
云南省	1	2	4	3	5	9	10	11	16
西藏自治区	6	2	1	10	11	7	5	18	22
陕西省	1	3	2	5	4	9	10	13	20
甘肃省	2	3	1	5	4	8	9	13	19
青海省	2	3	1	5	4	9	8	12	20
宁夏回族自治区	1	3	2	4	5	8	10	12	19
新疆维吾尔自治区	1	2	3	4	6	5	7	9	20

四、我国恶性肿瘤发病率与死亡率略高于全球平均水平

国际癌症研究机构发布的数据表明，我国恶性肿瘤发病率与死亡率略高于全球平均水平。GLOBOCAN 2022 估计全球恶性肿瘤发病率和死亡率分别为 196.8/10 万和 91.6/10 万，我国恶性肿瘤发病率和死亡率分别为 201.6/10 万和 96.5/10 万。

思考题

1. 2022 年全球新发恶性肿瘤前五位是哪些？

2. 2022 年全球死亡恶性肿瘤前五位是哪些？

3. 我国恶性肿瘤的流行趋势有哪些特点？

4. 中国肿瘤登记地区癌症发病分布前五位恶性肿瘤是哪些？

5. 中国肿瘤登记地区癌症死亡分布前五位恶性肿瘤是哪些？

（于智凯　吕晓燕　周燕荣）

参考文献

[1] 中国疾病预防控制中心慢性非传染性疾病预防控制中心，国家卫生健康委统计信息中心. 中国死因监测数据集 2021[M]. 北京：中国科学技术出版社，2022.

[2] 国家癌症中心，中国医学科学院肿瘤医院. 中国癌症地图集 2018[M]. 北京：中国地图出版社，2019.

[3] 郑荣寿，陈茹，韩冰峰，等. 2022 年中国恶性肿瘤流行情况分析[J]. 中华肿瘤杂志，2024，46(3)：221-231.

[4] 王少明，郑荣寿，韩冰峰，等. 2022 年中国人群恶性肿瘤发病与死亡年龄特征分析[J]. 中国肿瘤，2024(3)：033.

[5] 郑荣寿，张思维，孙可欣，等. 2016 年中国恶性肿瘤流行情况分析[J]. 中华肿瘤杂志，2023，45(3)：212-220.

[6] 郑荣寿，孙可欣，张思维，等. 2015 年中国恶性肿瘤流行情况分析[J]. 中华肿瘤杂志，2019，41(1)：19-28.

[7] 陈万青，李贺，孙可欣，等. 2014 年中国恶性肿瘤发病和死亡分析[J]. 中华肿瘤杂志，2018，40(1)：5-13.

[8] 张思维，郑荣寿，孙可欣，等. 2016 年中国恶性肿瘤分地区发病和死亡估计：基于人群的肿瘤登记数据分析[J]. 中国肿瘤，2023，32(5)：321-332.

[9] CHEN W，SUN K，ZHENG R，et al. Cancer incidence and mortality in China，2014[J]. Chin J Cancer Res，2018，30(1)：1-12.

[10] HAN B，ZHENG R，ZENG H，et al. Cancer incidence and mortality in China，2022[J]. J Natl Cancer Cent，2024，4(1)：47-53.

[11] ZHENG R，ZHANG S，ZENG H，et al. Cancer incidence and mortality in China，2016[J]. J Natl Cancer Cent，2022，2(1)：1-9.

[12] ZHANG S，SUN K，ZHENG R，et al. Cancer incidence and mortality in China，2015[J]. J Natl Cancer Cent，2021，1(1)：2-11.

第二章　癌症筛查概述

癌症筛查和早诊早治已被公认为癌症防控最有效途径，通过早期发现，及时治疗能够提高早诊率和生存率，降低癌症死亡率。我国早在20世纪70年代，在食管癌、胃癌、肝癌等高发区就开展了癌症筛查相关的研究和实践。2004年，通过制定并执行《中央补助地方卫生事业专项资金管理暂行办法》，全国多个省市开展重点人群癌症的筛查和早诊早治项目，取得了良好的社会效益。

2016年，中共中央、国务院印发《"健康中国2030"规划纲要》，把癌症防控作为重点工作之一，明确了健康中国建设的目标和具体任务。2019年，国家发布的《健康中国行动（2019—2030年）》中，提出实施癌症防治专项行动，为癌症预防、早诊早治工作提出纲领性文件。同年，政府工作报告中明确提出，实施癌症防治行动，推进预防、筛查、早诊早治和科研攻关，着力缓解民生痛点。目前重点癌症筛查的指导规范多来自欧美国家的研究，制定适合我国国情和人群特点的重点癌症（肺癌、结直肠癌、肝癌、食管癌、胃癌、乳腺癌、宫颈癌、鼻咽癌和前列腺癌）筛查与早诊早治技术规范，规范癌症筛查流程和技术，提高癌症筛查效率和效果，是我国癌症防控工作的基础和有力保障。

第一节　主要致癌危险因素

癌症是一大类疾病的总称，我国最常见的癌症包括肺癌、结直肠癌、胃癌、肝癌、乳腺癌、食管癌和宫颈癌等。癌症的发生，是人体细胞在内外界因素长期作用下，发生基因损伤和改变并长期积累的结果，是一个多因素、多阶段、复杂渐进的过程，从正常细胞发展到癌细胞通常需要十几年到几十年的时间。

许多癌症的病因尚不清楚，但其致癌危险因素是明确的，且十分复杂。已知的主要危险因素包括吸烟、不健康饮食、体重超重、过量饮酒、感染、环境污染、职业暴露及辐射等。吸烟是公认的最主要的危险因素，感染和职业暴露在发达国家已退居次要地位，但在发展中国家仍然是癌症的重要危险因素。

我国最新癌症报告指出，癌症的可改变危险因素主要有23种，包括4种行为因素、7种饮食因素、2种代谢因素、2种环境因素和8种感染因素。具体如下：

行为因素：吸烟、二手烟、饮酒、缺乏锻炼。

饮食因素：水果、蔬菜、膳食纤维和钙摄入量不足，红肉、精加工肉类及腌制蔬菜摄入过多。

代谢因素：体重超标、糖尿病。

环境因素：$PM_{2.5}$、紫外线辐射。

感染因素：幽门螺杆菌（*Helicobacter pylori*, Hp）、乙型肝炎病毒（hepatitis B virus, HBV）、丙型肝炎病毒（hepatitis C virus, HCV）、人类免疫缺陷病毒（human immunodeficiency virus, HIV）、人乳头瘤病毒（HPV）、EB病毒（Epstein-Barr virus, EBV）、华支睾吸虫、人类疱疹病毒8型（human herpes virus 8, HHV-8）等。

这些危险因素在我国男性和女性人群中的分布各不相同。对男性来说，最危险的致癌因素前5位是吸烟、HBV感染、水果摄入量低、饮酒和$PM_{2.5}$。而女性最危险的5个致癌因素是水果以及蔬菜摄入量低、HBV感染、吸烟、超重和HPV感染。在男性中，受这些致癌危险因素影响最大的癌症是卡波西肉瘤、鼻咽癌、肛门癌、口腔癌、咽癌、肝癌、喉癌和肺癌。女性则是卡波西肉瘤、宫颈癌、鼻咽癌、肛门癌和阴道癌。23种可改变的致癌危险因素与关联的癌症部位详见附录1。

第二节　癌症的三级预防

世界卫生组织（World Health Organization, WHO）提出，三分之一的癌症完全可以预防，三分之一的癌症可以通过早期发现、早期诊断和早期治疗而得到根治，三分之一的癌症可以运用现有的医疗措施延长患者生命、减轻痛苦、改善生活质量。所以癌症是一类可防可控的慢性病，通过实施癌症三级预防策略，可有效降低癌症的发病风险与疾病负担。

一、一级预防

一级预防，即病因预防，是指尽量避免或减少危险因素暴露，防止癌症的发生，降低癌症发病风险。通过改变不良的生活方式、避免接触与癌症相关的致癌危险因素及接种预防性疫苗等措施，可以有效地预防相关癌症的发生。

（一）拒绝烟草

世界卫生组织定义，吸烟包括主动吸烟和被动吸烟。主动吸烟指连续或累计吸烟 6 个月以上；被动吸烟指不吸烟者每周至少一日吸入烟雾 15 分钟以上，又称“间接吸烟”和“吸二手烟”。吸烟时，无论是经人体呼吸道还是消化道进入人体内的有害物质，最终将被组织吸收进入血液循环，其中某些强致癌物就有可能引起组织癌变，导致各种癌症的发生。国内外多项流行病学研究指出，30% 的癌症可归因于吸烟，如肺癌、口腔癌、喉癌、食管癌、胃癌、结直肠癌及宫颈癌等，尤其是肺癌。因此，控烟是减少患癌风险最简单、最经济有效的办法，无论吸烟多久，一旦开始戒烟，与吸烟有关的癌症发病风险便会随之降低。

（二）限制饮酒

世界卫生组织已把“饮酒”列为致癌物的五种主要行为和饮食危险因素之一，其危害性仅次于吸烟。若饮酒的同时吸烟，烟草中的有害物质更易溶解于乙醇中，有较强的协同致癌作用。乙醇本身不是一种直接的致癌物，但乙醇的代谢产物乙醛和活性氧类（reactive oxygen species，ROS），属于国际癌症研究机构划分的一类致癌物，可促进癌症的发展。饮酒会增加口腔癌、鼻咽癌、喉癌、食管癌、胃癌、肝癌、结直肠癌、女性乳腺癌等癌症发生的风险。任何形式的乙醇对健康都无益处，若饮酒，应限量。《中国居民膳食指南（2022）》建议，成年人一天饮酒的乙醇量不应超过 15g。这大约相当于啤酒（4%）450ml，或葡萄酒（12%）150ml，或白酒（38%）50ml，或高度白酒（52%）30ml。孕妇、哺乳期女性、儿童、青少年严格禁止饮酒。

（三）防止感染

慢性感染是导致癌症发生和因癌症死亡的主要原因，近五分之一癌症的发生与感染有关。发达国家中，感染导致的癌症约占 7%，而发展中国家感染所致癌症可达 17%。导致人体癌变的感染中，最主要的五种病原体是 Hp、HBV、丙肝病毒、HPV 以及 EB 病毒等，它们主要引起胃癌、肝癌、宫颈癌和鼻咽癌等。接种乙型肝炎病毒疫苗、人乳头瘤病毒疫苗；避免过早性生活，减少高危性行为；避免接触疫水，勿食钉螺；勿口对口喂养婴幼儿，聚餐提倡使用公筷；提高免疫力、远离毒品等，这些方式有助于预防感染，必要时可进行相关病毒检测，以便早期发现感染，早期进行治疗。

（四）控制体重

身体肥胖是以体内脂肪堆积过多为特征的一种疾病，是一个与生活方式有关的癌症危险因素。大量的流行病学调查和肿瘤临床研究表明，肥胖是绝经后女性乳腺癌、结直肠癌、子宫内膜癌、食管癌和肾癌等癌症发生的危险因素。身体肥胖会影响激素水平，并能促进产生有癌症危险性的炎性因子，引起体内组织器官慢性炎症反应，促进肿瘤发生。因此，在一生中保持正常体重可能是预防癌症的最重要方法之一。通过适量运动、合理膳食和改变不良饮食习惯和行为等途径可让体重保持在健康范围内，即体重指数（body mass index，BMI）在 18.5～24kg/m^2 之间。体重指数=体重（kg）/ 身高^2（m^2）。

（五）适量运动

任何种类的运动都有助于预防癌症。运动包括体育锻炼和涉及身体动作的其他活动，包括做游戏、工作、步行、做家务和娱乐活动。运动的基本原则是：多则有益、贵在坚持、多动更好、适度量力。《全民健身指南》推荐：各年龄段人群都应该坚持日常身体活动。根据每个人的身体状况和运动习惯，制订个性化的运动健身方案，使身体功能和运动能力不断提高。例如，年轻人可以做强度大一些的锻炼，如爬山、跑步和各种球类运动；中老年人可以选择慢跑，老年人群最好以快走、散步为主。行走时挺胸抬头、挥臂、抓五指，这是因为随着年龄的增加，人体骨量下降，骨质疏松较为多见，挺胸抬头可以保持良好的身体姿态，减少对脊柱的压迫。同时要控制好强度和时间，做到量力而行、循序渐进，避免“运动过头”。

（六）合理膳食

“民以食为天”，人类离不开食物，但饮食作为一把“双刃剑”，可以防癌抗癌，同时也可能导致癌症的发生，特别是食管癌、胃癌和结直肠癌等消化道癌。《中国居民膳食指南（2022）》建议采取食物多样、合理搭配，谷类为主的平衡膳食模式；吃动平衡，控制体重；多吃蔬果、奶类、大豆，适量食用坚果；适量摄入鱼、禽、蛋、瘦肉，少吃肥肉和烟熏腌制、深加工肉制品；培养清淡饮食习惯，少吃高盐和油炸食品，控糖限酒；规律进餐，提倡饮用白开水和茶水，不喝或少喝含糖饮料；选择新鲜卫生食材，烹饪得当。

（七）减少环境污染物暴露

癌症与环境污染密切相关。环境污染包括空气、水、食品、室内装修等，已成为发生癌症的重要危险因素。可以通过加强工业区的科学化布局，减少废气排放和排除废气的无害化处理，开展绿化环境、净化空气工作，保持室内空气流通，选用安全环保装修材料，减少厨房油烟暴露，农村地区积极提倡使用浅水井或深水井及自来水，城市地区提倡使用净水器等措施或方式来进行预防。

（八）其他

加强职业防护；减少辐射暴露；不用营养补充剂代替食物；倡导母乳喂养；调整心态，保持心理健康等。

二、二级预防

二级预防，即三早预防，指的是癌症的早期发现、早期诊断与早期治疗，从而防止癌症的进展，降低癌症死亡率。早期发现、早期诊断是提高癌症早诊率的主要手段，早期治疗是提高生存率、降低死亡率的重要手段。癌症若能早期发现，能极大地提高癌症治疗效果及患者的生存质量。其次，如果检测出癌前病变，通过提前的治疗，可以有效地降低癌症的发生率。因此，筛查与早诊早治则是癌症二级预防的主要措施。

但并不是人人都适合癌症筛查，也不是所有的癌症都能早期筛查。为合理分配和有效利用有限的卫生资源，减少过度筛查带来的损害，癌症筛查与早诊早治应在高危人群中开展。那么如何确定癌症高危人群呢？这就需要运用快速、简便的检验、检查或其他方法，将癌症高危人群从普通人群中初筛或识别出来，对高危人群作进一步的临床筛查和早诊早治，从而实现医疗卫生资源效益最大化。

很多癌症在早期并无特别的症状，但是当癌症在身体里发生了，人体还是或多或少能够出现一些不适，因此当发现身体有以下不适或相关症状时，不要掉以轻心，特别是这些不适出现时间较长时，应及时到正规医疗机构诊治。

（1）身体任何部位，如乳腺、颈部或腹部的肿块，尤其是逐渐增大的。

（2）身体任何部位，如舌头、颊黏膜和皮肤等处没有外伤而发生的溃疡，特别是经久不愈者。

（3）中年以上妇女出现不规则阴道流血或分泌物（俗称白带增多）。

（4）进食时胸骨后闷胀、灼痛、有异物感或进行性加重的吞咽不顺。

（5）久治不愈的干咳或痰中带血。

（6）长期消化不良、进行性食欲减退、消瘦又未找出明确原因者。

（7）大便习惯改变或有便血。

（8）鼻塞、鼻衄、单侧头痛或伴有复视。

（9）黑痣突然增大或有破溃、出血、原有的毛发脱落。

（10）无痛性血尿，排尿不畅。

（11）不明原因的发热、体重持续性减轻等。

三、三级预防

三级预防，即康复治疗，旨在提高癌症治愈率、生存率和生存质量，防止病情恶化，防止残疾，减轻痛苦，延长寿命。对所有的癌症患者进行治疗，争取最佳疗效，避免复发，加速康复。对癌症晚期的患者努力减轻其痛苦，恢复体力，改善并提高生活质量，延长生存时间。治疗手段主要包括手术治疗、放射治疗、化学治疗、靶向治疗、免疫治疗、内分泌治疗以及中医治疗等，目前提倡采取多学科综合诊断和治疗，正确选择合理乃至最佳的治疗方案。通过综合的康复治疗，可以改善患者因患癌或治癌导致的机能下降、心理问题、情绪波动，提高其生存质量。

第三节 癌症筛查原则

癌症筛查是指对表面健康的人群通过一系列的快速、简便、有针对性的检查，识别出癌症高危人群与癌症患者，随后对其进行早期诊断及早期治疗，从而阻断患癌进程，进一步提高患者的生命质量和延长患者的生存时间。癌症筛查是预防癌症发生、发展的有效手段。

癌症筛查的实施需根据具体情况而定，应选择适宜的筛查癌种和方法，并制订适宜的筛查计划。因此，开展癌症筛查项目应考虑以下主要原则。

（1）筛查的癌症发病率和死亡率高，是现阶段重大公共卫生问题，严重危害居民健康和生命。

（2）可检出临床前期，所筛查癌症的自然史比较清楚，有足够长的可识别的临床前期和可识别的临床前期标志以满足实施筛查，且这种标识有比较高的流行率。

（3）具有准确、简单、经济、安全、有效、合乎伦理、筛查顺应性好的筛查方法，同时应选择与经济发展水平和卫生资源状况相匹配的筛查方法。

（4）对在不同阶段筛查出的癌前病变和早期癌具有行之有效的干预方案，确保早期治疗效果，达到提高早期病变和早期癌检出率和治愈率的目的。

（5）筛查与早诊早治的开展应该符合成本-效益原则，人力及资金的投入产生的效益应符合社会经济发展实际情况，促进卫生系统及整个社会的发展，体现健康公平性。

（6）以人群为基础的癌症筛查，需要行政主管部门强有力支持，应有足够的资源保障才能推进筛查的顺利实施。

目前国际上公认的适宜筛查的癌种主要包括肺癌、结直肠癌、乳腺癌、宫颈癌。而我国高发的食管癌、胃癌、肝癌，以及广东、广西地区高发的鼻咽癌，均已列入我国正在开展的癌症筛查与早诊早治项目中。

第四节 癌症筛查人群的选择

确定筛查对象是筛查方案中非常重要的一环，需要根据具体情况做出决定。当人力物力比较充裕时，可以对一个社区、一个城市乃至全国进行某一癌症或者多种癌症的筛查。根据筛查人群的范围不同可以将筛查分为普查和高危人群筛查。

一、普查

普查是指在一定范围内的全部人群，针对某种或几种癌种进行全面体格检查，发现可疑病变者对其做进一步复查，以实现对于筛查癌种的早期发现、早期诊断和早期治疗，提高其治愈率和生存期。癌症普查一般适用于：发病率较高的癌种；检查方法简单、安全、经济、无痛苦，群众接受度较高；对降低癌症发病率和死亡率效果明显。普查是一个大规模的人群检查，其目的仅仅是为了发现更多的患者，对于发病率以十万分之几计的癌症而言，其结果常常是投入较多而收效甚微。

二、高危人群筛查

高危人群的筛查主要指在可能患有某种癌症或暴露于高强度可疑致癌因素的高危人群中，开展针对该癌种的临床检查，从而发现癌前病变及早期癌症患者。近年来，癌症高危人群的早筛、早诊、早治已成为全世界公认的降低癌症发病率和死亡率的有效路径，也是最经济、最有效的健康策略。本书重点介绍高危人群的癌症筛查。

三、高危人群的识别

目前随着人工智能（artificial intelligence，AI）的发展，AI技术可以有效地辅助癌症防治工作，而对于癌症高危人群的识别方法也随着AI技术的发展而不断地更新完善，其中针对单一癌种的高危人群识别方法主要有Bach模型、PLCO模型、Gail模型、BOADICEA模型、Havard模型、THIN模型、Dong模型、Kunzmann模型、Cai模型和Feng模型等（表2-1）。

同一癌种高危人群的识别方法有多种，主要区别在于统计方法和纳入的主要危险因素有所不同，可根据实际情况灵活选用。比如：用于肺癌高危人群的识别的Bach模型和PLCO模型，Bach模型主要采用了Cox比例风险回归函数，纳入的危险因素主要包括年龄、性别、吸烟量、吸烟时长、戒烟时长和石棉暴露等；PLCO模型则主要

表 2-1　不同类型癌种的高危人群识别方法

癌种	识别方法
肺癌	Bach 模型、PLCO 模型、UK Biobank 模型
乳腺癌	Gail 模型、BOADICEA 模型、Tyrer-Cuzick 模型
结直肠癌	Havard 模型、THIN 模型、Proposed 模型
食管癌	Dong 模型、Kunzmann 模型
胃癌	Cai 模型
肝癌	Feng 模型

采用了 Logistic 模型，纳入的危险因素主要包括年龄、教育程度、是否有肺癌家族史、过去 3 年是否做过胸部 X 线、吸烟包年数和戒烟时长等。

再如用于乳腺癌高危人群识别的 Gail 模型和 BOADICEA 模型，Gail 模型主要纳入的危险因素包括年龄、种族、初产年龄、初潮年龄、既往乳腺癌活检次数、一级亲属患乳腺癌的家族史和个人乳腺癌疾病史等；BOADICEA 模型纳入的危险因素则主要有个人因素、家族史、环境因素、雌激素受体和孕激素受体等。

对于多癌种高危人群联合评估的方法，目前我国主要使用的是基以"哈佛癌症风险指数"为理论基础的癌症高危人群评估模型。该模型是在"哈佛癌症风险指数"理论基础上，依据近 20 年来我国常见癌症流行病学资料，通过多学科专家小组讨论并达成共识后，确定我国成年人癌症发病的主要危险因素及相关赋值，应用哈佛癌症风险指数工作小组推荐的计算公式，研发出的适合我国人群的癌症风险综合评价体系。如我国在 2012 年启动的城市癌症早诊早治项目，就是通过该癌症风险评估模型，对常见五大癌种（肺癌、乳腺癌、肝癌、上消化道癌和结直肠癌）进行了多癌种风险评估。评估后，对一种或多种癌症高危人群进行了相应的临床检查，其癌前病变和癌症的检出率大幅度提高。这说明应用癌症风险评估系统进行癌症高危人群评估，并在此基础上对高危个体进行临床筛查，可以有效发现癌前病变和癌症，避免不必要的临床筛查和过度诊疗，从而能够开展早期干预治疗，提高癌症患者治愈率、减轻疾病负担，并改善患者生命质量。这种多种癌症的高危风险评估系统使癌症初筛变得简便、有效，为发现癌症高危人群带来了极大的便利。

第五节　癌症筛查流程

我国目前的癌症筛查管理体系包括三个层级。国家筛查项目管理办公室负责制订筛查技术方案，并对全国癌症筛查项目进行日常管理和质量控制；省级癌症中心或省级疾病预防和控制中心通常作为省级筛查项目管理办公室，负责全省癌症筛查项目的具体实施，协调省内各级医疗机构开展癌症筛查；一般来说，地方疾病预防和控制中心负责组织协调社区卫生服务中心或乡镇卫生院开展人群招募和风险评估，若被评估为癌症高危的个人，将被动员到定点筛查医院进行筛查，并根据筛查结果进行下一步诊治和健康管理（图 2-1）。

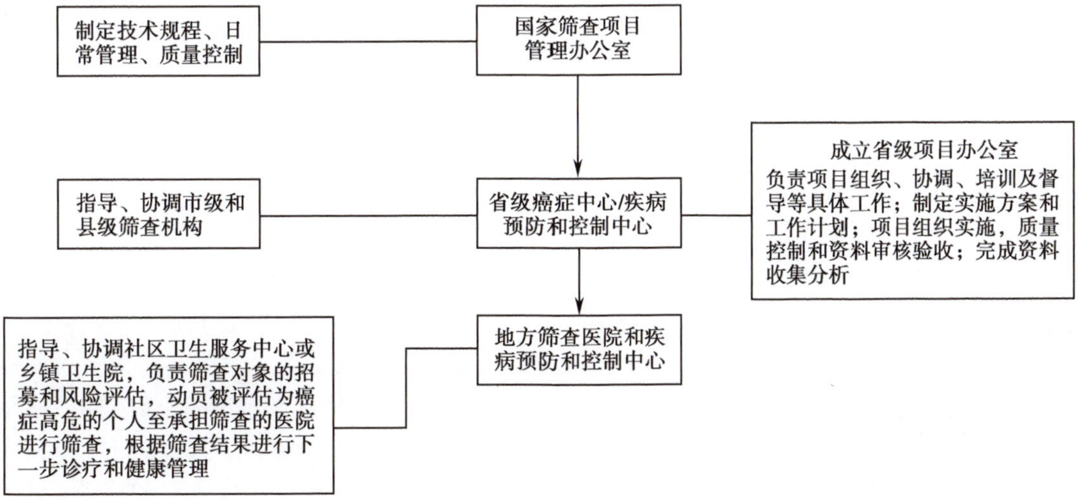

图 2-1　癌症筛查管理体系

癌症筛查流程指的是一系列有计划、有组织、系统性的检查步骤和方法，通过综合运用癌症风险评估和各种医学检查方式，对无症状的个体进行有针对性的评估和筛查，以便在癌症尚处于可治疗的早期阶段及时诊断、从而提高癌症治疗效果，降低癌症的危害。它通常包括宣传动员、风险评估、临床筛查、结果解读及后续的追踪随访（图2-2）。

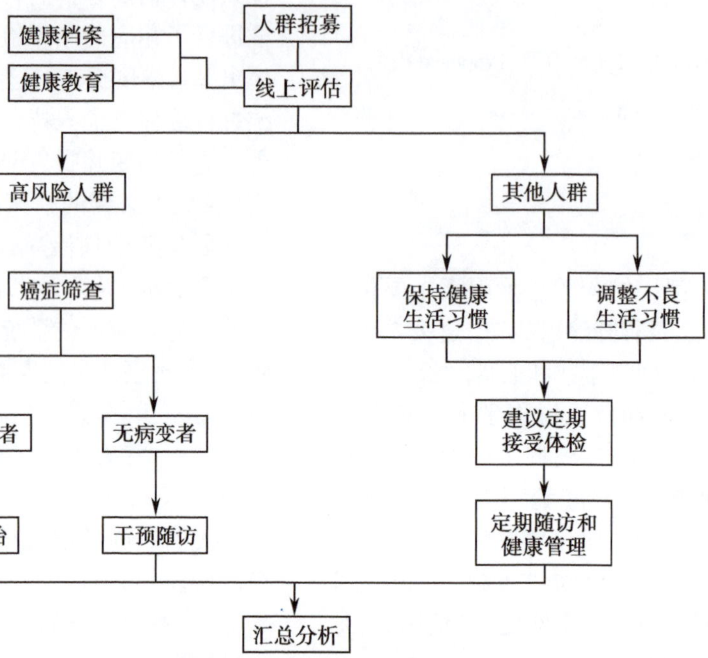

图2-2　癌症筛查总体流程图

一、宣传动员

可以利用多种形式如广播、报纸、杂志、网络、宣传海报、宣传栏和科普讲座等进行防癌抗癌宣传，动员居民参加癌症筛查，详细说明癌症筛查的背景、目的和意义。有条件者可从当地政府部门获得人口资料，在符合条件的人群中确定参加对象，并填报姓名和基本信息，最终确定参与人群情况。

二、知情同意

所有筛查人群必须参与知情同意程序，由经规范培训、考核达标的工作人员向参加被筛查的群众，宣讲筛查的目的、意义以及参加筛查的获益和可能的危险，宣读知情同意书，回答筛查对象提出的问题，最后在自愿的原则下签署知情同意书。

三、问卷调查和风险评估

参与人群签署知情同意书后，将接受癌症危险因素调查。居民可以通过App、小程序、网页版等多种形式，在个人移动客户端实现癌症风险线上自助评估，并进行健康管理。居民可以在线获得风险评估结果，并根据结果中的健康建议，调整生活方式及预约癌症筛查；同时在线建立健康档案，获得癌症防控全周期、全链条健康管理服务。

四、高危人群临床筛查与管理

评估结果显示某种或某几种癌症高风险的人群，可在线预约高风险癌种对应的临床筛查项目，并在约定的时间内，前往定点医疗机构参加筛查。在医疗机构完成筛查的居民，均可通过完善线上电子健康档案，实现年度随访和健康管理。

五、非高危人群健康管理

评估结果显示非高风险的其他人群，如有不良生活方式和习惯，建议其调整；如生活习惯良好，建议其继续保持。系统将为该类人群提供自愿筛查咨询和指导提示，提高该人群癌症筛查和早诊早治核心知识知晓程度。同时，可在线完善电子健康档案，通过年度资料的更新，实现年度随访和健康管理。

六、阳性人群的诊疗

对于阳性病例，首先要明确诊断。这通常需要综合患者的症状、体征、实验室检查结果以及影像学检查等多方面的信息。在诊断明确后，根据疾病的类型、严重程度、患者的个体情况（如年龄、基础疾病、身体状况、过敏史等）制订个性化的治疗方案，并进行全程的病情监测和管理。同时对患者进行健康教育和心理支持，以提高治疗效果和患者的依从性。

七、人群的随访管理

所有的参与人群都将进入随访管理，随访方式包括被动随访和主动随访。被动随访指的是将所有项目参与人群（参与问卷调查和风险评估者）与该地区肿瘤登记数据库和全人口死因监测数据库进行匹配，获得发病、死亡信息。主动随访指的是对筛查发现的阳性病例（包括后续随访发现癌症病例），通过电话、家访、医疗机构病案信息等方式进行主动随访，获得每位病例的最终诊断结果和结局信息。通过开展随访工作，可以客观评价癌症机会性筛查与早诊早治效果。

第六节　常见筛查癌种和筛查方法

一、常见筛查癌种及筛查方法

常见的癌种筛查方法多样，如肺癌可通过低剂量螺旋 CT（low-dose spiral computed tomography, LDCT）检查，乳腺癌常用乳腺超声、乳腺 X 射线摄影等，结直肠癌多借助结肠镜、粪便隐血试验等。不同癌症的筛查方法各有特点，且需要根据个体情况和医生建议选择合适的筛查方式，以实现早期发现、早期诊断和早期治疗。目前结合我国国情，针对常见癌症高危人群，推荐使用以下筛查方法（表 2-2）。

表 2-2　常见癌种推荐的筛查方法

癌种	目前主要使用的筛查方法
肺癌	低剂量螺旋 CT
食管癌/胃癌	上消化道内镜检查
结直肠癌	粪便隐血检测、结肠镜
肝癌	甲胎蛋白、腹部超声
乳腺癌	乳腺超声联合乳腺 X 线
宫颈癌	细胞学检测（巴氏涂片、薄层液基细胞学）、高危型 HPV DNA 检测、醋酸或碘染色法
鼻咽癌	血清 EB 病毒相关抗体检测、纤维鼻咽镜检查
前列腺癌	前列腺特异性抗原检测，辅以直肠指检

（一）肺癌

肺癌公认的筛查方法是 LDCT 检查。目前国内外多项随机对照试验和以人群为基础的前瞻性队列研究证实，在高危人群中开展 LDCT 筛查可降低肺癌发病率和死亡率。

LDCT 是近年来广泛用于早期肺癌筛查的一种影像检查手段，和传统 CT 进行对比，这种低剂量胸部 CT 扫描辐射剂量更小，成像质量更佳，对早期肺癌有重要的筛查作用，在既能满足临床诊断要求的前提下，又尽量减少对受检者辐射损害。低剂量胸部 CT 在早期肺癌的检查中可以帮助影像医师观察到肺癌的大小、形态、边缘和周围一些邻近结构情况，为临床医师后续对结节的随访或者进一步干预起到非常好的定性作用。

采用胸部 LDCT 对肺癌高危人群进行筛查，根据筛查结果可以确定下一步的诊疗方案。

1. **气道病变**　建议临床干预，行支气管镜检查。

2. 无肺内非钙化结节检出（阴性）、检出的非实性结节平均直径＜8mm，或实性结节/部分实性结节的实性成分平均直径＜6mm 的，建议进入下一年度的 LDCT 筛查。

3. 检出的实性结节/部分实性结节的实性成分平均直径≥6mm 且＜15mm，或非实性结节平均直径≥8mm 且＜15mm 的，建议 3 个月后再复查高分辨率 CT（high resolution CT, HRCT）。

4. **实性结节**　检出的实性结节、部分实性结节的实性成分或非实性结节平均直径≥15mm 的，建议 2 种方案：①抗感染或非抗感染治疗 1 个月后复查；②实性或部分实性进行活检或正电子发射计算机体层显像仪（positron emission tomography and computed tomography, PET/CT）

检查。

（二）结直肠癌

结直肠癌筛查方法推荐免疫化学法粪便隐血检测（fecal immunochemical test，FIT）、结肠镜和必要下指示性病理活检。结肠镜是结直肠癌筛查的“金标准”，可直接观察结直肠的内部情况。结肠镜发现的所有可疑病变，均需取活检进行病理检查以明确诊断。具体筛查方案如下。

1. **常规筛查**　每5～10年进行1次结肠镜检查，无病变检出者，结肠镜复查间隔可为10年；每年进行1次粪便隐血检测。

2. **结直肠癌**　应在治疗后第1年、第2年再次复查结肠镜，如无异常发现，后续结肠镜复查间隔可延长至3年。

3. 直径≥1cm的腺瘤，绒毛结构≥25%的腺瘤（即绒毛状腺瘤或混合性腺瘤），伴高级别上皮内瘤变的其他病变，应在治疗后第1年再次复查结肠镜，如无异常发现，后续结肠镜复查间隔可延长至3年。

4. **其他腺瘤**　应在诊断治疗后第3年再次复查结肠镜，如无异常发现，后续结肠镜复查间隔可延长至5年。

5. **肠道其他良性病变**　结肠镜复查间隔可为10年。

6. **炎症性肠病**　如溃疡性结肠炎、克罗恩病，明确诊断后每2年复查结肠镜。

7. **高级别上皮内瘤变**　应在治疗后每年复查结肠镜。

（三）肝癌

肝癌筛查方法推荐血清甲胎蛋白（alpha-fetoprotein，AFP）联合腹部超声检查。根据AFP及超声检查结果确定下一步的诊断、治疗或复查方案。

1. **AFP阳性，超声异常**　建议行肝脏强化CT或MRI，或行肝穿刺活检。如临床确诊，到正规医院接受正规治疗，如无法明确诊断，可超声密切随访，建议每2～3个月1次。

2. **AFP阴性，超声异常**　①应先排除转移瘤；②密切随访，每3个月复查1次AFP及超声；③必要时做其他影像学检查或相关实验室检查，以明确诊断。

3. **AFP阳性，超声正常**　①AFP异常但<200μg/L者，每2个月复查1次AFP及超声；②AFP≥200μg/L，每月复查1次AFP及超声，直至做出肝癌临床诊断或排除。

4. **AFP阴性，超声正常**　每半年复查1次AFP和超声检查。

（四）食管癌

食管癌筛查方法推荐行上消化道内镜检查结合必要的指示性病理活检，内镜检查是食管癌筛查和诊断的“金标准”，可直接观察食管内部情况。内镜染色下若发现可疑病变，取活体组织进行病理检查。筛查的方案具体如下。

1. 建议食管癌高风险人群原则上每5年进行1次内镜检查。

2. 建议低级别上皮内瘤变者每1～3年进行1次内镜检查。

3. 建议低级别上皮内瘤变合并内镜下高危因素或病变长径>1cm者每年进行1次内镜检查，持续5年。

4. 建议无异型增生的巴雷特食管患者每3～5年进行1次内镜检查。

5. 建议巴雷特食管伴低级别上皮内瘤变患者，每6～12个月进行1次内镜检查。

（五）胃癌

胃癌筛查方法推荐行上消化道内镜检查结合必要的指示性病理活检。内镜检查是胃癌筛查和诊断的“金标准”，可直接观察胃的内部情况。内镜作为一种光学仪器，通过物理成像的原理，将一根配有灯光的管子由体外经过人体的自然腔道或手术切口进入体内，对体内脏器进行检查，可以直接观察到脏器内腔病变，确定其部位、范围，并可进行照相、活检或刷片。

内镜检查发现可疑病变，取活检进行病理检查。根据检查的结果再进行下一步的诊疗及复查。

1. 建议胃癌高风险人群原则上每5年进行1次内镜检查。

2. 局限于胃窦或胃体的萎缩性胃炎或肠上皮化生患者，每3年进行1次内镜检查。

3. 萎缩性胃炎累及胃底或全胃，每年进行1次内镜检查。

4. 低级别上皮内瘤变每年进行1次内镜检查。

5. 高级别上皮内瘤变每3～6个月进行1次内镜检查。

（六）乳腺癌

乳腺癌的筛查方法推荐为乳腺X线摄影（钼靶）联合乳腺超声检查。

1. **乳腺X线摄影**　全称乳腺钼钯X线摄影检查，即乳腺的X线摄片，是欧美国家诊断乳腺疾病首选和简便可靠的检查方式。它不仅用于乳腺癌的筛查，还可用于乳腺癌的诊断、评估乳腺癌患者的随访。乳腺钼靶检查虽然不能预防乳腺癌的发生，但它可以尽早发现乳腺癌从而延长患者生命。

乳腺钼靶检查的优点是能观察整个乳腺，可以清晰显示乳房内肿块、钙化和结构扭曲，对早期病变的敏感性较高。但其对致密型腺体的遮挡会降低诊断的准确性，导致致密型腺体中小病灶的漏诊率及误诊率增高，且有放射性。有时需要结合乳腺超声和乳腺MRI检查。

对于40岁以下、无明确乳腺癌高危因素或临床查体未见异常的女性，不建议首先进行乳腺X线检查。妊娠期女性通常不进行乳腺X线摄影。乳腺癌筛查结果根据乳腺影像报告数据系统（breast imaging reporting and data system，BI-RADS）的影像诊断结果而采取不同的处理。

BI-RADS 0类：提示现有影像未能完成评价，需增加其他影像检查。

BI-RADS 1、2类：无需特殊处理，每1～2年进行1次筛查。

BI-RADS 3类：建议在此后6个月对病灶侧乳腺进行乳腺X线摄影复查，第12个月与24个月对双侧乳腺进行乳腺X线摄影复查，如果病灶保持稳定2～3年，则降为BI-RADS 2类；如果随访后病灶消失或缩小，则直接判定为BI-RADS 1类或BI-RADS 2类；如随诊过程中病灶有进展，应考虑活检等进一步临床诊断。

BI-RADS 4、5类：建议进行活检及病理诊断，若为阴性，进行定期随访即可；若诊断为癌前病变或癌，应尽快到正规医院进行诊治。

2. **超声检查**　超声检查是利用人体对超声波的反射进行观察，临床上使用的是将弱超声波照射到身体上，将组织的反射波进行图像化处理。目前常用的超声检查方法包括：M型超声、B型超声、多普勒超声显像法。在临床上，超声检查广泛运用于肿瘤的初筛。超声检查的优点主要有：无创、价格低廉、对人体没有辐射，可连贯地、动态地观察脏器的运动和功能。

超声对于病灶良恶性的鉴别主要通过对病灶的纵横比、形态、边缘、边界、内部回声、与周围组织关系和内部及周边血流情况的观察，并结合超声医师对患者病史的了解而做出最终的综合判断。随着超声造影及弹性成像技术的不断发展，对肿瘤内部和周边的血供情况及病灶弹性硬度程度的判断更加精准，极大地提高了对病灶良恶性的鉴别能力。

（七）宫颈癌

宫颈癌筛查方法推荐宫颈细胞学检查、高危型HPV检测。细胞学检查主要是指液基细胞学的检查，HPV检测则是针对目前世界卫生组织确定的13种高危风险型别：HPV16、18、31、33、35、39、45、51、52、56、58、59、68等亚型来进行检测。当初筛结果为阳性时，需要进行阴道镜检查，必要时取活检进行病理诊断。根据我国宫颈癌发病年龄特点，推荐筛查起始年龄在25～30岁（有性生活或已婚女性）。HIV感染者或机体免疫功能低下的女性可酌情提前。推荐筛查方案如下。

25～29岁女性：每3年进行1次细胞学检查。

30～65岁女性可选择以下任意方案进行筛查：①每5年进行1次细胞学检查及HPV DNA检测；②每3年单独进行1次细胞学检查。

65岁以上女性：既往10年内每3年1次连续3次细胞学检查阴性，或每5年1次连续2次HPV DNA检测阴性，无宫颈上皮内瘤变病史者，可停止筛查。

（八）鼻咽癌

鼻咽癌属于我国特色恶性肿瘤，目前只推荐在鼻咽癌高发地区对高危人群开展鼻咽癌的筛查，其筛查方法推荐颈部淋巴结触诊和血清EB病毒抗体检测。EB病毒又称人类疱疹病毒4型，它参与鼻咽癌发生发展的全过程，是目前已知的主要的鼻咽癌致病因素。根据临床检查和EB病毒检测的结果再进行下一步的诊治。其筛查建议如下。

1. EB抗体检测阳性或有鼻咽癌家族史者应每年复查1次，连续两年。

2. 首次筛查发现疑似鼻咽癌患者，或EB抗体阳性伴有鼻咽癌家族史者，或EB抗体检测判为高危者，均应行纤维鼻咽镜检查并对可疑病变部位活检进行病理学诊断。如纤维鼻咽镜检查未见异常，或病理学诊断为中度异型增生及以下病变者，每年需进行1次复查。如病理学诊断为重度异型增生及以上病变者，则进入临床治疗阶段。

3. EB病毒抗体检测阳性者复查转阴，进入常规监测。EB病毒复查抗体仍然阳性者，如连续两年复查未发现癌前病变及癌，也转入常规监测。

（九）前列腺癌

对于开展前列腺癌筛查地区的筛查方法，推荐血清前列腺特异性抗原检测（prostate specific antigen，PSA）。它是前列腺癌特异性血清肿瘤标志物，在正常人的血清中浓度一般低于4.0ng/ml，而在前列腺癌患者血液中浓度则可明显升高。根据PSA的检测结果，结合患者的年龄和身体状况再确定下一步的诊治。推荐筛查方案如下。

1. 建议已接受筛查且预期寿命10年以上的男性，每2年进行1次血清PSA检查。

2. 血清PSA≤4.0ng/ml，建议每2年监测1次。

3. 初检PSA＞4.0ng/ml时，需进行重复检测；如两次血清PSA＞4.0ng/ml时，在排除影响PSA检测水平的其他因素（如前列腺炎症、用药、其他医学检查、检测仪器等）干扰后，需进一步临床检查和干预。

二、其他筛查与诊断方法

（一）影像学

1. **MRI检查** MRI即磁共振成像，是一种安全可靠的高科技医学检查技术，无X线辐射，对人体无危害，具有不用对比剂就能清楚显示心脏、血管和体内腔道，可进行任意方位断层扫描和定位精确等优点。

MRI成像效果最佳的部位是颅脑、脊髓、心脏大血管、关节骨骼、软组织及盆腔等。因此，MRI在肿瘤早期诊断中的应用主要为：颅脑、脊髓肿瘤的早期诊断，实体肿瘤与周围血管关系判断，良恶性肿瘤的鉴别，盆腔肿瘤的诊断与鉴别。

2. **PET/CT检查** PET/CT及正电子发射断层-X线计算机断层组合系统，是正电子发射断层（position emission tomography，PET）和X线计算机断层（computer tomography，CT）组合而成的多模式成像系统，是目前全球最高端的医学影像设备，同时也是一种可以在分子水平成像的影像技术。

在临床上，PET/CT检查应用主要包括以下几方面：肿瘤的早期筛查与诊断；良、恶性肿瘤的鉴别；临床高度怀疑肿瘤时，帮助寻找原发灶，提供准确的活检定位，以便尽早确诊；为确诊为恶性肿瘤的患者鉴别有无转移，确定临床分级分期，制订最佳治疗方案；肿瘤放射治疗前进行准确的生物靶区定位；还可应用于肿瘤经化疗、放疗、手术等治疗后的疗效评判，鉴别肿瘤有无复发等。

（二）肿瘤标志物

肿瘤标志物是指在肿瘤发生和增殖的过程中，由肿瘤细胞合成、释放或者是机体对肿瘤细胞反应而产生的一类物质，这些物质在血液、体液及组织中可检测到，达到一定的水平时能提示某些肿瘤的存在。

肿瘤标志物的检测对肿瘤辅助诊断及判断肿瘤预后、转归、评价疗效等具有重要意义。值得注意的是，临床中的各种肿瘤标志物只能作为肿瘤的辅助诊断指标之一，肿瘤的临床诊断不能仅仅依靠肿瘤标志物的检查结果来确定。换句话说就是肿瘤标志物不高不等于无瘤，肿瘤标志物偏高也不一定就是肿瘤。如果检查中发现肿瘤标志物升高，不必过早开始恐慌，因为当机体存在炎症或者某些慢性疾病发作时，有的肿瘤标志物也可能会升高，尚需进一步检查。肿瘤标志物升高可能是多方面原因导致的。

常见的肿瘤标志物及其临床意义，如表2-3。

（三）液体活检

液体活检，也称为液态活检，是一种取材为体液，相当于组织活检的分子诊断技术，其本质是基因筛查。取材可为血液、胸腹腔积液、尿液、粪便、脑脊液等人体全部腔道存在的液体成分。目前，采用血液的液体活检是最主要的研究方向，主要的三种类型为循环肿瘤DNA（circulating tumor DNA，ctDNA）、循环肿瘤细胞（circulating tumor cell，CTC）及外泌体（exosome）。

1. ctDNA ctDNA是肿瘤细胞释放的带有肿瘤信息的DNA片段，是血浆游离DNA（cell free DNA，cfDNA）的一部分。目前在临床中应

表 2-3 常见的肿瘤标志物及临床意义

肿瘤标志物	恶性肿瘤	良性疾病	其他因素
CEA：广谱肿瘤标志物	结肠癌、直肠癌、胰腺癌、胃癌、肝癌、肺癌、乳腺癌等，其他恶性肿瘤也有不同程度的阳性率	良性肿瘤、炎症和退行性疾病，如结肠息肉、溃疡性结肠炎、胰腺炎和酒精性肝硬化	吸烟人群（吸烟者中约有 39% 的人 CEA＞5μg/L）
AFP：原发性肝癌早期诊断指标	在原发性肝癌中特异性很高，阳性率达 70%。如果患者有乙肝病史、肝脏有包块、AFP＞400ng/ml 且持续 1 个月，即可诊断为肝癌	病毒性肝炎、肝硬化患者绝大部分也会出现 AFP 升高，但不会超过 400ng/ml	妇女妊娠 3 个月后，血清 AFP 开始升高，7～8 个月时达到高峰，一般在 400μg/L 以下，分娩后 3 周恢复正常。若孕妇血清中 AFP 异常升高，应考虑有胎儿神经管缺损畸形的可能性
CA125：卵巢癌敏感的诊断指标	①卵巢癌患者血清 CA125 水平明显升高，手术和化疗有效者 CA125 水平很快下降。若有复发时，CA125 升高可先于临床症状之前。②其他非卵巢恶性肿瘤也有一定的阳性率，如乳腺癌 40%、胰腺癌 50%、胃癌 47%、肺癌 44%、结肠直肠癌 32%、其他妇科肿瘤 43%	子宫内膜异位症、盆腔炎、卵巢囊肿、胰腺炎、肝炎、肝硬化等虽有不同程度升高，但阳性率较低	早期妊娠的前 3 个月内，也有 CA125 升高的可能
HE4：卵巢癌标志物	HE4 是诊断卵巢癌的一个非常好的肿瘤标志物，敏感性最高 72.9%（高于 CA125），特异性为 95%。CA125+HE4 是诊断卵巢癌的最佳组合。通过联合 HE4、CA125 检测以及患者月经情况，评估术前有盆腔包块的女性罹患卵巢癌的风险	—	—
CA19-9：胰腺癌等消化系统敏感标志物	①胰腺癌、胆囊癌、胆管壶腹癌时，血清 CA19-9 水平明显升高，尤其是胰腺癌晚期。②胃癌、结肠癌、肝癌	急性胰腺炎、胆囊炎、胆汁淤积性胆管炎、肝硬化、肝炎等疾病 CA19-9 也有不同程度升高	—
CA15-3：乳腺癌标志物	乳腺癌患者常有 CA15-3 升高，但在乳腺癌的初期敏感性较低，其他恶性肿瘤，如肺癌、结肠癌、胰腺癌、卵巢癌、宫颈癌、原发性肝癌等，也有不同程度的阳性率	肝脏、胃肠道、肺、乳腺、卵巢等非恶性肿瘤性疾病	—
HCG：生殖肿瘤细胞标志物	葡萄胎、绒癌、生殖系统的恶性肿瘤	—	妊娠
PSA	PSA 是前列腺最特异的指标，阳性率可高达 50%～80%	前列腺增生、前列腺炎、肾脏和泌尿生殖系统疾病也可见 PSA 升高	—
SCCA	宫颈癌、肺癌、头颈部癌，血清中 SCC 升高，其浓度随病情的加重而增高	肝炎、肝硬化、肺炎、肾功能衰竭、结核等疾病，SCCA 也有一定程度的升高	—
NSE：小细胞肺癌标志物	嗜铬细胞瘤、甲状腺髓样癌、黑色素瘤、胰岛细胞瘤等	—	标本溶血

注：CEA：carcinoembryonic antigen，癌胚抗原；AFP：alpha-fetoprotein；α-fetoprotein，甲胎蛋白；CA125：carbohydrate antigen 125，糖类抗原 125；HE4：human epididymis protein 4，人附睾分泌蛋白 4；CA19-9：carbohydrate antigen 19-9，糖类抗原 19-9；CA15-3：carbohydrate antigen 15-3，糖类抗原 15-3；HCG：human chorionic gonadotropin，人绒毛膜促性腺激素；PSA：prostate-specific antigen，前列腺特异抗原；SCCA：squamous cell carcinoma antigen，鳞状细胞癌抗原；NSE：neuron specific enolase，神经特异性烯醇化酶。

用最广，可动态、实时评估微小残留病灶和复发风险的一种生物标志物。

2. CTC　CTC 指从肿瘤原发灶或转移灶脱落，并存在于外周血液中的肿瘤细胞，可随血液循环播种到末端组织，进一步定植，生长成为新的转移灶。

3. **外泌体**　外泌体是由复杂 RNA 和蛋白质组成的小膜泡，由活细胞分泌，广泛存在于全身各种体液中。

目前液体活检在肺癌、胃癌、结直肠癌、肝癌等的早筛早诊中研究覆盖较广，可作为常规肿瘤早期筛查项目的补充手段用于肿瘤早期诊断。

（四）致癌微生物检测

已明确由病毒或细菌感染导致肿瘤的几种主要病毒或细菌类型：高危型人乳头瘤病毒（HPV）、乙型肝炎病毒（HBV）、丙型肝炎病毒（HCV）、EB 病毒、幽门螺杆菌（Hp）等。

高危型 HPV 可能诱发的癌症有：宫颈癌、外阴癌、阴茎癌、肛门癌、口腔癌和口咽癌，其主要传播途径是性接触。

肝炎病毒（HBV、HCV）可能诱发的癌症有：原发性肝细胞癌，其传染途径主要为血液传播、垂直传播、性传播等。

EB 病毒可能诱发的癌症有：鼻咽癌、伯基特淋巴瘤、霍奇金淋巴瘤，其传染途径为唾液传播。

Hp 可能诱发的癌症有：胃癌、胃淋巴瘤，其传染途径为口对口传播、喷嚏传播。

（五）基因检测

基因是 DNA 或 RNA 分子上携带有遗传信息的片段，可以通过血液、其他体液或细胞对 DNA 或 RNA 分子信息进行检测，判断这部分基因是否存在突变或疾病的敏感基因型，从而预知身体患疾病的风险，实现针对性的“早诊、早防、早治”。目前，肿瘤基因检测临床应用主要有以下几种。①预测：通过遗传易感基因检测，预估可能患某种疾病的风险。目前已有多种与遗传性肿瘤相关的易感基因检测应用于临床；②确诊：即通过基因检测技术检测疾病易感基因是否发生致病突变，从而能确诊是哪一种疾病。这类疾病包括多种遗传性肿瘤；③治疗：在靶向药物的治疗方面，患者行靶向药物治疗前的基因“筛查”，确定患者是否适合靶向治疗。在制订肿瘤患者个体化用药方案方面，化疗药物敏感基因检测可以从基因水平为患者提供参考，帮助患者选择最佳的化疗药物。

并非所有人都需要进行肿瘤基因筛查，否则会造成医疗资源浪费。以下几类重点人群需要尽早进行肿瘤基因筛查：①有癌症家族史，尤其是多名直系亲属患同一种癌症，或者亲属患不同癌症，但这些癌症均与一个特定基因的突变有关，如乳腺癌、卵巢癌、胰腺癌等；②有亲属在年轻时患癌；③虽是远亲，但其患有比较罕见的癌症，且这种癌症与某种遗传基因突变有关；④患有和遗传性癌症相关的病症，如息肉；⑤亲属中有人接受过肿瘤基因检测，并发现了基因突变。

（六）病理学诊断

病理学诊断是指应用一系列病理学的理论和技术，从患者体内切取、钳取或穿刺等取出病变组织、细胞，通过对组织或细胞进行一系列的处理（固定、脱水、脱蜡、包埋、切片、染色），制成组织切片，然后用显微镜观察组织结构、细胞。还可以通过一些特殊的染色、免疫组织化学、原位杂交等手段，最终确定组织病变性质，明确疾病的诊断。常见的病理学诊断技术有细胞学检查、活体组织检查。

病理诊断是研究疾病发生的原因、发病机制、疾病过程中患病机体的形态结构、功能代谢改变与疾病的转归，从而为疾病的诊断、治疗、预防提供必要的理论基础和实践依据。由于病理学诊断可以直观地观察病变区域的组织学结构，因此，病理学诊断被誉为肿瘤诊断的“金标准”。

第七节　组织性筛查与机会性筛查

根据筛查组织方式的不同，癌症筛查分为组织性筛查（organized screening）和机会性筛查（opportunistic screening）。组织性筛查又称人群筛查，它是利用现有的资源对癌症高危人群达到最大数量的筛查，通常在国家和地区水平进行，其筛查费用是由公共付费系统支付的，比如城市癌症早诊早治项目。机会性筛查是将日常的医疗服务与目标疾病患者的筛查结合起来，在患者就医过程中，对具有高危因素的人进行筛查，属于一种被动性筛查，其筛查费用是由受检者自费承担的，如2019年开始的农村地区上消化道癌机会性筛查项目。

组织性筛查应特别注意：①确定目标人群、筛查间隔、覆盖的范围以及筛查手段；②确保告知所有筛查结果阳性的群众，有对阳性群众进一步诊断和治疗的转诊机制并提供相关治疗建议，有检测和评价筛查计划的指标。我国主要开展的癌症组织性筛查项目见表2-4。

表2-4 我国开展的国家级癌症组织性筛查项目

项目	农村癌症早诊早治项目	淮河流域癌症早诊早治项目	农村妇女两癌筛查	城市癌症早诊早治项目
开始时间	2005年	2007年	2009年	2012年
覆盖项目点	31个省份 249个组织性筛查项目点 748家机会性筛查医院 252个项目点	4个省份 38个项目点	31个省份 2 600多个县(区)	30个省份 75个城市
筛查对象	农村高危人群	淮河流域重点地区高危人群	农村35-64岁妇女	城市高危人群
覆盖癌种	肺癌、上消化道癌、肝癌、结直肠癌、鼻咽癌	上消化道癌、肝癌	宫颈癌、乳腺癌	肺癌、乳腺癌、上消化道癌、结直肠癌、肝癌
筛查人数	筛查280万例	流行病学问卷296.9万例 筛查67.4万例	宫颈癌筛查1.8亿人次 乳腺癌筛查近1亿人次	高危人群评估481.2万例；筛查145.6万例

机会性筛查是面向前来就医或体检的目标疾病高危人群，此类患者健康意识较强，具有筛查疾病的高危因素，发生和检出此种疾病的概率要高于一般人群，所以具有更高的筛查依从性。在结合流行病学调查和风险评估的基础上，也更能提高筛查效率。在许多国家的疾病预防中，机会性筛查已经显示出了其优越性，如宫颈癌的筛查。英国有研究探索可被就诊女性广泛接受的宫颈癌机会性筛查的模式。瑞典的一项研究也显示机会性筛查在宫颈癌筛查中具有重要意义，经过年龄和时间调整，机会性筛查发现宫颈原位癌的概率比组织性筛查高出约25%，且选择性地在重点人群中(高风险人群)进行机会性筛查，可以节约医疗资源，减轻患者的经济负担，发挥较好的社会效益。

随着人群癌症筛查意识的提高，以及为缩减医疗资源浪费等，近年来，各地正逐步探索实施机会性筛查。我国《健康中国行动(2019—2030年)》中，也提出各地根据本地区癌症流行状况，创造条件普遍开展癌症机会性筛查。与此同时，机会性筛查的特性也意味着可能会有更多的晚期癌患者，因此如何使机会性筛查和组织性筛查有机结合还需要各部门的努力。

第八节 随访管理

随访管理指的是在医疗工作或科研工作中，为了定期或不定期了解门诊或出院患者在院期间医疗处理的预后情况、健康恢复情况、远期疗效及新技术临床应用效果等，而采取的家庭访视或预约到某医疗机构进行复查或者采用通信访视了解患者病情的方法。癌症筛查随访管理工作的顺利开展将为我国建立大规模人群筛查的队列以及基于队列的评价、研究，为制定经济有效的癌症防控策略提供科学数据。

近年来，随着《健康中国行动——癌症防治实施方案(2019—2022年)》和《健康中国行动—癌症防治行动实施方案(2023—2030年)》的落实落地，我国癌症防治工作取得了显著的成效，但对癌症高风险人群和癌症患者的随访跟踪和健康管理仍是癌症防治体系中的薄弱环节，尤其是癌症患者，受相对紧张的优质医疗卫生资源限制，癌症患者所接受的往往是“碎片化的诊疗”，在住院期间能接受医疗机构提供的手术、放化疗等核心医疗服务，但是出院后的随访管理则缺乏有效的工作机制和体系。高效的癌症防控体系必须是筛查、诊治、随访一体化，因此癌症筛查的随访管理工作至关重要。

一、随访管理的对象

为构建具有中国特色的癌症全程管理体系，补齐“防、筛、诊、治、康”一体化体系中的诸多短板，满足人民日益增长的健康需求，随访管理对象应不局限于癌症高危人群或癌症患者，而应该是参与癌症风险评估的全人群，包括癌症非高危人群、癌症高危人群、筛查阳性病变者及癌症患者。

二、随访管理的主要内容

1. **随访对象基本信息** 随访对象基本信息包括姓名、性别、年龄、出生年月、身份证号等。

2. **癌症危险因素** 癌症危险因素包括身高、体重、饮食习惯、生活环境、生活方式和习惯、心理和情绪、疾病既往史、癌症家族史、女性月经生育史等。

3. **肿瘤发病情况** 肿瘤发病情况如是否确诊癌症、肿瘤原发部位、病理类型、首次诊断时间、临床分期、病理分期、诊断依据等。

4. **随访最终结局** 随访最终结局包括治疗情况，如存活、死亡或失访等。死亡者应记录死亡原因和死亡日期；失访者需记录失访原因，包括拒绝访问、搬迁、失联或其他。

三、随访管理的方式

随访管理的方式分为两种，即主动随访和被动随访。

1. **主动随访** 对筛查的人群中发现的阳性病例（包括后续随访发现的癌症病例）通过电话、家庭访视、医疗机构病案信息调取查阅等方式主动随访，获得每位筛查对象的最终诊断结果与结局信息，阳性病例中未诊断为癌症者按照临床筛查建议时间接受复查。

2. **被动随访** 将参与癌症风险评估的所有人群与该地区肿瘤登记数据库和全人口死因监测数据库进行匹配，获得所有人群新发癌症病例和死亡病例（全死因，包括癌症死因和其他死因）的肿瘤登记与死因信息。

四、随访管理的组织实施

随访管理工作应由各级卫生行政部门统筹管理，积极搭建癌症“筛查、诊治、随访一体化”管理职能平台，整合具有肿瘤诊疗能力的专科医院或综合医院、社区卫生服务中心/乡镇卫生院、健康管理机构以及疾病预防控制中心等各方优势力量，建立健全癌症筛查随访管理服务体系和机制，实现癌症全程管理模式。随访工作人员可根据实际情况，灵活多样采取不同途径科学地、规范地开展随访管理工作，积累随访资料，做好全人群的癌症全程管理。要实现规范化随访管理工作，提高随访率，减少失访率，应该注意以下要点。

1. 在癌症防控工作中，尤其是在居民参加癌症风险评估阶段，调动一切积极因素，做好随访管理工作的宣传动员，让居民了解随访工作的重要性。

2. 随访工作人员在随访交谈时，要礼貌友善，态度和蔼，认真解答居民，尤其是患者提出的问题，帮助居民解决就诊困难。

3. 若患者或其家属对治疗的某些方面表示不满，随访人员不能与对方争吵，应尽量安抚其情绪，在得到所需的随访信息的前提下，最大限度地减少通话时间。

4. 对失去联系的患者，通过社区、单位、派出所以及亲属等多方协助，获得联系方式；或通过门诊复查、复印病历等渠道，请医护人员或病案管理员协助留下患者的联系方式，使医院与患者重新建立联系。

5. 随访通话结束时要对接话人的合作表示感谢，同时对以后仍需随访的患者要确认下次电话随访的电话号码，并记录新的电话号码。

6. 每次随访完成后要及时将所获取的信息补充到患者的随访信息表中，并对数据库中相应的个案记录进行更新。

7. 通过与以医院为基础肿瘤登记数据库、以人群为基础肿瘤登记数据库、死因监测数据库匹配和主动随访，掌握非筛查诊断的癌症病例，详细调查居民的临床诊疗信息以及筛查人群的死亡情况。

五、随访管理的工作流程

基层医疗机构为参与癌症风险评估的所有人群建立和完善电子健康档案，并针对不同人群进行合理的随访管理。

1. **癌症非高风险人群** 癌症非高风险人群每年进行档案资料更新，建议其调整不良生活方式和习惯，保持良好的生活方式和习惯，并为其提供自愿筛查咨询和指导提示，提高该人群癌症筛查和早诊早治核心知识知晓情况，从而实现年度随访和健康管理。

2. **癌症高风险人群**　癌症高风险人群中筛查结果呈阳性者，需对复查时间，或进一步检查项目进行确定，并对筛查档案进行监测；筛查结果呈阴性及未筛查者，需加强健康管理，以早期对恶性肿瘤诊断，或将假阳性结果尽早消除，减少或避免受检者有过度焦虑的情况。

3. **治疗后的癌症患者**　治疗后的癌症患者应规律地随访和医学检查，能够帮助识别健康状况的改变，监测肿瘤状态，及时发现有无复发或转移，预防或早期发现其他类型的肿瘤，以及评价躯体和心理影响，同时高质量的随访也能有效降低患者的再入院率，其重要性不言而喻。

随访管理的总体流程图详见图 2-3。

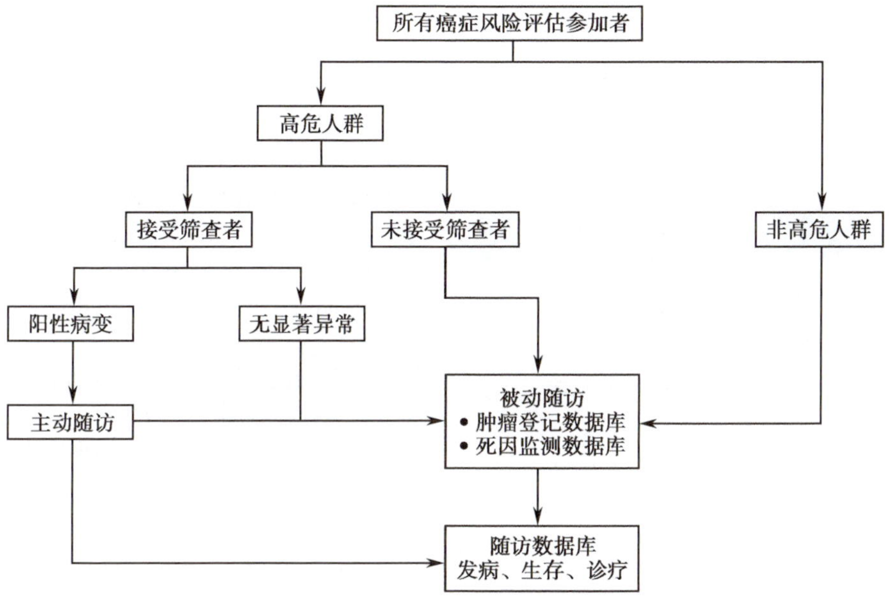

图 2-3　癌症筛查随访管理总体流程图

六、随访质量控制

为保证随访管理工作顺利实施并达到预期目标，必须对随访中的各个环节采取严格的质量控制措施，包括制定随访管理制度、建立高素质随访队伍、加强随访现场工作的质控等。

1. **制定随访管理制度**　随访工作需要制度的保障，制定随访管理制度才能保证工作的顺利开展。制定随访管理制度主要目的是：①明确各级机构的职责与任务；②按照随访工作流程落实随访工作任务，形成一个有机体，保证随访工作有条不紊进行，按时完成随访并及时更新数据库，做到有的放矢，不遗漏、不耽误。

2. **建立高素质的随访队伍**　定期加强随访人员培训，不断提高随访人员综合素质。建立高素质的随访队伍主要目的是：①随访人员要加强专业知识的学习，包括随访知识、医疗知识和康复知识等；②随访人员要具有团队协作意识，明确分工、团结协作；③随访人员要具有工作责任感，保证随访数据的真实性和准确性，不能为了完成数量而忽略质量。

3. **加强随访现场工作的质控**　加强随访现场工作的每一环节，有利于保证随访工作完成的质量。如：①癌症风险评估时告知居民配合后期的随访，留下准确的随访电话；②随访人员在随访前，应认真熟悉患者前期的治疗情况或居民的健康状况，以便随访时有针对性地回答患者或居民提出的问题和要求；③不断改进随访技巧，做到态度和蔼、语言清晰、解释清楚、指导正确，使随访患者愿意交流，保证后续随访的延续性。

随访质量控制指标如下。

1. **失访率**　如连续三次无法成功主动随访，将不再继续随访，定义为失访。要求失访率≤5%。失访率超过 5% 的筛查单位需提交失访原因分析报告，逐项说明各种失访情况的比例和原因，包括某些信息缺失的原因。

$$失访率(\%)=\frac{连续三次无法成功主动随访例数}{需要随访例数}\times 100\% \quad (式2\text{-}1)$$

2. **准确率** 在临近年度工作结束时从随访结果名单中(包括主动随访与被动随访)自动随机抽取2%,形成待复核名单。现场对该名单内容进行复核,记录准确率。要求准确率≥90%。准确率低于90%的筛查点,及时查找原因,提高随访质量,提交整改工作报告。

$$准确率(\%)=\frac{复核后信息准确例数}{需要复核例数}\times 100\% \quad (式2\text{-}2)$$

思考题

1. 癌症的可控危险因素有哪些?
2. 癌症的三级预防指的是什么?
3. 作为筛查的癌症主要符合哪些条件?
4. 有哪些常见癌种的筛查方法?
5. 组织性和机会性筛查的区别是什么?

(何 美 张 艳 张海燕)

参考文献

[1] 吴永忠. 认识肿瘤[M]. 北京:人民卫生出版社,2018.

[2] 董志伟,乔友林,王贵齐,等. 癌症早诊早治工作评价指标的探讨[J]. 中国肿瘤,2010,19(10):633-638.

[3] 潘锋. 预防癌症早筛先行[J]. 中国医药导报,2022,19(9):5-8.

[4] 徐波. 智能肿瘤学[M]. 天津:天津科学技术出版社,2022:177-181.

[5] 赵美荣,王玉红. 我国城市癌症早诊早治项目研究现状[J]. 护理研究,2023,37(10):1768.

[6] 陈万青,李霓,石菊芳,等. 中国城市癌症早诊早治项目进展[J]. 中国肿瘤,2019,28(1):23-25.

[7] International Early Lung Cancer Action Program Investigators, HENSCHKE CI, YANKELEVITZ DF, et al. Survival of patients with stage I lung cancer detected on CT screening[J].N Engl J Med, 2006, 355(17): 1763-1771.

[8] SHI J F, CHEN J F, CANFELL K, et al. Estimation of the costs of cervical cancer screening, diagnosis and treatment in rural Shanxi Province, China: a micro-costing study[J]. BMC Health Serv Res, 2012, 12(1): 123.

[9] 罗勤. 致癌微生物你知道多少[J]. 家庭医学(上半月),2018,33(4):28-29.

[10] 陈万青,曹毛毛. 加强癌症早诊早治,实施健康中国战略[J]. 中国肿瘤,2019,28(9):643.

[11] 赫捷. 癌症预防与筛查指南:科普版[M]. 北京:人民卫生出版社,2020.

[12] 赫捷. 中国人群癌症筛查工作指导手册[M]. 北京:人民卫生出版社,2021.

第三章　肺癌筛查与早诊早治

肺癌（lung cancer）又称原发性支气管肺癌，指起源于支气管黏膜上皮或肺泡上皮的恶性肿瘤，是最常见的肺原发性恶性肿瘤。其发病的主要危险因素包括吸烟、二手烟或环境油烟暴露、慢性肺部疾病史、职业致癌物质暴露、一级亲属肺癌家族史等。在我国，肺癌的发病率及死亡率在癌症中均居首位。对肺癌高风险人群进行肺癌筛查，可以早期发现、早期诊断及早期治疗，从而降低肺癌的死亡率。

第一节　筛查人群与流程

一、肺癌筛查人群

（一）肺癌筛查的年龄区间

我国肺癌发病年龄较早，50 岁以后肺癌发病率显著增加，且随年龄增加逐渐升高，因此我国目前推荐肺癌筛查的起始年龄为 50 岁。对于肺癌筛查的终止年龄，考虑到老年群体的身体状况、合并症及预期寿命，难以评价筛查的获益及危害，故推荐把 74 岁作为筛查年龄的上限。

（二）肺癌高风险人群

目前建议对肺癌高风险人群进行肺癌筛查，而一般人群则不推荐常规筛查。肺癌高风险人群应符合以下条件之一。

1. **吸烟**　吸烟包年数≥20，包括曾经吸烟包年数≥20［吸烟包年数＝每天吸烟的包数（每包 20 支）×吸烟年数］，但戒烟不足 15 年。

2. **被动吸烟**　与吸烟者共同生活或同室工作≥20 年。

3. **肺部疾病**　患有慢性阻塞性肺疾病（chronic obstructive pulmonary disease，COPD）。

4. **职业暴露**　职业暴露史（石棉、氡、铍、铬、镉、镍、硅、煤烟和煤烟尘）至少 1 年。

5. **家族史**　有一级亲属（指父母、子女及兄弟姐妹，不包括配偶）确诊肺癌。

炒炸等烹饪方式产生的厨房油烟可导致 DNA 损伤或癌变，是中国非吸烟女性罹患肺癌的重要危险因素之一。在二手烟、环境油烟等综合因素的影响下，我国女性非吸烟人群发生肺癌的比例远高于西方人群。因此，长期环境油烟暴露者也可考虑作为肺癌高风险人群之一。

综上，目前我国建议对 50～74 岁的肺癌高风险人群进行肺癌筛查，年龄≥75 岁者可考虑机会性筛查。

二、肺癌筛查流程

肺癌筛查流程主要包括知情同意、问卷调查、风险评估、低剂量 CT 筛查和结果管理（图 3-1）。其中知情同意是必不可少的，需要告知参加筛查者肺癌筛查的益处和危害，其中危害主要包括假阳性结果、辐射暴露、过度诊断和过度治疗。

肺癌的健康教育可以使公众增强对肺癌的认识，了解吸烟的危害，以便帮助患者戒烟；还可以使公众正确理解筛查结果，避免过度恐慌或逃避治疗。因此，健康教育应该整合到肺癌筛查全过程。

肺癌的筛查频率：建议肺癌筛查的间隔时间为 1 年，不推荐间隔时间＞2 年的筛查模式。年度筛查结果正常的，建议每 1～2 年继续筛查。

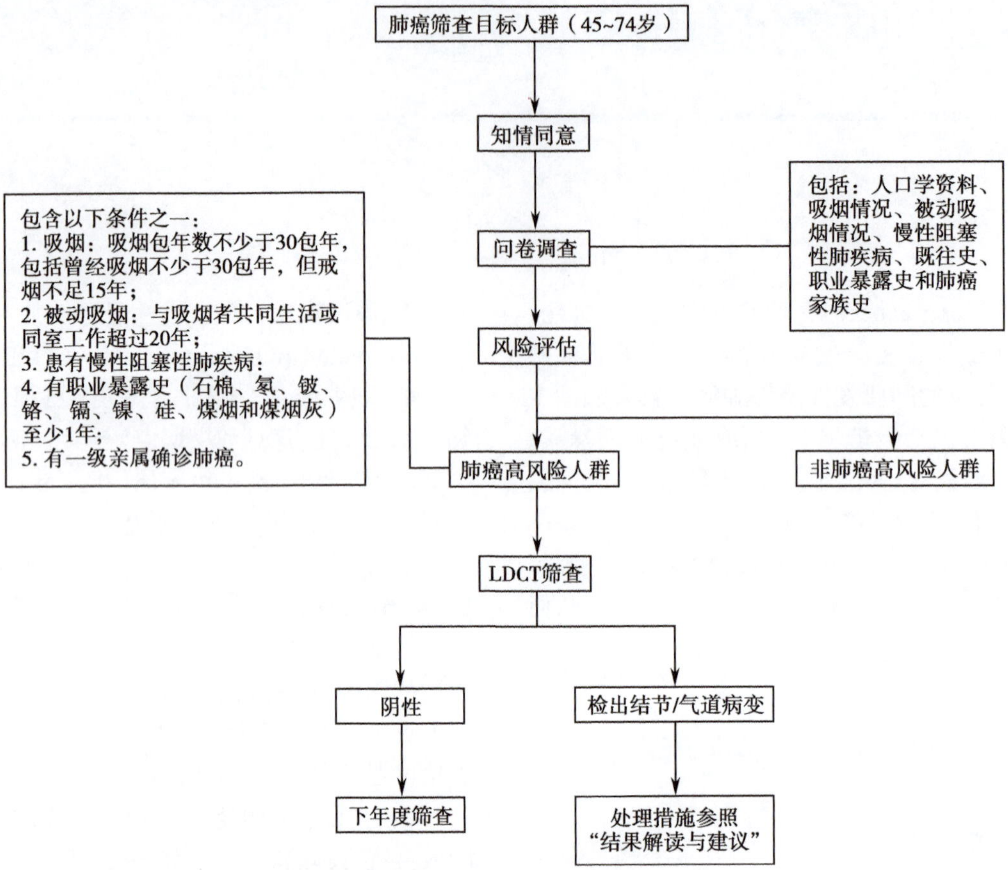
肺癌筛查目标人群（45~74岁）
知情同意
问卷调查
包括：人口学资料、吸烟情况、被动吸烟情况、慢性阻塞性肺疾病、既往史、职业暴露史和肺癌家族史
风险评估
包含以下条件之一：
1. 吸烟：吸烟包年数不少于30包年，包括曾经吸烟不少于30包年，但戒烟不足15年；
2. 被动吸烟：与吸烟者共同生活或同室工作超过20年；
3. 患有慢性阻塞性肺疾病；
4. 有职业暴露史（石棉、氡、铍、铬、镉、镍、硅、煤烟和煤烟灰）至少1年；
5. 有一级亲属确诊肺癌。
肺癌高风险人群
非肺癌高风险人群
LDCT筛查
阴性
检出结节/气道病变
下年度筛查
处理措施参照“结果解读与建议”

图 3-1　肺癌的筛查流程

LDCT：low-dose spiral CT，低剂量螺旋 CT。

第二节　筛查与诊断技术

肺癌筛查的主要手段为低剂量螺旋 CT（LDCT），其他医学影像学诊断方法还包括高分辨率 CT（HRCT）、磁共振成像（MRI）、正电子发射计算机体层显像仪（PET/CT）、B 型超声等。胸部 X 线及胸部透视在肺癌筛查中的灵敏度较低，不能降低肺癌的死亡率，不推荐采用。血清肿瘤标志物检查不用于筛查，但有助于肺癌的辅助诊断、疗效判断和随访监测。而肺癌的确诊，尤其是病理类型的诊断，则有赖于对原发或继发肿瘤的活检病理。

一、影像学检查

（一）胸部 CT

胸部 CT 是当前肺癌诊断、分期、疗效评价及治疗后随访中最重要和最常用的影像检查方法，可检出肺部微小病灶和普通 X 线胸片难以显示的部位（如心脏后、脊柱旁、肺尖、肋膈角及肋骨头等）的病变。

1. LDCT　LDCT 是目前最有效的肺癌早期筛查手段。常规一次胸部 CT 扫描辐射剂量大约为 7mSv，LDCT 推荐辐射剂量为 1～2mSv，仅约为常规 CT 剂量的 1/7～1/4。全世界人均天然辐射剂量约为 2.4mSv/ 年，LDCT 一次扫描辐射量大概是在地球正常生活 150 天所接受的天然辐射剂量。与常规 CT 比较，LDCT 通过优化扫描参数，在提供高质量图像的同时尽量降低辐射剂量，对肺结节检出有较高的敏感性，包括直径 1～4mm 的肺部结节。操作时，受检者仰卧，双手上举，采取吸气末单次屏气扫描；扫描范围应为肺尖至后肋膈角尖端水平。扫描时建议使用 16 排及以上的多排螺旋 CT，扫描矩阵设定不低于 512×512，管电压 100～120kVp，管电流 ≤40mAs，重建层厚为 0.625～1.25mm，层间有 20%～30% 重叠。

目前国内外肺癌筛查指南或共识中均推荐采

用 LDCT 作为肺癌筛查手段。LDCT 能明显增加早期肺癌（尤其是Ⅰ期肺癌）的检出率，使肺癌病死率下降 20%。对于符合条件的高风险人群，定期进行 LDCT 肺癌筛查，可以在控制辐射风险的同时进行有效的疾病监测。

另一方面，LDCT 仍存在一些缺点。由于辐射剂量控制得较低，存在较高假阳性率（即 LDCT 发现的结节不一定是恶性，或是极度惰性生长肿瘤）和假阴性率。LDCT 对于纵隔内结构显示也受到一定影响。LDCT 最主要的作用是发现肺部病灶，作为肺癌筛查的初步诊断依据，但在清晰显示病灶细微结构方面有所不足。如需进一步了解病灶性质，如血流灌注情况等，还需要高分辨率增强 CT 检查，以提升诊断的灵敏度和准确度。

2. HRCT　HRCT 为薄层（0.625～1.500mm）扫描及高分辨率算法（高矩阵、骨算法）重建图像的检查技术，是胸部常规扫描的一种补充。薄层 CT 重建影像技术可更好地显示直径＜5mm 的微小结节、中央气道内和第 6、7 级支气管和小血管，能更加敏感地发现微小肺结节并且明确病灶与周围气道和血管的关系。胸部 HRCT 适应证包括：①LDCT 筛查时所发现的一些磨玻璃影、孤立性肺结节及常规 CT 所发现的一些可疑病变；②周围型小肺癌。

（二）MRI 检查

MRI 无电离辐射，软组织分辨率高，但空间分辨率低，因此 MRI 一般不用于肺癌常规筛查。胸部 MRI 检查可选择性用于以下情况：①判断胸壁或纵隔受侵情况；②显示肺上沟瘤与臂丛神经及血管的关系；③直径＞8mm 的疑难实性肺结节的鉴别诊断；④淋巴结性质的判断等。

MRI 中常用的序列弥散加权成像（diffusion weighted imaging，DWI）是在传统的成像基础上衍生出来的一种技术，采用快速反转恢复平面回波成像，在自由呼吸状态下完成扫描，将正常的血管、脂肪、肌肉和肠道等组织背景信号抑制后，得到高信噪比、高分辨率和高对比度的图像。DWI 功能成像技术在肺癌诊断方面的价值正逐渐得到重视，且因无放射线和核素的潜在辐射危险而被临床开始接纳。有研究表明，DWI-MRI 对于实性肺结节的筛查灵敏度和特异度分别为 70% 和 97%，而后续研究的诊断性能不断优化，灵敏度和特异度可达 93.5% 和 91.7%。因此，考虑到图像分辨率等因素，对于实性肺结节且难以接受放射性检查的患者，DWI-MRI 或可作为 LDCT 或 PET/CT 的补充检查手段。此外，DWI-MRI 对于青少年患者及需要反复行影像学检查的患者具有潜在优势。但 DWI-MRI 对于纯磨玻璃结节、微小亚实性结节和亚厘米实性结节，灵敏度尚不理想。

（三）PET/CT 检查

PET/CT 检查在肺部结节的筛查和诊断中准确性高于 LDCT，阳性率达 93%。对部分早期肺癌，特别是磨玻璃样结节，由于病灶体积较小或实性成分较少，代谢常常不活跃，PET/CT 检查会出现假阴性结果，其对磨玻璃样的恶性结节灵敏度和特异度仅为 10% 和 20%。而在肺部感染、结核、肉瘤样癌等疾病检查中会呈现假阳性结果。此外，由于检查时需要向体内注射放射性同位素，PET/CT 存在辐射剂量大的缺点，用于肺癌高危人群的筛查是绝对禁止的。临床上 PET/CT 一般用于：①检查晚期肺恶性肿瘤患者是否存在其他部位转移；②直径＞8mm 的肺实性结节定性或术前检查。

（四）B 型超声

B 型超声，简称 B 超，是一种使用超声对人体的内部组织进行成像检查的方法，操作比较简单、安全。B 超一般不用于肺癌的筛查和常规检查，常用于检查浅表淋巴结、对邻近胸壁的肺内病变或胸壁病变进行超声引导下穿刺活检等，还可用于检查有无胸膜转移、胸腔积液及心包积液，并可进行超声定位下抽取积液。

二、血清学检查

血清肿瘤标志物检查有助于肺癌的辅助诊断、疗效判断和随访监测，但不用于常规筛查。目前推荐常用的原发性肺癌标志物有癌胚抗原（carcinoembryonic antigen，CEA）、神经元特异性烯醇化酶（neuron specific enolase，NSE）、细胞角质蛋白 19 片段抗原 21-1（cyto-keratin 19 fragment antigen 21-1，CYFRA21-1）、胃泌素释放肽前体（pro-gastrin-releasing peptide，ProGRP）、鳞状细胞癌抗原（squamous cell carcinoma antigen，SCCA）等。肿瘤标志物联合检测可提高其在临床应用中的灵敏度和特异度。

肺癌的诊断通常需要结合影像学和病理学检查。虽然肺癌血清肿瘤标志物的灵敏度和特异度不高，但其在血清中的含量升高有时可早于临床症状的出现。因此，检测肺癌相关的肿瘤标志物，有助于辅助诊断和早期鉴别诊断并预测肺癌病理类型。肿瘤标志物水平与肿瘤负荷和分期有一定关联，推荐在首次诊断及开始治疗前行肿瘤标志物检测了解其基线水平，监测治疗后的标志物水平动态变化可在肿瘤的疗效监测和预后判断中发挥一定作用。

此外，通过外周血循环肿瘤细胞、外泌体、自身抗体、肿瘤游离 DNA、microRNA 的手段进行肺癌筛查的方法仍在探索中。

三、病理诊断

（一）获取病理标本

获取病理标本时，若条件允许，除细胞学取材外，建议尽可能获取组织标本，除用于病理诊断外，还可以进行基因检测。

1. **痰液细胞学检查** 痰液细胞学检查是诊断中央型肺癌最简单方便的无创诊断方法之一，但有一定的假阳性和假阴性可能，且分型较为困难。

2. **胸腔穿刺术** 胸腔穿刺术可以获取胸腔积液进行细胞学检查，以明确病理诊断并进行肺癌分期。对胸腔积液离心沉淀的细胞块行石蜡包埋、切片和染色，可以提高病理阳性诊断率。对位于其他部位的转移性浆膜腔积液亦可行穿刺获取病理证据。

3. **浅表淋巴结和皮下转移病灶组织活检** 对于肺部占位怀疑肺癌者，如发现浅表皮下病灶或浅表淋巴结肿大，可进行穿刺或切除活检以明确病理学诊断。

4. **经皮肺穿刺活检术** 在 CT 或超声引导下经皮肺穿刺活检术是诊断周围型肺癌的首选方法之一。

5. **支气管镜检查** 支气管镜检查是肺癌的主要诊断方法之一。支气管镜可进入 4～5 级支气管，帮助肉眼观察约 1/3 的支气管黏膜，并通过活检、刷检以及灌洗等方式进行组织学或细胞学取材，活检、刷检以及灌洗联合应用可以提高检出率。常规支气管镜检查的不足主要包括：①检查范围有限，对于外周 2/3 的呼吸道无法进行肉眼观察；②对于腔外病变及淋巴结等无法直接观察；③对于呼吸道黏膜上皮异型增生及原位癌的诊断率不高。

荧光支气管镜是利用肿瘤组织的自体荧光特性有别于正常组织这一原理开发出的气管镜技术，联合常规气管镜检查可明显提高对上皮内瘤变和浸润性肺癌的诊断。对于常规支气管镜无法观察到的病灶可根据病灶的部位和不同单位的具体条件，通过 X 线透视、径向超声探头、磁导航等技术引导气管镜以获得病理结果。

6. **常规经支气管镜针吸活检术和超声支气管镜引导下经支气管针吸活检术** 常规经支气管镜针吸活检术（transbronchial needle aspiration，TBNA）根据胸部病灶 CT 定位操作，对术者要求较高，不作为常规推荐的检查方法，有条件的医院可开展。超声支气管镜引导下经支气管针吸活检术（endobronchial ultrasound-guided transbronchial needle aspiration，EBUS-TBNA）可在超声引导下实时行胸内病灶及纵隔、肺门淋巴结转移灶穿刺，更具安全性和可靠性，建议有条件的医院积极开展。当医师怀疑纵隔和肺门淋巴结转移而其他分期手段难以确定时，推荐采用 EBUS-TBNA 等有创手段明确纵隔淋巴结状态。

7. **胸腔镜或开胸肺活检** 对于影像学发现的肺部病变，虽经痰细胞学检查、支气管镜检查和各种方法穿刺、活检检查仍未能获取组织学和细胞学明确诊断者，临床上高度怀疑肺癌或经短期观察后不能除外肺癌可能者，胸腔镜甚至开胸肺活检是肺癌定性诊断的方法之一。

（二）病理类型

肺癌病理类型可分为非小细胞肺癌（non-small cell lung cancer，NSCLC）及小细胞肺癌（small cell lung cancer，SCLC）。其中非小细胞肺癌包括腺癌、鳞状细胞癌（简称鳞癌）、腺鳞癌和大细胞癌等。

1. **肺癌的 WHO 分类** 肺癌的 WHO 分类见表 3-1。

2. **肺腺癌的前驱病变及浸润性腺癌相关定义** 由于目前较多肺小结节被早期发现并治疗，临床上常见的病理类型有非典型腺瘤性增生（atypical adenomatous hyperplasia，AAH）、原位腺癌（adenocarcinoma in situ，AIS）、微浸润性腺癌

表 3-1　2021 版 WHO 肺癌分类

名称	
腺体前驱病变	非典型腺瘤性增生
	原位腺癌
腺癌	微浸润性腺癌
	浸润性非黏液腺癌
	浸润性黏液腺癌
	胶样腺癌
	胎儿型腺癌
	肠型腺癌
鳞状细胞前驱病变	鳞状细胞不典型增生和原位鳞癌
鳞状细胞癌	鳞状细胞癌
	淋巴上皮样癌
大细胞癌	大细胞癌
腺鳞癌	腺鳞癌
肉瘤样癌	多形性癌
	肺母细胞瘤
	癌肉瘤
其他上皮肿瘤	肺部 NUT 癌
	胸部 SMARCA4 缺失的未分化肿瘤
涎腺型肿瘤	多形性腺瘤
	腺样囊性癌
	上皮 - 肌上皮癌
	黏液表皮样癌
	玻璃样变透明细胞癌
	肌上皮瘤和肌上皮癌
神经内分泌肿瘤前驱病变	弥漫性特发性肺神经内分泌细胞增生
肺神经内分泌瘤	类癌 / 神经内分泌瘤
神经内分泌癌	小细胞肺癌
	大细胞神经内分泌癌

注：肺部 NUT 癌：一种存在 NUT（nuclear protein in testis，睾丸核蛋白）基因重排、分化差的侵袭性非小细胞肺癌。

（minimally invasive adenocarcinoma，MIA）及浸润性腺癌（invasive adenocarcinoma，IA）。它们的病理特点见表 3-2 及图 3-2。

（三）肺小结节活检标本处理原则

1. **选择合适的固定液**　组织学标本需 4% 中性缓冲甲醛（10% 中性福尔马林）固定液固定。

2. **足量的固定液**　组织学标本体积和固定液体积比为 1∶10 以上，不可低于 1∶4。

3. **及时固定**　离体后立即置入固定液中，越快越好，最好在 20min 内固定，建议不超过 1h。

4. **充分固定**　固定时间建议 6～72h，24h 为最佳。活检的小标本至少需要 6～8h 的 4% 中性缓冲甲醛（10% 中性福尔马林）固定液固定。

5. **取材**　核对送检标本数量，并记录送检组织的大小，采用国际标准计量单位（cm）来表示。

6. **制片**　每张切片的厚度约为 3～5μm，每张载玻片捞取 2～4 张切片。

（四）肺癌细胞学病理诊断

为了保留足量标本进行分子检测或免疫细胞化学检查，气管镜刷检涂片后可将细胞刷在细胞保存液中充分涮洗，保存液中的细胞可以离心制备细胞蜡块用于后续的分子检测或免疫细胞化学检查。EBUS-TBNA 或经皮肺穿刺术的穿刺针针头中往往残留部分细胞，可将针头反复在细胞保存液中洗涤，保留的细胞可以用于分子检测或免疫细胞化学检查。

细胞学标本，特别是胸腔积液标本，应在传统涂片的基础上尽可能同时制作细胞蜡块，以用于后续免疫细胞化学检查及分子检测。细胞病理诊断分型不宜过于细化，仅做腺癌、鳞癌、神经内分泌癌或非小细胞癌非特指型即可。肺癌细胞病理学诊断分类及报告模板可参考 2022 版 WHO 肺部细胞病理报告系统，详见表 3-3。

表 3-2　肺腺癌的前驱病变及浸润性腺癌相关定义

非典型腺瘤性增生（AAH）	原位腺癌（AIS）	微浸润性腺癌（MIA）	浸润性腺癌（IA）
一种局灶的小病变（常 ≤0.5cm），轻 - 中度非典型增生的Ⅱ型肺泡上皮细胞或 Clara 细胞沿肺泡壁表面呈纯贴壁型生长	一个孤立的小腺癌（≤3cm），肿瘤呈纯贴壁型结构，没有纤维间质、脉管、神经及肺膜浸润，没有气道扩散	一个孤立的小腺癌（≤3cm），绝大部分呈贴壁型结构，非贴壁型结构所占范围≤0.5cm，没有脉管、神经及胸膜浸润，没有气道扩散，没有肿瘤性坏死	肿瘤细胞呈腺泡状、乳头状、微乳头状、贴壁样或实性等多种结构，其中非贴壁型结构所占范围>0.5cm，或瘤细胞侵犯脉管、神经及胸膜，或出现肿瘤性坏死及气道扩散

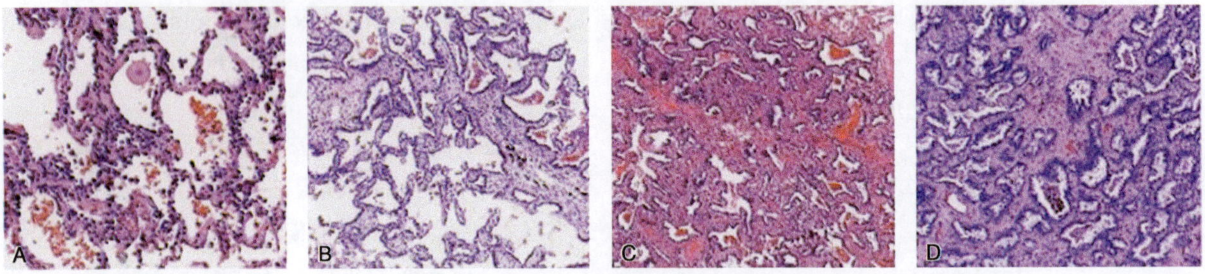

图 3-2　肺腺癌及前驱病变镜下表现

A. 非典型腺瘤性增生（HE×20）；B. 原位腺癌（HE×20）；C. 微浸润性腺癌（HE×20）；D. 浸润性腺癌（HE×20）。

表 3-3　WHO 肺部细胞学报告系统：各诊断类别恶性风险及临床管理指南

诊断类别	恶性风险度	临床管理
标本量不足/不充分/非诊断性	43%～53%	结合临床—影像学—微生物检查，有条件时进行 MDT 讨论，并重复 FNAB 检查，必要时 CNB
良性病变	19%～64%	结合临床—影像学—微生物检查，如果确定为良性病变，则 3～6 个月进行常规随访；如与临床不符，则重复进行 FNAB，必要时 CNB
非典型病变	46%～55%	结合临床—影像学—微生物检查，进行 MDT 讨论。如均考虑良性，则 3～6 个月常规随访；如结果不一致，在 ROSE 指导下重复 FNAB，必要时 CNB
可疑恶性肿瘤	75%～88%	结合临床—影像学—微生物检查，进行 MDT 讨论。若均考虑恶性，可进行最终治疗；如结果不一致，则在 ROSE 指导下重复 FNAB，必要时 CNB
恶性肿瘤	87%～100%	结合临床—影像学—微生物检查，进行 MDT 讨论。若均考虑恶性，可进行最终治疗；如结果不一致，则在 ROSE 指导下重复 FNAB，必要时 CNB

注：MDT：multi-disciplinary treatment，多学科诊疗；FNAB：fine needle aspiration biopsy，细针穿刺抽吸活检；CNB：core needle biopsy，粗针穿刺活检；ROSE：rapid on-site evaluation，快速现场评估。

（五）病理报告模板

1. 肺活检小标本病理诊断报告书写模板（表 3-4）

表 3-4　肺活检小标本病理诊断报告书写模板

取材部位：□ 右肺上叶　□ 右肺中叶　□ 右肺下叶　□ 左肺上叶　□ 左肺下叶　□ 其他：__________。
标本类型：□ 纤维支气管镜活检　□ 经支气管肺穿刺活检　□ 经皮肺穿刺活检　□ 其他：__________。
大体描述：______________________________。
组织学类型：□ 非小细胞癌，符合腺癌　□ 非小细胞癌，符合鳞状细胞癌　□ 小细胞癌　□ 其他：__________。
组织学分级：□ 不适用　□ 高分化　□ 中分化　□ 低分化　□ 无法分级
免疫组织化学染色：______________________________。
分子生物学检查结果或建议：______________________________。
备注：______________________________。

2. 手术切除标本病理诊断报告书写模板(表 3-5)

表 3-5　手术切除标本病理诊断报告书写模板

取材部位:☐ 右肺上叶　☐ 右肺中叶　☐ 右肺下叶　☐ 右肺中、下叶　☐ 右肺上、中　☐右全肺　☐ 左肺上叶　☐ 左肺下叶　☐ 左全肺
大体类型(手术切除方式):______________________________。
大体描述:______________________________。
肿瘤类型:☐ 中央型　☐ 周围型　☐ 弥漫型　☐ 其他:______。
组织学类型:______________________________。
组织学分级:☐ 不适用　☐ 无法评估　☐ 高分化　☐ 中分化　☐ 低分化　☐ 未分化
肿瘤大小:____cm×____cm×____cm
肿瘤距肺实质切缘的距离____cm,切缘:☐ 阴性　☐ 阳性
肿瘤距支气管切缘____cm,切缘:☐ 阴性　☐ 阳性
肿瘤距血管切缘____cm,切缘:☐ 阴性　☐ 阳性
胸膜侵犯:☐ 无　☐ 有　☐ 不能确定
脉管侵犯:☐ 无　☐ 有　☐ 不能确定
神经侵犯:☐ 无　☐ 有　☐ 不能确定
其他病变:______________________________。
淋巴结(转移个数/总数)(分组根据临床送检情况加减)
锁骨上、上部气管旁、血管前、椎前、下部气管旁、主动脉旁、主动脉下、隆突下、隆突下食管旁、肺韧带、肺门、叶间、段间、亚段及次亚段
TNM 分期:______________________________。
免疫组织化学染色:______________________________。
分子生物学检查结果或建议:______________________________。

3. 肺部细胞学标准化报告模板(表 3-6)

表 3-6　肺部细胞学标准化报告模板

基本信息:
患者姓名、出生日期、地址、患者标识、申请日期、实验室号、申请医生和联系方式
标本类型:
痰液、支气管冲洗液、支气管灌洗液、支气管刷检、FNAB(EBUS,经胸)
临床和影像学信息:
部位、大小(mm)、影像学(超声、X 线检查、CT、MRI)特征
既往细胞病理或其他活检结果
类别:(示例:恶性)
诊断:(例如:低分化腺癌)
显微镜下所见:(例如:肿瘤细胞量丰富,分化较差,呈密集片状排列,偶可见腺样结构,细胞体积大,核大且多形性,胞质偏位,偶见空泡。背景中可见坏死。)
辅助检查结果:(例如:细胞块 TTF-1 和 NapsinA 阳性,p40、SATB2 阴性。)

注:如果有明确的诊断结果,显微镜下所见并非必须描述。FNAB:fine needle aspiration biopsy,细针穿刺活检;EBNS:endobronchial ultra-sound,超声支气管镜;TTF-1:thyroid transcription factor-1,甲状腺转录因子 1;SATB2:special AT-rich sequence-binding protein 2,特异 AT 序列结合蛋白 2。

第三节　检查相关并发症与处理

在进行肺癌筛查时，各种血清学检查及无创的影像学检查一般不易引起并发症，偶有造影剂过敏发生，故增强检查前须询问有无碘或造影剂过敏史。若出现过敏反应，应及时予以抗过敏等对症处理。在各项有创检查中，浅表淋巴结穿刺活检风险较小，可能导致出血、感染等。这里主要介绍经皮肺穿刺活检及支气管镜检查的并发症及处理方法。

一、经皮肺穿刺活检术并发症及处理

超声或CT引导下的经皮肺穿刺活检术是诊断肺占位性病变，尤其是外周肺结节性质的重要手段。该方法创伤较小，但仍可能造成严重后果，临床上易忽视。操作者应具备一定的抢救知识，并在操作室准备好抢救药品及物品。

（一）气胸

气胸是经皮肺穿刺活检术最常发生的并发症，据报道发生率在17.0%~42.3%。一般认为以下情况将增加气胸风险：①病灶较深（距胸膜≥3cm）；②穿刺及取材次数多（≥3次）；③病灶周围存在肺大疱、肺气肿。多数患者仅为少量气胸（肺压缩≤20%），若无明显气促、呼吸困难等症状，可予以卧床休息、吸氧等，密切观察，多可自行吸收；若20%<肺压缩≤30%，可予以细针排气；若肺压缩>30%，建议行胸腔闭式引流术。行胸腔闭式引流术后一般24~96h可愈合。咳嗽时胸腔闭式引流瓶无气泡，夹闭胸腔引流管12h后复查胸片或CT提示无气体残留可拔管。

（二）出血

出血十分常见，据报道其发生率在23.4%~41.1%之间，通常为针道出血，表现为沿针道分布的斑片状、条带状磨玻璃或实变影，一般无需特殊处理。若穿刺针突破支气管可引起咯血（发生率约3.9%~5.6%），可在穿刺过程中或穿刺后数小时内发生，通常为痰中带血或小口咯血，少数表现为大咯血。若出现明显咯血应立即停止操作，保持呼吸道通畅，准备抢救，必要时外科干预。另需警惕的是大量肺内出血，患者初期症状可能不明显，易被临床忽视，后逐渐出现胸闷及呼吸困难等症状，甚至可导致死亡。故穿刺活检术后需密切观察肺部体征及生命体征。

（三）感染

感染发生率较低，一般表现为低热，可予以对症及抗感染治疗。少数患者可出现脓胸。

（四）胸膜反应

胸膜反应较少见。表现为心悸、胸部压迫感、头晕、出汗、低血压乃至休克。一旦出现上述症状，应立即停止穿刺，给予平卧位、吸氧及心电监护，加以心理疏导，一般可以缓解。如果有大量出汗、血压下降、脉搏细速等症状，可以给予地塞米松肌内注射、肾上腺素肌内注射，开通输液通道，积极抗休克治疗。

（五）空气栓塞

空气栓塞发生率仅为0.02%~0.4%，可能是外界空气或肺内空气进入肺静脉导致。空气栓塞是肺穿刺活检术最严重的并发症之一，可引发休克、心搏骤停、瘫痪等严重后果。颅内动脉空气栓塞可表现为突发昏迷、意识不清、言语障碍、偏瘫等；如出现以上表现，应及时考虑到空气栓塞可能，立即行CT扫描检查头颅及胸部等大血管内部有无游离气体影，并立即保持头低足高体位及高流量给氧，及早发现及处理。

（六）肿瘤播散

肿瘤播散较罕见，为肿瘤细胞沿针道播散，甚至胸腔内播散。穿刺时需注意套管针勿刺入肿瘤内，并尽量避免反复取材。

二、经支气管镜活检术并发症及处理

经支气管镜活检术主要用于中央型肺癌、纵隔及肺门淋巴结的活检，是一种侵入性和有创性的诊疗手段。检查前应完善相关检查，如心电图、肺功能、血气分析、血常规、凝血功能等，充分评估适应证、禁忌证及患者的一般状况。检查时应密切观察患者生命体征的变化，掌握各种并发症的临床表现和处理方法，具备一定的抢救知识，准备抢救药品及物品，以保障患者生命安全。

（一）麻醉药物过敏与术前用药引起的不良反应

应用表面麻醉药前应注意询问患者有无麻醉药或其他药物过敏史。麻醉时，先向患者的鼻咽部给予少量药物，观察2~3min无反应后再继续进行，术前半小时可予以阿托品及镇静药物，慢

性阻塞性肺疾病患者术前应用镇静剂易引起呼吸抑制，因此用药时要慎重。

（二）出血

出血较为常见，系活检或刷检时造成黏膜、组织、血管损伤，或者病变组织血管丰富，钳夹撕拉等造成大出血。活检前，备好肾上腺素稀释液（0.1% 肾上腺素 1mg 加入生理盐水 10ml）或注射用血凝酶稀释液（1Ku 加入生理盐水 10ml），可在检查中注入气道内止血。对于清醒患者，当活检钳（或穿刺针）即将到达操作部位时，需叮嘱患者减少呼吸运动，尽量控制咳嗽。一旦患者出现剧烈咳嗽，应立即关闭活检钳（或穿刺针）并迅速退回活检管道内，以防损伤肺组织。

活检后小量咯血为正常表现，可予以吸氧，嘱患者平静呼吸，卧床休息，并解释原因避免恐慌。出血量大的，鼓励患者尽量把血咯出，并同时给以补液、止血等措施，监测血压、呼吸、脉搏及神志的变化。如果出现大咯血，立即进行抢救，并可考虑行急诊支气管动脉栓塞术。

（三）低氧

行支气管镜检查时通常会有 80% 的患者出现血氧饱和度下降，因此在操作过程中应予吸氧 2～3L/min，尽量缩短检查时间。术后注意观察呼吸，进行脉搏氧饱和度监测。

（四）窒息

会厌软骨周围组织肥厚，当支气管镜进入体弱、紧张患者的气管腔时，由于发生憋气致吸气性呼吸困难容易引起窒息。因此在操作过程中应轻柔，注意观察患者神志，有无发绀、出汗、烦躁、呼吸困难等；观察心电监护仪显示的心率、呼吸、血氧饱和度变化；嘱患者全身放松，平静呼吸，播放一些轻松的音乐，必要时让家属陪伴。如果出现呼吸困难、发绀、烦躁不安，立即停止操作，严重时给予应急的处理措施。

（五）气道痉挛

气道痉挛的诱因多为声门及气管内麻醉不良，患者的气道易受激惹，插镜时容易刺激咽喉、支气管。因此术前麻醉要充分，检查时动作应轻柔，减少反复进镜，尽量减少刺激，严密监护。发生痉挛时，立即停止操作，抬高床头，嘱患者放松、缓慢呼吸，必要时给以镇静剂和茶碱类药物。

（六）误吸

支气管镜活检术前的吸入麻醉与术中的补充麻醉药使患者的咳嗽反射减弱、吞咽反射迟钝容易导致口咽分泌物误入气道。因此在术中告知患者有痰时尽量咳出，勿吞咽。术后嘱患者卧床或静坐休息，禁食禁水 2～3h，以免因咽喉部仍处于麻醉状态而导致误吸。

（七）气胸、纵隔气肿

气胸、纵隔气肿为术中活检或者治疗过程中由于患者的剧烈咳嗽造成胸膜的直接或间接的损伤，较少发生。操作过程中嘱患者平静呼吸，不可用力咳嗽。出现气胸后给予吸氧、镇静或者镇痛药，严重时行胸膜腔穿刺抽气术或胸腔闭式引流术。

（八）诱发心脑血管疾病

有潜在心脑血管疾病的患者，检查过程中剧烈咳嗽、缺氧，可造成病情加重。检查前应常规询问有关的心血管病史，常规检查心电图。一旦出现心脑血管意外，立即抢救。

（九）感染

感染是由于支气管镜消毒不彻底，操作过程中造成污染，或者检查时鼻咽部分泌物带入气管腔所致。在检查前后应做好支气管镜及各种附件的清洗、消毒和灭菌。凡开放性结核、肝炎、梅毒、艾滋病及病原携带者应使用专用支气管镜及活检钳等附件，并单独进行消毒灭菌处理。每天工作前后，操作间需通风换气、紫外线消毒，并对空气、地面、台面进行消毒处理。

第四节 结果解读与建议

根据发生部位的不同，肺癌可分为中央型肺癌与周围型肺癌。中央型肺癌是指起源于肺段支气管及以上支气管黏膜上皮或腺体、位于肺门附近的肺部恶性肿瘤。早期中央型肺癌 CT 表现为支气管壁局限性增厚、内壁不规则、管腔狭窄、支气管内黏液栓等；中晚期中央型肺癌以中央型肿物和阻塞性改变（阻塞性肺气肿、阻塞性肺炎和肺不张）为主要表现。周围型肺癌是指起源于肺段支气管以下，呼吸性细支气管以上的肺癌。早期周围型肺癌在 CT 上表现为单发或多发肺结节。肺结节的检出率较高，为 10%～20%，且呈上升趋势，是肺癌筛查中的主要阳性结果。肺结节大多数为良性，恶性肺结节仅占 2%～3.6%。因此，对于 LDCT 筛查结果的解读，主要是判断肺结节的性质。

一、CT阅片

（一）阅片要求

建议使用DICOM格式，在工作站或PACS进行阅片，使用专业显示器；采用窗宽1 500～1 600HU、窗位-650～-600HU的肺窗及窗宽350～380HU、窗位25～40HU的纵隔窗分别阅片。建议采用多平面重组及最大密度投影阅片，多方位显示肺结节的形态学特征。

（二）测量要求

1. **测量方式** 对于<10mm的结节，其长径由整体结节长短轴直径的平均值表示；≥10mm的结节需要分别测量记录长短径。

2. **测量值的单位** 测量结果和均值需记录为最接近的整毫米数（四舍五入法）。

3. **随访对比** 判断结节的阶段性生长应使用目前及前次CT扫描图像进行对比，并在同一显示方位（横断面或冠状面或者矢状面）比较结节变化，同时测量结节体积以计算结节倍增时间。

4. **报告书写** 需标注结节所在序列和图层编号，完整报告肺结节部位、密度、大小、形态等，可给出随诊建议。有多个结节时，建议对直径≥5mm的结节逐一描述。需同时记录其他异常表现，例如肺气肿、肺纤维化等肺部其他疾病。部分实性结节实性成分的测量方法可选用平均直径法和体积测量法。

二、肺结节的定义及分类

（一）肺结节的定义

影像学表现为直径≤3cm的局灶性、类圆形、密度增高的实性或亚实性肺部阴影，可为孤立性或多发性，不伴肺不张、肺门淋巴结肿大和胸腔积液。孤立性肺结节多无明显症状，为边界清楚、密度增高、直径≤3cm且周围被含气肺组织包绕的软组织影。多发性肺结节常表现为单一肺结节伴有一个或多个小结节，一般认为>10个的弥漫性肺结节多为恶性肿瘤转移或良性病变（感染或非感染因素导致的炎症性疾病）所致；局部病灶直径>3cm者称为肺肿块，肺癌的可能性相对较大，不在本章讨论的范围内。

（二）肺结节的分类

1. **数量分类** 单个病灶定义为孤立性，2个及以上的病灶定义为多发性。

2. **病灶大小分类** 直径<5mm的肺结节定义为微小结节，直径为5～10mm者定义为小结节。

3. **密度分类** 可分为实性肺结节和亚实性肺结节，后者又包含纯磨玻璃结节和部分实性结节（图3-3）。

（1）实性肺结节（solid nodule）：肺内圆形或类圆形密度增高影，病变密度足以掩盖其中走行的血管和支气管影。

（2）亚实性肺结节（subsolid nodule）：所有含磨玻璃密度的肺结节均称为亚实性肺结节。磨玻璃病变指CT显示边界清楚或不清楚的肺内密度增高影，但病变密度不足以掩盖其中走行的血管和支气管影。亚实性肺结节中包括纯磨玻璃结节（pure ground-glass nodule，pGGN）、磨玻璃密度和实性密度均有的混杂性结节（mixed ground-glass nodule，mGGN），后者也称部分实性结节（part solid nodule）。如果磨玻璃病灶内不含有实性成分，称为pGGN；如含有实性成分，则称为mGGN。

三、肺结节的影像学诊断要点和临床恶性概率评估

可以从外观评估和内部特征两个角度初步判断肺结节的良恶性，包括结节大小、形态、边缘及结节-肺界面、内部结构特征及随访的动态变化。功能显像可进一步协助区分肺结节的良恶性。

（一）外观评估

1. **结节大小** 随着肺结节体积增大，其恶性概率也随之增加。但肺结节大小的变化对磨玻璃结节（ground-glass nodule，GGN）的定性诊断价值有限，还需密切结合形态及密度的改变。

2. **结节形态** 大多数恶性肺结节的形态为圆形或类圆形。与恶性实性结节相比，恶性亚实性结节出现不规则形态的比例较高。

3. **结节边缘** 恶性肺结节多呈分叶状，或有毛刺征（或称棘状突起），胸膜凹陷征及血管集束征常提示恶性的可能，有时因肺泡结构破坏出现结节内部空泡（图3-4）。良性肺结节多数无分叶，边缘可有尖角或纤维条索等，周围出现纤维条索、胸膜增厚等征象则常提示结节为良性。

4. **结节-肺界面** 恶性肺结节边缘多清楚但

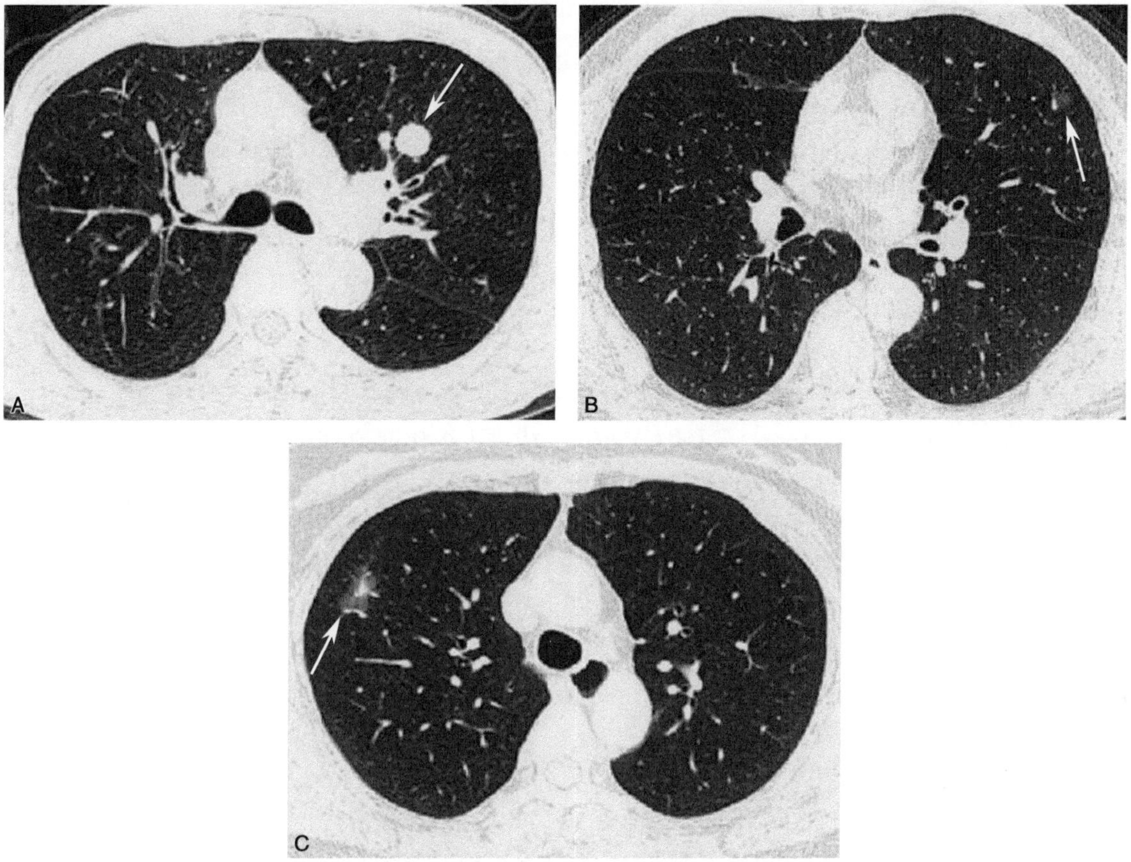

图 3-3　不同密度的肺结节（箭头所示）

A. 实性肺结节；B. 纯磨玻璃结节；C. 混杂性结节。

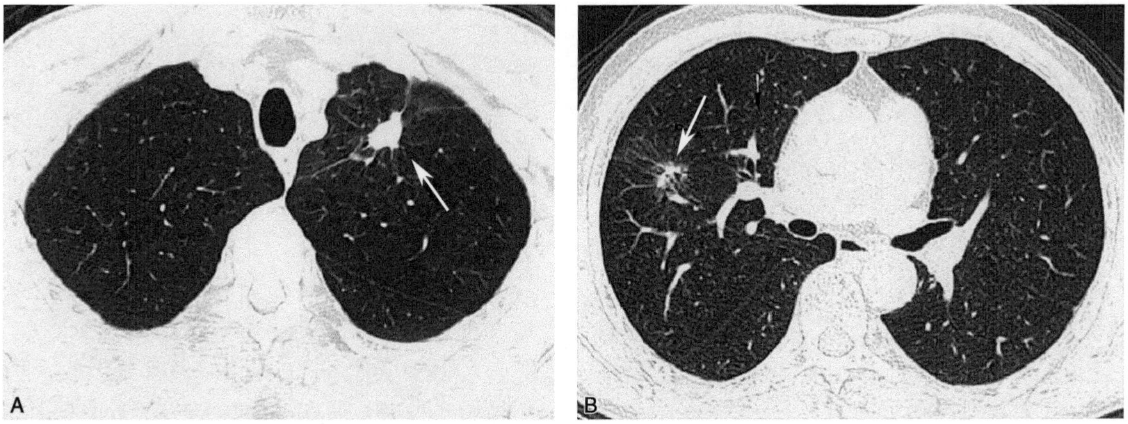

图 3-4　肺结节的恶性征象（箭头所示）

A. 结节呈分叶状，周围可见毛刺，胸膜被牵拉凹陷，血管被牵拉向结节集中；B. 可见毛刺征，还可见空泡征。

不光整，结节-肺界面毛糙甚至有毛刺；炎性肺结节边缘多模糊，而良性非炎性肺结节边缘多清楚整齐甚至光整。需要注意的是，GGN 病变的浸润性与实性结节相比相对较低，病灶周围毛刺征的出现概率也相对较低。

根据外观判断结节良恶性是“以貌取人”，尽管“分叶、毛刺、胸膜凹陷征”是恶性病变的特点，但由于小结节中的早期肺癌很少见到这些特点，所以同时需要内部特征协助鉴别诊断。

（二）内部特征

1. **密度**　密度均匀的 pGGN，尤其是＜5mm 的 pGGN 常提示 AAH 可能性大；密度不均匀的

mGGN，实性成分超过50%常提示恶性可能性大，但也有报道称MIA或浸润性腺癌（IA）也可表现为pGGN；持续存在的GGN大多数为恶性，或有向恶性发展的倾向；GGN的平均CT值对鉴别诊断具有重要参考价值，密度高则恶性概率大，密度低则恶性概率低，当然也需要结合结节大小及其形态变化综合判断。

2. **结构** 支气管被包埋且伴局部管壁增厚，或包埋的支气管管腔不规则，则恶性可能性大。为了更加准确评估结节病灶内及周边与血管的关系，可通过CT增强扫描，将≤1mm层厚的CT扫描图像经图像后处理技术进行分析、重建，结节血管征的出现有助于结节的定性。

（三）功能显像

对于pGGN和≤8mm的肺结节一般不推荐功能显像；对于不能定性的直径>8mm的实性肺结节建议行功能显像，推荐PET/CT扫描区分良恶性。SUV值>2.5，提示恶性结节可能性大。

（四）定期随访

定期随访比较肺结节的外部结构和内部特征，对肺结节的良恶性鉴别诊断具有重要意义，随访时要注意和保证每次检查的扫描方案、扫描参数、图像显示、重建方法和测量方法一致。建议在软件协助阅读的条件下观察。

随访中肺结节有如下变化者，多考虑为良性：①短期内病灶外部特征变化明显，无分叶或出现极深度分叶，边缘变光整或变模糊；②密度均匀或变淡；③在密度没有增加的情况下病灶缩小或消失；④病灶迅速变大，倍增时间<15d；⑤实性结节病灶2年以上仍然稳定，但这一特征并不适用于GGN，因为AIS和MIA阶段的GGN可以长期稳定。所以这里定义的长期指需要超过2年或更长时间，但究竟稳定时间多长提示良性，还需要更加深入的研究。

肺结节在随访中有以下变化时，多考虑为恶性：①直径增大，倍增时间符合肿瘤生长规律；②病灶稳定或增大，并出现实性成分；③病灶缩小，但出现实性成分或其中实性成分增加；④血管生成符合恶性肺结节规律；⑤出现分叶、毛刺和（或）胸膜凹陷征。

四、筛查结果管理

经筛查发现的肺部结节应根据其位置、尺寸和密度特征进行分类管理。最终需结合肺结节的影像学、生物学及临床特征对肺结节进行多维度、多学科的综合分析评估和管理。

（一）基线筛查结果管理建议

肺癌基线筛查出肺结节的管理流程见图3-5，具体为：

1. 筛查发现气道病变者建议临床干预，行支气管镜检查，如支气管镜检查结果为阴性，建议进入下年度LDCT筛查；如支气管镜检查结果为阳性，建议多学科会诊后决定是否进行临床治疗或进入下年度的HRCT筛查。

2. 无肺内非钙化性结节检出（阴性结果），或检出的非实性结节平均直径<8mm，或实性结节/部分实性结节的实性成分平均直径<6mm，建议进入下年度LDCT筛查。

3. 检出的非实性结节平均直径≥8mm且≤15mm，或实性结节/部分实性结节的实性成分平均直径≥6mm且≤15mm，如无法排除恶性结节，建议抗炎治疗或随访后复查HRCT。如抗炎治疗后结节完全吸收，建议进入下年度LDCT筛查；如结节部分吸收，3个月后复查HRCT；如继续吸收或完全吸收，建议进入下年度LDCT筛查；如无变化或增大，建议多学科会诊后决定是否进行临床治疗。如抗炎治疗或随访后复查HRCT发现结节无吸收，建议多学科会诊后决定是否进行临床治疗或进入下年度HRCT筛查。对于高度怀疑恶性的结节，建议进行临床诊疗。

4. 检出的实性结节/部分实性结节的实性成分，或非实性结节平均直径≥15mm，建议以下2种方案。

（1）抗炎治疗后1个月或无需抗炎治疗1个月后再复查。复查时：①如果结节完全吸收，建议进入下年度筛查；②如果结节部分吸收，建议3个月后再复查，复查时如果结节部分吸收后未再增大，建议进入下年度筛查；如果结节部分吸收后又增大，建议进行多学科会诊，根据会诊意见决定是否行临床干预；③如果结节未缩小，建议进行多学科会诊，根据会诊意见决定是否行临床干预或3～6个月再复查。

（2）实性和部分实性结节进行活检或正电子发射计算机体层显像仪（PET/CT）检查。①如果阳性，建议进行多学科会诊，根据会诊意见决定是否行临床干预；②如果阴性或不确定性质，建

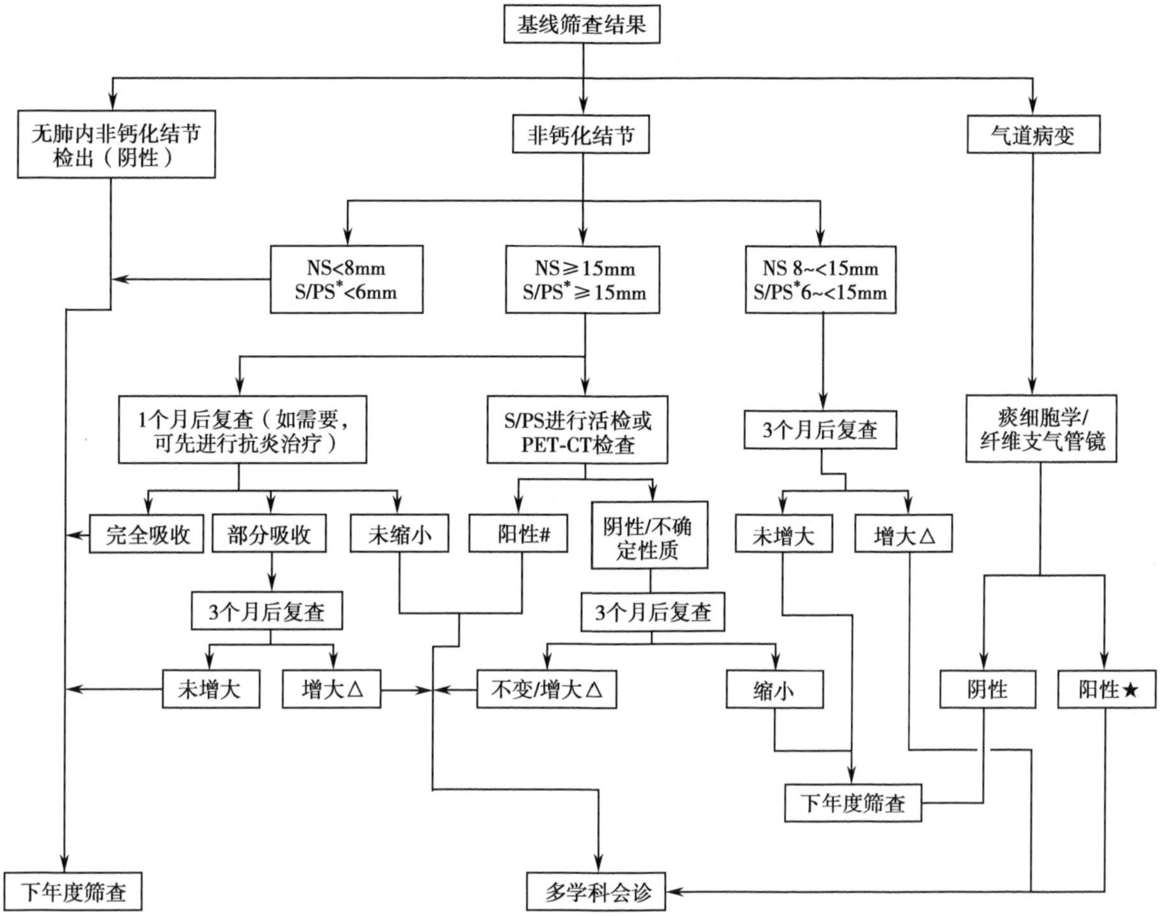

图 3-5　肺癌基线筛查出肺结节的管理流程

S：solid nodule，实性结节；PS：part-solid nodule，部分实性结节；NS：non-solid nodule，非实性结节（纯磨玻璃密度结节）；*：实性结节或者部分实性结节的实性成分；#：阳性指代谢增高（放射性摄取高于肺本底）；△：结节增大指径线增大≥2.0mm；★：痰细胞学阳性指痰液中发现可疑恶性肿瘤细胞，纤维支气管镜检查阳性指支气管镜下见新生物、黏膜异常或取样结果怀疑或者提示肿瘤。

议 3 个月后再复查，复查时如果结节不变或增大，建议进行多学科会诊，根据会诊意见决定是否行临床干预；如果结节缩小，建议进入下年度筛查。

（二）年度筛查结果管理建议

肺癌年度筛查结果的管理流程见图 3-6，具体为：

1. 筛查发现新发气道病变者建议临床干预，行支气管镜检查，如支气管镜结果为阴性，建议进入下年度 LDCT 筛查；如为阳性，建议多学科会诊后决定是否进行临床治疗或进入下年度 HRCT 筛查。

2. 如筛查结果为阴性或上年度检出结节无变化，建议进入下年度 LDCT 筛查。

3. 如上年度检出结节增大或实性成分增多，建议进行临床诊疗。

4. 检出新发非钙化结节，根据结节平均直径分为如下两种情况。

（1）结节平均直径≤3mm：结节平均直径≤3mm 建议 6 个月后复查 HRCT，如结节未增大，建议进入下年度 LDCT 筛查；如增大，建议多学科会诊后决定是否进行临床治疗或进入下年度 HRCT 筛查。

（2）结节平均直径＞3mm：结节平均直径＞3mm 建议抗炎治疗或随访，3 个月后复查 HRCT，如结节完全吸收，建议进入下年度 LDCT 筛查；如结节未吸收，建议多学科会诊后决定是否进行临床治疗或进入下年度 HRCT 筛查；如结节部分吸收，则在 6 个月后再次复查 HRCT，如结节未增大，建议进入下年度 LDCT 筛查，如结节增大，建议多学科会诊后决定是否进行临床治疗或进入下年度 HRCT 筛查。

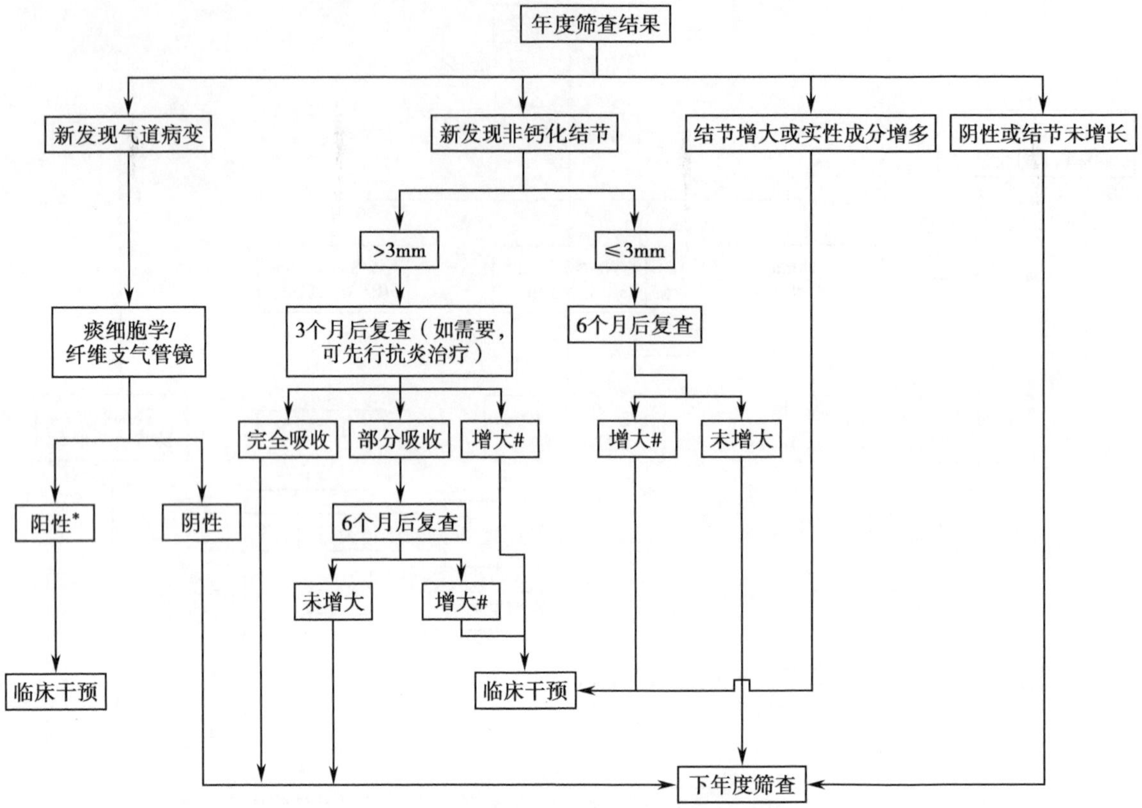

图 3-6　肺癌年度筛查结果的管理流程

*：痰细胞学阳性指痰液中发现可疑恶性肿瘤细胞，纤维支气管镜检查阳性指支气管镜下见新生物、黏膜异常或者取样结果怀疑或提示肿瘤；#：结节增大指径线增大≥2.0mm。

（三）孤立性实性肺结节的评估与处理原则

1. **8～30mm 的实性肺结节**　对于 8～30mm 的实性肺结节的临床管理流程见图 3-7，具体如下：

（1）建议临床医生通过定性地使用临床判断和（或）定量地使用验证模型评估恶性肿瘤的预测概率。如恶性肿瘤的预测概率为低中度（5%～65%），建议行功能成像，有条件者可考虑 PET/CT，以便更好地描述结节的特征。如恶性肿瘤的预测概率为高度（>65%），视情况决定是否使用功能成像，对于高度怀疑肿瘤者可考虑直接行 PET/CT，因其可同时进行手术前的预分期。

（2）建议讨论无法取得病理诊断的替代性管理策略的风险和益处，并根据患者对管理的意愿而决定。建议在下列情况下采用定期 CT 扫描随访：①当临床恶性概率很低时（<5%）；②当临床恶性概率低（<30%～40%）且功能成像检测结果阴性（PET/CT 显示病变代谢率不高，或动态增强 CT 扫描显示增强≤15HU）；③当穿刺活检未确诊，或 PET/CT 显示病灶代谢率不高时；④当充分告知患者后，患者倾向选择非侵袭性方法时。需注意的是：随访直径>8mm 的实性结节应使用低剂量 CT 平扫技术。

（3）建议在 3～6 个月、9～12 个月及 18～24 个月进行 LDCT 扫描。需注意的是：①定期 CT 扫描结果应与以前所有的扫描结果对比，尤其是最初的 CT 扫描；②如果有条件，可行手动和（或）计算机辅助测量面积、体积和（或）密度，以便早期发现病灶的生长。

（4）在定期的影像学随访中有明确倾向的恶性肿瘤增长证据时，若无特别禁忌，建议考虑非手术活检和（或）手术切除。

建议在伴有下列情况时采取非手术活检：①临床预测概率与影像学检查结果不一致；②恶性肿瘤的概率为低中度；③疑诊为可行特定治疗的良性疾病；④患者在被充分告知后，仍希望在手术前证明是恶性肿瘤，尤其是当手术并发症风险高时。

需注意的是，选择非手术活检应基于：①结节大小、位置和相关气道的关系；②患者发生并

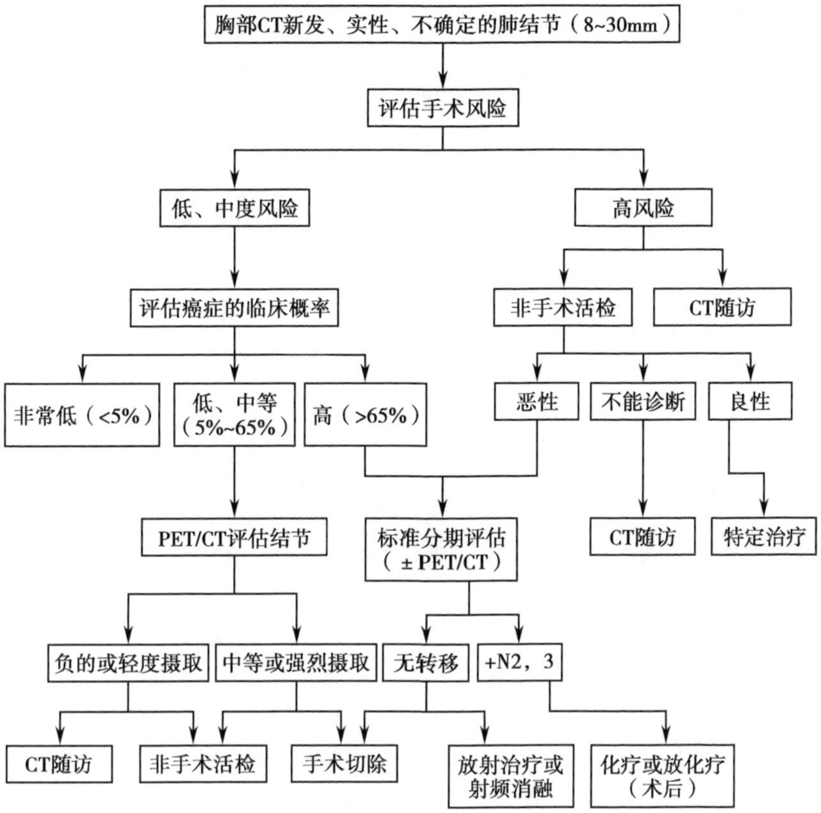

图 3-7　直径 8～30mm 实性肺结节的临床管理流程

发症的风险；③可行的技术及术者的熟练程度。

建议在下列情况下行手术诊断：①临床恶性肿瘤概率高（＞65%）；②PET/CT 显示结节高代谢或增强 CT 扫描为明显阳性时；③非手术活检为可疑恶性肿瘤；④患者在被充分告知后，愿意接受一种明确诊断的方法。

选择外科诊断时，建议考虑胸腔镜诊断性亚肺叶切除术。需注意的是，对深部和难以准确定位的小结节，可考虑应用先进的定位技术或开胸手术。

2. **≤8mm 的实性肺结节**　对于≤8mm 的实性肺结节的临床管理流程见图 3-8，具体如下：

（1）单个实性结节直径≤8mm 且无肺癌危险因素者，建议根据结节大小选择 CT 随访的频率与持续时间：①结节直径≤4mm 者不需要进行随访，但应告知患者不随访的潜在好处和危害；②结节直径 4～6mm 者应在 12 个月重新评估，如无变化，其后转为常规年度随访；③结节直径 6～8mm 者应在 6～12 个月之间随访，如未发生变化，则在 18～24 个月之间再次随访，其后转为常规年度检查。CT 检测实性结节＞8mm 时，建议使用 LDCT 平扫技术。

（2）存在一项或更多肺癌危险因素的直径≤8mm 的单个实性结节者，建议根据结节的大小选择 CT 随访的频率和持续时间：①结节直径≤4mm 者应在 12 个月重新评估，如果没有变化则转为常规年度检查；②结节直径为 4～6mm 者应在 6～12 个月之间随访，如果没有变化，则在 18～24 个月之间再次随访，其后转为常规年度随访；③结节直径为 6～8mm 者应在最初的 3～6 个月之间随访，随后在 9～12 个月随访，如果没有变化，在 24 个月内再次随访，其后转为常规年度检查。CT 检测实性结节≤8mm 时，建议使用 LDCT 平扫技术。

（四）孤立性亚实性肺结节评估与处理原则

1. **评估 pGGN 的细则**　pGGN 以 5mm 大小为界进行分类观察。

（1）pGGN 直径≤5mm：建议在 6 个月随访胸部 CT，随后行胸部 CT 年度随访。

（2）pGGN 直径＞5mm 者：建议在 3 个月随访胸部 CT，随后行胸部 CT 年度随访；如果直径超过 10mm，需非手术活检和（或）手术切除。需

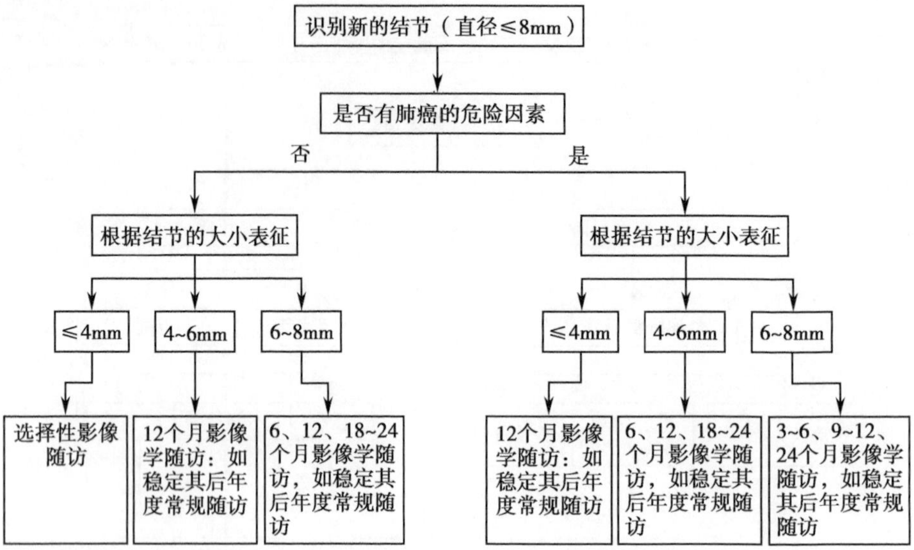

图 3-8 直径≤8mm 实性肺结节的临床管理流程

注意的是：①pGGN 的 CT 随访应对结节处采用薄层平扫技术；②如果结节增大（尤其是直径＞10mm），或出现实性成分增加，通常预示为恶性转化，需进行非手术活检和（或）考虑切除；③如果患者同时患有危及生命的合并症，而肺部结节考虑为低度恶性不会很快影响到生存，或可能为惰性肺癌而无需即刻治疗者，则可限定随访时间或减少随访频率。

2. **评估 mGGN 的细则** 对于 mGGN，除评估 mGGN 病灶大小外，其内部实性成分的比例更加重要。当 CT 扫描图像中实性成分越多，提示侵袭性越强。

（1）单个 mGGN 直径≤8mm：建议在 3、6、12 和 24 个月进行 CT 随访，无变化者随后转为常规年度随访，随访中需要注意：①混杂性结节的 CT 随访检查应对结节处采用病灶薄层平扫技术；②如果混杂性结节增大或实性成分增多，通常提示为恶性，需考虑切除，而不是非手术活检；③如果患者同时患有危及生命的合并症，而肺部结节考虑为低度恶性不会很快影响到生存，或可能为惰性肺癌而无需即刻治疗者，则可限定随访时间或减少随访频率；④如果发现结节的同时有症状或有细菌感染征象时，可考虑经验性抗菌治疗。尽管经验性抗菌治疗有潜在的危害，但如果患者患有如结核、真菌等其他疾病可能性较小时，可以考虑进行经验性抗菌治疗。

（2）mGGN 直径＞8mm：建议在 3 个月重复胸部 CT 检查，适当考虑经验性抗菌治疗。若结节持续存在，随后建议使用 PET/CT、非手术活检和（或）手术切除进一步评估。需注意的是：①PET-CT 不应该被用来描述实性成分≤8mm 的混杂性病灶；②非手术活检可用于确立诊断并结合放置定位线、植入放射性粒子或注射染料等技术帮助后续手术切除的定位；③非手术活检后仍不能明确诊断者，不能排除恶性肿瘤的可能性；④mGGN 直径＞15mm 者可直接考虑行 PET-CT 评估、非手术活检和（或）手术切除。

对于 6mm 及以上实性成分的 mGGN，应考虑 3～6 个月行 CT 扫描随访来评估结节。对于具有特别可疑形态（分叶或囊性成分）、连续生长或实性成分＞8mm 的 mGGN，建议采用 PET/CT、活检或切除术。大量的证据提示，mGGN 的实性成分越多，发生侵袭和转移的风险越大，实性成分＞5mm 与局部侵袭的可能性相关。

（五）多发性肺结节评估与处理原则

对于多发性肺结节的随访频率及时间应基于最大/最可疑的结节进行评估，并注意如下方面：

1. 评估中发现有 1 个占主导地位的结节和（或）多个小结节者，建议单独评估每个结节。

2. 除非有组织病理学证实转移，否则不可否定根治性治疗。

3. 对于多发性 pGGN，至少 1 个病变直径＞5mm，但＜10mm，又没有特别突出的病灶，推荐首次检查后 3 个月再行 CT 随访；如无变化，其后至少 3 年内每年 1 次 CT 随访，其后也应长期随访，但间隔期可以适当放宽。如果发现病灶变化，应调整随访周期；如果结节增多、增大、增浓，应缩短随访周期，或通过评估病灶部位、大小和肺功能情况，选择性局部切除变化明显的病灶；如果结节减少、变淡或吸收则延长随访周期或终止随访。

4. 尽管PET/CT较难鉴别直径≤8mm结节的性质，但是PET/CT扫描仍有助于诊断转移性肺癌，指导进一步评估。

5. 对有1个以上肺结节的肺癌患者进行分类和采取最佳治疗存在困难时，建议多学科讨论。

6. 可考虑新技术，如EBUS-TBNA，可在一次检查操作中对多个较小的周边病灶进行活检和组织病理学评估。

7. 一般认为＞10个弥漫性结节，很可能伴有症状，可由胸外恶性肿瘤转移或活动性感染导致，原发性肺癌的可能性相对较小。但单一主要结节伴有一个或多个小结节的现象越来越普遍，需要进行仔细鉴别诊断。

第五节 治疗与随访

肺癌的治疗应当采取多学科诊疗（multi-disciplinary treatment，MDT）与个体化治疗相结合的原则，即根据患者的机体状况、肿瘤病理组织学类型和分子分型、侵及范围和发展趋向采取MDT的模式，有计划、合理地应用手术、放疗、化疗、分子靶向治疗和免疫治疗等手段，以期达到最大程度地延长患者的生存时间、提高生存率、控制肿瘤进展和改善患者的生活质量。

一、手术治疗

手术治疗适用于所有肺癌早期、中期，以及少数中晚期肺癌患者。早、中期肺癌手术治疗通常能达到治愈效果。根治性外科手术切除（解剖性肺切除和肺门、纵隔淋巴结清扫或采样）是目前肺癌的主要术式之一。

（一）非小细胞肺癌的外科治疗

1. Ⅰ～Ⅱ期非小细胞肺癌的手术治疗

（1）手术方式：完整彻底切除是保证手术根治性、分期准确性、加强局部控制和长期生存的关键。对所有无手术禁忌证的Ⅰ期和Ⅱ期非小细胞肺癌患者，手术切除是首选的治疗方式。肺癌的手术方式包括单个肺叶切除（袖式切除和全肺切除）、亚肺叶切除（肺段切除和楔形切除）；对于不能接受或拒绝行手术切除的患者，还可以行射频消融或微波消融（表3-7）。目前标准的肺癌根治术的手术切除范围为肺叶切除，并同时行系统的肺门及纵隔淋巴结清扫或采样。对于中央型肺癌患者，袖式切除术优于全肺切除术，因其可以保留更多的肺功能，术后生活质量更高。肺段切除和楔形切除一般适用于$T_{1a\text{-}b}$的患者和不能耐受肺叶切除的患者。肺段切除和楔形切除时，在肺功能允许的情况下，对于直径≤2cm的病变，切缘距离应大于肿瘤最大径；对于直径＞2cm的肿瘤，应保证至少2cm的切缘距离，以最大程度地减少肿瘤复发的可能性。目前，随着更多的早期肺癌被筛查发现，亚肺叶切除术所占比例逐渐升高。

（2）淋巴结清扫：对于Ⅰ期和Ⅱ期肺癌，行肺切除同时均应行系统的肺门、纵隔淋巴结清扫或采样，一方面可以对肿瘤进行准确的病理分期，另一方面可以有更好的手术预后。淋巴结建议至少清扫/采样6站淋巴结，其中3站必须是纵隔淋巴结（其中包括隆突下淋巴结）。楔形切除不要求常规行淋巴结活检，若遇到明显肿大淋巴结，则需采样。

（3）手术路径：肺癌手术路径可分为开胸和微创手术。对于Ⅰ期和Ⅱ期肺癌，与开胸手术相比，在相同切除范围下，微创手术（包括胸腔镜和机器人手术）可降低术后并发症发生率和死亡率，提高患者术后生活质量，长期疗效不亚于开胸手术。因此，对于Ⅰ期和Ⅱ期肺癌，微创手术是更优先的选择。

对于侵犯胸壁、膈神经和心包的$T_3N_{0\sim1}$的肿瘤，仍建议手术切除。手术切除肿瘤的同时，一并切除受侵犯的胸壁、膈神经和心包等周围组织。

2. Ⅲ期非小细胞肺癌的手术治疗 部分Ⅲ期非小细胞肺癌适合手术切除。第8版分期$T_4N_0M_0$、$T_{3\sim4}N_1M_0$以及$T_{1\sim2}N_2M_0$、$T_3N_2M_0$非肺上沟瘤患者，可优先评估手术切除。对于肿瘤巨大或者侵犯纵隔、隆突和主气管的可切除$T_4N_0M_0$肿瘤，可外科手术切除，根据术后病理分期进行相应辅助治疗，也可以先行新辅助治疗后再评估手术切除时机。

表 3-7 肺癌的主要手术方式

术式		定义	适应证
肺叶切除	单个肺叶切除	完整切除某个肺叶	Ⅰ～Ⅱ期 NSCLC 标准术式
	袖式切除	切除病变的肺叶及一段受累的支气管和/或肺动脉，再吻合支气管和/或肺动脉上下切端	中央型肺癌位于一个肺叶内，但侵及局部主支气管、中间支气管、肺动脉
	全肺切除	一侧肺叶完全切除：右肺 3 叶/左肺 2 叶	肿瘤侵及同侧多个肺叶或主支气管
亚肺叶切除	肺段切除	切除病灶所在的肺段，有时需切除邻近肺段，保留该肺叶其余的正常肺组织	1. 患者功能状况无法耐受肺叶切除；2. 肿瘤直径≤2cm 的周围型小结节、同时具备以下条件之一：GGN 成分为 $T_{1a\sim1b}$；长期随访肿瘤倍增时间≥400d
	楔形切除	切除一小块肺周围组织	直径≤2cm 的周围型小结节，且具备以下条件之一：实性成分≤0.5cm；术中冰冻病理为：非浸润性肺癌（AAH、AIS 或 MIA）
非切除术式	射频消融	将射频电极插入病灶，通过射频电极产生高温，使肿瘤组织变性坏死	直径≤3cm 的周围型小结节，患者不能耐受或拒绝切除手术
	微波消融	将微波针插入病灶，产生电磁流进行震荡，对局部组织加热，使肿瘤组织变性坏死	适应证同射频消融。相对射频消融，微波治疗时间更短，疗效更好

注：NSCLC：non-small cell lung cancer，非小细胞肺癌；GGN：ground-glass nodule，磨玻璃结节；AAH：atypical adenomatous hyperplasia，非典型腺瘤性增生；AIS：adenocarcinoma in situ，原位腺癌；MIA：minimally invasive adenocarcinoma，微浸润性腺癌。

肺上沟瘤是一种发生在胸膜顶的肺癌，可以侵犯纵隔，压迫胸廓上口的器官和组织，如第一肋骨、锁骨下动脉和静脉、臂丛神经、颈交感神经和脊椎等，产生剧烈的肩部疼痛，上肢放射性疼痛，以及侵犯交感神经节引起 Horner 综合征。由于肺上沟瘤解剖位置特殊，无论 T_3 还是可切除的 T_4 肿瘤，可以先行新辅助治疗后再行手术，以增加 R0 切除率及远期生存率。对部分患者，经综合评估后也可以直接手术。

（二）小细胞肺癌的手术治疗

小细胞肺癌的恶性程度较非小细胞肺癌高，治疗的远期效果弱于非小细胞肺癌。目前认为临床分期为Ⅰ～ⅡA 期（$T_{1\sim2}N_0$）的小细胞肺癌首选手术治疗，对临床分期Ⅰ～ⅡA 期的小细胞肺癌患者可行肺叶切除及肺门、纵隔淋巴结清扫手术。ⅡB～ⅢA 期小细胞肺癌行手术治疗是否优于非手术治疗仍存争议，但随着手术技术进步及术后辅助治疗方案的完善，这类小细胞肺癌的手术远期效果也得到提升。

二、化学治疗

化疗的目的是杀灭肿瘤细胞、缩小肿瘤体积及外侵范围、争取手术或放疗机会、消灭残存癌细胞或潜在的微小转移灶、延缓肿瘤的扩散转移、缓解肿瘤症状、改善生存质量等。依其具体形式可分为新辅助化疗、辅助化疗和姑息性化疗等。肺癌的化疗方案通常为含铂类的双药方案，21 天为一个周期。单纯化疗对于肺癌疗效仍然不能令人满意，通常与放疗、靶向治疗、免疫治疗等联合应用。

（一）非小细胞肺癌的化疗

ⅠA 期非小细胞肺癌通常无需行化疗，ⅠB 期高危患者考虑术后化疗。

ⅡA、ⅡB 期非小细胞肺癌手术患者，可术后行含铂类的双药化疗，包括表皮生长因子受体（epidermal growth factor receptor，EGFR）敏感突变阳性患者也可考虑化疗后行靶向治疗；不能手术的ⅡA、ⅡB 期非小细胞肺癌患者可行同步放化疗或序贯放化疗。

对于可手术的ⅢA 或ⅢB（$T_3N_2M_0$）期的非小细胞肺癌患者，分期为 N_0/N_1 者可行新辅助化疗和术后辅助化疗；分期为 N_2 者若为单站纵隔淋巴结转移且预期可切除则可行术后辅助化疗，多站纵隔淋巴结转移或预期纵隔转移淋巴结无法切除者可行根治性同步放化疗。

针对不可手术的ⅢA、ⅢB、ⅢC期非小细胞肺癌患者，根据PS评分可选择根治性同步放化疗或序贯放化疗。

针对驱动基因阳性的Ⅳ期非小细胞肺癌患者，驱动基因阳性患者首选靶向治疗，也可选择化疗联合贝伐珠单抗治疗；针对驱动基因阳性患者靶向药物耐药后患者，可考虑化疗联合贝伐珠单抗治疗，上述治疗失败后可考虑单药化疗。

针对Ⅳ期无驱动基因的非鳞非小细胞肺癌患者可考虑培美曲塞联合铂类、贝伐珠单抗联合铂类双药化疗、顺铂/卡铂联合吉西他滨或多西他赛或紫杉醇或紫杉醇脂质体或长春瑞滨或培美曲塞、培美曲塞+铂类联合程序性死亡受体1（programmed cell death 1，PD-1）单抗，若PS评分=2，则可考虑单药化疗。

针对Ⅳ期无驱动基因鳞癌患者可考虑含顺铂或卡铂的双药方案（顺铂/卡铂联合吉西他滨或多西他赛或紫杉醇或脂质体紫杉醇）、含奈达铂双药方案、紫杉醇/白蛋白紫杉醇+铂类联合PD-1单抗；若PS评分=2，则可考虑单药化疗。

针对孤立性转移非小细胞肺癌患者可考虑原发灶及转移灶切除后行系统性全身化疗，也可考虑行原发灶切除+转移灶放射治疗后行系统性全身化疗，还可考虑原发灶+转移灶放射治疗后行系统性全身化疗。

（二）小细胞肺癌的化疗

局限期小细胞肺癌患者，分期为$T_{1\sim2}N_0$且适宜手术者可行术后辅助化疗，方案为依托泊苷联合卡铂/顺铂，分期为$T_{1\sim2}N_0$且不适宜手术者可行同步或序贯放化疗；分期超过$T_{1\sim2}N_0$者，根据PS评分可考虑同步或序贯放化疗、单纯化疗或支持治疗。

广泛期小细胞肺癌患者根据PS评分可选择化疗联合免疫治疗、单纯化疗或支持治疗；针对复发小细胞肺癌可考虑单药化疗（如拓扑替康、伊立替康、紫杉醇、多西他赛、吉西他滨、依托泊苷、长春瑞滨等）。

三、放射治疗

放射治疗是利用放射线治疗肿瘤的一种局部治疗方法。现在的放疗技术包括立体定向体部放疗（stereotactic body radiation therapy，SBRT）、三维适形放疗、调强适形放射治疗（intensity-modulated radiation therapy，IMRT）等。肺癌放疗包括根治性放疗、姑息放疗、辅助放疗和预防性放疗等。

（一）NSCLC放疗的适应证

Ⅰ期NSCLC患者因医学条件不适合手术或拒绝手术时，大分割放疗是有效的根治性治疗手段，推荐SBRT。分割原则应是大剂量、少分次、短疗程，分割方案可根据病灶部位、距离胸壁的距离等因素综合考虑，通常给予生物效应剂量≥100Gy。

对于接受手术治疗的NSCLC患者，如果术后病理手术切缘阴性而纵隔淋巴结阳性（pN_2期），除常规接受术后辅助化疗外，可加用术后辅助放疗，建议采用先化疗后序贯放疗的顺序。术后放疗推荐采用三维适形或调强技术，靶区主要包括同侧肺门（残端）、同侧纵隔和隆突下等局部区域复发的高危区域，总剂量50～54Gy。对于有明显残留（R2切除）者，如身体许可，建议采用术后同步放化疗。

对于因身体原因不能接受手术的Ⅱ～Ⅲ期NSCLC患者，如身体条件许可，应当给予根治性同步放化疗。放疗靶区：原发灶+转移淋巴结累及野放疗，推荐根治性处方剂量为60～70Gy，2Gy/次，最小处方剂量至少60Gy，但最佳放疗剂量仍不确定，>70Gy不推荐作为常规用量。推荐采用三维适形放疗、IMRT，但IMRT为更好的选择，其能降低高级别放射性肺炎的发生，可减少不良反应。

对于有广泛转移的Ⅳ期NSCLC患者，部分患者可接受原发灶和转移灶的放射治疗以达到姑息减症的目的。当寡转移患者全身治疗获益明显时，可考虑采用SBRT技术治疗残存的原发灶和（或）寡转移灶，争取获得潜在根治效果。

（二）SCLC放疗的适应证

放化疗综合治疗是局限期SCLC的标准治疗方案。局限期患者建议初始治疗就行同步化放疗或先行2个周期诱导化疗后行同步化放疗。推荐胸部放疗总剂量为45Gy，1.5Gy/次，2次/d，3周；或总剂量为60～70Gy，1.8～2.0Gy/次，1次/d，6～8周。如患者不能耐受，也可行序贯化放疗。如病情允许，局限期SCLC的放射治疗应当尽早开始，可考虑与第1或第2个周期化疗同步进行。

如病灶巨大，放射治疗导致肺损伤的风险过高，也可考虑在第3个周期化疗时同步放疗。

放化疗后疗效达完全缓解或部分缓解的患者，可考虑行预防性脑照射（prophylactic cranial irradiation，PCI）。PCI应在化放疗结束后3周左右时开始，有技术条件的医疗中心也可考虑基于海马保护的PCI。PCI的剂量为25Gy，2.5Gy/次。

对于广泛期SCLC患者，远处转移灶经化疗控制后加用胸部放疗也可提高肿瘤控制率，延长生存期。

四、靶向治疗

靶向治疗是在细胞分子水平上，针对已经明确的致癌位点进行药物治疗。该位点可以是肿瘤细胞的一个蛋白，也可以是一个基因片段。较早的靶向治疗药物是贝伐珠单抗，通过抑制血管内皮生长因子A（vascular endothelial growth factor，VEGF-A）来减缓新血管的生长，即抗VEGF疗法，通常与化疗联用。近十几年来，针对肺癌驱动基因的靶向治疗发展迅速。靶向药物疗效确切，不良反应轻微，口服用药方便，已成为非小细胞肺癌晚期治疗和中期术后辅助治疗的重要手段。

（一）肺癌的驱动基因突变

与肺癌发病相关的驱动基因突变较多，常见的有EGFR突变、ALK融合、*ROS1*及*RET*融合、*BRAF V600E*突变及*MET14*外显子跳跃突变等，主要见于非小细胞肺癌，其中又以腺癌为主。我国的肺腺癌患者最常见突变为EGFR基因突变，阳性率为40%～50%。最常见的EGFR突变为外显子19缺失突变（19DEL）和外显子21点突变（21L858R），均为EGFR-TKI的敏感性突变。

在考虑进行靶向治疗之前，需要进行分子分型的检测，检测策略如表3-8所示。

表3-8 肺癌靶向治疗分子分型检测策略

分子分型	基本策略	可选策略
可手术Ⅰ～Ⅲ期NSCLC	术后ⅠB～Ⅲ期非鳞癌行EGFR突变检测，辅助靶向治疗	
不可手术Ⅲ及Ⅳ期NSCLC	病理学诊断后保留足够组织标本进行分子检测，根据分子分型指导治疗；对于非鳞癌组织标本进行：EGFR突变、ALK融合、*ROS1*及RET融合、*BRAF V600E*突变及*MET14*外显子跳跃突变检测	*KRAS*突变、*ERBB2*（*HER-2*）扩增/突变，*MET*扩增及*NTRK*融合等基因突变可通过单基因检测技术或二代测序（NGS）在肿瘤组织中进行
	肿瘤标本无法获取或量少不能行基因检测时，可通过外周血游离/肿瘤DNA（cf/ctDNA）进行EGFR突变检测；EGFR-TKIs耐药患者，建议再次活检进行EGFR T790M检测。不能获取肿瘤标本的患者，建议行cf/ct DNA EGFR T790M检测	不吸烟、经小标本活检诊断鳞癌或混合腺癌成分的患者建议EGFR突变、*ALK*融合及*ROS1*融合等检测

备注：

（1）所有含腺癌成分的NSCLC，无论其临床特征（如吸烟史、性别、种族或其他等），应常规进行肺癌驱动基因检测。

（2）20外显子的T790M突变与第一、二代EGFR-TKI获得性耐药有关，还有许多类型的突变临床意义尚不明确。

（3）EGFR突变、*ALK*融合和*ROS1*融合可能发生在腺鳞癌患者中，经活检小标本诊断的鳞癌可能由于肿瘤异质性而未检测到混合的腺癌成分。因此，对于不吸烟的经活检小标本诊断的鳞癌，或混合腺癌成分的患者，建议进行EGFR突变、*ALK*融合和*ROS1*融合检测。纯鳞癌EGFR突变的发生率非常低（＜4%）。对于纯鳞癌患者，除非他们从不吸烟，或者标本很小（即非手术标本），或者组织学显示为混合性，通常不建议进行EGFR突变检测。

（二）驱动基因阳性的靶向治疗

基因检测结果出来后，根据肺癌分期、分层不同，靶向治疗的选择有所差异，具体可见表3-9。靶向药物在服用一段时间后，可能出现获得性耐药，此时建议再次活检进行病理检查及驱动基因检测。

五、免疫治疗

较早的免疫治疗指自体肿瘤细胞接种、白介素、肿瘤坏死因子、转移因子、干扰素、胸腺素等。近年来，针对PD-1和程序性死亡受体-配体1（programmed cell death 1 ligand 1，PD-L1）的免

表 3-9 肺癌靶向治疗药物选择策略

分期	分层	基本策略
可手术ⅠB～Ⅲ期 NSCLC	术后检测为 EGFR 敏感突变阳性	首选：术后奥希替尼（辅助化疗后）或埃克替尼辅助治疗 次选：术后吉非替尼或厄罗替尼辅助治疗
可手术ⅢA 或ⅢB（$T_3N_2M_0$）期 NSCLC	术后检测为 EGFR 敏感突变阳性	首选：术后奥希替尼（辅助化疗后）或埃克替尼辅助治疗 次选：术后吉非替尼或厄罗替尼辅助治疗
	ALK 阳性	阿来替尼、克唑替尼、塞瑞替尼
不可切除ⅢA 期、ⅢB 期、ⅢC 期 NSCLC	EGFR 敏感突变阳性	一代、二代、三代 EGFR-TKI：吉非替尼、厄洛替尼、埃克替尼、阿法替尼、达可替尼、奥希替尼、阿美替尼
	ALK 阳性	阿来替尼、克唑替尼、塞瑞替尼
Ⅳ期 NSCLC	EGFR 敏感突变阳性	一代、二代、三代 EGFR-TKI：吉非替尼、厄洛替尼、埃克替尼、阿法替尼、达可替尼、奥希替尼、阿美替尼 寡进展或 CNS 进展：继续原 EGFR-TKI 治疗+局部治疗 广泛进展：一二代 TKI 一线治疗失败再次活检 T790M 阳性者，使用奥希替尼或阿美替尼或伏美替尼
	ALK 阳性	阿来替尼、克唑替尼、塞瑞替尼 寡进展或 CNS 进展：原 TKI 继续克唑替尼治疗 ± 局部治疗；阿来替尼或塞瑞替尼（限一线克唑替尼） 广泛进展：一代 TKI 一线治疗失败，阿来替尼或塞瑞替尼
	ROS1 融合阳性	克唑替尼 寡进展或 CNS 进展：原 TKI 继续治疗 ± 局部治疗
	BRAF V600E 突变	达拉非尼+曲美替尼
	NTRK 融合突变	恩曲替尼或拉罗替尼
	MET14 外显子跳跃突变	卡马替尼或特泊替尼 后线治疗可选择赛沃替尼
	RET 融合突变	塞尔帕替尼 后线治疗可选择普拉替尼
	KRAS G12C 突变	Sorasasib（AMG510）、Adagrasib（MRTX849）

备注：

（1）ⅠB 期 NSCLC 患者且术后检测为 EGFR 敏感突变阳性患者可考虑运用奥希替尼辅助治疗。

（2）在使用 EGFR-TKI 进行辅助治疗时，既可单药，亦可采取辅助化疗序贯 TKI 的治疗模式。临床医生可根据患者风险、体能状况和个人意愿选择最合适的辅助靶向治疗模式。

（3）根据术后体能恢复情况决定启动 EGFR-TKI 辅助治疗时间，最晚不超过术后 10 周。对接受过辅助化疗的 EGFR 突变阳性者，可继续接受三代 TKI 奥希替尼辅助治疗，通常不晚于术后 26 周开始。术后 EGFR-TKI 辅助治疗应持续至少 2 年。

疫治疗发展迅速。肿瘤细胞通过表达 PD-L1，与 T 细胞表达的 PD-1 结合，下调免疫系统对人体细胞的反应，抑制 T 细胞炎症活动，促成肿瘤免疫逃逸。针对 PD-1 或 PD-L1 的抗体，也称免疫检查点抑制剂，可阻断 PD-L1 与 PD-1 的结合，激活 T 细胞，使自身免疫系统发挥抗肿瘤作用。与单纯化疗相比，包含 PD-1/PD-L1 抑制剂的综合性治疗可显著改善患者预后，毒副反应发生率较低，已成为中晚期肺癌的重要治疗手段。

免疫检查点抑制剂应用模式较多，并在不断探索中。目前免疫治疗可与化疗药物联合、与抗血管生成药物联合、双免疫治疗联合、与新的靶向联合（如 PARP 抑制剂、AKT1 抑制剂和 ATR 抑制剂）等，也可单独应用。免疫治疗主要适用于驱动基因阴性或靶向治疗后进展的中晚期肺癌患者；非小细胞肺癌主要采用 PD-1 抗体，而小细胞肺癌主要采用 PD-L1 抗体。PD-1/PD-L1 抑制剂的疗效与肿瘤细胞的 PD-L1 的表达比例相关，PD-L1 表达≥1% 的肿瘤治疗效果较好。但越来越多的研究表明，对于 PD-L1 低表达或阴性患者，免疫治疗也可延长生存期，从而扩大免疫治疗的受益人群。

免疫检测点抑制剂可能引发免疫相关不良反应，在治疗期间应监测血常规、肝肾功能、心肌酶谱和甲状腺功能。免疫相关性肺炎及心肌炎等严重不良反应可能迅速致命，应特别警惕，必要时快速积极地使用糖皮质激素等免疫抑制治疗。如果诊断免疫相关不良反应，可根据病情暂停或永久停用免疫检查点抑制剂，并针对不良反应进行治疗。

新的基于免疫的治疗策略，如 CAR-T 和 BiTEs 等，也在进一步研究中。

六、肺癌术后随访

目前，手术是 NSCLC 的主要治疗方式之一，术后根据其病理分期、高危因素、基因突变等因素决定其术后的辅助治疗方案，而不同的因素及其治疗方案对其术后复发模式存在一定的影响。

（一）原位癌

目前对 NSCLC 原位癌的复发模式研究甚少，基于临床上原位癌复发频率较低，建议患者每年进行 1 次常规全身健康查体，以胸部低剂量螺旋 CT 替代胸部 X 线片检查。

（二）Ⅰ～Ⅲ期肺癌

1. **方案 A** Ⅰ期（术后无需辅助治疗）

在根治性手术治疗后的前 2 年内，NSCLC 复发的概率最大，术后初次复发最常见的部位是胸部，其次是脑、骨骼和肾上腺。早期 NSCLC 患者的手术方式主要包括楔形切除术、肺段切除术和肺叶切除术。目前，不同术式对患者预后生存是否存在影响尚存争议。对于ⅠA1～ⅠB 期为微乳头型或实体型亚型患者，恶性程度高，建议行术后辅助治疗并遵循方案 B 进行随访。

推荐：前 2 年每 6 个月随访 1 次，每年第 1 个 6 个月方案 1，第 2 个 6 个月方案 2，第 2 年后每 1 年随访 1 次，每年方案 2。病情变化及必要时可加做方案 3。

2. **方案 B** Ⅱ期、ⅢA 期、ⅢB 期（$T_3N_2M_0$）（术后需辅助治疗）

NSCLC 随着分期越往后，肿瘤的复发转移概率随之升高，复发时间也相应缩短，尤其接受辅助化疗以后肿瘤复发转移的部位概率都可能发生变化，远处复发的最常见部位是颅脑。而更频繁的影像学检查有助于更早地发现无症状复发。对于 EGFR 阳性的患者，推荐：前 2 年每 3 个月随访 1 次，每年前 3 个 3 个月方案 1，第 4 个 3 个月方案 2。第 3～4 年每 6 个月随访 1 次，每年第 1 个 6 个月方案 1，第 2 个 6 个月方案 2。第 4 年后每 1 年随访 1 次，每年方案 2。病情变化及必要时可加做方案 3。

> 方案 1：病史，体格检查；肺癌肿瘤标志物：NSE、SCC、CEA、糖抗原 CA125、CYERA21-1，胸部 LDCT（必要时胸部增强 CT）。
>
> 方案 2：方案 1+腹部 CT 平扫或 B 超，头颅增强 MRI，全身骨扫描或全身 PET/CT。
>
> 方案 3：锁骨上淋巴结 B 超，超声支气管镜（endobronchial ultra-sound，EBUS）/超声内镜检查术（endoscopic ultrasonography，EUS），经皮穿刺活检，淋巴结活检及浅表肿物，活体腔积液细胞学检查、痰细胞学，胸腔镜，纵隔镜，CTC，ctDNA，肺功能检测，肺癌生活质量评分。

此外，存在罕见突变的 NSCLC 患者表现出较差的预后，故在复查随访上应当适当增加随访频率及部位。如果同时存在Ⅰ期、Ⅱ期、Ⅲ期多原发 NSCLC，则以最高分期为准，制订随访计划。在该随访策略的基础上应鼓励患者长期戒烟，患者在随访期间出现的任何不适都应及时就诊，以免延误病情。在随访中若发现病情进展则按病情需要进一步检查治疗。

思考题

1. 推荐肺癌筛查的起始年龄为多少岁？具有哪些危险因素的人群被定义为肺癌的高危人群？

2. 肺癌筛查目前最推荐的检查方法是什么？检查间隔时间一般为多少？

3. 能取得病理学诊断的肺癌筛查方法有哪些？分别的适应证是什么？

4. 肺癌主要的肿瘤标志物有哪些？

5. 经皮肺穿刺活检最常见和最严重的并发症是什么？

6. 进行支气管镜检查前有哪些准备事项？

7. 肺结节的分类有哪些？根据CT图像，具有哪些特点的肺结节的恶性概率高？

8. Ⅰ～Ⅱ期非小细胞肺癌的首选治疗方式是什么？

（王志强 杨 露 陶俊利）

参考文献

[1] WHO.Global Health Estimates 2020: Deaths by Cause, Age, Sex, by Country and by Region, 2000-2019[Z/OL].[2021-02-20].

[2] SUNG H, FERLAY J, SIEGEL R L, et al.Global cancer statistics 2020: GLOBOCAN estimates of incidence and mortality worldwide for 36 cancers in 185 countries[J]. CA Cancer J Clin, 2021.

[3] BRAY F C M, MERY L, PIÑEROS M, et al.Cancer Incidence in Five Continents, Vol.Ⅺ (electronic version)[Z/OL].[2020-02-20].

[4] 陶阳，姚红玉. 肺癌发病风险因素与预防对策[J]. 中国预防医学杂志，2011，12(9)：809-811.

[5] 闵佩红，朱默然，陈豪. 体检人群胸部CT检出921例肺部结节的影像学特征分析[J]. 西部医学，2018，30(7)：4.

[6] 李星月，殷一行，袁璐，等. 肺癌筛查及肺结节随访管理的循证证据总结[J]. 现代预防医学，2023，50(20)：3734-3741.

[7] 中华医学会呼吸病学分会. 早期肺癌诊断中国专家共识(2023年版)[J]. 中华结核和呼吸杂志，2023，46(1)：1-18.

[8] 罗汶鑫，杨澜，王成弟，等. 肺癌筛查与早期诊断的研究现状与挑战[J]. 中国科学：生命科学，2022，52(11)：1603-1611.

[9] 管雅喆，任萌，郭冬利，等. 肺癌筛查研究进展[J]. 中国肺癌杂志，2020，23(11)：954-960.

[10] 胡召锁，李树锦，谢曙文. 多种肿瘤标志物联检诊断孤立性肺结节的临床应用价值分析[J]. 国际检验医学杂志，2017，38(24)：3.

[11] 樊炜，马玲，闫文慧，等. 肿瘤标志物用于肺癌早期诊断的研究进展[J]. 医学理论与实践，2023，36(12)：2011-2013.

[12] 尤向辉，刘冲，王希，等. 肿瘤标志物诊断肺癌转移的临床价值[J]. 现代肿瘤医学，2021，29(15)：2624-2628.

[13] 徐泽璇，侯代伦. 孤立性肺结节的影像学诊断进展及随访策略[J]. 医学影像学杂志，2023，33(08)：1461-1464.

[14] 中华医学会肿瘤学分会，中华医学会杂志社. 中华医学会肺癌临床诊疗指南(2023版)[J]. 中华医学杂志，2023，103(27)：2037-2074.

[15] 国家卫生健康委办公厅，原发性肺癌诊疗指南(2022年版)[J]. 协和医学杂志，2022，13(4)：549-570.

[16] 徐瑞华，李进，马军，等. 中国临床肿瘤学会(CSCO)常见恶性肿瘤诊疗指南2023[M]. 北京：人民卫生出版社，2023：80-81.

[17] 徐瑞华，李进，马军，等. 中国临床肿瘤学会(CSCO)常见恶性肿瘤诊疗指南2023[M]. 北京：人民卫生出版社，2023：147-148.

[18] 邱海平，谢晓平，陈天庆. 1990—2019年中国肺癌发病死亡趋势分析及年龄-时期-队列模型[J]. 中国癌症防治杂志，2023，15(05)：537-542.

[19] LIANG Z, LI X, LI X.Survival analysis of surgical versus nonsurgical treatment in stage Ⅰ to Ⅲ small cell lung cancer in the last 20 years: A systematic review and meta-analysis[J].Thorac Cancer. 2023, 14(25): 2525-2535.

[20] RECK M, DETTMER S, KAUCZOR HU, et al.Lung Cancer Screening With Low-Dose Computed Tomography[J].Dtsch Arztebl Int, 2023, 120(23): 387-392.

[21] CRUICKSHANK A, STIELER G, Ameer F.Evaluation of the solitary pulmonary nodule[J].Intern Med J, 2019, 49(3): 306-315.

[22] WEIR-MCCALL J R, JOYCE S, CLEGG A, et al.Dynamic contrast-enhanced computed tomography for the diagnosis of solitary pulmonary nodules: a systematic review and meta-analysis[J].Eur Radiol, 2020, 30(6): 3310-3323.

第四章　结直肠癌筛查与早诊早治

结直肠癌(colorectal cancer,CRC),也称大肠癌,是指发生在结肠和直肠的恶性消化道肿瘤。根据发病部位的不同,也被称为结肠癌或直肠癌。我国结直肠癌的发病呈现如下特征:①结直肠癌发病率随年龄增长而上升;②男性患者显著多于女性患者,约为后者的1.3倍;③城市人口的发病率显著高于农村地区;④肿瘤发病位置移向近端,即肿瘤部位“右移”,但直肠癌的发病率仍高于结肠癌。

结直肠癌是由遗传、环境和生活方式等多因素共同作用的结果,多种遗传和环境风险因素会影响结直肠癌的发生。目前已经确立的危险因素包括:年龄与性别、结直肠癌家族史、炎症性肠病、红肉和加工肉类摄入、糖尿病、肥胖、吸烟、大量饮酒。

结直肠癌的发生发展大多遵循“腺瘤—癌”的途径,从癌前病变到癌大约需5~15年的时间,而这为疾病的早期诊断和临床干预提供了重要时间窗口。此外,结直肠癌的预后与分期密切相关。Ⅰ期结直肠癌的5年相对生存率为90%,而发生远处转移的Ⅳ期结直肠癌5年相对生存率仅为14%。大量的研究和实践已经表明结直肠癌筛查和早诊早治可以有效降低结直肠癌的死亡率。

第一节　筛查人群与流程

结直肠癌筛查分为人群筛查和机会性筛查。人群筛查是指采用问卷调查和大便隐血试验的方法来确定高危人群,从而进行结肠镜检查的筛查方法;而机会性筛查是指将日常的医疗卫生服务与目标疾病患者的筛查有效结合,在患者就医或体检过程中进行目标疾病筛查的一种筛查方式。机会性筛查是一种被动筛查,面向前来就医或体检的目标疾病高危人群,此类患者健康意识较高,具有筛查疾病的高危因素,发生和检出此种疾病的概率要高于一般人群,所以具有更高的筛查顺应性。

一、结直肠癌筛查的一般风险人群及高危人群

1. 一般风险人群　一般风险人群指患癌风险处于平均或者较低水平的人群。目前关于结直肠癌筛查的一般风险人群定义,在全球各个国家所制定的筛查指南或共识中有一定的差异性。而我国目前指南中将不具备以下危险因素者定义为“一般风险人群”:

(1)一级直系亲属有结直肠癌病史,包括非遗传性结直肠癌家族史和遗传性结直肠癌家族史。

(2)本人有结直肠癌病史。

(3)本人有肠道腺瘤病史。

(4)本人患长期(8~10年)不愈的炎症性肠病。

(5)本人粪便隐血试验阳性。

2. 高危人群　高危人群分为散发性结直肠癌高危人群和遗传性结直肠癌高危人群两类。

(1)散发性结直肠癌高危人群目前无具体的定义标准,一般需综合以下因素来判定:年龄、性别、体重指数等基本信息,有无结直肠癌家族史、肠息肉等疾病史,以及吸烟、饮酒等多种危险因素,可参考本章第二节的表4-2。

(2)遗传性结直肠癌高危人群,包括患有非息肉病性结直肠癌和息肉病性结直肠癌综合征的人群。非息肉病性结直肠癌包括林奇综合征(Lynch syndrome)、家族性结直肠癌X型和林奇样综合征;息肉病性结直肠癌综合征包括家族性腺瘤性息肉病、*MUTYH*基因相关息肉病、遗传性色素沉着消化道息肉病综合征(黑斑息肉综合征)、幼年性息肉综合征、锯齿状息肉病综合征等。

二、结直肠癌早期筛查流程

结直肠癌发病率随着年龄的增长而增加,目

前我国结直肠癌的发病率和死亡率从40岁后开始呈快速增长的趋势，故而建议从40岁起接受风险评估或结直肠癌筛查。当初筛确定为结直肠癌高危人群后，高危人群应进一步行全结肠镜检查以明确诊断，同时检查前必须排除结肠镜检查禁忌证，有禁忌证者需行直肠指检，并根据情况选择乙状结肠镜或气钡双重肠道造影检查。结肠镜检查时，镜下发现的所有病变均应取活检或摘除，并行病理诊断，根据病理结果制订相应的治疗和随诊意见。

对初筛为阳性，但结肠镜检查未发现肿瘤的高危人群，需每年参加粪便隐血试验。当结肠镜筛查结果为阳性但并未诊断为结直肠癌的患者应进行定期复查。

所有筛查对象都必须签署知情同意书。应向筛查对象宣讲筛查目的、意义以及参加筛查的获益和可能的危险，征得筛查对象同意并签署知情同意书。具体筛查流程如下（图4-1）。

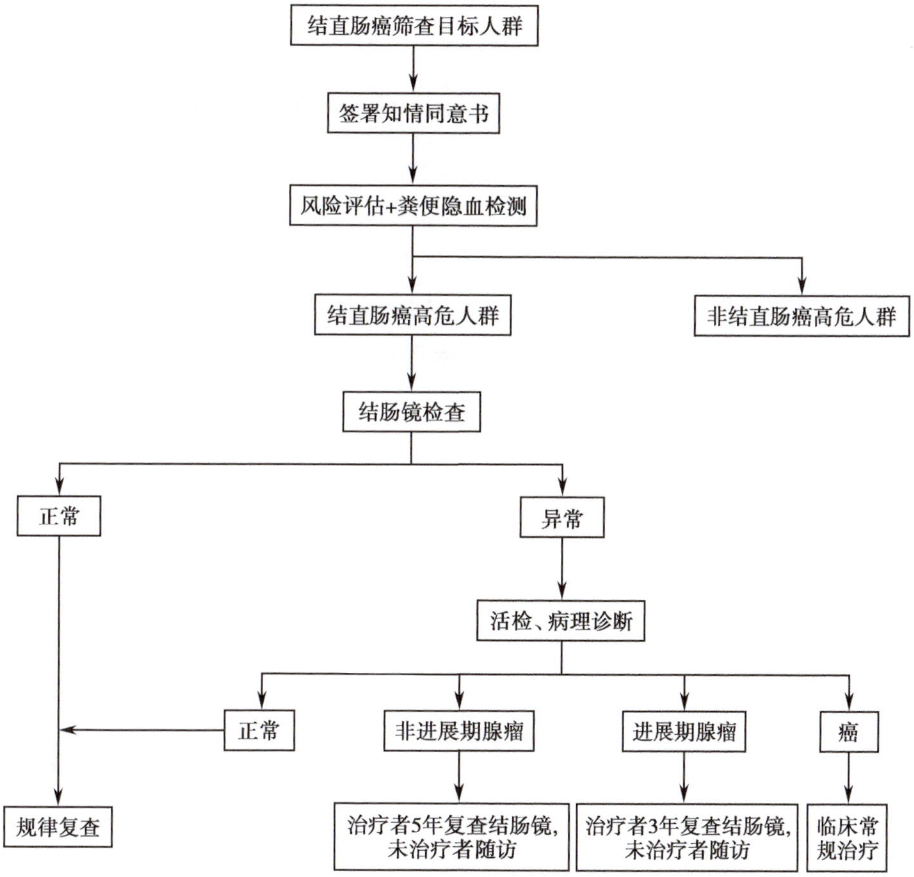

图4-1　结直肠癌筛查流程图

第二节　筛查与诊断技术

结直肠癌早期筛查可以明显降低结直肠癌的发生率和死亡率，目前比较常用的筛查方法有：问卷风险评估、粪便隐血检测、多靶点粪便检测、结肠CT成像技术及结肠镜检查等筛查方式，其中以结肠镜筛查方式最为准确。

一、问卷风险评估

根据不同的危险因素对人群进行个体化风险评估可筛选出高危人群，这具有重要临床意义。高危因素问卷是一种经济、方便、可行的筛查方法，可通过询问病史、症状、家族史等筛选出高危人群。我国的结直肠癌筛查高危因素量化问卷（表4-1）是国内较为常用的结直肠癌筛查的问卷表格，尤其适合筛选出有症状、家族史及高危病史的人群，在我国使用范围广。亚太地区结直肠癌筛查（APCS）评分及其修订版作为筛选结直肠癌和进展期腺瘤高风险人群的工具更为简洁易用，适用于我国无症状人群，已得到较广泛的验证。基于我国无症状人群年龄、性别、吸烟、结直肠癌家族史、体重指数（BMI）和自诉糖尿病的评分系统（表 4-2）可预测结直肠癌发生风险，有助于后续筛查方案的选择。目前国内推荐使用初筛问卷进行结直肠癌风险评估，以提高筛查参与率，筛选出高危人群，并指导后续筛查方法选择。

表 4-1 结直肠癌筛查高危因素量化问卷

符合以下任何 1 项或 1 项以上者，列为高风险人群
一、一级亲属有结直肠癌史
二、本人有癌症史（任何恶性肿瘤病史）
三、本人有肠道息肉史
四、同时具有以下 2 项及 2 项以上者
1. 慢性便秘（近 2 年来每年便秘在 2 个月以上）
2. 慢性腹泻（近 2 年来腹泻累计持续超过 3 个月，每次发作持续时间在 1 周以上）
3. 黏液血便
4. 不良生活事件史（发生在近 20 年内，并在事件发生后对调查对象造成较大精神创伤或痛苦）
5. 慢性阑尾炎或阑尾切除史
6. 慢性胆道疾病史或胆囊切除史

表 4-2 无症状人群结直肠癌筛查评分

项目	APCS 评分		APCS 评分（修订版）		结直肠肿瘤预测评分	
危险因素	标准	分值	标准	分值	标准	分值
年龄	<50 岁	0	40～49 岁	0	50～55 岁	0
	50～69 岁	2	50～59 岁	1	56～70 岁	1
	≥70 岁	3	≥60 岁	2		
性别	女	0	女	0	女	0
	男	1	男	1	男	1
家族史	无	0	无	0	无	0
	一级亲属患结直肠癌	2	一级亲属患结直肠癌	1	一级亲属患结直肠癌	1
吸烟	不吸烟	0	不吸烟	0	不吸烟	0
	当前或过去吸烟	1	当前或过去吸烟	1	当前或过去吸烟	1
体重指数	/		<23kg/m²	0	<25kg/m²	0
	/		≥23kg/m²	1	≥25kg/m²	1
自诉糖尿病	/		/		无自诉糖尿病	0
	/		/		自诉糖尿病	1
危险分层	低风险	0～1	低风险	0	低风险	0～2
	中等风险	2～3	中等风险	1～3	/	
	高风险	4～7	高风险	4～6	高风险	3～6

二、粪便隐血试验

粪便隐血试验（fecal occult blood test，FOBT）是结直肠癌无创筛查应用最为广泛的方法之一，但其对息肉的检出意义不大，且灵敏度会受标本量及处理的影响，目前较常采用的方法为化学法和免疫化学法。

（一）化学法粪便隐血试验

愈创木脂粪便隐血试验（guaiac-based fecal occult blood tests，gFOBT）是目前最常用的化学法粪便隐血试验，具有价格低廉、检测方便等优点。该方法作为人群筛查容易被接受，且参与率相对较高，研究证实其能降低结直肠癌的死亡率。但 gFOBT 对结直肠癌的癌前病变筛查敏感性较低，故无法明显降低结直肠癌的发病率。此外，因 gFOBT 检测结果易受食物、药物等多种因素的干扰，假阳性率相对较高，故而近年来逐渐被免疫化学法粪便隐血试验所取代。

（二）免疫化学法粪便隐血试验

免疫化学法粪便隐血试验（FIT）采用免疫比浊法对粪便中低浓度血红蛋白进行定量检测，克服了化学法易受食物或药物影响的缺点，且受上消化道出血影响最小，更适用于人群筛查。FIT 有多种检测方法，主要包括胶体金法、乳胶凝集比浊法以及酶联免疫法等，其中以定性的胶体金试纸在我国结直肠癌筛查中的应用最为广泛。一项研究表明，FIT 在结直肠癌筛查中的灵敏度和特异度分别为 79% 和 94%。一项在我国台湾开展的纳入 1 160 895 受试者的研究指出，使用 FIT 对人群进行筛查，其结直肠癌死亡率下降了 10%。但更多研究表明，其在进展期腺瘤及早期结直肠癌的敏感性较低。

三、多靶点粪便 DNA 检测

该检测是筛查结直肠癌在发生过程中脱落于粪便中的突变的细胞 DNA，其包括 *KRAS* 突变、*NDRG4* 甲基化和 *BMP3* 甲基化等。国外一项纳入 9 989 例受试者的研究表明，该筛查方法在结直肠癌和进展期腺瘤的灵敏度（分别为 92.3% 和 42.4%）均显著高于 FIT（分别为 73.8% 和 23.8%）。国内一项纳入 500 例患者的多中心临床研究表明，联合检测粪便中人源 *SDC2* 和 *SFRP2* 基因甲基化，其诊断结肠癌和进展期腺瘤的灵敏度分别达 97.7% 和 57.9%，显著高于 FIT 法（69.7% 和 21.1%）。因检测费用较高，其在国内推广受限，目前国内研究数据较少。

四、结肠镜检查

结肠镜检查在结直肠癌筛查中占据独特而不可替代的地位，是整个结直肠癌筛查流程的核心环节。结肠镜下活检或切除标本的病理检查是结直肠癌确诊的“金标准”，同时镜下切除癌前病变也可以降低结直肠癌的发病率和死亡率。但结肠镜检查仍有一定漏诊率，主要发生在近端结肠，以无蒂锯齿状病变和平坦腺瘤为主。而良好的肠道准备、进行规范的结肠镜操作和精细耐心的镜下观察是降低病变漏诊率的重要措施，因而结肠镜检查对受检者和内镜医师都有较高要求。由于结肠镜检查前需要进行饮食限制和严格的肠道清洁准备，未接受镇静/麻醉结肠镜检查的部分受检者需承受较大痛苦，导致其依从性不佳。另外，结肠镜检查的直接与间接费用也会影响人群参与筛查的意愿。此外，结肠镜检查属于侵入性检查，有一定的并发症发生率，也会导致目标人群由于畏惧而拒绝结肠镜检查。国内外研究数据显示，即使是 FOBT 阳性者，随后进行结肠镜检查的比例也仅有 30%～40%。

（一）结肠镜检查适应证

1. 不明原因的下消化道出血。
2. 不明原因的慢性腹泻。
3. 不明原因的低位肠梗阻。
4. 怀疑结肠或末端回肠病变。
5. 结直肠息肉等需内镜下治疗。
6. 结直肠疾病的随访及复查。
7. 结直肠癌的普查。

（二）结肠镜检查的禁忌证

1. 精神失常和精神过度紧张不能配合的患者。
2. 有严重心肺疾患的患者。
3. 腹腔及盆腔手术后腹腔脏器广泛粘连。
4. 可疑穿孔、急性腹膜炎患者。
5. 急性重度结肠炎、重度放射性肠炎。
6. 妊娠及月经期。

（三）结肠镜检查前准备

1. 结肠镜检查前操作者应仔细询问病史，了解患者用药史及相关的辅助检查结果，同时做好解释工作，缓解患者的紧张情绪。

2. 结肠镜检查前饮食的控制对肠道准备的好坏有着直接的影响。

（1）一般在检查前 1～2 天，应开始进食无渣半流食（如稀饭、蛋花、面条等），不进食高纤维蔬菜（如白菜、菠菜、玉米等）、带籽的水果（火龙果、西瓜、哈密瓜等）等多渣食物。

（2）肠道准备前的宣传十分重要，这直接关系到肠道质量准备的良好情况。可以采用多种方式（口头、书面等）、反复强调，宣传的内容包括：①肠道准备的重要性；②饮食的限制和时间；③泻药服用的剂量、时间及方法；④肠道准备过程中的不良反应及处理等。

（四）常用肠道准备剂的介绍

目前临床中使用的肠道准备剂有多种，使用时应根据情况选择合适的肠道准备剂，以下介绍几种临床上较常用的肠道准备剂。

1. **聚乙二醇电解质散** 聚乙二醇（polyethylene golycol，PEG）电解质散是临床上使用最为普遍的肠道准备剂，其为容积性泻药，不被吸收，不被代谢，也不易引起水电解质紊乱，相比其他的肠道准备剂，其在肠道准备质量、不良反应发生率及耐受性等方面具有优势，是国内目前应用最为广泛的肠道准备剂。临床上因PEG电解质散口服液体量较大或口味欠佳而未能完成肠道准备的人数亦不少，针对此类的患者可采用运动型饮料溶解PEG电解质散，从而改善口味增加患者依从性，再配合服药期间多走动、多揉腹部、控制服药速度，可减少患者呕吐或腹胀发生情况，从而提高肠道准备质量。同时临床上也常采用分次服用PEG电解质散来提高患者服药的依从性，也能增加肠道准备质量。而常用的PEG电解质散分次服用的方法有以下两种：①3L PEG电解质散方案，肠道检查前10～12h服用1L，当天检查前4～6h服用2L；②4L PEG电解质散方案，肠道检查前10～12h服用2L，当天检查前4～6h服用2L。

2. **硫酸镁** 硫酸镁是传统的肠道准备剂，因其服用水少，可随后增加饮水量，患者依从性好，而且价格便宜，国内应用也较为普遍。硫酸镁是属于高渗性溶液，其通过增加肠腔内的渗透压，刺激肠道分泌的同时阻止水分的吸收，从而促进肠道蠕动而达到清洁肠道的目的。由于镁盐有诱发肠道炎症、溃疡或发生脱水诱发高镁血症的风险，因而不推荐在炎症性肠病或可疑的炎症性肠病的患者中使用，亦不建议在肾功能不全的患者中使用。硫酸镁常在检查前4～6h服用，50g硫酸镁兑水服用后，随后再服用2L的水，若其间观察到大便已变成清亮的粪水，可停止继续服用。

3. **磷酸钠盐** 磷酸钠盐也是一种高渗性溶液，其相比以上两种泻药，它需要的液体量更少，而肠道准备的质量却相当，这也使得患者依从性更好，出现恶心、呕吐及腹胀等不良反应更少，因此对于无法耐受大量液体的患者可以考虑选择。因磷酸钠盐是高渗性溶液，其在肠道准备过程中可能会伴有体液或电解质紊乱，因而对于老年人、肾功能不全、电解质紊乱、心力衰竭、心律失常或使用血管紧张素转化酶抑制剂等患者，尽量避免使用磷酸钠盐准备肠道。磷酸钠盐建议分次服用，一般是在检查前10～12h使用80ml水溶解后服用，检查前3～5h前再服用一次即可。

4. **甘露醇注射液** 甘露醇注射液也可以作为一种肠道准备剂，它也是一种高渗性溶液，其可以减少肠道内液体的吸收并促使其进入肠腔，从而达到清洁肠道的作用。甘露醇注射液具有价格低、使用方便等优点，但它为高渗性溶液，也可造成电解质紊乱，从而诱发腹胀、恶心、呕吐等不适。因甘露醇在肠道中可能会被分解为可燃烧气体，若在内镜下进行电凝或电切等操作有诱发气体爆炸的风险，所以对于要进行内镜下肠道手术的患者不推荐使用。一般是建议在术前4～6h，兑成10%的溶液1 000ml于30min内口服完毕。

（五）特殊人群的肠道准备

1. 对于老年或便秘的患者，往往因胃肠动力不足导致肠道准备差，在检查前应给予2～3天的半流质饮食，同时可辅以促动力或通便药物来增加肠道蠕动，并在服用泻药期间多鼓励其走动及轻揉腹部来提高肠道准备质量。

2. 对于下消化道出血的患者，可能需要行急诊肠镜检查来明确病因，但往往因粪便或积血影响视野的观察，从而使得阳性发现率明显降低。因而对该类的患者，在患者病情稳定下并充分评估患者情况，可考虑服用PEG电解质散来准备肠道，以提高急诊肠镜肠道准备的质量。

3. 对于小于2岁的儿童，可以使用生理盐水灌肠来准备肠道，亦可考虑小剂量的PEG电解质散或乳果糖来准备肠道；对于大于2岁的儿童，建议分次使用PEG电解质散来准备肠道，每次最多不超过50ml/kg，总量不超过4L。

4. 妊娠期妇女应尽量避免肠镜的检查，若有强烈的肠镜检查适应证，可考虑使用PEG电解质散来准备肠道，并需要评估孕妇的获益情况。

（六）消泡剂在肠道中的应用

多数内镜医生在检查中会因泡沫的存在而影响对病灶观察，因而在肠道准备过程中可适当地使用消泡剂，不仅能减少气泡的干扰，还能缓解患者的恶心、腹胀等不适，可有效地提高肠道准备的质量，从而缩短检查时间及提高腺瘤的检出率。目前比较常用的消泡剂为二甲硅油或西甲硅油，一般与最后一袋泻药同时服用或泻药服用完后再服用。

（七）退镜流程

1. 肠镜进入深度应达到回盲部，最好能进入回肠末端。退镜依次观察回盲部、升结肠、结肠肝曲、横结肠、结肠脾曲、降结肠、乙状结肠、直肠及倒镜观察肛门口。

2. 依次全面观察，应用旋转镜身、屈曲镜端、倒转镜身及调节空气量等方法，仔细观察每个结肠袋黏膜，在直肠近肛管部应常规反转观察，以防漏诊。

3. 应注意肠腔内充气量的调节，既要避免气量过少时肠壁皱缩，也要避免肠腔过度扩张而造成皱襞后方的盲区。必要时，要反复地充气、吸气和进退镜身，以及进行反转观察。

4. 观察黏膜色泽、血管网、光滑度、黏液及结肠袋皱襞形态变化等。

（八）高质量结肠镜检查标准

高质量的结肠镜检查是保证筛查效果的关键，目前较为公认的高质量结肠镜检查标准包括以下几个方面。

1. **良好的肠道准备率应＞85%** 目前已有多种肠道准备评分量表，例如波士顿量表和 Ottawa 量表等。很多研究表明，受试者肠道准备一般和较好时，结肠镜检查的腺瘤检出率显著高于肠道准备不充分者。在结肠镜检查报告中，必须描述肠道准备状况。

2. **盲肠插镜率＞95%** 完整完成全结肠镜检查对保证结肠镜检查质量具有重要意义。有研究表明盲肠插镜率高于 95% 的内镜医师，其受检者的间期癌发病率显著低于盲肠插镜率低于 80% 的内镜医师所检查的患者。

3. **退镜时间应至少保证** 6min 既往研究表明，与平均退镜时间＜6min 的内镜医师相比，退镜时间≥6min 者的腺瘤检出率显著提高，而中位退镜时间为 9min 的内镜医师的腺瘤检出率最高。鉴于我国国情，建议筛查时结肠镜检查退镜时间保证在 6～9min。

4. **腺瘤检出率** 腺瘤检出率（adenoma detection rate，ADR）是指医生通过内镜检查发现至少一个经组织学病理证实为腺瘤的比例。目前我国指南建议 ADR 目标值至少应该＞20%，其中男性＞25%，女性＞15%。ADR 是评价结肠镜检查质量的重要指标，近年来该标准在欧美有提高的趋势。国外研究表明，ADR 每增加 1%，相应的间期结直肠癌发病率将降低 3%，其中 ADR＞33.5% 的内镜医师组的患者间期癌风险最低。

（九）结直肠息肉的分型

1. **根据息肉大体形态分型**

（1）巴黎分型：消化道浅表肿瘤的巴黎分型将消化道病变分为 3 种类型：0-Ⅰ型（隆起型）、0-Ⅱ型（平坦型）和 0-Ⅲ型（凹陷型），其中 0-Ⅲ型是针对食管及胃的病变，不适用于结直肠病变。

根据病变形态，0-Ⅰ型可分为 0-Ⅰp 型（有蒂型）、0-Ⅰsp 型（亚蒂型）和 0-Ⅰs 型（无蒂型）。

根据病变形态，0-Ⅱ型可为 0-Ⅱa（浅表隆起型）、0-Ⅱb（完全平坦型）和 0-Ⅱc（浅表凹陷型）。

为了区分 0-Ⅰ型和 0-Ⅱ型，以病变高于周围黏膜的高度为依据，结肠柱状上皮的划分标准为 2.5mm，高于周围 2.5mm 黏膜为 0-Ⅰ型，低于周围黏膜 2.5mm 为 0-Ⅱ型；而为了区分 0-Ⅱc 型和 0-Ⅲ型，以病变低于周围黏膜的深度为依据，结肠柱状上皮的划分标准为 1.2mm，低于周围黏膜深度不超过 1.2mm 为 0-Ⅱc，低于周围黏膜深度超过 1.2mm 为 0-Ⅲ型。

（2）侧向发育型肿瘤：侧向发育型肿瘤（laterally spreading tumor，LST）指直径超过 10mm，沿结肠管腔蔓延而垂直浸润浅的结肠病变，隆起高度小于病变直径的 1/2。病变浸润深度通常与其直径相关，病变越大，浸润深度越深。依据其表面形态可分为颗粒型（LST granular type，LST-G）和非颗粒型（LST non-granular type，LST-NG）。LST-G 又分为颗粒均一型（nodular homogeneous type，LST-G-H）和结节混合型（nodular mixed type，LST-G-M）。LST-NG 又分为扁平隆起型（flat elevated type，LST-NG-F）和假凹陷型（pseudo-depressed type，LST-NG-PD）。四种亚型镜下形态如图所示（图 4-2）。

（3）山田分型：山田分型是消化道隆起性息肉的分类方法，其从形态学上进行描述分类，与病变的组织类型及良恶性无关，具体分型如图所示（图 4-3）。

Ⅰ型：隆起的起始部位光滑，没有形成明确的

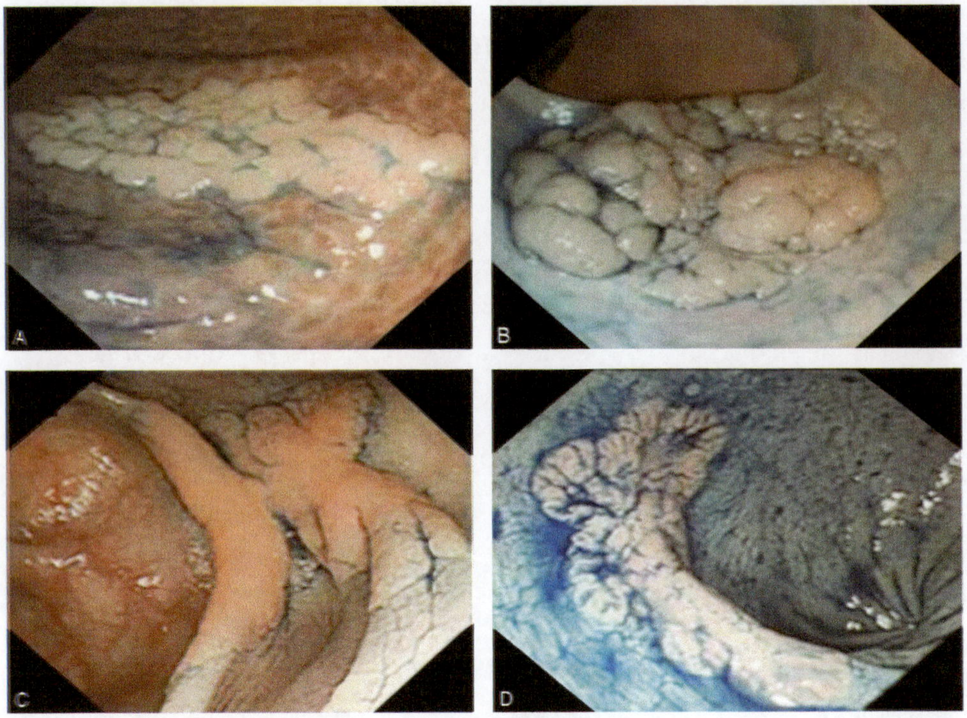

图 4-2 侧向发育型肿瘤分型

A. 颗粒均一型 LST-G-H；B. 结节混合型 LST-G-M；C. 扁平隆起型 LST-NG-F；D. 假凹陷型 LST-NG-PD。

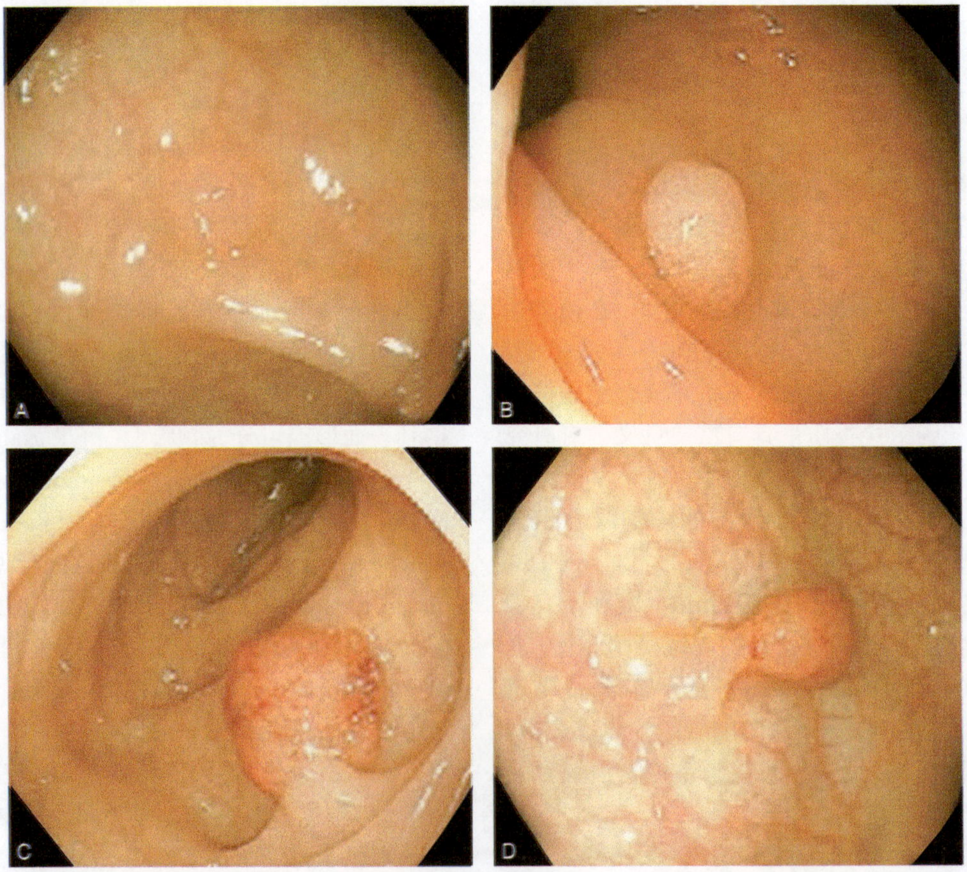

图 4-3 山田分型

A. 山田Ⅰ型息肉，呈丘状；B. 山田Ⅱ型息肉，呈半球状；C. 山田Ⅲ型息肉，有亚蒂；D. 山田Ⅳ型息肉，有蒂。

边界线。

Ⅱ型：隆起的起始部位形成了明确的边界线，但是没有见到中间变细的改变。

Ⅲ型：隆起的起始部位形成了明显的中间变细的改变，但看不到蒂（亚蒂）。

Ⅳ型：隆起的起始部位可见明显的蒂（有蒂）。

2. 根据息肉表面腺管或血管分型

（1）工藤分型（Pit pattern，PP分型）：是基于腺管开口形态的分型方法，共分为7型，其中Ⅰ型和Ⅱ型判定为非肿瘤性病变，其余为肿瘤型病变（表4-3），是临床上最常应用的一种分型方法，对于浸入深度判断尤其重要。

表4-3　PP分型

分型	示意图	Pit形态	实例	最可能组织学
Ⅰ	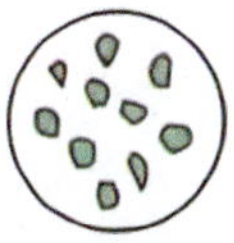	类圆形pit	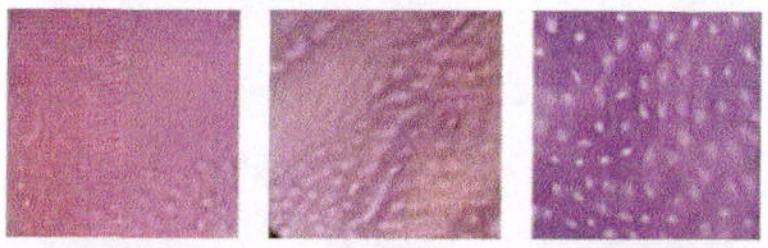	正常黏膜或炎性病变
Ⅱ	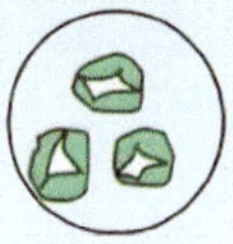	星芒状pit	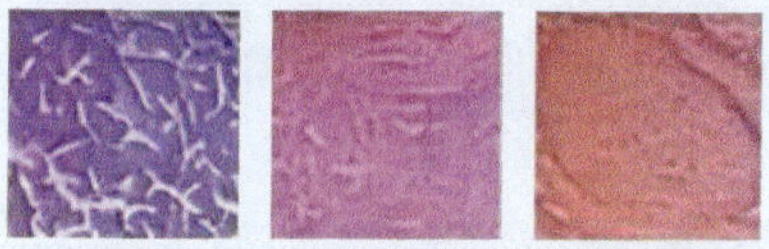	增生性息肉或锯齿状病变
Ⅲ$_{S}$	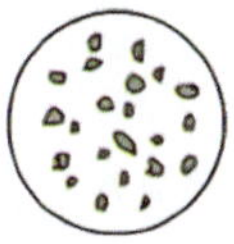	比正常小的管状、类圆形pit		腺瘤或早期癌
Ⅲ$_{L}$	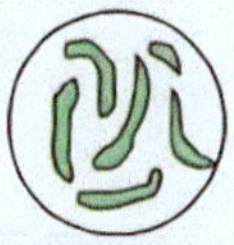	比正常大的管状、类圆形pit	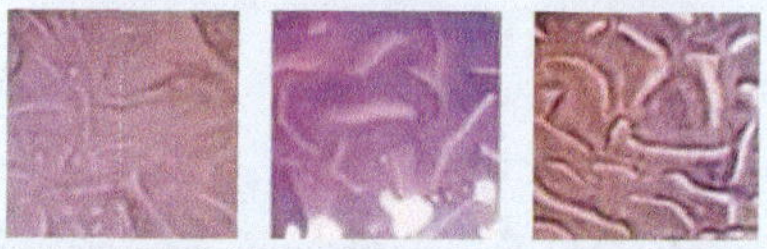	腺瘤
Ⅳ	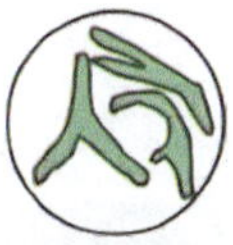	树枝状或脑回状的pit	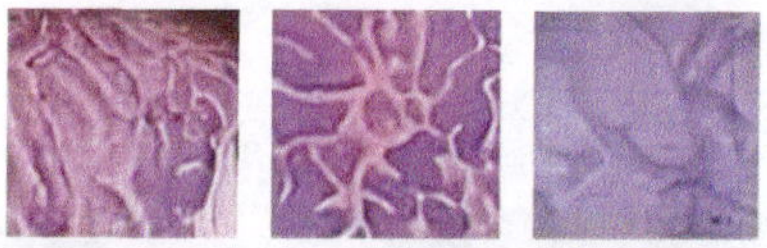	腺瘤
Ⅴ$_{I}$	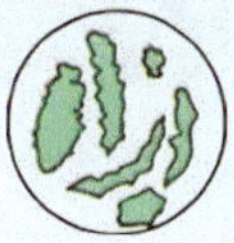	不规则的pit	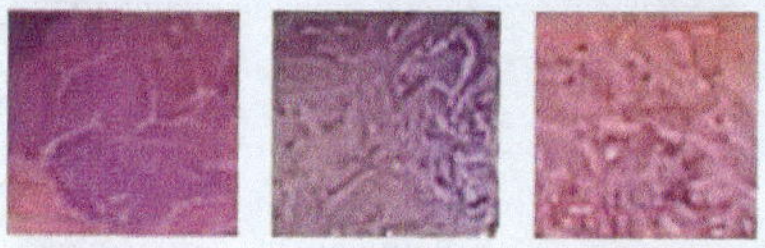	早期癌
Ⅴ$_{N}$	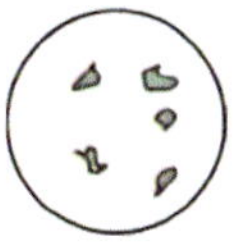	不规则pit减少，出现无结构的pit	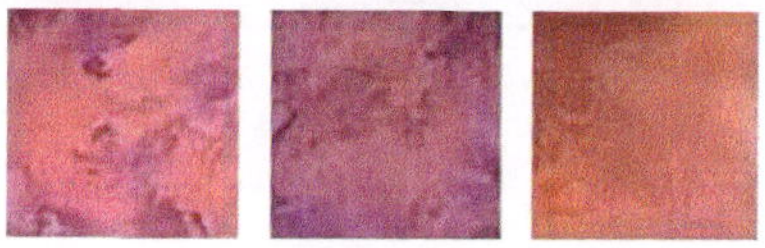	黏膜下浸润癌

（2）佐野宁分型（Sano分型）：佐野宁分型又称CP分型（Capillary Pattern），是一种基于微血管构造的分型，它分为Ⅰ至Ⅲ型，其中Ⅲ型为恶变改变（表4-4）。

（3）NICE分型：NICE分型是一种不依赖放大观察的分型，根据结肠病变的色泽、血管形态及腺管结构的不同对结肠病变进行分类，共分为3型，具体见表4-5。

（4）JNET分型：JNET分型是通过窄带成像技术（narrow band imaging，NBI）放大观察息肉表面腺管结构及血管结构来进行分型的，共分为3型，具体见表4-6。

临床工作中，可根据情况选择上述内镜分型，以初步判断息肉的性质，决定是否可行内镜下治疗。当我们对浸润深度存在困惑时，多选择PP分型来进一步鉴别，当腺管结构显示不清时，需要借助靛胭脂或结晶紫染色来进一步区分腺管结构。实际中如何来操作呢？当发现结肠病灶时，首先要将表面黏液冲洗干净，以便能清楚地观察表面结构（图4-4A），拍照时需定图，近镜远

表 4-4　CP 分型

类型	CP Ⅰ	CP Ⅱ	CP ⅢA	CP ⅢB
模式图	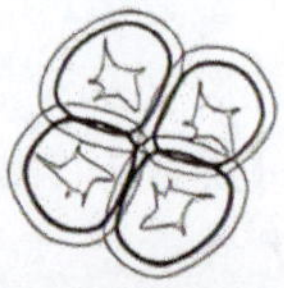	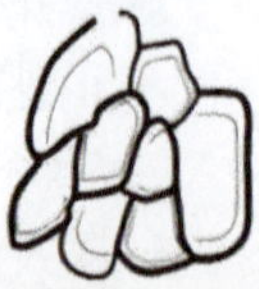	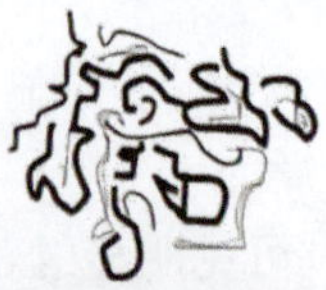	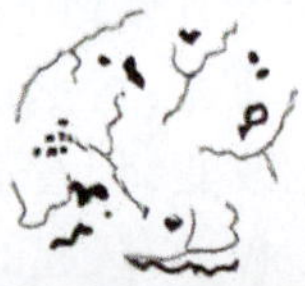
内镜形态	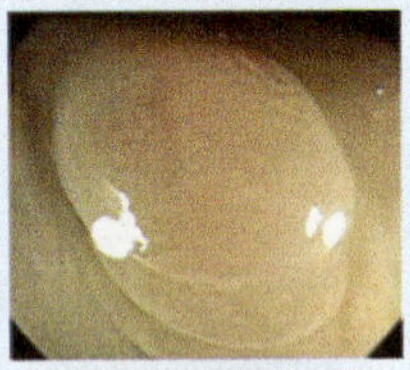	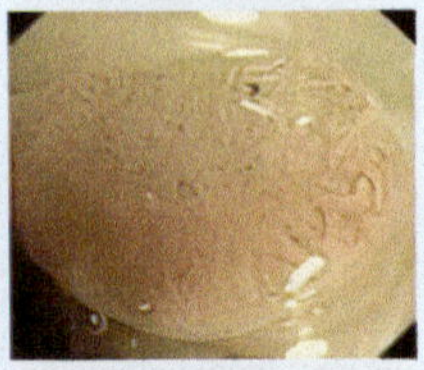	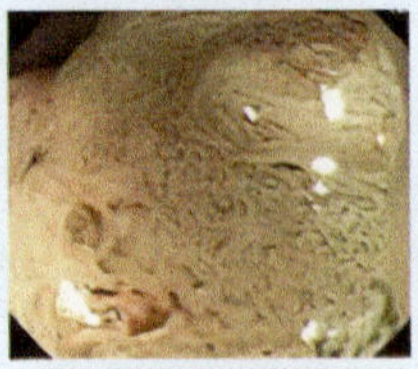	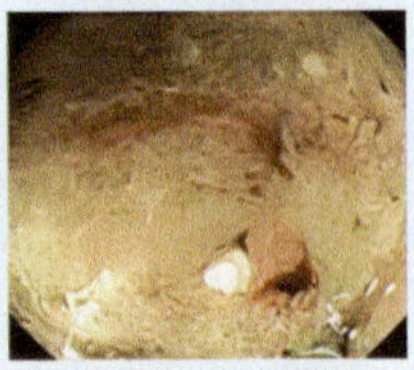
毛细血管特征	网状毛细血管(－)	规则的网状毛细血管(＋)	不规则分支或中断的毛细血管网，毛细血管密度高	几乎无血管或微毛细血管稀疏
对应的组织学	正常黏膜、增生性息肉	腺瘤性息肉	黏膜内癌或 SM 浅层癌	SM 深层癌或以上

注：SM：submucosa，黏膜下层。

表 4-5　NICE 分型

类型	1 型	2 型	3 型
颜色	与背景颜色相近或更浅	相对背景偏棕色	相对背景呈深棕色，有时伴有白斑
微血管结构	表明缺乏血管或仅有稀疏的丝状血管	围绕白色结构增粗的棕色血管	有血管明显扭曲或缺失区域
表面结构	大小一致的黑色或白色斑点，或没有明显图案	椭圆形、管状或分支状的白色结构	表面结构不规则或缺失
可能的病理诊断	增生性息肉	腺瘤	黏膜下深层浸润癌
内镜图像	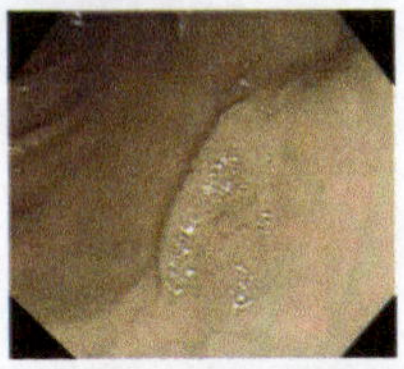	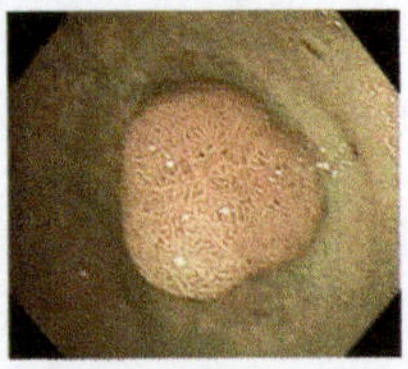	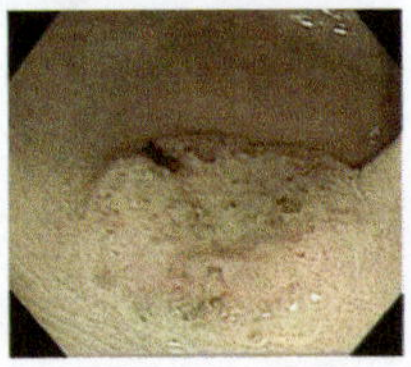

表 4-6　JNET 分型

类型	1 型	2A 型	2B 型	3 型
腺管结构	不可见	粗细、分布均一（网状或螺旋状）	粗细不一，分布不均匀	稀疏的血管区域，粗的血管中断
血管结构	规则的黑色或白色圆点	规则（管状、分支状或乳头状）	不规则或模糊不清	无结构区域
可能的病理诊断	增生性息肉或无蒂锯齿状病变	低级别上皮内瘤变	高级别上皮内瘤变或黏膜下浅层浸润癌	黏膜下深层浸润癌
内镜图像	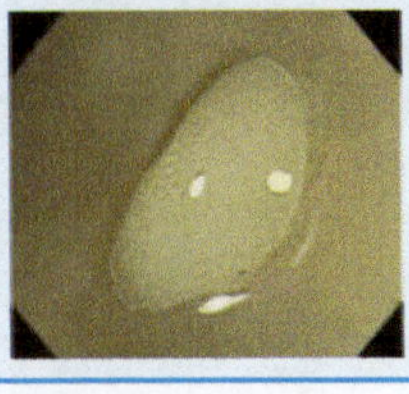	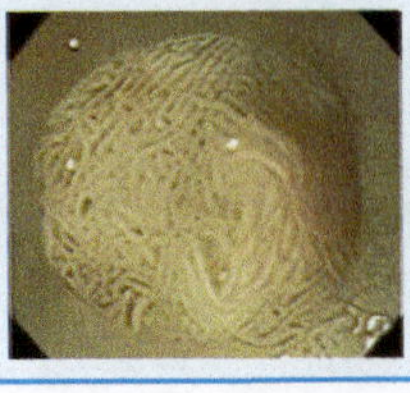	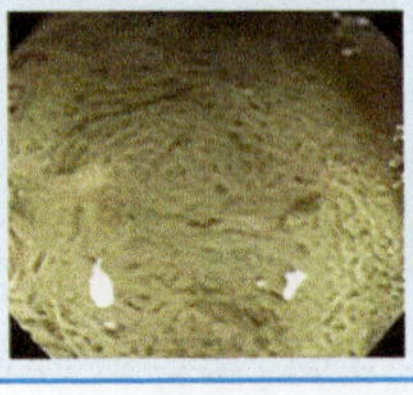	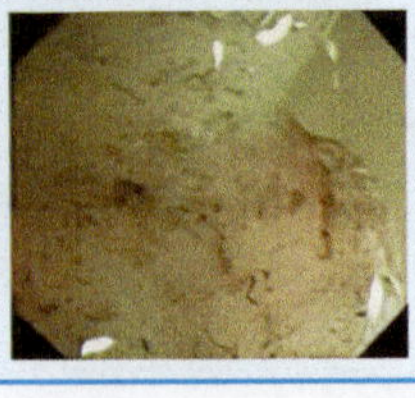

景或不同色素模式下均需留图(图 4-4B),此后需逐步放大观察表面微血管或微结构(图 4-4C),必要时可辅以靛胭脂染色观察腺管结构(图 4-4D),对于Ⅲs 或Ⅴ型腺管区分困难时,可使用结晶紫染色来进一步观察(图 4-4E)。

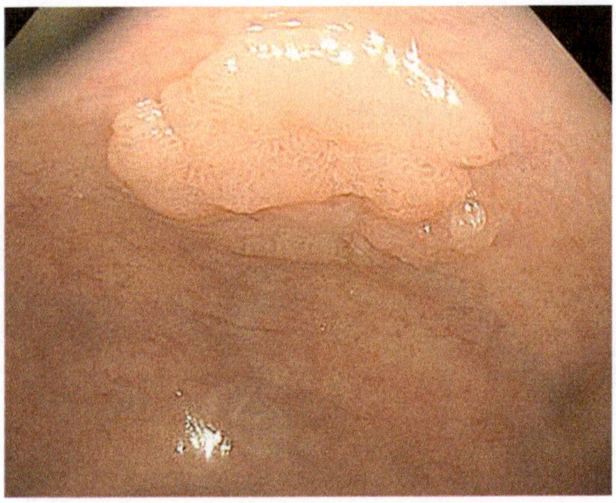
图 4-4A 白光内镜图

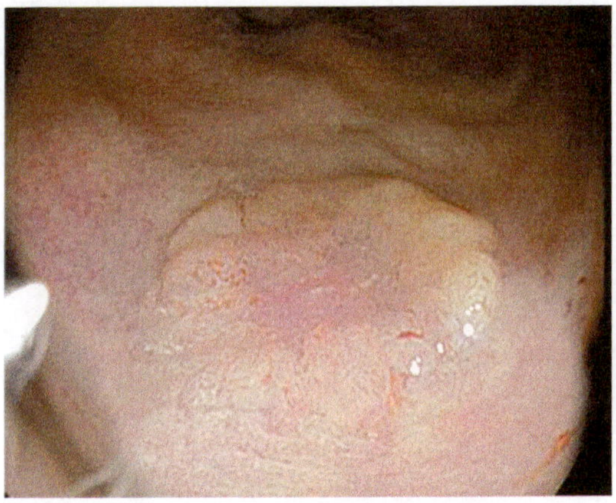
图 4-4B 联动成像技术内镜图

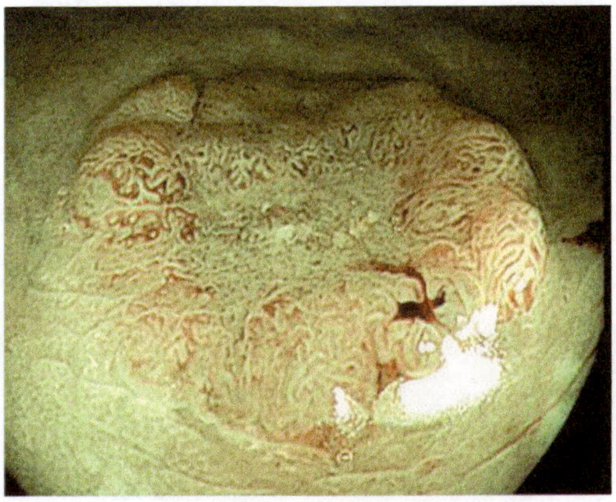
图 4-4C 蓝激光成像技术放大内镜图

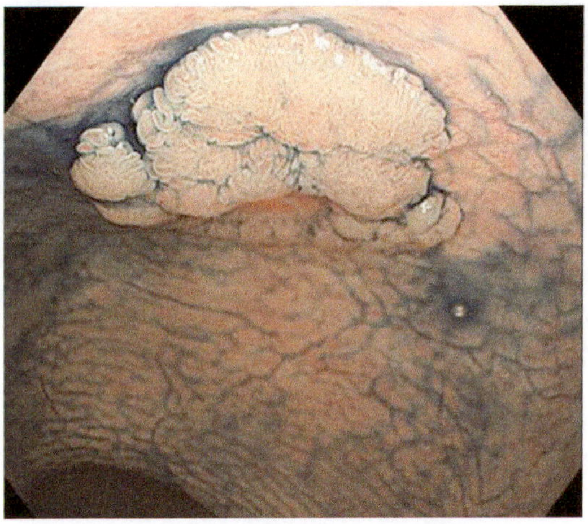
图 4-4D 靛胭脂染色内镜图

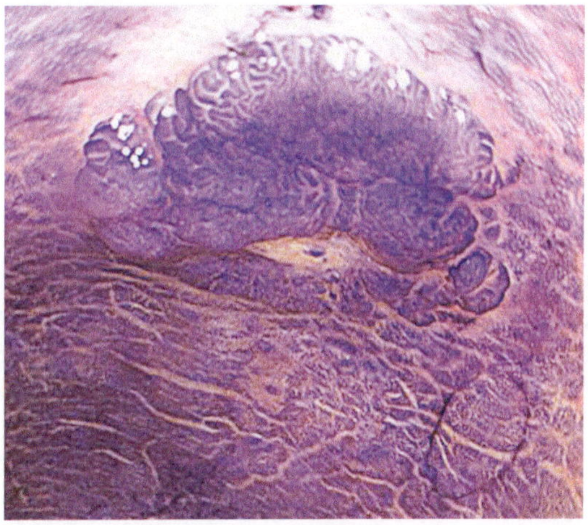
图 4-4E 结晶紫染色内镜图

(十)漏检因素

结肠镜检查是发现结直肠病变最敏感的方法,但结肠镜检查有一定的漏诊率,其漏诊率可高达 26% 以上,主要是发生在近端结肠,以锯齿状和平坦型病变为主。这些漏诊的病变后续可能发展为结直肠癌,这也是间期结直肠癌发生的重要原因。通过结直肠癌筛查,右半结肠癌风险可下降 26%~68%,但远低于左半结肠癌下降的风险(83%~87%)。其一方面可能与右半结肠早期病变的体积较小、平坦型病变有关,另一方面可能与右半结肠的肠道准备成功率显著低于左半结肠和横结肠亦有关。近端结肠锯齿状病变检出率每提高 1%,间期结肠癌死亡风险就降低 3%。

(十一)易漏诊的结肠表浅性病变的特点

结肠隆起型息肉往往不易被忽视,而浅表性病变往往易漏诊,这与病变具有隐匿性有关,尤其是锯齿状病变，也是结肠癌发生发展的一种途径，因而在退镜时需对细微处仔细观察。这些病变往往有以下特点：①结肠黏膜色调的轻微改变（发红或灰白）；②结肠黏膜微血管网的中断/模糊；③结肠黏膜略粗糙以及结肠袋皱襞形态的变化（变浅、略隆起或中断）。当白光内镜下见到任何细微变化，而怀疑有病灶存在时，一定要以0.2% 靛胭脂喷洒后观察。这些病变具体镜下表现如下图所示（图4-5至图4-7）。

五、AI 辅助筛查

目前研究表明，80%～95% 的结直肠癌由结肠息肉发展而来，但常规内镜检查息肉漏检率可达17%～48% 不等，这可能与肠道准备不充分及视野疲劳等因素有关，而近年来的研究就指出AI在息肉的检出方面有着令人惊喜的一面。目前有相关研究表明，AI在小息肉（<10mm）的检出率要高于常规内镜检查组，而与内镜专家相近。虽然息肉的检出和去除会降低结肠癌的发生，但会增加患者的费用负担，尤其是并非所有的小息肉都会发展成结肠癌，这取决于其病理类型是增生还是腺瘤。而近期也有相关研究指出，AI在组织学预测的敏感性和特异性都十分高，且能使用其

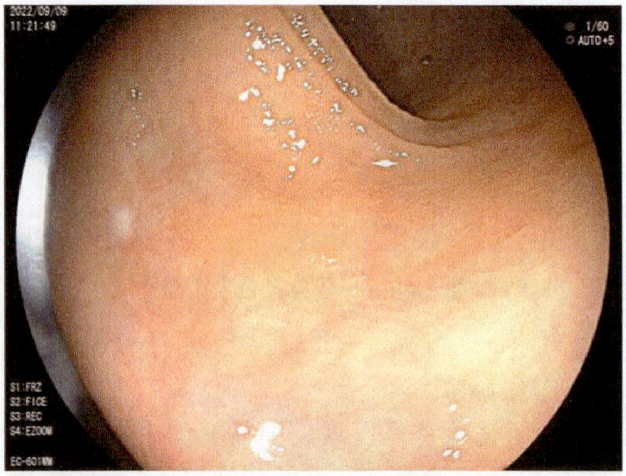

图4-5A　结肠黏膜轻度发红

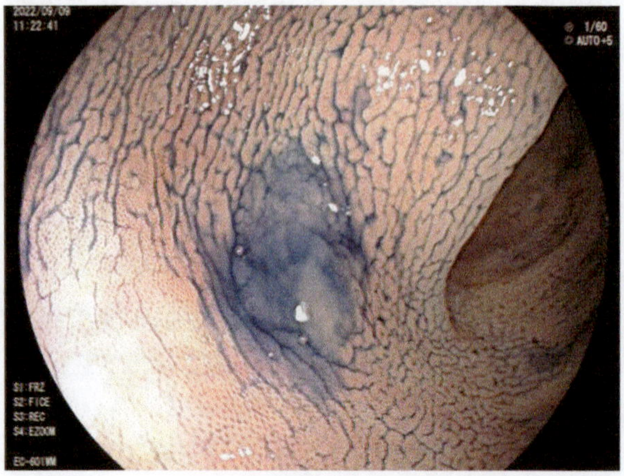

图4-5B　靛胭脂染色后可见边界

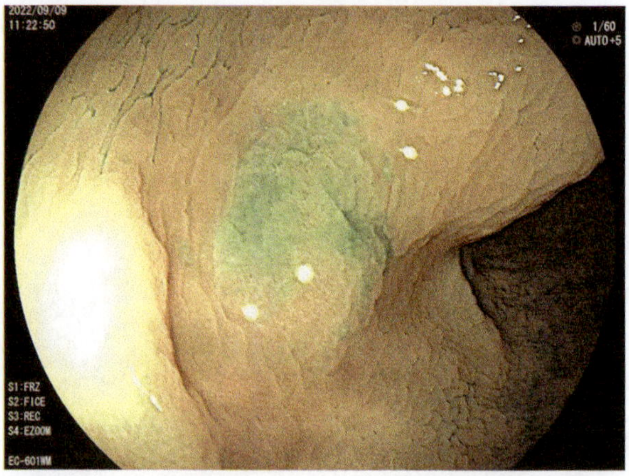

图4-5C　智能分光比色技术模式下+靛胭脂显示为锯齿状病变

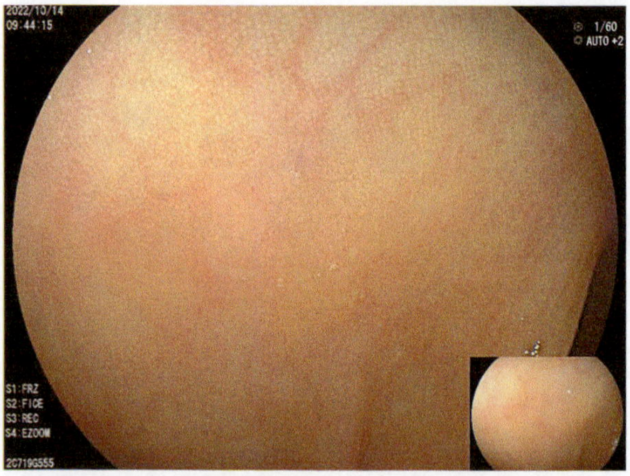

图4-6A　结肠黏膜稍粗糙，局部血管网模糊

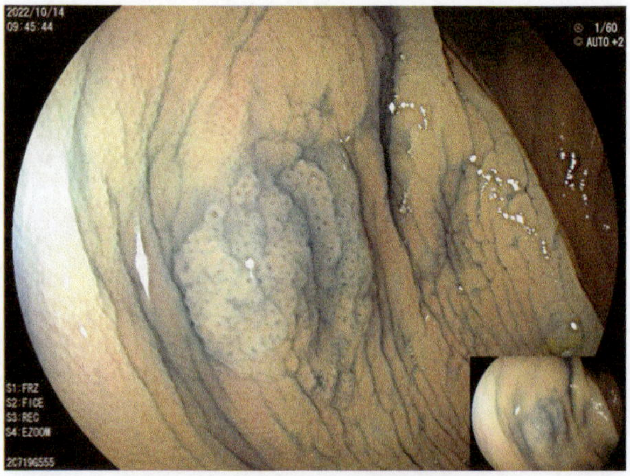

图4-6B　靛胭脂染色后呈锯齿状病变

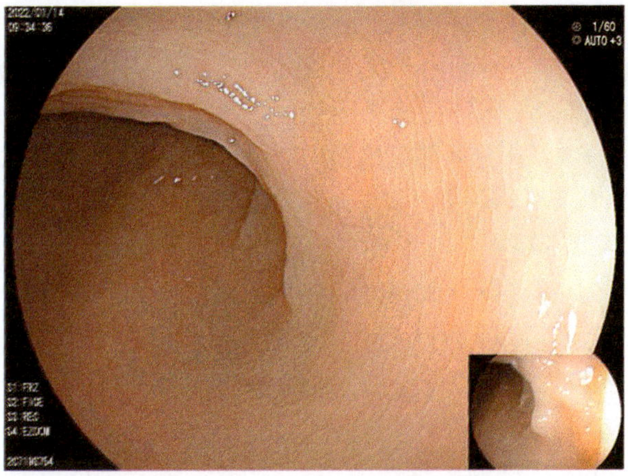

图 4-7A　结肠黏膜稍隆起

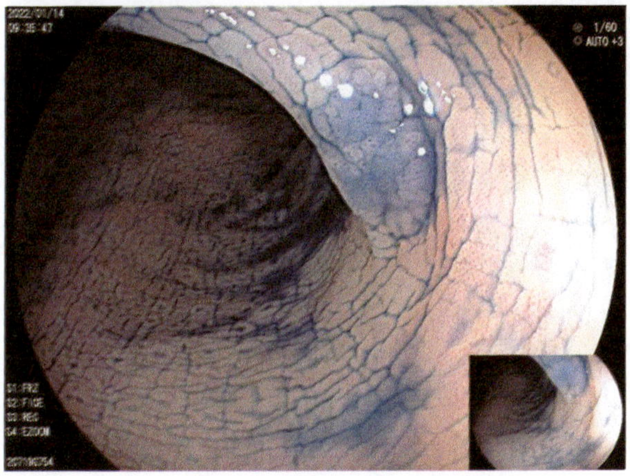

图 4-7B　靛胭脂染色后边界清楚

来鉴别和去除息肉的决策，可大大降低人们的费用成本。

六、超声内镜检查

（一）适应证

结直肠癌超声内镜检查适应证有：①明确结直肠癌 T 分期（原发病灶侵及层次、与邻近器官的关系）；②判断有无周围淋巴结转移（EUS 引导下细针穿刺活检获得病理学确认 N 分期）；③结直肠癌术后和/或放化疗后复发的诊断。

（二）禁忌证

结直肠癌超声内镜检查禁忌证有：①严重心肺疾病；②严重的精神病患者；③疑有消化道穿孔患者；④急剧恶化的结肠炎症；⑤近期内做过肠道手术或腹盆腔放射治疗者；⑥妊娠及月经期。

（三）并发症

肠穿孔、肠出血、肠系膜或浆膜撕裂、一过性菌血症、结肠气囊肿症等等。

（四）正常结直肠声像图

正常肠壁由黏膜层（上皮、固有膜、黏膜肌层）、黏膜下层、固有肌层（环形肌、纵行肌）和浆膜层构成。正常结肠声像图为五层结构（图 4-8），第一层为高回声层，代表黏膜界面回声及浅表黏膜；第二层为低回声层，代表黏膜肌层；第三层为高回声层，代表黏膜下层；第四层为低回声层，代表固有肌层；第五层为高回声层，代表浆膜下层及浆膜层。

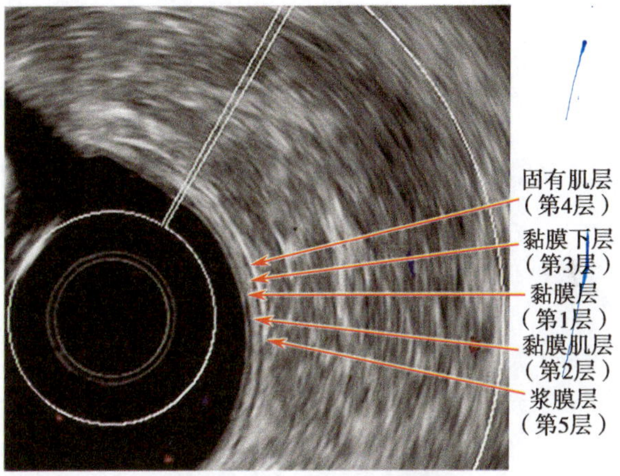

图 4-8　正常结肠声像图

（五）结直肠癌声像图

1. **早期结直肠癌声像图特征**　早期结直肠癌指癌细胞局限于黏膜固有层以内或穿透结直肠黏膜肌层浸润至黏膜下层，但未累及固有肌层。声像图主要特征为黏膜内癌表现为黏膜层和（或）黏膜肌层增厚，黏膜下层清晰、连续、完整。黏膜下层癌表现为黏膜肌层和黏膜下层层次紊乱、分界消失，黏膜下层增厚、中断。

2. **进展期结直肠癌声像图特征**　进展期结直肠癌是指癌细胞浸润深度超过了黏膜下层或出现了转移的结直肠癌。声像图主要特征为低回声不规则肿块，结直肠壁增厚，结构消失、层次紊乱（图 4-9A、图 4-9B）。T_2 期 EUS 征象：肿瘤侵及固有肌层，浆膜尚完整。T_3 期 EUS 征象：结直肠壁五层结构层次消失。T_4 期 EUS 征象：肿瘤侵及脏层腹膜及邻近器官和结构。

研究表明，EUS 对结直肠癌 T_1～T_4 分期的准确率分别为 83%、83%、93% 和 71%，对 N 分期准确率为 77%，敏感性为 77%，特异性为 76%。EUS 对于结直肠癌的意义在于：①进行结直肠癌

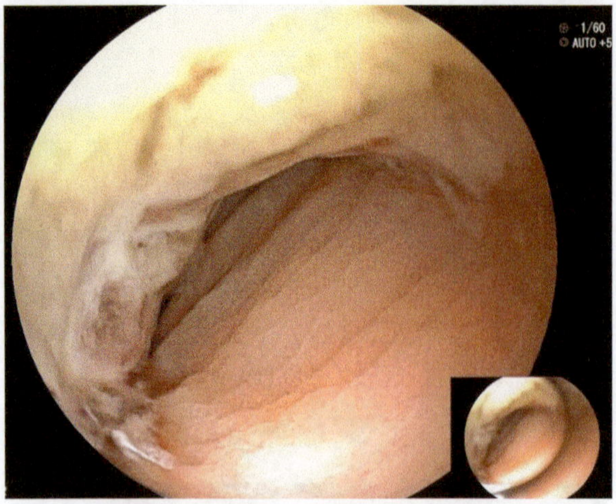

图 4-9A 进展期结直肠癌内镜下图像表现

内镜下见环 1/2 周新生物，上覆坏死组织及污秽物。

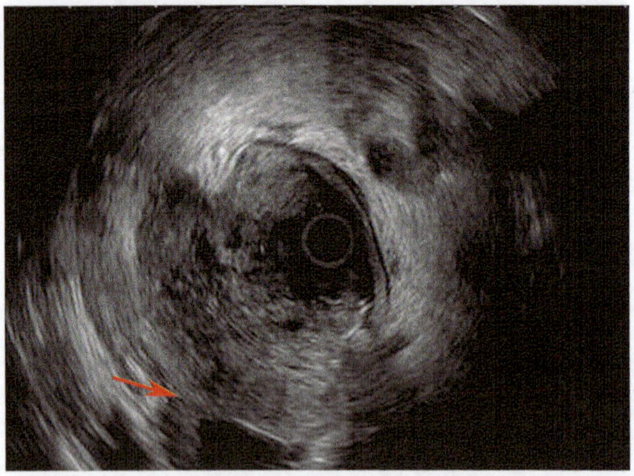

图 4-9B 进展期结直肠癌超声内镜图像特征

不均质低回声肿块破坏管壁全层，突破管壁浆膜层，致浆膜层形态不规整、模糊、断裂（红色箭头）。

术前分期，对于治疗方案的抉择和预后的判断提供有价值的信息；②超声指导下对原发肿瘤或肿大淋巴结活检；③鉴别肠道其他良性疾病；④预测病情发展程度；⑤评价治疗效果；⑥监测术后复发；⑦EUS 结直肠肿瘤 T 分期是国家等级医院评审的考核指标之一。

七、其他

（一）结肠 CT 成像技术

结肠 CT 成像技术（CT colonography，CTC）是指检查者在接受肠道准备后，用气体充盈扩张肠道，然后对腹部进行薄层的 CT 扫描，通过三维重建，对肠道内的情况进行检查。该检查方法因需要肠道准备、操作相对复杂、费用较高，且受病灶大小的影响及需要承受一定的辐射，目前在国内应用较少。因此，暂不推荐用于大规模的人群筛查，仅推荐用于无法完成结肠镜检查的病例，或作为临床辅助诊断的手段。

（二）结肠胶囊内镜

结肠胶囊内镜（colon capsule endoscopy，CCE）检查具有无痛苦、方便快捷等优点。目前有少数研究尝试将结肠胶囊内镜用于结直肠癌筛查。通过对 13 项研究中 2 485 例患者进行的系统回顾报道，结直肠癌的检出率为 95%，且无并发症描述。其息肉检出率在 24%～74% 之间，大于 6mm 息肉的敏感性为 79%～96%，大于 10mm 息肉的敏感性为 84%～97%。因该项检查需要更高质量的肠道准备，有一定的胶囊滞留率且无法进行活检，目前暂未在我国进行大量临床研究。

（三）Septin9（*SEPT9*）基因甲基化检测

寻找外周血结直肠癌特异性分子标志物对提高受检者筛查依从性具有重要意义。甲基化 *SEPT9* 基因是结直肠癌早期发生、发展过程中的特异性分子标志物。*SEPT9* 基因甲基化检测已经过国内外多中心临床验证，第一代检测方法已在部分西方国家应用。最近我国一项大规模临床试验发现其诊断结直肠癌的灵敏度和特异度分别为 74.8% 和 87.4%，均高于 FIT 检测。但 *SEPT9* 对于癌前病变（结直肠腺瘤、息肉及进展期腺瘤）的诊断敏感性和特异性不足，不推荐用于人群筛查，可作为个体化诊断的选择与补充。

八、病理诊断

（一）结直肠早期癌和癌前病变定义

结直肠早期癌指癌细胞局限于黏膜固有层以内或穿透结直肠黏膜肌层浸润至黏膜下层，但未累及固有肌层。

结直肠癌前病变包括腺瘤性息肉、锯齿状息肉及息肉病（腺瘤性息肉病以及非腺瘤性息肉病）。

根据世界卫生组织（WHO）消化系统肿瘤分类（2019 年版），结直肠癌的组织学分型包括：①腺癌，非特殊型；②特殊类型，锯齿状腺癌、腺瘤样腺癌、微乳头状腺癌、黏液腺癌、印戒细胞癌、髓样癌、腺鳞癌、未分化癌；③非特殊型，癌伴有肉瘤样成分。

（二）内镜整块切除病变标本的病理评估

1. 标本处理 标本需充分平展，在标本边缘用不锈钢细针将包括黏膜肌层的整个黏膜层及黏膜下层伸展固定。并做好标本方位的标识，如口侧、肛侧。对息肉标本要注意蒂部的固定（图4-10）。

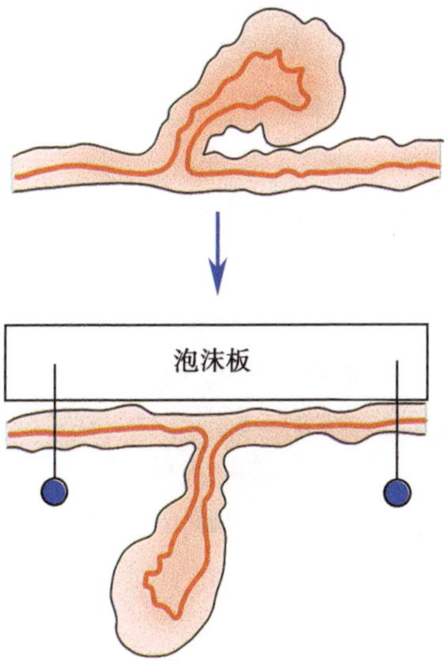

图4-10　带蒂息肉的固定

2. **标本取材**　内镜整块切除，即内镜黏膜切除术/内镜黏膜下剥离术（endoscopic mucosal resection/endoscopic submucosal dissection，EMR/ESD），标本的取材需尽可能反映肿瘤的全貌，全部取材。同时需对标本进行拍照，至少要有两张图片。取材注意事项：①取材前需将标本表面黏液及液体轻拭干净后拍摄全貌图；②取材时可先切连刀（注：未彻底断离组织），然后拍摄取材示意图。若条件允许，可以再拍摄逐一对应的包埋示意图。图片是为了和内镜及患者体内病灶进行比对。

生物染料标记切缘并非必须，若标本前期处理（牵拉、固定）均符合标准，则可不用染色切缘，因为染料溢出会影响复原图效果及肉眼对病灶位置、范围及大体类型等的判定；若标本前期处理欠佳，则需染色辅助判断切缘。

一般取材时从垂直于肿瘤最近距离的黏膜切缘进行切取，每间隔2～3mm平行切开，息肉标本需注意垂直于基底切缘取材，保护息肉蒂部的完整性，充分展示基底切缘（图4-11～图4-13）。如临床特别标记可适当调整，分成大小适宜的组织块，应全部取材并按同一方向包埋（最后一个组织条应该与其他组织条反向包埋，确保最两边的组织条刀切面向下包埋）（图4-14）。

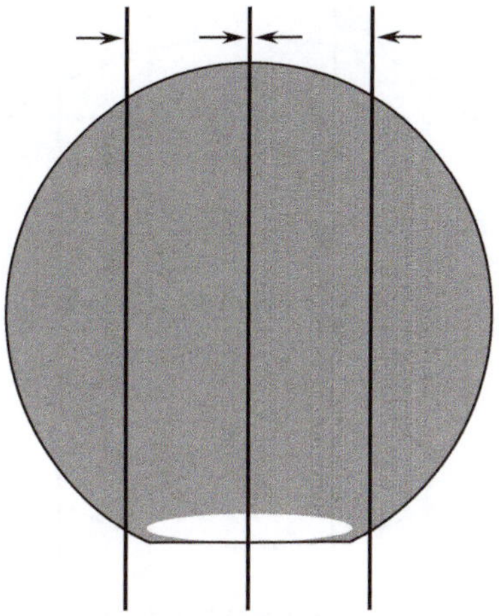

图4-11　无蒂息肉取材

以切缘基底部为中心平行切开，向左、右两侧全部取材，图中的箭头方向为推荐包埋方向。

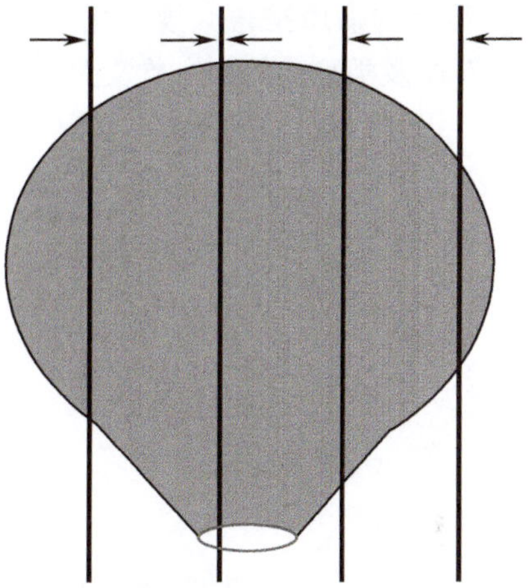

图4-12　窄蒂（直径≤2mm）有蒂息肉取材

垂直于蒂切缘平面，间隔2～3mm将全部标本取材，使蒂部作为一个单独的蜡块，图中的箭头方向为推荐包埋方向。

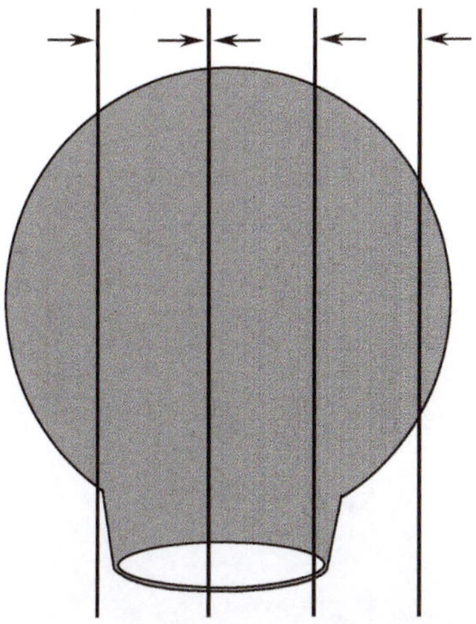

图4-13　宽蒂（直径>2mm）有蒂息肉取材

垂直于蒂切缘平面，间隔2～3mm将标本全部取材，图中的箭头方向为推荐包埋方向。

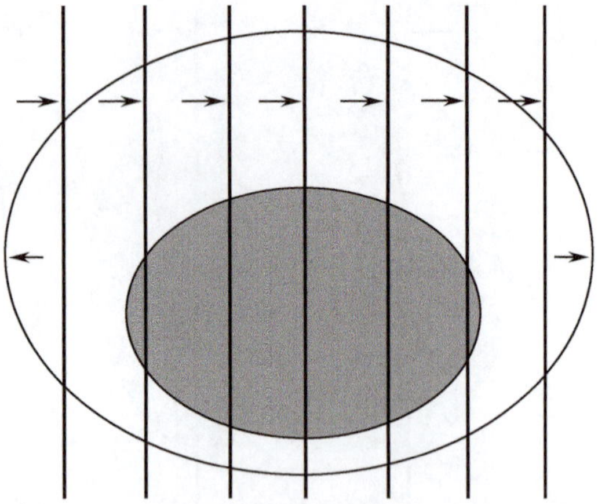

图 4-14　内镜下黏膜切除术和黏膜剥离术标本取材
间隔 2～3mm 平行切开标本，全部取材并按同一方向包埋，图中的箭头方向为推荐包埋方向。

3. **规范化的病理报告**　规范化的病理报告包括标本部位及类型、肉眼分类及大小；肿瘤的组织学类型及大小；标本的水平及基底切缘情况。如果是浸润性结直肠癌，还需评估肿瘤的浸润深度；脉管侵犯情况（淋巴管和静脉）；肿瘤出芽分级等。

4. **测量浸润深度注意事项**

（1）扁平病灶黏膜下层（submucosa，SM）浸润深度测量方法：SM 浸润深度测量依据癌组织对黏膜肌层的破坏程度（可通过免疫组化 Desmin 协助显示）而不同。

1）渗透式浸润：若癌组织内尚可见残存的黏膜肌层，则以残存黏膜肌层下缘为起始点测量至癌组织浸润最深处距离；黏膜肌层主体结构尚存、SM 深度测量起始点可判。如图 4-15 所示。

2）损毁式浸润：若癌组织完全破坏黏膜肌层（癌组织内无任何黏膜肌残存），则测量癌肿表面至浸润最深处的直线距离。黏膜肌层主体结构消失、SM 深度测量起始点不可判。如图 4-16 所示。

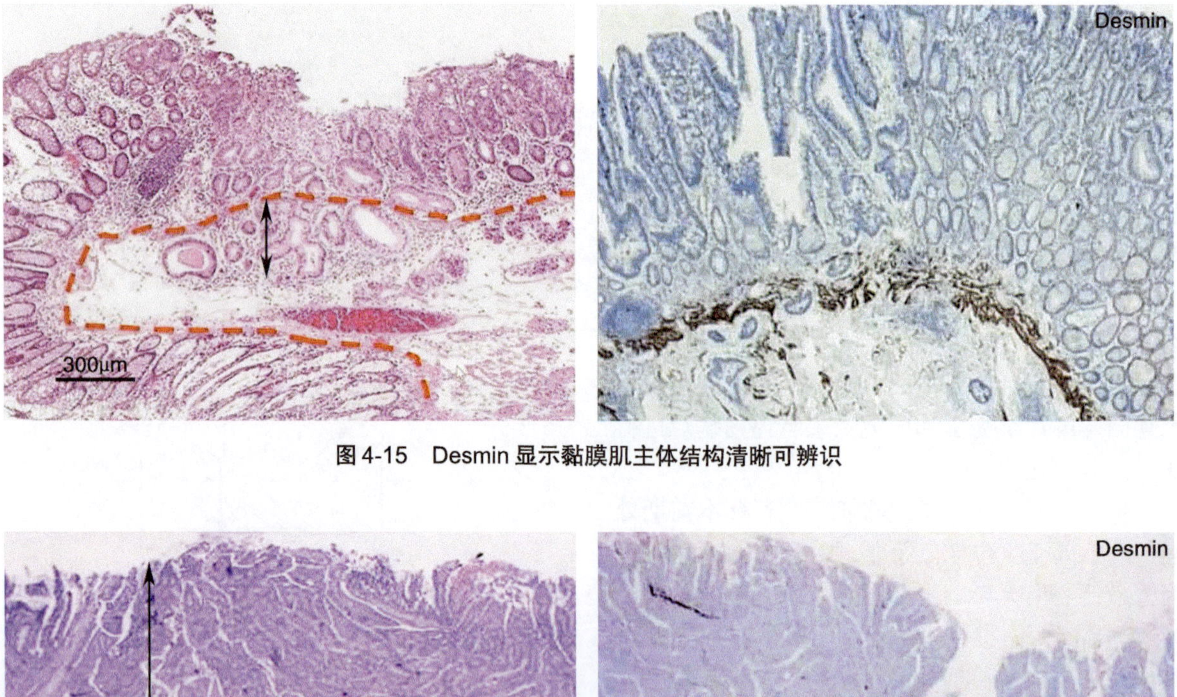

图 4-15　Desmin 显示黏膜肌主体结构清晰可辨识

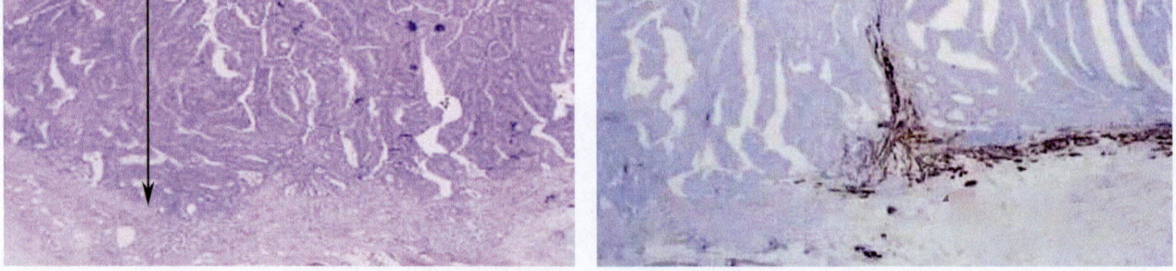

图 4-16　Desmin 显示黏膜肌主体结构消失（癌破坏、纤维间质替代）

（2）有蒂病变浸润深度测量方法：Haggitt 等将有蒂恶性息肉的侵袭程度分 4 级（图 4-17）。

1 级：浸润性腺癌局限于息肉头部。

2 级：颈部（息肉头部与蒂部交界处）受累。

3 级：蒂部见腺癌细胞。

4 级：腺癌细胞浸润到邻近肠壁黏膜下层。

当黏膜肌层呈分支状生长时，以两侧肿瘤和非肿瘤交界点之间的连线为基线，基线以上的浸润视为头浸润（图 4-18）。

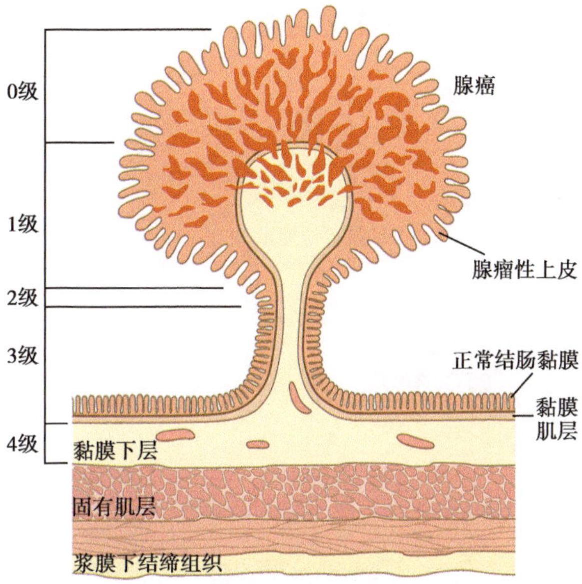

图 4-17　有蒂恶性息肉的分级示意图

当黏膜肌层呈分支状生长时，以两侧肿瘤和非肿瘤交界点之间的连线为基线，基线以下的浸润视为蒂浸润（图 4-19）。

有蒂病变的黏膜肌层可以定位或不是呈分支状生长时，按扁平病变测量浸润深度（图 4-20）。

5. **脉管侵犯情况（淋巴管和静脉）**　①腔内缺乏红细胞的内皮细胞衬覆的管腔内如有肿瘤细胞，可视为淋巴管侵犯。D2-40 是淋巴管较为特异的标志物；②静脉侵犯与淋巴结转移及预后相关，在不确定的情况下，可予以弹力纤维染色协助判断静脉侵犯；③脉管侵犯有时难以与组织收缩间隙鉴别，可辅以 CD31、CD34 等内皮细胞标志物鉴别。

6. **肿瘤出芽**　肿瘤出芽定义为在肿瘤的浸润前缘出现单个肿瘤细胞或最多 4 个肿瘤细胞的细胞簇。肿瘤出芽注意事项：①肿瘤芽的评估是在热点区域，计数 1 个 20 倍目镜（$0.785mm^2$）中肿瘤芽的数目；②根据肿瘤芽的数目，分为 3 级，分别为低级别<5 个；中级别 5～9 个；高级别≥10 个。

7. 内镜下结直肠息肉切除后病理报告模板可参考表 4-7。

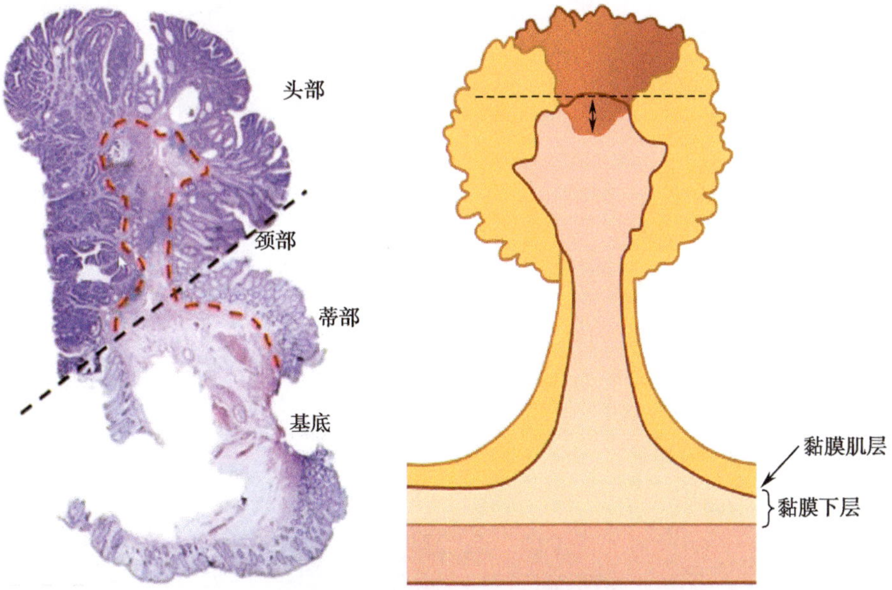

图 4-18　腺瘤癌变头部浸润

腺瘤癌变伴腺瘤头部 SM 浸润，黏膜肌主体结构清晰可辨识。

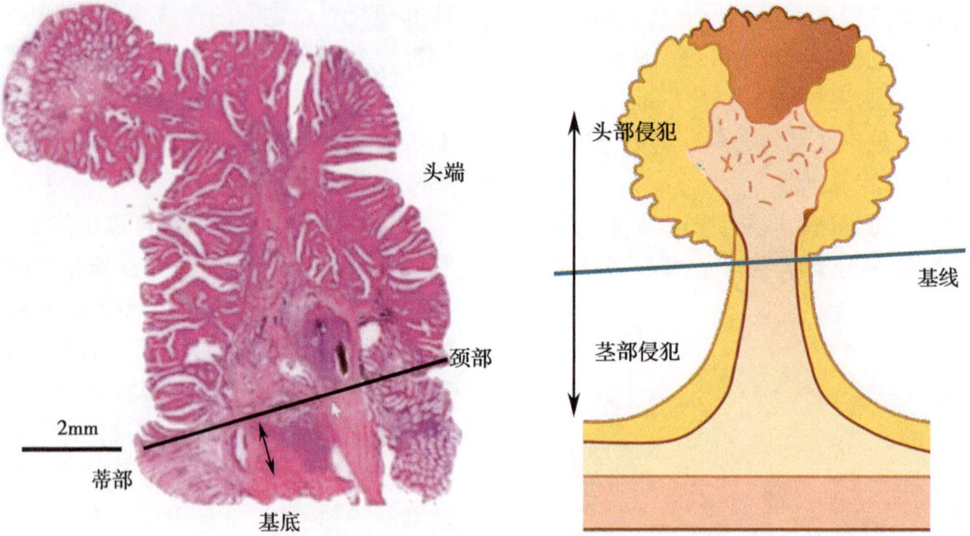

图 4-19　腺瘤癌变蒂部浸润

息肉头部黏膜肌层错乱，使用 Baseline 测量蒂部（Haggitt 3 区）黏膜下层浸润深度。

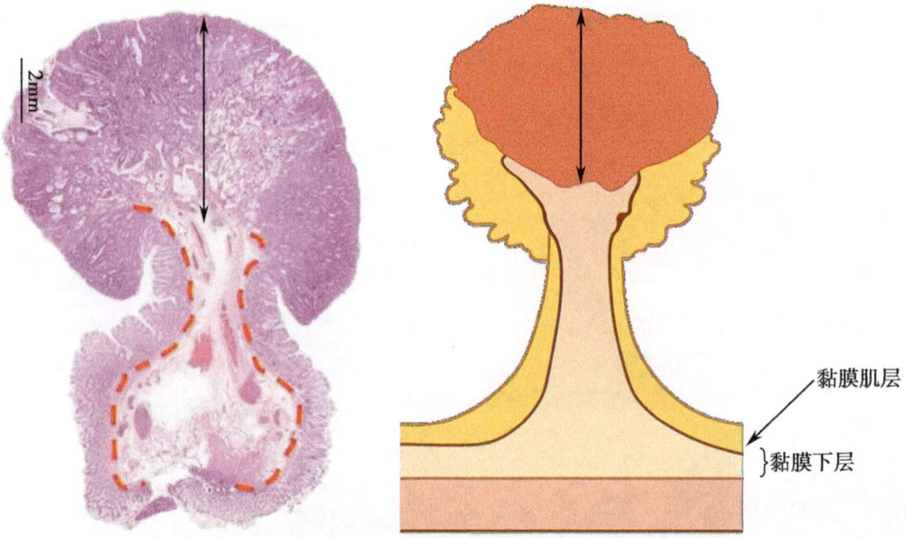

图 4-20　参考扁平病变测量浸润深度

黏膜肌主体结构清晰可辨识，但癌区中央黏膜肌层已被肿瘤损毁式破坏。

表 4-7　结直肠息肉病理报告模板

肠黏膜切除
部位：□ 升结肠　□ 横结肠　□ 降结肠　□ 乙状结肠　□ 直肠（距肛门______cm）（多选）
手术方式：□ ESD　□ EMR　□ 息肉圈套
标本完整性：□ 整块切除　□ 分块切除
黏膜大小：(　　)cm×(　　)cm×(　　)cm
病变数量：________
病变范围： 1. 无蒂：大小(　　)cm×(　　)cm×(　　)cm（直接描述大小） 2. 有蒂：宽蒂，大小(　　)cm×(　　)cm×(　　)cm，蒂长(　　)cm 　　　　窄蒂，大小(　　)cm×(　　)cm×(　　)cm，蒂长(　　)cm

续表

大体类型(多选):□ 0-Ⅰp(隆起型-带蒂)　□ 0-Ⅰs(隆起型-广基) □ 0-Ⅱa(浅表隆起型)　□ 0-Ⅱb(浅表平坦型) □ 0-Ⅱc(浅表凹陷型)　□ 0-Ⅲ(凹陷型) □ 混合型
组织学类型(多选):□ 管状腺癌　□ 乳头状腺癌　□ 印戒细胞癌　□ 黏液腺癌
组织学分级:□ 高分化　□ 中分化　□ 低分化　□ 未分化
浸润深度: 1. 平坦型病变:□ 黏膜下层 SM1(<1 000μm)　□ 黏膜下层 SM2(≥1 000μm) 2. 带蒂型病变:□ Haggitt 分类:1 级(侵犯息肉的头部) □ Haggitt 分类:2 级(侵犯颈部) □ Haggitt 分类:3 级(侵犯息肉的蒂) □ Haggitt 分类:4 级(侵犯基底部) 3. 如垂直切缘(+),则描述:浸润深度(　　)mm
脉管癌栓:□ 否　□ 是,淋巴管　静脉
神经侵犯:□ 否　□ 是
肿瘤出芽(tumor budding):□ 1 级,0～4 个/视野(200 倍); □ 2 级,5～9 个/视野(200 倍); □ 3 级,≥(　　)个/视野(200 倍);
水平黏膜切缘:pHM:(-)最近距离:(　　)mm　(+)
垂直基底切缘:pVM:(-)最近距离:(　　)mm　(+)
其他:

注:EMR:endoscopic mucosal resection,内镜黏膜切除术;ESD:endoscopic submucosal dissection,内镜黏膜下剥离术;p:pathological findings,病理发现/诊断;MH:horizontal margin,水平切缘;VM:vertical margin,垂直切缘。

第三节　筛查相关并发症与处理

目前国内对结直肠癌的筛查仍以结肠镜为主,也可对早期的腺瘤或息肉进行摘除治疗。然而在结肠镜检查和治疗过程中,穿孔和出血是常见的并发症,处理不当会危及生命。此外还可能出现误吸、缺血性肠病等并发症。

一、出血

结直肠息肉摘除后出血多表现为便血,诊断较易。

防治措施主要为:①在息肉活检或摘除前进行相关病史询问,对有服用抗凝或抗血小板药物患者,不宜进行活检,或停药后择期再次行肠镜下活检;②对结直息肉患者进行治疗前,需进行血常规及出凝血时间检查,对凝血机制较差者,应引起重视,并在检查前对患者和家属讲明危险;③多发性息肉应住院分次处理,尤其是息肉较大、部位较高的息肉患者,应考虑内镜下分次处理;④息肉活检或内镜下治疗后,应注意饮食,尽量进食无渣流食,必要时需禁食数天,留院观察。

出血发生后的处理:①检查后出现便血,应及时安排患者住院,若为少量渗血或出血,可考虑保守治疗密切观察,如持续未再出血情况,可尝试逐渐恢复饮食;②若保守治疗后仍在继续出血或入院时出血量较大情况下,应立即进行内镜下止血(包括止血夹止血、电凝止血或药物局部喷洒止血等),若内镜下止血失败或无效,应及时进行外科手术。

二、穿孔

结肠镜检查发生穿孔的概率为 0.1%～0.3%,其发生后临床诊断并不困难。最突出的症状是患者突然感到剧烈腹痛,并出现腹膜炎体征。因此,一旦患者在诊治过程中突然感到剧烈腹痛,均应考虑穿孔可能,及时行腹部立卧位片检查,见膈下游离气体可确诊。

防治措施主要为：①结肠镜检查须由具有丰富经验的内镜医生进行操作，或是在丰富经验医生指导下进行操作；②在结肠镜检查前进行相关病史询问及查体，了解受检者的一般情况（现病史、既往史、手术史和进行腹部查体），并在检查前对患者和家属讲明危险；③插镜过程中，始终要注意拉直镜身，不使肠管结襻。掌握好少注气原则。进镜时需要视野清楚，避免盲插。正确把握肠腔的走行方向。尽量不要在结襻情况下继续强行插入。

内镜下治疗时也常发生穿孔，这与创面的大小、息肉的部位等多因素有关，因而操作时应小心仔细，动作轻柔，在电切或电凝时应尽量远离肌层。此外，憩室内翻常被认为是息肉，如果不小心当作息肉处理，很有可能穿孔，此时要仔细辨别，可应用放大内镜或靛胭脂染色来观察病灶，以避免不必要的穿孔。

穿孔发生后的处理：①结肠镜检查时发生的穿孔损伤往往较为严重，若发现后应及时请外科会诊评估手术指征；②息肉钳除或内镜下处理后发生的穿孔，应及时行内镜下夹闭或尼龙绳封闭穿孔，如夹闭或封闭失败的应及时请外科会诊进行修补术或肠段切除术，若患者无症状及体征，可禁食禁水，并密切随访腹部立卧位片了解膈下游离气体情况，若患者有腹部症状，且症状进行加重，需立即请外科会诊进行修补术或肠段切除术。

三、误吸

肠镜检查中误吸极易被发现，多表现为检查中出现呛咳，血氧饱和度下降，检查往往可能因此中断。

防治措施主要为：①检查前询问患者进食进水情况，要保证当天不能进食，泻药服用结束时间至检查前要大于4h；②患者出现呛咳后要及时抬高床头，可以适当防止胃内食物反流而减轻误吸；③麻醉不宜太浅，肠镜检查不宜过多充气，这样可减少因腹内压力过高引起胃内容物反流导致的误吸。

误吸出现后的处理：①可根据血氧饱和度状态进行不同处理，若出现一过性血氧饱和度下降，可暂随访观察；②若血氧饱和度持续回升不理想，需持续吸氧，并完善胸部CT，必要时收治入院观察；③若误吸后出现呼吸、心搏骤停，应立即进行心肺复苏、气管插管等抢救措施，并请相应科室会诊处理，同时积极与患方家属沟通。

四、缺血性肠病

该并发症在肠镜检查中十分少见，引起本病的主要原因为局部血管病变、血流量下降、血液高凝状态、肠腔压力改变使肠道血流减少、机械牵拉使肠道血管扭转、结肠镜检查时间过长等。该病好发于60岁以上的老年人，往往存在易患因素，如高血压、糖尿病、高脂血症、冠心病、房颤、结缔组织病等。左半结肠为好发部位，以腹痛、便血为主要表现。大部分在检查后3～48h出现。多表现为检查后出现腹痛、便血，查体无明显腹膜炎体征，但可有腹部压痛。出现上述情况后，应立即完善腹部立卧位片排除肠穿孔，并行肠镜检查。肠镜可见部分肠段粘膜充血、水肿，表面覆有血性黏液（如图4-21所示），其防治要点就是轻柔进镜，发生后可暂禁食、补液，待腹痛等情况有所好转后，可从进食无渣流食开始逐渐过渡。

五、腹胀综合征

结肠镜检查或治疗过程中如果注气过多、带襻进镜、操作时间过长、退镜时未将过量气体吸出，以及使用镇静类药物，都可能引起术后严重的腹部胀痛，即结肠镜检查或术后的腹胀综合征。主要表现为术后严重的腹胀、腹痛，症状类似于肠穿孔，X线平片只能看到肠袢充气，未见膈下游离气体。此时需密切观察患者的腹部症状和体征，以防穿孔的发生。腹胀综合征的患者一般均能自行缓解，无需特殊的处理；而穿孔的患者腹痛症状会不断地加重，大多数需手术治疗。要注意两者的鉴别诊断。在治疗结束后尽可能吸尽肠内残气，可预防此并发症的发生。

六、心血管意外

进行内镜检查时，由于注气过多，会导致冠脉血流量下降，引起心脏功能失调，另外肠系膜过度牵张造成迷走神经反射增强，心率减慢，严重时可突发心搏骤停。如果患者年老体弱、精神紧张、不能配合，或合并有缺血性心脏病、慢性肺部疾病等，再加上检查前肠道准备引起脱水、低

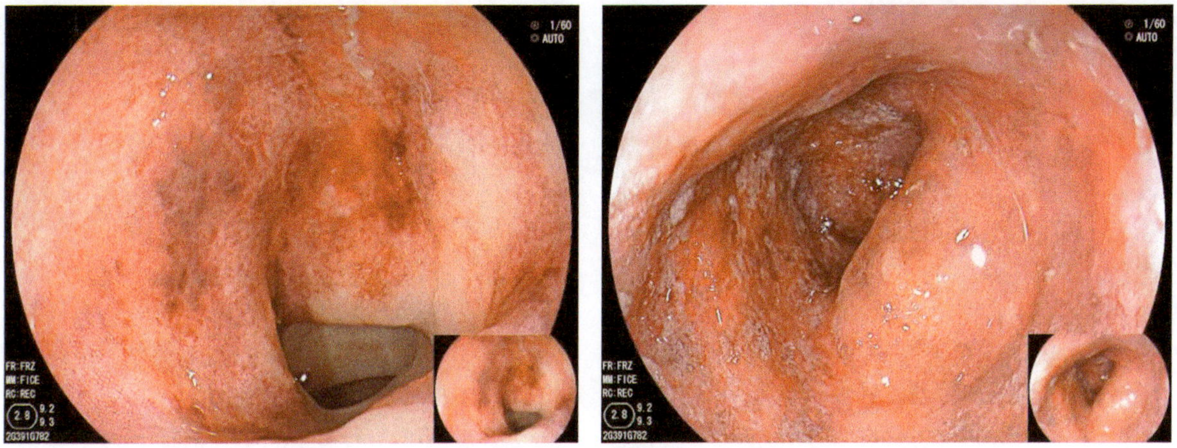

图 4-21 缺血性肠病的肠镜下形态

血容量和电解质紊乱，心血管意外发生的概率就大大增加。

心血管意外主要表现为心率减慢、心绞痛、心律失常、心肌梗死及心搏骤停等。患者出现胸闷、心悸，胸前区疼痛，恶心、呕吐等症状，严重时可出现休克，心跳、呼吸停止。心电图可表现为 ST-T 改变和各种心律失常等特点。一旦出现心血管意外，必须立即停止治疗，根据不同情况给予相应的治疗，例如对心率减慢明显者，给予阿托品注射可缓解，心搏骤停应立即行心肺复苏。文献报道，内镜治疗时监测心电图可提示心率减慢，ST 段压低，心律失常等变化。因此，术前常规心电图检查，对合并有心脏疾病者先给予必要的处理，可以减少此类并发症的发生。另外，对于老年人、心肺功能不全患者、高血压患者术中监测心电图以及术后给予镇静及镇痛等处理也是必要的。医生操作时要轻柔，尽量缩短操作时间，备好抢救药品、设备。早期发现，及时处理。

七、肠系膜撕裂

此并发症比较罕见，一般发生在进镜过程中阻力较大时，此时易形成肠袢，此时若继续进镜，肠袢增大，肠管过度伸展使肠系膜紧绷，如再多注入空气或继续尝试进镜，可使肠腔内压力继续升高，超过肠系膜所承受的压力便会发生撕裂。如果出血量少，临床上可无特殊症状；若出血量较大，表现为腹腔内出血征象，并伴有腹膜刺激征，此时腹腔穿刺具有诊断价值。若发现腹腔内出血者，应立即进行手术，伴有休克者，应在抗休克同时给予手术治疗。肠系膜撕裂虽然发生率较低，但出现后意味着情况非常紧急，故而进行时应循腔进镜，滑行时应看清肠腔的走行，不要暴力进镜，同时也要避免过多充气。

八、感染

肠镜检查发生的感染分为传染病的感染和菌血症的发生。

1. **传染病的感染** 随着消毒技术和理念的发展，目前传染病（多见乙肝、艾滋病、梅毒等）的感染发生情况越来越少，这种情况一般发生在患者之间的交叉感染，也包括发生在医护人员的暴露感染。对于传染病的患者一般放在当天最后进行检查，有特殊清洗的消毒流程，要彻底地进行消毒灭菌，同时在检查中医护人员应该做好一定的防护，避免暴露感染。

2. **菌血症的发生** 其多为器械操作损伤肠黏膜使细菌侵入静脉产生，发生率较低，持续时间较短，可能为一过性，此时往往无需使用抗生素。若患者抵抗力较低，可能会并发全身感染，此时根据情况可考虑使用抗生素治疗。

第四节 结果解读与建议

一、问卷风险评估

风险评估表可区分低风险和高风险人群，对高风险人群推荐行结肠镜检查，低风险人群可考虑粪便隐血试验或血清标志物筛查（如血浆 Septin9 基因甲基化检测）。

二、粪便隐血试验

该检测结果可为阳性、可疑阳性或阴性。阳性患者建议进一步完善肠镜检查，根据情况判断是否完善腹盆 CT 等检查；阴性患者可暂时随访，若患者有症状，建议就诊咨询专业医生；可疑阳性患者，建议一周后再次复查粪便隐血试验，根据复查后结果来决定后续检查，若仍为可疑阳性，建议按照阳性患者处理。目前国内外多数指南推荐每年进行 1 次 FIT 筛查。成本 - 效益模型研究也显示，每年行 1 次 FIT 筛查与每 10 年进行 1 次结肠镜筛查可获得的生存率相当。

三、多靶点粪便 DNA 检测

该检测结果分为阳性和阴性，其标准值根据不同试剂和试验方法而定。阳性结果提示进展期腺瘤或结直肠癌可能性大，需进行结肠镜检查明确；若为阴性，可随访观察，但有相关症状建议结合专业医生意见。目前国外研究推荐每 3 年进行 1 次检测，这种检测预计将结直肠癌的发病率和死亡率分别降低 57% 和 67%。

四、结肠镜检查

结肠镜检查可直观地看到肠内情况，若为左半结肠的炎性息肉，可随访观察；若为右半结肠无蒂锯齿状病变或结直肠腺瘤，建议内镜下治疗；若考虑为早期结直肠癌，建议结合内镜下表现及超声内镜等检查评估是否可内镜下切除，若可行内镜下切除，再根据内镜下切除术后病理情况来决定随访策略或是否追加外科手术；若确定为进展期结直肠癌，建议直接外科手术或参加结直肠癌 MDT 来决定后续治疗措施。

五、超声肠镜

其主要是判断结肠病灶浸润的深度，同时可排除周边是否有可疑的淋巴结转移，若超声未提示病灶侵犯黏膜下层深层，往往可以考虑内镜下 ESD 切除，但需要结合放大内镜等表现综合判断。若病灶侵犯黏膜下层深层及以下，建议根据情况选择外科手术、放疗或化疗等治疗方法。

六、其他

结肠 CTC、结肠胶囊内镜检查及血浆 Septin9 基因甲基化检测等检测方法在我国开展较少，往往不作为筛查的首选方式，但是若使用上述方法检测出结肠病变，均推荐行肠镜检查，根据肠镜检查的结果来制订后续诊疗随访措施。

第五节　治疗与随访

结直肠镜检查发现的所有大肠内息肉样新生物或腺瘤，均应初步完成内镜下评估，并对病变组织行病理诊断以明确其良、恶性。结直肠癌的治疗模式是以手术为主的整合治疗。多学科诊疗（MDT）的模式可有效提升肿瘤诊疗水平，有条件的单位，结直肠癌患者应纳入 MDT。即由胃肠外科、肝胆外科、肿瘤内科、放疗科、放射科和超声影像科及其他相关专业的医生组成团队，定时、定点对患者的一般状况、疾病诊断、分期、发展及预后做出全面评估，并根据当前国内外治疗规范和指南，制订并实施最适合、最优的整合诊治方案。

一、内镜治疗

（一）内镜治疗原则

80%～90% 的散发性结直肠癌均遵循“腺瘤—癌”的发生发展途径，及时发现并内镜下切除腺瘤可以有效阻断结肠腺瘤发展为结直肠癌的可能性。内镜治疗方式应以整块切除早期结直肠病变为主。内镜治疗前建议应用超声内镜、CT 及 MRI 等进行临床分期，排除浸润达到甚至超过肌层、区域淋巴结转移或远处转移的患者。应用 PP 分型、CP 分型和 NICE 分型、黏膜下注射是否有抬举征及超声内镜检查，综合确定结直肠病变浸润深度，以指导手术方案的选择。

1. 对直径≤3mm 的息肉，可单纯进行活检（咬取）。

2. 对直径 3～5mm 的小息肉，先进行活检，再予电灼或内镜下氩离子束凝固术进行处理。

3. 对直径 5～10mm 的息肉，可用热活检钳或高频电圈套切除；推荐使用圈套器切除术，尤其是冷圈套器切除术，对于难以切除的病变，可考虑使用内镜黏膜切除术进行处理。

4. 对于直径大于 10mm 隆起型病变（Ip 型、Isp 型、Is 型），推荐根据其蒂部特征选用合适的圈套器切除术进行处理。

5. 对可一次性完全切除的平坦型（Ⅱa 型、

Ⅱb 型、Ⅱc 型）以及一部分 Is 型病变，推荐使用 EMR 治疗。原则上可一次性整块切除的病变最大直径不超过 20mm。

6. 对于最大直径超过 20mm 的，难以使用内镜下黏膜切除术行一次性完全切除的病变、抬举征阴性的病变，以及大于 10mm 的 EMR 残留或治疗后复发再次行 EMR 治疗困难的病变，推荐使用内镜黏膜下剥离术进行处理。当 ESD 确实因技术难度大难以开展时，对最大直径超过 20mm 的病变可以考虑使用分块 EMR 技术。

7. 对于多发性息肉，应首先保证安全，一次不宜切除过多，切除数量越多，并发症发生率也越高。多个息肉摘除时应按先近端、后远端的原则进行。

（二）内镜治疗方法

1. **活检钳息肉切除术** 活检钳息肉切除术包括冷活检钳息肉切除术和热活检钳息肉切除术。冷活检钳通常用于微小、无蒂息肉的切除肉（微小息肉主要是指≤5mm 的息肉）。热活检钳切除术可借助于电流来破坏周围的息肉组织，切除更为迅速，但同时相较冷活检钳切除术，并发症的发生率较高，如图 4-22 所示。

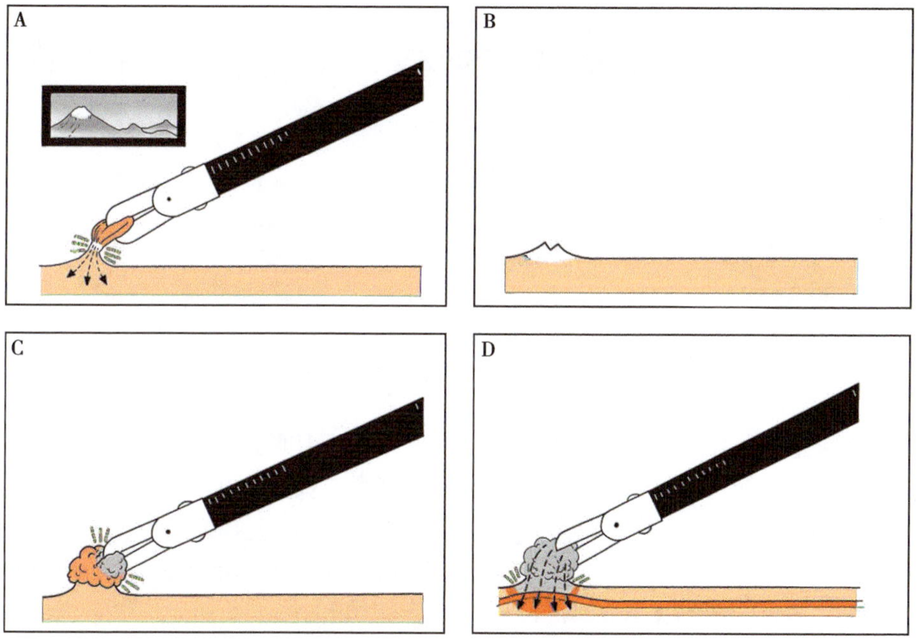

图 4-22 活检钳息肉切除术

A. 钳除前；B. 钳除后创面；C、D. 息肉体积过大，热活检钳除术增加电凝时间，造成透壁性损伤。

2. **氩等离子体凝固术** 氩等离子体凝固术（argon-plasma coagulation，APC）是一种非接触性凝固技术，主要是利用电离氩离子凝固病组织，以达到治疗效果，术中伸出内镜头端至病灶上方 0.3～0.5cm 处，以每次 1～3s 的时间施以氩离子凝固治疗，治疗后病变泛黄、泛白甚至变黝黑，治疗的次数根据息肉的大小、位置等情况而定。

3. **圈套器息肉切除术** 圈套器息肉切除术包括冷、热圈套器息肉切除术，如图 4-23 所示。冷圈套器适合病变面积小的息肉（小于 10mm），病变大时术中创面大，易出血，同时也不利于息肉的根除，当冷圈套器无法完整切除或出现并发症时，还应该追加高频电切除或其他方法进行处理。

4. EMR EMR 是由内镜息肉切除术和内镜黏膜下注射发展而来的一项内镜技术，是最常用的一种切除术。一般分为注射法 EMR、透明帽法 EMR、套扎器法 EMR、水下 EMR 和分片切除 EMR。

（1）注射法 EMR：注射法 EMR 是临床上使用最早且最为广泛的 EMR，是其他 EMR 的基础，一般用于治疗小于 20mm 的息肉，其具体操作步骤如下（图 4-24）：

1）选择合适的内镜下切除息肉病灶。

2）使用注射针进行黏膜下注射使病灶完全抬举。

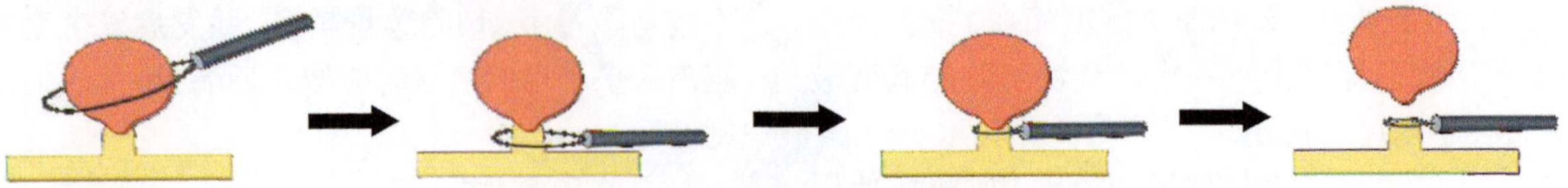

图 4-23　圈套器息肉切除术示意

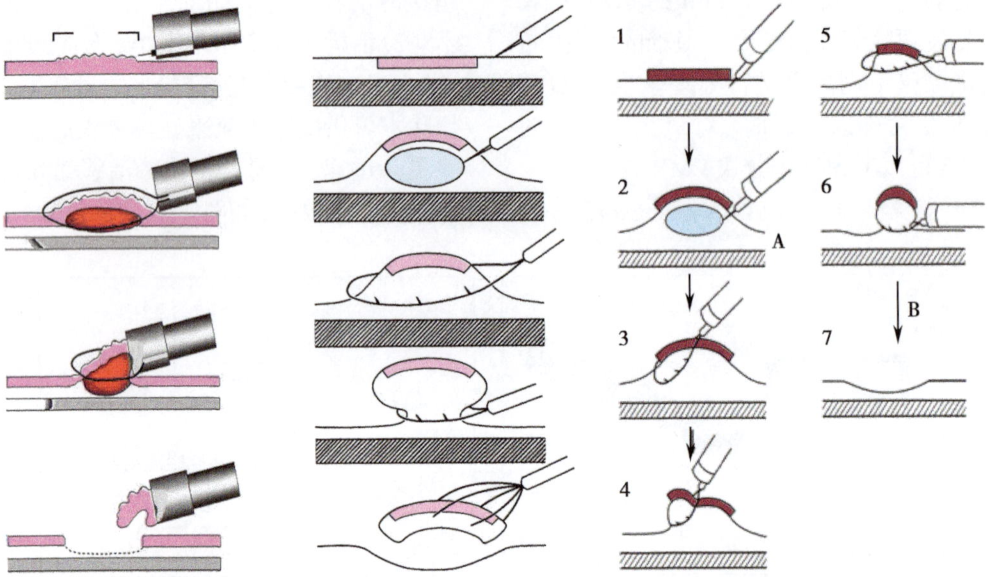

图 4-24　EMR

左图：透明帽法 EMR；中间：注射法 EMR；右图：分片切除 EMR。

3）使用圈套器充分套扎病灶处的黏膜并予以切除。

4）取出病变组织，观察创面是否切除干净，使用钛夹封闭创面。

（2）透明帽法 EMR（EMR with a cap，EMRC）：透明帽法 EMR 是指在内镜头端安装不同规格、不同平面或斜面的透明塑料帽对病变进行吸引、切除。这使得 EMR 更方便快捷，可在狭窄的手术空间内切除较大病变组织。已有研究表明，透明帽法 EMR 可以明显缩短内镜下切除息肉的时间，但透明帽法 EMR 易发生穿孔。具体操作步骤如下（图 4-24）：

1）针对病灶选择合适的透明帽戴于肠镜的末端。

2）对病灶进行黏膜下注射。

3）将圈套器置于透明帽顶端的凹槽内。

4）将病灶完整地吸入透明帽内。

5）将圈套器收紧套扎病灶根部。

6）若出现穿孔可考虑钛夹或尼龙绳封闭。

（3）套扎器法 EMR（EMR with a ligation，EMRL）：套扎器法 EMR 是指内镜头安装套扎器，对准所要切除的病变吸引后，橡皮圈套住病变形成亚蒂样息肉，再在橡皮圈下圈套电切包括橡皮圈在内的病变。技术操作难度小，安全性高，比传统息肉切除术能更深层次地切除息肉，其具体步骤如下：

1）选择合适的病灶，其大小不能超过透明帽，且病灶位置相对较深。

2）安装套扎器于肠镜的末端。

3）将病灶完整地吸入套扎器内并释放橡圈结扎病灶根部。

4）使用圈套器在橡圈下方对病灶进行切除。

5）使用钛夹或尼龙绳封闭创面。

（4）水中 EMR（underwater EMR，UEMR）：水中 EMR 是指在水中套切病变，而无需向黏膜下注射任何液体，如图 4-25 所示。首先要保证肠腔充满水，使结肠固有肌层始终保持环形，黏膜和黏膜下组织因浸水而与固有肌层分离，从而可避免黏膜下注射，且切除时不易发生穿孔，适用于大面积息肉。对大型广基肠息肉而言，水中 EMR 可完全替代传统 EMR，且具有安全、高效等优点，具体操作步骤如下：

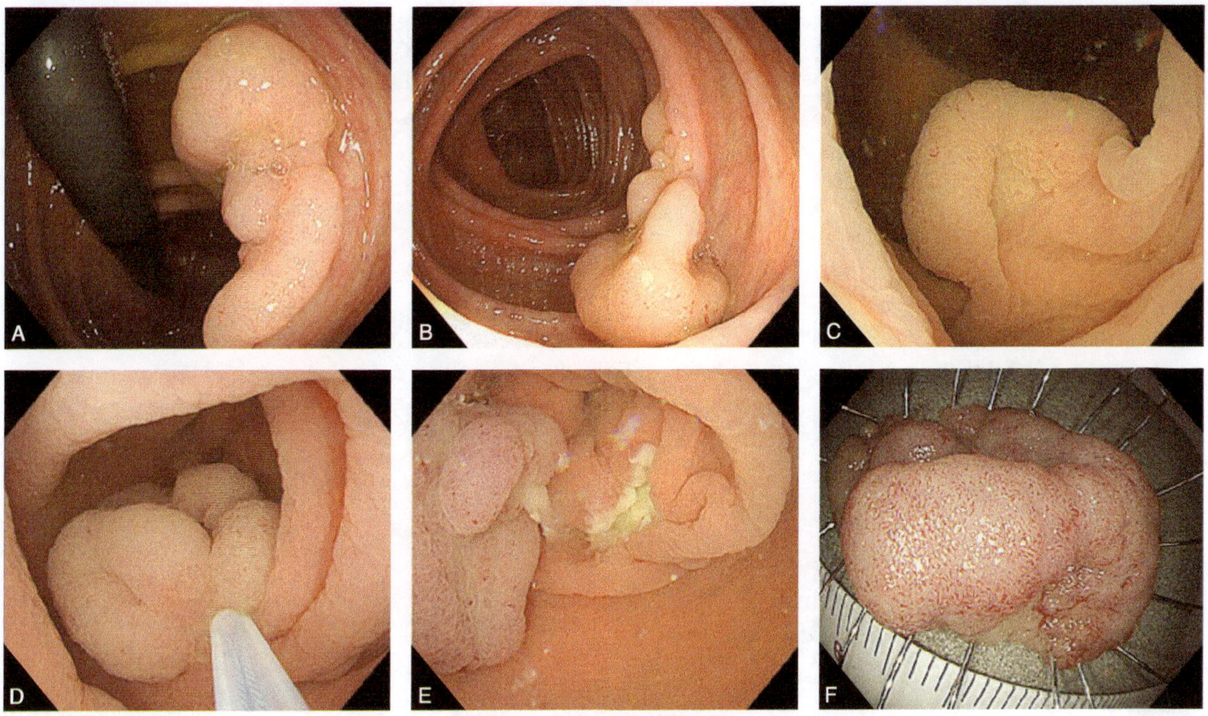

图 4-25　水中 EMR 操作过程图

1）确定可切除病灶后，调整患者体位，使其处于重力的下侧，以便病灶储水。

2）可对切除的病灶给予氩气刀标注，注水前吸尽肠腔内气体。

3）注入接近体温的盐水使其完全淹没。

4）轻轻地吸引，将病灶收入圈套器内切除。

5）切除病灶后仔细观察切缘，必要时使用活检钳或 APC 处理创面。

6）视创面情况是否给予钛夹封闭创面。

（5）分片切除 EMR（endoscopic piecemeal mucosal resection，EPMR）：对于＞20mm 的息肉，由于 EMR 不易将整块息肉完全切除，可采用黏膜分片切除法（图 4-24），其操作间短、快速、并发症发生率低，但因不能完整切除，可能会导致病灶残留或增加局部复发的风险，因而对于恶性息肉，不推荐采取该方案治疗。分片 EMR 具体操作步骤：

1）选择合适的病灶，一般是侧向发育型肿瘤。

2）进行黏膜下注射。

3）使用圈套器对病灶进行分片切割，每一块切除的病灶需有少量的重叠，并尽可能使圈套的次数少直至病灶完全切除。

4）观察创面情况，对可疑残留的病灶进行电凝或钳取。

5）根据情况使用钛夹或尼龙绳封闭创面。

5. ESD　ESD 是在 EMR 的基础上发展起来的一种新技术，在微创内镜技术支持下采用各种电刀对＞2cm 的病变进行黏膜剥离。这种方法可以实现较大病灶的全切，并能提供准确的病理诊断分期。与 EMR 相比，ESD 能将肿瘤的残留性和复发降到最低。ESD 常用于＞20mm 的侧向无颗粒样病变。ESD 适应证包括以下几个方面。①早期消化道癌：病灶直径 1.5cm 以上，非全结肠；病灶数目不限；病灶浸润深度为 M3 或 SM1；无淋巴结转移证据；病理类型为分化型腺癌。②黏膜下肿瘤：脂肪瘤、平滑肌瘤、间质瘤和神经内分泌肿瘤等。③巨大平坦息肉（≥2cm 的息肉尤其是平坦息肉）。

手术具体操作步骤（图 4-26）：

1）充分暴露病变，确定病变范围并在病变外围进行标记。

2）黏膜下注射生理盐水、高张液体或胶体液，观察抬举征（黏膜下注射水垫后黏膜层和肌层分离的状态）。

3）在病变周围切开病变黏膜至黏膜下层。

4）在病变周围标记点外缘环周切开黏膜。

5）黏膜下层剥离。

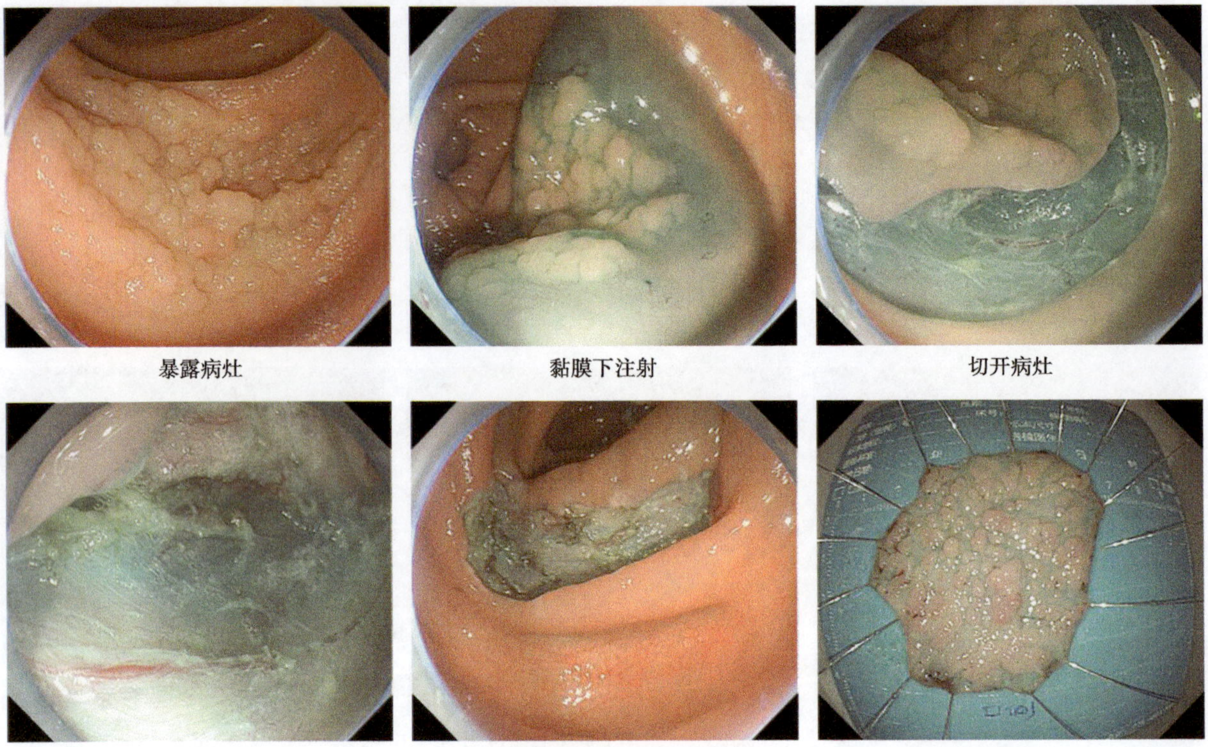

暴露病灶　黏膜下注射　切开病灶

逐渐剥离病灶　病灶切除后创面　切除的标本

图 4-26 ESD

6）在剥离的过程中不断地处理裸露的血管。

7）将病变黏膜完全剥离下来，并处理创面，预防迟发性出血。

8）最后，将息肉送病检。

6. **杂交 ESD** 杂交 ESD（hybrid ESD，hESD）是介于 EMR 和 ESD 之间的一种切除息肉的方法，多用于 20～30mm 的圈套器无法完整切除的扁平息肉，它相比传统的 ESD 来讲，可以缩短手术时间和降低手术的风险，亦可保证病灶完整地切除，但它不适合 40mm 以上的结直肠息肉病变，其具体操作步骤如下（图 4-27）：

1）选择合适的病灶，多为扁平且圈套器无法完整切除的病灶。

2）进行黏膜下注射，使病灶充分抬举。

3）在病灶外围使用圈套器尖端或黏膜切开刀进行预切开到黏膜下层。

4）将圈套器放入切开的病灶内直至将整个病灶圈住。

5）反复确认圈套器套住整个病灶，然后收缩圈套器切除病灶。

6）观察并处理创面，根据情况是否使用钛夹或尼龙绳封闭创面。

7. **结直肠息肉治疗方式的选择** 息肉的一些特征决定了其内镜下切除的难度。例如 SMSA 评分（表 4-8），综合了息肉大小、形态、部位和可及性四个特点，来评估息肉的复杂性，其可预测结直肠息肉镜下治疗、不良事件和腺瘤复发的风险。在 SMSA4 级“最难切除的息肉”中，尤有一部分还需要特殊的技巧。因此，SMSA 评分结合其他评分系统进行了改良，加入直径≥40mm、非隆起型息肉、非颗粒型息肉≥20mm，位于皱褶部位、肛门直肠交界处、回盲瓣和阑尾口或憩室受累等指标，评为 SMSA+ 级（表 4-9）。

内镜医生不要轻易尝试切除超出自己能力范围的结直肠息肉。如果平时不怎么进行内镜下息肉切除、也不会处理不良事件，那就不要去碰 SMSA3 级或以上的息肉。至于 SMSA+ 息肉，就需要交给有手术经验的内镜医生。

二、外科治疗

对于进展期和/或不适合行内镜下局部切除的肿瘤患者，外科手术治疗是目前国内外公认的最为有效的标准治疗方式。标准的结直肠癌根治性手术方式主要包含全直肠系膜切除术（total

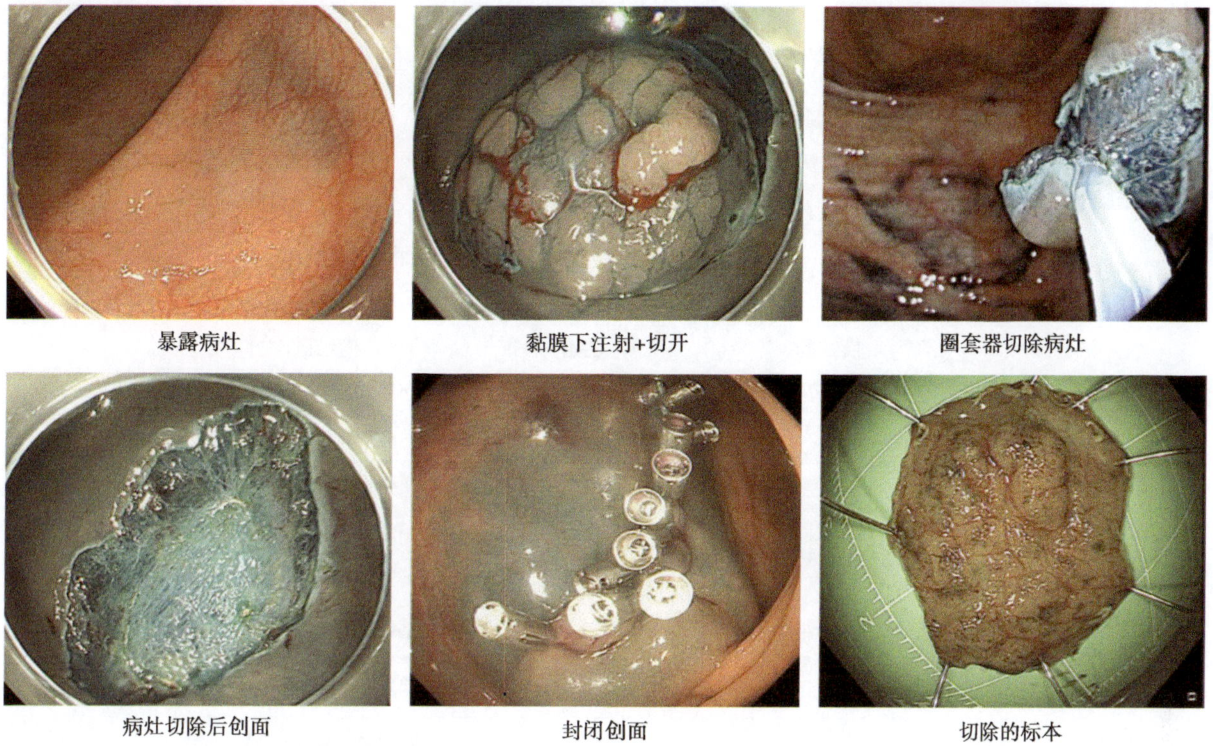

图 4-27　杂交 ESD

表 4-8　SMSA 评分表

项目	评分标准	分值
大小	＜1cm	1
	1～1.9cm	3
	2～2.9cm	5
	3～3.9cm	7
	＞4cm	9
形态	有蒂（1）、无蒂（2）、平坦（3）	
部位	左半结肠（1）、右半结肠（2）	
可及性	容易（1）、困难（3）	

注：1 级（4～5）、2 级（6～9）、3 级（10～12）、4 级（＞12）。

表 4-9　SMSA+评分表

项目	评分标准	分值
大小（cm）	＜4	0
	≥4	1
困难位置*	否	0
	是	1
非隆起型/息肉切除尝试	隆起型/未尝试过息肉切除	0
	非隆起型/尝试过息肉切除	1
颗粒	颗粒型	0
	非颗粒型	1

注：SMSA+：≥1；*：直接的回盲瓣受累、憩室受累、肛门直肠交界处、阑尾口受累或皱褶部位。

mesorectal excision，TME）和完整结肠系膜切除（complete mesocolic excision，CME），再加上 D3（肠旁淋巴结、中间组淋巴结与中央组淋巴结）范围的区域淋巴结清扫（见表 4-10）。

（一）结肠癌

1. 结肠癌手术治疗注意事项

（1）全面探查，由远及近。

（2）推荐常规切除足够的肠管，清扫区域淋巴结，并行整块切除。

（3）推荐锐性分离技术。

（4）推荐遵循无瘤手术原则。

2. $cT_1N_0M_0$ 期结肠癌　建议采用内镜下切除、局部切除或肠段切除术。侵入黏膜下层的浅浸润癌（SM1 期），可考虑行内镜下切除。局部切除术后病理学证实为 T_1 期，如果有以下情况，推荐追加肠段切除术加区域淋巴结清扫。

（1）肿瘤分化程度差（低分化腺癌、未分化癌、印戒细胞癌、黏液腺癌等）、有脉管浸润。

（2）非完整切除，标本破碎，切缘无法评估。

表 4-10　结直肠癌主要的手术方式

肿瘤部位	手术方式		
	结肠切除范围	淋巴结清扫	消化道重建
右半结肠（含盲肠、回盲部、升结肠、横结肠右侧）	右半结肠	CME+D3	回肠-横结肠吻合
	扩大右半结肠	CME+D3	
	无法切除	无	回肠造瘘
			回肠-横结肠短路吻合
横结肠（横结肠中部）	横结肠	CME+D3	回肠-横结肠吻合
	扩大右半结肠	CME+D3	回肠-横结肠吻合
			升结肠-横结肠吻合（保留回盲瓣）
	扩大左半结肠	CME+D3	横结肠-降结肠吻合
	无法切除	无	横结肠造瘘
			肿瘤两端肠管短路吻合
左半结肠（含结肠脾曲、降结肠、乙状结肠上段）	左半结肠	CME+D3	横结肠-乙状结肠吻合
	无法切除	无	横结肠造瘘
乙状结肠（乙状结肠中下段）	乙状结肠	CME+D3	降结肠-直肠吻合
	无法切除	无	横结肠或乙状结肠造瘘
直肠	直肠	TME+D3	乙状结肠-直肠吻合（Dixon）
	直肠	TME+D3	远端封闭+乙状结肠造瘘（Hartmann）
	直肠及肛门	TME+D3	乙状结肠永久性造瘘（Miles）
	直肠及部分肛管	TME+D3	乙状结肠-肛管吻合

注：CME：complete mesocolic excision，完整结肠系膜切除；D3：肠旁淋巴结、中间组淋巴结与中央组淋巴结；TME：total mesorectal excision，全直肠系膜切除术。

（3）黏膜下浸润深度≥1 000μm。

（4）切缘阳性（距切缘 1mm 内存在肿瘤或电刀切缘可见肿瘤细胞）。

（5）肿瘤出芽分级为中度或高度。

3. $T_{2\sim4}N_{0\sim2}M_0$ 期结肠癌

（1）首选根治性结肠癌切除术，切除范围包括相应结肠肠段的切除加区域淋巴结清扫。区域淋巴结清扫建议包括肠旁、中间和系膜根部淋巴结。建议标记系膜根部淋巴结并送病理学检查；如果怀疑清扫范围以外的淋巴结、结节有转移推荐完整切除并单独送病理检查，无法切除者视为姑息切除。

（2）肿瘤浸润周围组织器官建议联合器官整块切除。术前影像学报告为 cT_4 期的结肠癌，需经 MDT，建议行新辅助化疗或新辅助放化疗后再施行结肠切除术。

（3）对伴有急需处理的并发症的可切除结肠癌，推荐行一期切除吻合，或一期肿瘤切除近端造口远端闭合，一期肿瘤切除吻合加近端预防性造口，或造口术后二期切除，或支架植入术后限期切除。如果肿瘤局部晚期不能切除，建议给予包括手术在内的姑息治疗，如近端造口术、短路手术、支架植入术或肠梗阻导管置入术等。

（二）直肠癌

直肠癌手术的腹腔探查处理原则同结肠癌。

1. $cT_1N_0M_0$ 期直肠癌

治疗处理原则同早期结肠癌。如经肛门切除（非经腔镜或内镜下）必须满足如下要求。

（1）肿瘤最大径＜3cm。

（2）肿瘤浸润肠周＜30%。

（3）切缘距离肿瘤＞3mm。

（4）肿瘤活动，不固定。

（5）距肛缘＜8cm。

（6）T_1 期肿瘤。

（7）无血管淋巴管浸润或神经浸润。

（8）高中分化。

（9）治疗前影像学检查无淋巴结转移征象。

（10）有条件行全层切除术。

经肛内镜手术和经肛微创手术扩展了可经肛局部切除的直肠肿瘤的距肛缘距离。如保留肛门括约肌有困难，而患者强烈要求保肛的，建议同步放化疗，如果临床完全缓解（cCR），则可观察等待；如为 ycT_1，则经肛门局部切除。

2. **$cT_{2\sim4}N_{0\sim2}M_0$ 期直肠癌**

推荐行直肠癌根治性手术。中上段直肠癌推荐行低位前切除术，低位直肠癌推荐行腹会阴联合切除术。在肿瘤根治性切除的前提下，尽可能保留肛门括约肌功能、排尿和性功能。治疗原则如下。

（1）切除原发肿瘤，保证足够切缘，远切缘至少距肿瘤远端 2cm。下段直肠癌（距离肛门 <5cm）远切缘距肿瘤 1～2cm 者，建议行术中冰冻病理学检查证实切缘阴性。直肠系膜远切缘距肿瘤下缘≥5cm 或切除全直肠系膜。

（2）切除直肠系膜内淋巴脂肪组织，如有明确影像学证据高度怀疑存在侧方淋巴结转移，建议行侧方淋巴结清扫。

（3）尽可能保留盆腔自主神经。

（4）如为 T_2N_0 且保留肛门括约肌有困难，如患者有强烈保肛意愿，建议术前同步放化疗，如果临床完全缓解（clinical compelete remission，cCR），则观察等待，如为 ycT_1，则经肛门局部切除；如为 ycT_2，则行直肠癌根治术。

（5）术前影像学检查提示 $cT_{3\sim4}$ 期和（或）N（+）的局部进展期中下段直肠癌，建议行新辅助放化疗或新辅助化疗。

（6）肿瘤浸润周围器官者争取联合器官切除。

（7）直肠新生物导致肠梗阻、肠出血、肠穿孔保守治疗无效，临床高度怀疑恶性，而无病理学诊断，患者可耐受手术，建议手术探查。

（8）对于已经引起肠梗阻的可切除直肠癌，推荐行一期切除吻合，或一期切除吻合+近端预防性造口，或 Hartmann 手术，或造口术后二期切除，或支架植入解除梗阻后限期切除。一期切除吻合前推荐行术中肠道灌洗。如估计吻合口瘘发生风险较高，建议行 Hartmann 手术或一期切除吻合+预防性造口。

（9）如果肿瘤局部晚期不能切除或患者经临床评估不能耐受手术，推荐给予姑息治疗，包括选用介入治疗或放疗处理不可控制的出血和疼痛，近端双腔造口术、肠梗阻导管置入术、支架植入术处理肠梗阻，以及支持治疗。

（10）$cT_{3\sim4}$ 任何 N，存在无法手术的医学原因，则推荐行同步放化疗加或不加化疗。

（11）术中如有明确肿瘤残留，建议放置金属夹作为后续放疗的标记。

三、内科治疗

必须明确治疗目的，确定属于术前治疗、术后辅助治疗还是姑息治疗；必须在全身治疗前完善影像学基线评估，同时推荐完善相关分子标志物检测。推荐对临床确诊为复发或转移性结直肠癌患者行 K-ras、N-ras 基因突变检测，以指导肿瘤靶向治疗。BRAF V600E 突变状态的评估应在 RAS 检测时同步进行，以对预后进行分层，指导临床治疗。还建议进行错配修复（mismatch repair，MMR）蛋白表达或微卫星不稳定（microsatellite instability，MSI）检测，用于预后分层和免疫治疗的指导等。

（一）新辅助治疗

1. **T_{4b} 期结肠癌的新辅助治疗**　对于初始局部不可切除的 T_{4b} 结肠癌，如为错配修复正常（proficiency of mismatch repair，pMMR）或微卫星稳定（microsatellite stabllity，MSS），推荐化疗或化疗联合靶向治疗方案；如为错配修复缺陷（mismatch repair-deficient，dMMR）或高度微卫星不稳定（microsatellite instability-high，MSI-H），建议在 MDT 讨论下决定是否行免疫治疗。对于初始局部可切除的 T_{4b} 期结肠癌，推荐在 MDT 讨论下决定是否行术前药物治疗或直接手术治疗。

2. **直肠癌的新辅助治疗**

（1）T_3 期和/或 N（+）的可切除直肠癌患者，原则上推荐新辅助治疗（具体放疗适应证参见直肠癌放疗章节）；也可考虑在多学科讨论后行单纯新辅助化疗，后根据疗效评估决定是否联合放疗。

（2）T_4 期或局部晚期不可切除的直肠癌患者，必须行新辅助放化疗。治疗后必须重新评价，多学科讨论是否可行手术。

新辅助放化疗中，化疗方案推荐首选卡培他滨单药、持续灌注氟尿嘧啶、氟尿嘧啶＋亚叶酸钙或卡培他滨＋伊立替康，在长程放疗期间同步进行化疗。

（二）术后辅助治疗

术后辅助治疗应根据患者原发部位、病理分期、分子指标及术后恢复状况来决定。推荐术后4周左右开始辅助化疗（体质差者适当延长），化疗时限3～6个月。在治疗期间应根据患者体力情况、药物毒性、术后T分期和N分期和患者意愿，酌情调整药物剂量和（或）缩短化疗周期。有放化疗禁忌的患者不推荐辅助治疗。

（1）Ⅱ期结肠癌术后如有以下高危因素之一：组织学分化差（3～4级）且为错配修复正常或微卫星稳定、T_4期、血管淋巴管浸润、术前肠梗阻或肠穿孔、标本检出淋巴结不足（少于12枚）、神经浸润、切缘阳性或无法判定者，建议辅助化疗。化疗方案推荐选用以奥沙利铂为基础的CapeOx或FOLFOX方案，或者单药氟尿嘧啶或氟尿嘧啶＋亚叶酸钙、卡培他滨，治疗时间3～6个月。如无高危因素者，建议随访观察，或单药氟尿嘧啶类药物化疗。

（2）Ⅲ期结直肠癌术后推荐辅助化疗。化疗方案推荐选用CapeOx、FOLFOX方案或单药卡培他滨、氟尿嘧啶＋亚叶酸钙方案。如为低危患者（$T_{1\sim3}N_1$期）也可考虑3个月的CapeOx方案。

（3）直肠癌辅助放化疗：$T_{3\sim4}$期或$N_{1\sim2}$期距肛缘＜12cm的直肠癌，推荐新辅助放化疗；如未行新辅助放疗，可根据术后病理学检查结果决定是否行辅助放化疗。化疗推荐以氟尿嘧啶类药物为基础的方案。

（三）复发或转移性结直肠癌全身系统治疗

目前，治疗晚期或转移性结直肠癌使用的化疗药物：5-氟尿嘧啶/亚叶酸钙、伊立替康、奥沙利铂、卡培他滨、曲氟尿苷替匹嘧啶和雷替曲塞。靶向药物包括西妥昔单抗（推荐用于*KRAS*、*NRAS*、*BRAF*基因野生型患者）、贝伐珠单抗、瑞戈非尼和呋喹替尼。免疫检查点抑制剂药物包括PD-1单抗或PD-L1单抗。

四、放射治疗

直肠癌放疗或放化疗的主要模式为新辅助/辅助治疗、根治性治疗、转化性治疗和姑息治疗。放射治疗对于直肠癌患者的长期疗效和生活质量都至关重要。照射技术包括调强放疗、三维适形放疗、容积旋转调强技术等。

（一）直肠癌放射治疗的适应证

新辅助放疗的适应证主要是Ⅱ～Ⅲ期中低位直肠癌（MRI评估肿瘤距肛缘＜12cm）。对于有复发高危因素的Ⅱ～Ⅲ期直肠癌，或者为保留肛门括约肌需增加肿瘤退缩或争取等待观察策略者，推荐长程放化疗或短程放疗联合巩固化疗，或采用全程新辅助治疗模式。对于中低风险、肿瘤负荷较小的Ⅱ～Ⅲ期直肠癌、MRI或超声内镜诊断的可手术切除的T_3期直肠癌，可以采取长程同步放化疗，或者短程放疗联合即刻根治性手术。辅助放疗主要推荐用于未行新辅助放疗，术后病理学分期为Ⅱ～Ⅲ期且局部复发高危的直肠癌患者。

低位直肠癌有强烈保肛意愿的患者，可建议先行放化疗。如果肿瘤对放化疗敏感，达到临床完全缓解，可考虑等待观察的治疗策略；未达临床完全缓解，建议行根治性手术。

对于发生复发或转移但具有根治机会的直肠癌患者，如直肠局部复发病灶切除困难，在之前未接受放疗的前提下，可考虑局部放疗使之转化为可切除病灶再行手术切除。直肠癌患者姑息放疗的适应证为肿瘤局部区域复发和/或远处转移，或患者不能耐受手术，无法通过放疗和综合治疗达到治愈。

（二）直肠癌放疗的照射范围及靶区定义

大体靶区指通过临床检查手段确定的大体肿瘤，包括直肠原发灶和壁外血管浸润，以及阳性淋巴结。临床靶区包括大体靶区，以及原发肿瘤高危复发区域和区域淋巴引流区，必须进行照射。计划靶区由临床靶区外扩形成，包括临床靶区本身，并涵盖照射中器官运动和日常摆位等不确定因素。

（1）新辅助放疗分割模式：主要有以下两种。①短程放疗模式，推荐原发肿瘤和高危区域给予5Gy×5次的放疗。②长程放化疗模式，推荐对原发肿瘤和高危区域照射肿瘤剂量45.0～50.4Gy，每次1.8～2.0Gy，共25～28次；放疗过程中同步给予氟尿嘧啶或卡培他滨单药或卡培他滨联合伊立替康双药方案。

（2）辅助放化疗剂量：对于未行新辅助放疗

的Ⅱ～Ⅲ期患者，推荐术后对瘤床和高危区域给予肿瘤剂量45.0～50.4Gy，每次1.8～2.0Gy，共25～28次；放疗过程中同步给予氟尿嘧啶或卡培他滨单药化疗。

（三）新辅助放疗与手术间隔时间

早期研究中采用短程放疗（5Gy×5次的放疗）后1周内手术（短程放疗即刻手术模式），或者6～8周后手术（短程放疗延迟手术模式）。长程放化疗后建议5～12周手术。

五、其他治疗

晚期肿瘤患者在上述治疗不适用的前提下，可选择局部治疗，如介入治疗、瘤体内注射、物理治疗或者中医中药治疗。支持治疗应贯穿于患者治疗的全过程，建议多学科综合治疗。最佳支持治疗应包括：①疼痛管理；②营养支持，建议常规评估营养状态，给予适当的营养支持，倡导肠内营养支持；③精神心理干预。

六、预后以及随访

（一）早期结直肠癌及癌前病变术后随访

早期结直肠癌及癌前病变的患者在治疗后进行密切随访的生存率明显高于一般随访或不随访者。腺瘤摘除后每年复发率约5%～10%，对治疗后的良性腺瘤和癌前病变患者应继续随访，对发现腺瘤或癌前病变但未治疗者，加强复查和随访。根据国内外相关指南意见，并结合我国实际国情，建议按照表4-11，来随访治疗或未治疗的结直肠息肉。

早期结直肠癌及癌前病变内镜切除术后随访的目的是早期发现局部残留、复发、转移和异位病灶。通过术后随访从而早期识别及治疗漏诊病灶和新发病灶是防止上述病变进展为结直肠癌的关键。有关早期结直肠癌及癌前病变内镜切除术后的最佳随访间隔目前缺乏高质量循证医学证据。根据专家组共识，在早期结直肠癌治愈性切除后应间隔3、6、12个月分别接受结肠镜检查，监测是否存在残留、复发和异位病灶，同时进行影像学检查（胸腹部CT），以排除发生淋巴结转移等可能。

如果上述连续3次复查结果均正常，建议可将随访时间延长至1～3年，并建议系统地利用肿瘤标志物、粪便隐血试验和相关影像学检查等进行定期随访。同时也建议根据术后病理结果来决定后续随访治疗措施，若病变超过黏膜下层1 000μm或脉管、神经脉管浸润阳性或垂直切缘阳性者，则需追加外科手术等后续补救措施。

表4-11　结直肠息肉或腺瘤切除后随访时间表

初次结肠镜检查结果	术后随访间隔/年
无息肉	3～5
直肠、乙状结肠增生性息肉（<10mm）	2～3
1～2个直径<10mm管状腺瘤	1～3
3～10个管状腺瘤	1～2
≥1个、直径>10mm的管状腺瘤	1～2
≥1个绒毛状腺瘤	1～2
腺瘤伴高级别上皮内瘤变	1～2
锯齿状病变	
直径<10mm无上皮内瘤变的无蒂锯齿状息肉	2～3
直径>10mm或伴有上皮内瘤变的无蒂锯齿状息肉或传统锯齿状腺瘤	1～2
>10个腺瘤	1
锯齿状息肉病综合征	1

（二）外科手术切除的结直肠癌术后随访

1. 病史和体检及CEA、CA19-9监测，每3个月1次，共2年，然后每6个月1次，共5年，5年后每年1次。

2. 常规建议在切除后的前5年每年进行胸部、腹部和盆腔CT扫描。但对于直肠癌术后患者，有条件者优先选择直肠MRI随访。胸腹/盆腔CT或MRI每半年1次，共2年，然后每年1次，共5年。

3. 术后1年内行肠镜检查，如有异常，1年内复查；如未见息肉，3年内复查；然后5年1次，随诊检查出现的结直肠腺瘤均推荐切除。如术前肠镜未完成全结肠检查，建议术后3～6个月行肠镜检查。

建议可利用信息系统、随访软件等对随访进度和质量进行指引和督促。

思考题

1. 哪些是结直肠癌筛查的高危人群？
2. 结直肠癌常用的筛查方法是什么？
3. 结肠镜检查是结直肠癌筛查的最重要的

方法，如何做好高质量的结肠镜检查？

4. 结肠镜下结直肠息肉的内镜分型方法是什么？

5. 结肠镜下如何判断结直肠癌早期可能浸润的深度？

6. 结直肠息肉常用的内镜治疗方式是什么？

7. 结直肠息肉治疗后的随访时间是多久？

（敖 飞 孙 浩 陈志雄）

参考文献

[1] SUNG H, FERLAY J, SIEGEL RL, et al. Global Cancer Statistics 2020: GLOBOCAN Estimates of Incidence and Mortality Worldwide for 36 Cancers in 185 Countries[J].CA Cancer J Clin, 2021, 71(3): 209-249.

[2] 郑荣寿，张思维，孙可欣，等. 2016年中国恶性肿瘤流行情况分析[J]. 中华肿瘤杂志，2023, 45(03): 212-220.

[3] WANG L, LO C H, HE X, et al. Risk Factor Profiles Differ for Cancers of Different Regions of the Colorectum [J]. Gastroenterology, 2020, 159(1): 241-256.

[4] SHI J F, WANG L, RAN J C, et al. Clinical characteristics, medical service utilization, and expenditure for colorectal cancer in China, 2005 to 2014: Overall design and results from a multicenter retrospective epidemiologic survey[J]. Cancer, 2021, 127(11): 1880-1893.

[5] CHEN X C, LI H J, GUO F, et al. Alcohol consumption, polygenic risk score, and early-and late-onset colorectal cancer risk[J]. EClinicalMedicine, 2022, 49: 101460.

[6] 陈万青，李霓，兰平，等. 中国结直肠癌筛查与早诊早治指南(2020，北京)[J]. 中国肿瘤，2021, 30(1): 1-28.

[7] NAGTEGAAL I D, ODZE R D, KLIMSTRA D, et al. The 2019 WHO classification of tumours of the digestive system [J]. Histopathology, 2020, 76(2): 182-188.

[8] MAHUL B A, EDGE S B, GREENE F L, et al. AJCC cancer stagingmanual eighth edition[M]. New York: Springer, 2017.

[9] 中华医学会消化内镜学分会消化系早癌内镜诊断与治疗协作组，中华医学会消化内镜学分会肠道学组，中华医学会消化病学分会消化病理学组. 中国早期结直肠癌及癌前病变筛查与诊治共识(2014年，重庆)[J]. 中华消化内镜杂志，2015(2): 69-85.

[10] Bosman F T, Carneiro F, Hruban R H, et al. WHO classification of tumors of the digestive system[M]. 4th ed. Lyon: IARC, 2010.

[11] Tanaka S, Kashida H, Saito Y, et al. JGES guidelines for colorectal endoscopic submucosal dissection/endoscopic mucosal resection[J]. Dig Endosc, 2015, 27(4): 417-434.

[12] Yoshida N, Naito Y, Yagi N, et al. Importance of histological evaluation in endoscopic resection of early colorectal cancer[J]. World J Gastrointest Pathophysiol, 2012; 3(2): 51-59.

[13] MORI Y, KUDO S, EASTJ E, et al. Cost savings in colonoscopy with artificial intelligence-aided polyp diagnosis: an add-on analysis of a clinical trial (with video) [J]. Gastrointest Endosc, 2020, 92(4): 905-911.e1.

[14] GUO Z, NEMOTO D, ZHU X, et al. A polyp detection algorithm can detect small polyps: An ex vivo reading test compared with endoscopists[J]. Dig Endosc, 2021, 33(1): 162-169.

[15] LIU W N, ZHANG Y Y, BIAN X Q, et al. Study on detection rate of polyps and adenomas in artificial-intelligence-aided colonoscopy[J]. Saudi J Gastroenterol, 2020, 26(1): 13-19.

[16] LUI T K, GUO C-G, LEUNG W K. Accuracy of artificial intelligence on histology prediction and detection of colorectal polyps: a systematic review and meta-analysis[J]. Gastrointestinal Endoscopy, 2020, 92(1): 11-22.e6.

[17] 李兆申，金震东，令狐恩强，等. 中国早期结直肠癌筛查流程专家共识意见(2019，上海)[J]. 中华医学杂志，2019, 99(38): 2961-2970.

[18] 中华医学会内镜学分会. 结肠镜检查肠道准备专家共识意见(2023，广州)[J]. 中华消化内镜杂志，2023, 40(6): 421-430.

[19] 中华医学会肿瘤学分会早诊早治学组. 中国结直肠癌早诊早治专家共识(2023版)[J]. 中华医学杂志，2023, 103(48): 3896-3908.

[20] 中华医学会消化内镜学分会结直肠学组. 中国结直肠癌及癌前病变内镜诊治共识(2023，广州)[J]. 中华消化内镜杂志，2023, 40(7): 505-520.

[21] 中华人民共和国国家卫生健康委员会医政司，中华医学会肿瘤学分会. 中国结直肠癌诊疗规范(2023版)[J]. 协和医学杂志，2023, 14(4): 706-733.

[22] 国家消化系统疾病临床医学研究中心(上海)，中华医学会消化内镜学分会，中国抗癌协会肿瘤内镜专业委员会等. 中国结直肠癌癌前病变和癌前状态处理策略专家共识[J]. 中华消化内镜杂志，2022, 39(1): 1-18.

[23] 中国抗癌协会，中国抗癌协会大肠癌专业委员会. 中国恶性肿瘤整合诊治指南-结肠癌部分[J]. 中华结直肠疾病电子杂志，2022, 11(01): 1-16.

第五章 肝癌筛查与早诊早治

原发性肝癌，常简称为肝癌，是源于肝细胞或肝内胆管上皮细胞的恶性肿瘤。原发性肝癌根据病理类型不同，主要分为肝细胞癌(hepatocellular carcinoma，HCC)、肝内胆管细胞癌(intrahepatic cholan-giocarcinoma，ICC)和混合型肝细胞癌-胆管癌(combined hepatocellular-cholangiocarcinoma，cHCC-CCA)3种，其中HCC占所有病例的75%～85%，本章所称的肝癌即指HCC。肝癌的危险因素主要包括：乙型肝炎病毒(HBV)感染、丙型肝炎病毒(HCV)感染、黄曲霉素B1感染、乙醇、非酒精性脂肪性肝病(non-alcoholic fatty liver disease，NAFLD)、年龄、性别等。

第一节 筛查人群与流程

一、筛查人群

结合肝癌发病原因、流行病学特征及循证医学证据，按肝癌发生的风险等级，将危险人群进行分层，据此建立相应的监测档案。

低危人群：年龄30岁以下，各种原因所致慢性肝病的早期及稳定期，无明显肝脏炎症和纤维化，包括慢性非活动性HBsAg携带者、乙型肝炎免疫控制期、单纯性脂肪肝及吉尔伯特综合征(Gilbert syndrome)、迪宾-约翰逊综合征(Dubin-Johnson syndrome)、良性复发性肝内胆汁淤积等良性遗传代谢性肝病患者。

中危人群：年龄大于30岁的慢性乙型肝炎(chronic hepatitis B，CHB)患者(无肝癌家族史，无长期酗酒、吸烟、明确接触致癌毒物史、无合并糖尿病或肥胖者)，慢性丙型肝炎(chronic hepatitis C，CHC)、酒精性肝病(alcoholic liver disease，ALD)、非酒精性脂肪性肝炎(non-alcoholic steatohepatitis，NASH)、自身免疫性肝病或威尔逊氏症(Wilson disease)等慢性肝病活动期的患者。

高危人群：具有下列任何一项。

(1)各种原因所致的肝硬化，包括CHB、CHC、ALD、NAFLD、药物性肝损伤、代谢相关脂肪性肝病(metabolic dysfunction-associated fatty liver disease，MAFLD)、自身免疫性肝病和威尔逊氏症等疾病导致的肝硬化患者。

(2)年龄≥30岁的慢性乙型肝炎患者，有肝癌家族史，或长期酗酒、吸烟、明确接触致癌毒物史，合并糖尿病或肥胖。

极高危人群：高危人群伴有下列一项或多项。

(1)超声等影像学检查发现肝内疑似癌前病变或非典型占位性病变。

(2)血清甲胎蛋白(AFP)≥20ng/ml，伴或不伴异常凝血酶原(protein induced by vitamin K absence/antagonist-Ⅱ，PIVKA Ⅱ或des-gamma carboxyprothrombin，DCP)≥40mAU/ml和/或甲胎蛋白异质体(AFP-L3)≥15%。

(3)影像学或肝组织病理学证实的肝脏异型增生结节。

二、筛查流程

对于低危人群而言，建议每12个月进行常规筛查(腹部超声+AFP)。

对于中危人群而言，建议每6个月进行常规筛查。

对于高危人群而言，建议每3～6个月进行一次常规筛查，每6～12个月进行一次加强筛查(MRI和/或CT检查)。

对于极高危人群而言，建议每3个月进行一次常规筛查，每6个月进行一次加强筛查(图5-1)。

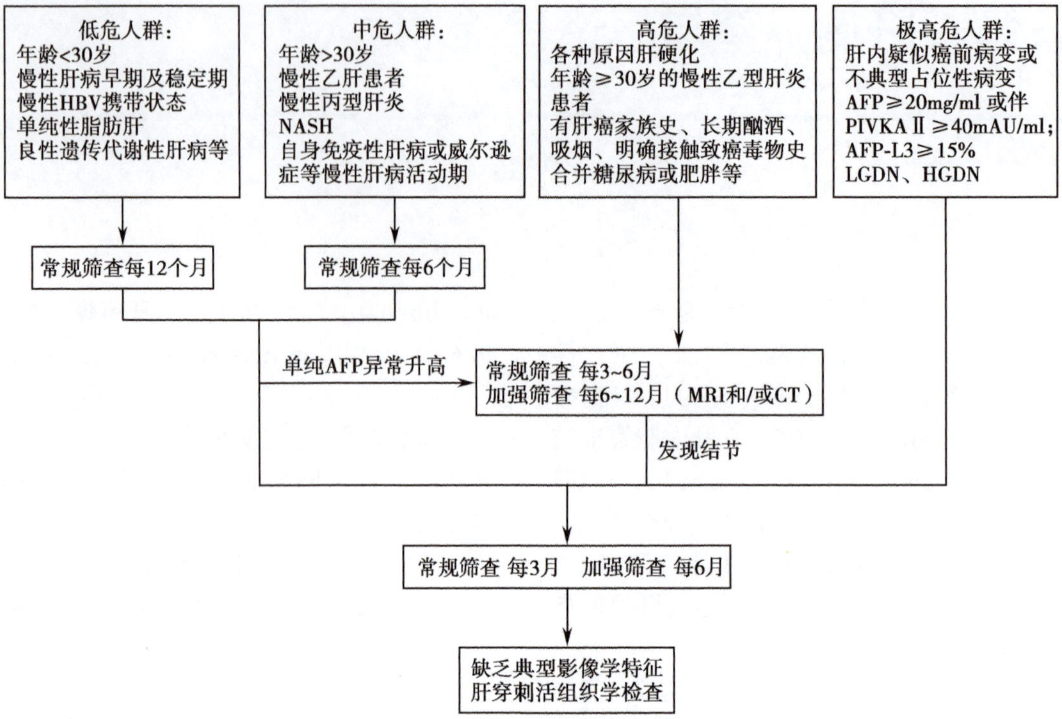

图 5-1　肝癌筛查流程图

常规筛查：腹部超声+AFP；加强筛查：MRI 和/或 CT 检查。NASH：non-alcoholic steatohepatitis，非酒精性脂肪性肝炎；LGDN：low-grade dysplasia nodule，低级别异型增生结节；HGDN：high-grade dysplasia nodule，高级别异型增生结节；AFP：alpha-fetoprotein，甲胎蛋白；PIVKAⅡ：protein induced by vitamin K absence/antagonist-Ⅱ，异常凝血酶原；AFP-L3：甲胎蛋白异质体。

第二节　筛查与诊断技术

肝癌的筛查诊断技术主要有血液学及影像学检查，如 AFP 及 PIVKA Ⅱ、超声、CT、MRI 等，以及穿刺活检技术。在以上筛查诊断技术中，最常用的是 AFP 联合超声。AFP 对肝癌特异性较高，超声有无电离辐射、快捷、实时动态、与引导穿刺的成像手段一致等优点，但超声对检查手法及经验依赖性较高，应用超声联合 AFP 对肝癌进行筛查技术成熟、价格便宜，但其敏感性不够理想。CT 检查耗时短，能够清楚显示病灶大小、位置，但其软组织分辨率有限，且有电离辐射，在短期内不建议重复检查。MRI 检查有较好的软组织分辨率，在使用肝细胞特异性对比剂钆塞酸二钠（Gd-EOB-DTPA）进行增强扫描时，对肝癌的诊断敏感性高，但 MRI 检查耗时长，费用较高。肝穿刺活检为有创操作，对明确诊断提供重要依据，但存在活检失败、瘤体破裂出血、肿瘤针道转移等风险。

一、血液学分子标志物

AFP、PIVKA Ⅱ、AFP-L3：AFP 是诊断肝癌最常用的血清学标志物，排除胃肠道、睾丸或卵巢胚胎源性肿瘤、妊娠及其他生理或病理性原因（如慢性或活动性肝病等）后，如果 AFP≥400ng/ml，需高度怀疑肝癌。因有 30% 确诊肝癌的患者 AFP 为阴性，且小肝癌患者有较大概率为阴性，故而需要更多的指标作为补充筛查手段。PIVKA Ⅱ，作为伴随肝癌特异产生的异常凝血酶原，形成机制不同于 AFP，两者之间无相关性，其对于小肝癌灵敏度优于 AFP；在中晚期肝癌中，其灵敏度仍高于 AFP 但优势降低。AFP-L3 为肝癌细胞特有且与癌变程度高度相关，因此可用 AFP-L3 占总 AFP 的百分比（AFP-L3%）作为肝癌的补充检测指标，可不受慢性肝炎和肝硬化影响。AFP 联用 PIVKA Ⅱ及 AFP-L3 可显著提高筛查准确性。

癌胚抗原（CEA）和糖类抗原 19-9（CA19-9）：部分肝癌患者可能会出现这两种指标的异常增高。

二、超声检查

（一）二维超声

根据肿瘤内部回声表现，大致可将其分为低回声型、等回声型、高回声型及混合回声型，其中以低回声型和混合回声型多见。肝癌结节内部回声多不均匀，部分具有周围暗环，有较高的超声诊断特异性。原发性肝癌的超声表现与其大体病理分型相关。我国肝癌病理协作组结合肝细胞癌大体所见的多变特点，将其分型如下：结节型肝癌、块状型肝癌和弥漫型肝癌。

1. **结节型肝癌**　肿瘤可单发或多发，回声类型多样，主要表现为肿瘤的边界欠清晰，周边多无低回声晕（图 5-2）。

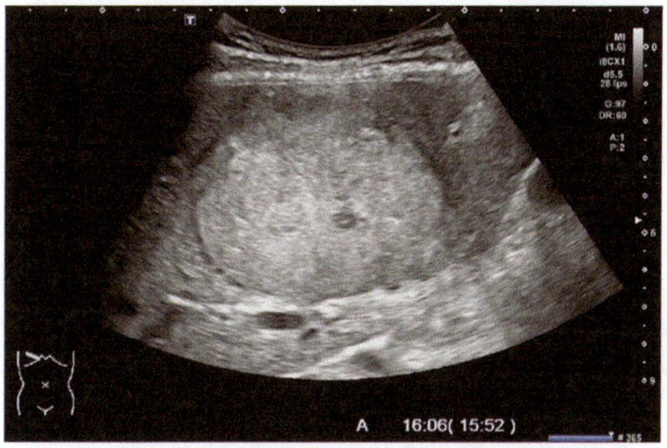

图 5-2　原发性肝癌二维超声图像

肝内见混合回声结节。

2. **块状型肝癌**　块状型肝癌边界清晰，形态多较规则，周边多见低回声晕，肿瘤内部多表现为混合回声。有时可见肿瘤由多个结节融合而成，可特征性表现为结中结或马赛克征。周围肝组织内可出现肝内播散的卫星灶。其中巨块型表现为肿块占据肝脏的部分或整个叶段，边界多清晰，多有完整假包膜，内部回声混杂不均，多浸润或压迫周围组织或管道结构。

3. **弥漫型肝癌**　弥漫型肝癌结节多表现为不均匀低回声，少数为高回声，与周围肝组织分界不清晰且多伴有明显肝硬化，在声像图上与肝硬化结节难以区分，诊断较困难。弥漫型肝癌常侵犯门静脉分支，故发现门静脉内栓子且肝实质回声杂乱时应高度警惕存在弥漫型肝癌的可能。

4. **肝癌的间接征象**　①癌栓，门静脉癌栓最多见，表现为血管腔内低回声或中等回声充填，癌栓也可出现在肝静脉或下腔静脉内；②肝表面局限性膨隆，较大或位于肝包膜下的肿瘤可导致肝包膜局部膨隆呈“驼峰征”，邻近肝缘处可使边缘变钝；③肝内管道受压，较大肿瘤可压迫、推挤引起血管移位、管腔变细，肝内胆管受压可致远端胆管扩展。

（二）多普勒超声

利用多普勒效应，当血管内红细胞在移动时，我们能够检测到其移动并进行彩色编码，这种成像称为多普勒血流成像。目前常用的技术有彩色多普勒、能量多普勒、频谱多普勒以及超微细血流成像等技术。多普勒血流成像能够显示病灶及周边血流情况，检测是否存在异常血流信号，若病灶合并有静脉癌栓，可探及管腔内充盈缺损。

原发性肝癌多表现为富血供病灶，其中肝动脉供血占 90% 以上，肿瘤周边及内部见线状、分支状血流信号，周边可见紊乱的滋养血管（图 5-3），频谱多普勒可探及动脉血流频谱，阻力指数多＞0.6。

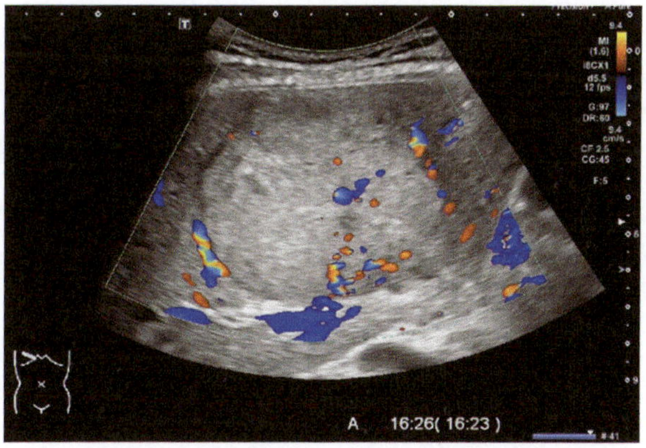

图 5-3　原发性肝癌彩色多普勒超声图像

结节内见条状血流信号。

（三）超声弹性成像

不同组织弹性系数不同，在外力作用下的形变也不同，超声弹性成像（ultrasonic elastography，UE）通过测量不同组织的形变，可以得到其组织学特性和硬度信息。目前超声弹性成像可分为两大类：准静态（压迫式）弹性成像和动态剪切波弹性成像。准静态弹性成像主要是实时组织弹性成像（real-time tissue elastography，RTE），动态剪切波弹性成像则包括声辐射力弹性成像、实时剪切波弹性成像（shear wave elastography，SWE）等。

对于弹性成像结果，可以应用利克特量表（Likert scale）进行半定量评价，也可通过测量杨氏模量进行定量评价。肝脏恶性肿瘤间质成分较多，硬度较周围组织大，通过弹性成像可以与其他病变相鉴别，但目前尚无统一诊断截断值，需要更多研究。

剪切波弹性成像技术在测量组织弹性时将脏器视为均一理想化的弹性模型，实际上脏器并非线性弹性组织，而是存在各向异性的黏弹性组织。在黏弹性介质中传播时，剪切波速度会随着频率升高而加快，即在传播过程中发生频散，因而单纯评价物质的剪切波弹性特征是有一定局限性的。超声剪切波黏弹性成像基于测量剪切波在组织内的传播速度和频散系数来评估组织的硬度及黏性。在对比良恶性肝脏肿瘤黏弹性数值后，研究者发现，与恶性肿瘤相比，良性肿瘤与周边肝实质的剪切波黏弹性比值均较大，这对术前鉴别肝肿瘤的良恶性具有潜在的临床应用价值。

（四）超声造影

超声造影是通过静脉内团注造影剂，减少组织谐波的干扰，从而达到动态观察病灶血供的目的。它在二维超声、多普勒超声的基础上为诊断提供了更多信息，包括增强模式、达峰强度、廓清模式等，提高了超声诊断效能。

国内目前可用于肝脏超声造影的造影剂为六氟化硫微泡和全氟丁烷微球，其中六氟化硫微泡是纯血池造影剂，全氟丁烷微球除了血池显像以外，还能够被肝脏内的 Kupffer 细胞吞噬，为临床提供后血管期显像。由于肝脏是由肝动脉和门静脉双重供血，因此在肝脏的纯血池造影显像可以看到以下三个经典的血管时相：动脉相（10～20s 开始，至 30～45s）；门脉相（30～45s 开始，至 120s）；延迟相（120s 开始，至微泡消失）。在应用全氟丁烷微球进行造影时，在造影剂注入 8min 后，即为 Kupffer 相。

肝癌在超声造影上有“快进快出”的特征性表现。具体来说，注射造影剂后，动脉期早期肿瘤病灶内出现快速高增强，明显早于周围肝实质，随后病灶开始快速消退，在门脉期和延迟期表现为低于周围肝实质回声的低回声区（图 5-4A、图 5-4B）。这种较典型的造影表现，对诊断

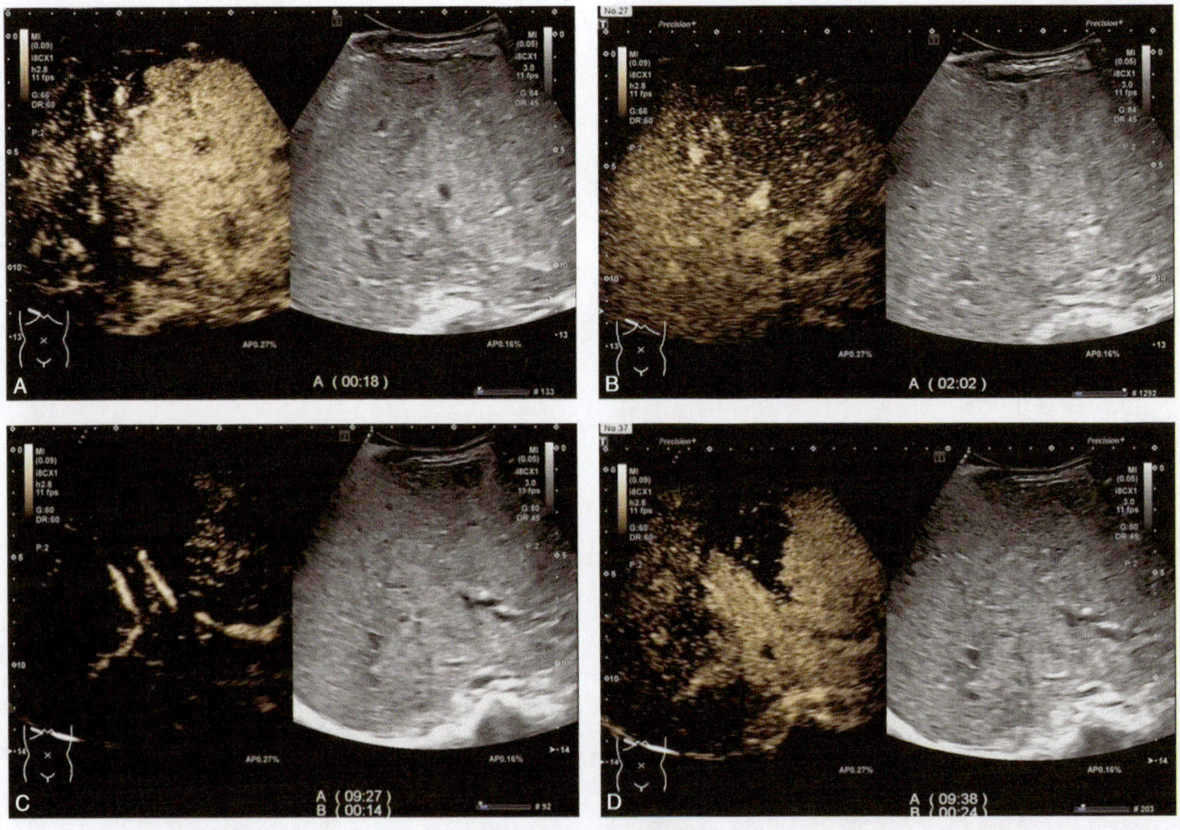

图 5-4 肝癌超声造影

A. 原发性肝癌超声造影动脉期：病灶早于周围肝实质增强；B. 原发性肝癌超声造影静脉期：病灶早于周围肝实质消退；C. 门脉癌栓超声造影动脉期：与原发病灶同步强化；D. 门静脉癌栓超声造影达峰：与原发病灶相同。

肝癌有较高的特异性和敏感性。当门静脉内出现癌栓时，其造影表现与原发病灶相同（图 5-4C、图 5-4D）。

在超声造影检查中，肝脏病灶的动脉期灌注特征是重要的鉴别点。病灶大小、病灶血供情况等都是影响超声造影观察的因素。在对富血供的小病灶的观察中，由于动脉早期的灌注过程非常迅速，常规超声造影难以清楚显示这一过程。为了能够更加清晰地显示动脉期的快速灌注过程，可以通过提高造影帧频，改善造影图像时间分辨力。对比常规超声造影，高帧频造影能够更加灵敏地检出肝脏结节的动脉期向心型增强，特别是针对最大直径＜3cm 富血供结节，能够弥补常规超声造影在这方面的局限性。

（五）鉴别诊断

1. **肝海绵状血管瘤**　二维超声下，病灶可表现为低回声或中、高回声肿块，多数病灶边界清楚；病灶形态多呈类圆形，也可呈分叶状或不规则形；病灶周围可见线状稍高回声环绕；病灶内部可见细小管道状及粗大圆点状无回声区，类似筛网状结构。当病灶较表浅且位于肋缘下或剑突下时，稍加压探头可观察到病灶前后径稍缩小，去除压力后恢复。彩色多普勒超声偶可见细小管状静脉血流信号。超声造影表现为动脉期早于周围肝实质的高灌注，达峰呈均匀或不均匀高增强，门脉期及延迟期增强强度逐渐下降，但多高于周围肝实质回声，整体表现为“快进慢出”。

2. **细菌性肝脓肿**　肝脓肿的超声表现会随着其不同时期而变化。在早期脓肿尚未形成时，超声可表现为边界不清楚，形态欠规则的等低回声块影，后方回声可轻度增强。脓肿形成后，病灶表现为厚壁无回声区，脓肿壁内缘不平整，周围由于肝细胞水肿，可见弱回声环绕，当脓肿液化不完全时，内部可呈蜂窝状。脓肿液化完全时，脓腔内可呈无回声区，当脓液中有较多漂浮物时，可见细密光点漂浮，随体位改变有漂浮感。彩色多普勒血流成像可在脓肿早期探及病灶周围点条状血流信号，在脓肿形成期探及病灶周围及脓肿壁的血流信号。超声造影在动脉期表现为脓肿壁环形增强，在门脉期和延迟期表现为等增强。

3. **肝局灶性结节性增生**　二维超声下，病灶可表现为肝脏内单个或多个低回声结节，可呈圆形、类圆形或不规则形；病灶边界清楚，无明显包膜回声，无声晕；部分病灶中央可见带状稍高回声呈放射状分布，即星状瘢痕。彩色多普勒超声可探及放射状或星芒状血流信号向边缘延伸，有助于诊断本病。超声造影表现为动脉期由中央开始、放射状向外填充的高增强，门脉期和延迟期病灶呈持续强化状态，此时因为正常肝组织出现增强强度改变，同时病灶内造影剂开始廓清，病灶可呈等增强或低增强。

4. **肝转移瘤**　二维超声下，病灶多表现为肝内多发圆形或类圆形肿块，边界清楚。肿块内部回声因肿瘤来源、成分结构及坏死程度不同而有很大差别，可分为高回声、低回声、等回声、无回声和混合回声型。典型的肝转移瘤表现为“牛眼征”或“靶环征”，即癌肿内部呈高回声，周围可见一宽 0.5～1cm、较厚的低回声晕，有时高回声的中央还可见低或无回声区。无回声型肿块回声极低，类似肝囊肿，边界清晰，但没有薄而亮的囊壁。肝转移性肿瘤多属于少血供型，肿块内部可无明显血流信号，彩色多普勒可在肿块周边部位探及短条状或星点状血流信号。

肝脏转移瘤在超声造影上有特征性表现。多数病灶表现为动脉期早于周围肝实质的高增强，达峰呈均匀或不均匀高增强，部分可见周边环状等增强或高增强，内部为低增强或无增强。周边部增强环厚薄不一，类似面圈状，内侧壁常可见癌结节，“面圈征”是肝转移瘤的特征性表现之一。部分病灶于动脉后期即出现消退，在门脉期绝大多数病灶迅速消退为低增强，至延迟期进一步消退，甚至近乎无增强，呈“黑洞征”表现，此为肝转移瘤的另一特征性表现。

三、X 射线计算机断层成像

（一）CT 平扫

肝癌的 CT 表现与肿瘤的病理和血流动力学特点相关，同时还与周围未受肿瘤侵犯的肝组织状况有关。病灶以右叶多见，其次为左叶，尾叶最少见。位于肝表面的病灶可造成肝脏的轮廓改变，少数以带蒂形式明显突出于肝脏外。病灶多数为单个，也可为多发。弥漫型则为细小结节影布满整个肝脏。绝大多数呈圆形、卵圆形，也可呈不规则形。CT 平扫绝大多数表现为低密度，也可呈等密度或混杂密度。高密度者很少见，往往为伴有脂肪肝所致。少数肝癌的密度较均匀，这常见于病灶较小且坏死不明显的肝癌。绝大多数为不均匀，这主要是病灶内发生坏死、出血、囊变等所致。肝癌的边缘大多模糊且不光整，这主要为肿瘤呈浸润性增长所致。少数肝癌分化相对较好，生长较缓慢，以膨胀生长为主，可压迫周围肝组织或引起周围肝组织纤维化反应，形成假包膜，使其边界较清楚。包膜表现为肿瘤周围一圈低密度影，其厚度可从数毫米至 1cm 不等，在小肝癌中较常见。

（二）增强 CT

大多数肝癌表现为造影剂“快进快出”，这与肝癌的病理和血流动力学特点有关。正常肝组织门静脉供血约占 75%，肝动脉供血约占 25%，而肝癌组织的血供与之相反，肝动脉供血占 90% 以上。因此，静脉内注射造影剂后，于动脉晚期（注射对比剂后约 35s 扫描），肝癌呈均匀或不均匀明显强化（图 5-5A），表现为一团高密度影，增强扫描后肿瘤边界比平扫清楚。由于肝癌的细胞外间隙容量（细胞间隙与血管内容量之和）较小，因此，在门脉期或延迟期，肝癌的密度又迅速下降，呈混杂密度、等密度或低密度影（图 5-5B），这对肝癌的诊断具有较大的意义。大多数肝癌增强后密度更不均匀，这与肿瘤局部坏死、肿瘤细胞脂肪变性、胆管内胆红素形成以及瘤内间隔强化有关。另有少部分肝癌，在动脉期呈等强化，即病灶密度与正常肝实质相仿。门脉期扫描，肝癌的密度降低，大多呈低密度，少部分可呈等密度。极少数肝癌在延迟期可呈等密度改变，病理上，此类肝癌病灶内的纤维组织往往较多，使造影剂缓慢充填，类似血管瘤的表现。部分病灶可以出现瘤内间隔，它把不同密度的肿瘤区域分隔开来，增强后表现为宽窄不一、方向不定的条状较高密度影，间隔代表存活的肿瘤组织。

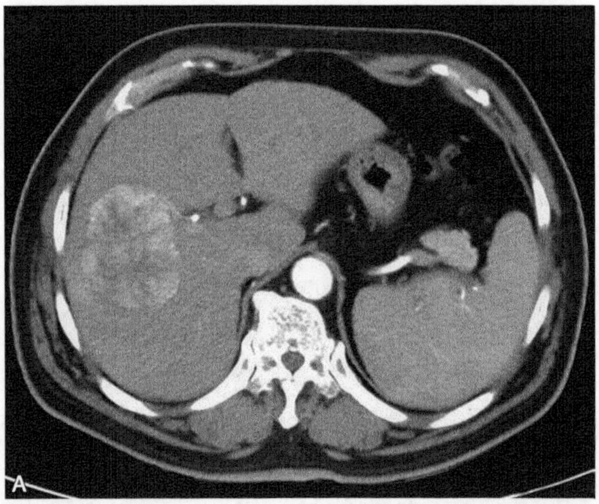

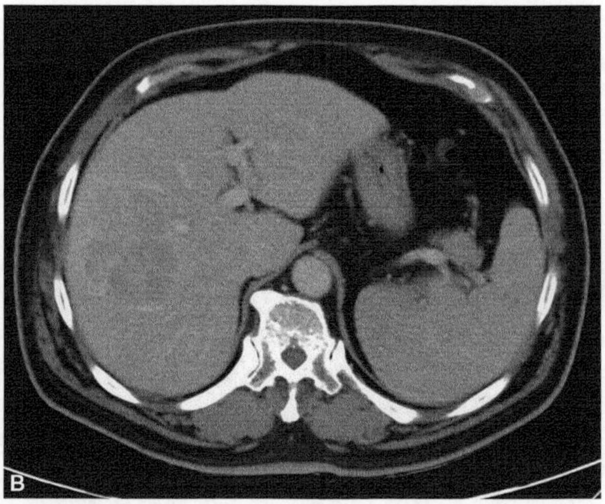

图 5-5　原发性肝癌增强 CT

A. 原发性肝癌增强 CT 动脉期：病灶早于周围肝实质增强；B. 原发性肝癌增强 CT 延迟期：病灶整体密度低于周围肝实质。

此外，运用到肝脏疾病诊断的 CT 技术还包括 CT 灌注成像。CT 灌注成像是指静脉团注对比剂后对选定层面进行同层动态扫描，利用不同的数学模型计算出各项灌注参数，并通过色阶赋值形成灌注影像，从而了解器官及病变的血流灌注特点及血管特性，是一种评价器官、组织血流灌注状态的无创性功能成像方法。典型肝细胞肝癌的 CT 灌注成像特点是：血流量、血容量增高，肝动脉灌注量增高、灌注指数增高和门静脉灌注量减少。CT 灌注成像可用来评价经导管动脉化疗栓塞术（transcatheter arterial chemoembolization，TACE）的疗效。如 CT 增强检查未发现残留肿瘤组织有明显异常强化的区域时，可通过灌注成像血流量及血容量来明确残余肿瘤组织是否存活。

（三）间接征象

肝癌常侵犯门静脉系统，CT 扫描中可表现为门静脉主干扩张，其直径超过 3cm，门静脉分支直径大于 2cm。有时在门静脉内可见瘤栓所致的低密度区。这些腔内低密度影在动态 CT 扫描的整个过程中一般都不强化。有时受侵犯的门静脉不显示，代之以毛发状、模糊条纹状动脉血管，这是由于肝癌破坏了门静脉壁。肝癌较大时，尤其是生长在肝门附近的肝癌，可侵犯和压迫胆管引起梗阻性黄疸。在CT上扩张的肝内胆管表现为树枝状低密度影。肝癌还可侵犯邻近脏器，如胰腺、肾上腺等。淋巴道转移前期主要累及肝门淋巴结、腹膜后淋巴结，后期可累及胸骨后和锁骨上淋巴结，在CT上表现为结节状影，直径一般大于1.5cm，结节可融合，呈团块状，增强后可有轻度强化。远处转移常见的部位有肺、脑、骨等。

（四）鉴别诊断

1. **肝海绵状血管瘤** 平扫检查，其表现为肝实质内边界清楚的圆形或类圆形低密度肿块。增强扫描时，动脉期可见肿瘤边缘出现斑状、结节状的明显强化灶，在门脉期可见以上强化灶互相融合，同时从周边向肿瘤中心扩散，在延迟期肿瘤表现为均匀强化，整体强化程度高于或等于周围正常肝实质。整个强化过程表现为“快进慢出”。

2. **细菌性肝脓肿** 平扫检查，其通常表现为肝实质内圆形或类圆形低密度病灶，中央脓腔密度均匀或不均匀，CT值高于水，低于肝实质。脓腔周围可见脓肿壁。急性期脓肿壁外周可见环形水肿带，边缘模糊。增强扫描表现为动脉期脓肿壁呈环形强化，门脉期及延迟期脓肿壁进一步持续强化，周围水肿带逐渐强化，在整个增强扫描过程中，脓腔均无强化。在动脉期，环形强化的脓肿壁与周围无强化的水肿带构成“环征”，为本病特征性表现。本病另一个特征性表现为脓肿内小气泡，有时可见气液平面。需要注意的是，在脓肿早期，有时液化未形成，脓肿在CT上可呈软组织肿块密度，这使得它与肿瘤病变难以区分。

3. **肝局灶性结节性增生** 平扫检查，其通常表现为等密度或稍低密度肿块。增强扫描时，动脉期肿块表现为明显强化，门脉期及延迟期强化程度逐渐下降，最终呈等密度或低密度肿块。部分病灶由于中央星状纤维瘢痕的存在，动脉期中央呈不强化表现，但门脉期及延迟期中央星状瘢痕可逐渐强化呈等密度或高密度，此为肝局灶性结节性增生的特征性表现。

4. **肝转移瘤** 平扫检查，其可表现为肝实质内多发或单发、大小不等、圆形或类圆形的低密度肿块；肿块内部密度均匀，当发生钙化或出血时可见高密度灶，当肿瘤内出现液化坏死、囊变等时则可呈低密度。增强扫描病灶动脉期呈不规则边缘强化，门脉期可表现为整个病灶均匀或不均匀强化，延迟期强化程度减低。少数病灶中央可无强化，边缘强化呈高密度影，周边有稍低于肝实质的水肿带，呈“牛眼征”。

四、磁共振成像

（一）平扫MRI

MRI检查时，肿瘤的部位、大小、数目等表现与CT检查时相同。平扫MRI肿瘤多表现为T_1WI低信号，T_2WI及其脂肪抑制序列为稍高信号，其中病灶显示为高、低混合信号是提示恶性病变的可靠征象。在肿瘤的生长过程中，尤其是当肿瘤较大时，常因血供不足等原因，肿瘤可发生脂肪变性、凝固坏死、坏死出血以及液化坏死等改变。这些改变使肿瘤形成不均匀的高信号区。高信号的癌结节需与肝硬化的再生结节相鉴别，两者不同的是在T_2WI上再生结节呈低信号而癌结节为高信号。

磁共振弥散加权成像（DWI）是通过对组织间水分子运动的差异进行对比来获取病灶信息的成像技术。弥散信号的主要影响因素有表观弥散系数（apparent diffusion coefficient，ADC值）、扩散强度（b值）以及T_2穿透效应等。若肿瘤细胞异常增生体积增大，导致细胞间空间减小，组织间液的弥散会受到限制，从而导致DWI呈高强度和ADC值降低。DWI与增强MRI联合应用诊断肝脏结节良恶性的效能远高于单独使用增强MRI，临床应用中可多结合DWI辅助增强MRI诊断。磁共振弥散峰度成像（diffusion kurtosis imaging，DKI）是一种可评价癌细胞周围浸润情况的重要指标，水分子的自由扩散运动是其成像基础。DKI可用于评估肝脏病灶的时间和空间异质性，在肝癌的诊断和预后预测方面具有较大潜力。

（二）增强MRI

在MRI对比剂中，有一类以肝细胞为靶细胞的特异性对比剂，经肝细胞吸收而由胆汁排出，这一类对比剂在肝占位性病变诊断中应用广泛。其中最常用的是Gd-EOB-DTPA。肝细胞特异性对比剂主要被肝细胞吸收而且停留的时间长，因此，适合MRI的时间窗很宽，一般在注射对比剂后0.25～2h内均可。该类对比剂最大的优势就是有助于微小病灶的检出及肝内局灶性病变的定性诊断。注射后在 T_1WI 上肝脏信号明显上升，而非肝细胞性肿瘤不吸收对比剂。因此，病灶和肝实质之间的对比明显提高，病变易于检出（图 5-6）。大多数肝细胞癌在增强后为相对低信号，因其强化程度低于正常肝实质。但对一些分化好的肝细胞癌来说，增强后可明显强化成为高信号，比周围正常肝实质还要显著。这可能是因为高分化的肝细胞癌在一定程度上保留了正常肝细胞的功能，但同时由于胆管遭破坏，导致进入的对比剂不易从癌细胞排出。

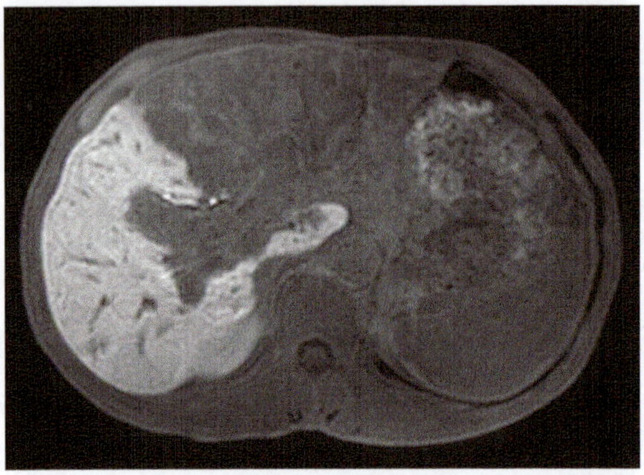

图 5-6　原发性肝癌 Gd-EOB-DTPA 增强 MRI 肝胆期病灶呈低信号。

同时，在相当一部分原发性肝癌中，MRI 能显示肿瘤包膜、血管内癌栓和瘤内间隔。假包膜由纤维组织构成，是原发性肝癌的重要征象之一。它可能与肿瘤相对较慢的膨胀性生长并压迫周围肝组织致其变性形成假包膜有关。在 T_1WI 上，肿瘤包膜呈一条宽约 0.5～3mm 的肿瘤周围低信号带，增强扫描可强化。在 T_2WI 上，部分病例的包膜可呈双层结构，内层为低信号带，代表纤维组织；外层为高信号带，代表丰富的受压的小血管或新生的胆管。原发性肝癌有侵犯静脉系统尤其是侵犯门静脉的倾向。由于血管内血液的快速流动，在 MRI 上形成所谓的流空现象，正常血管应为无信号区。当癌栓形成时，血管腔内显示充盈缺损，在 T_1WI 上呈低信号区，在 T_2WI 上呈高信号区。瘤内间隔由细纤维组成，是原发性肝癌重要的病理征象之一，在 T_1WI 和 T_2WI 上瘤内间隔均呈排列不规则的条索状低信号带，有时与瘤内血管影难以区分。原发性肝癌的占位征象（如肝裂和肝门的变窄、闭塞、移位，下腔静脉受压变形、移位以及肝轮廓的局限性隆起）、肝门和腹膜后的转移灶以及原发性肝癌患者常伴有的肝硬化都能在 MRI 上很好地显示。

（三）鉴别诊断

1. 肝海绵状血管瘤　因海绵状血管瘤内的血窦充满了缓慢流动的血液，在 MRI 上有特征性的表现。肿瘤在 T_1WI 表现为圆形或边缘分叶的类圆形均匀低信号肿块；在 T_2WI 表现为均匀的高信号，肿瘤表现为边缘锐利的明显高信号灶，典型表现为“灯泡征”。对比增强后肿瘤表现为从肿瘤边缘增强，逐渐向中央填充，最后充满整个肿瘤。

2. 细菌性肝脓肿　病灶在 MRI 上表现为圆形或类圆形的病灶，脓腔在 T_1WI 呈均匀或不均匀的低信号，在 T_2WI 表现为极高信号。而周围的脓肿壁在 T_1WI 上信号强度高于脓腔而低于肝实质，在 T_2WI 表现为中等信号。增强模式与 CT 类似，即动脉期脓肿壁环状增强，门脉期即延迟期，脓肿壁持续强化，周围水肿带也逐渐强化。

3. 肝局灶性结节性增生　病灶在 T_1WI 上呈等信号或稍低信号，在 T_2WI 上呈等信号或稍高信号。增强表现为动脉期明显强化，门脉期及延迟期强化程度逐渐下降，强化模式与 CT 相同。如肿块内出现 T_1WI 呈低信号、T_2WI 呈高信号中央星状瘢痕，增强扫描表现为延迟强化，可提示本病。应用 Gd-EOB-DTPA 增强 MRI 扫描时，肝胆期仍呈等信号或高信号，可以提示本病。

4. 肝转移瘤　病灶表现为肝实质内多发或单发、边缘清楚。T_1WI 常表现为均匀的稍低信号，T_2WI 呈稍高信号。当病灶中心在 T_2WI 呈高信号，T_1WI 呈低信号时，称“环靶征”。有时肿瘤周围 T_2WI 呈高信号，称为“亮环征”。

五、肝脏影像报告及数据系统

（一）适用于增强 CT 或增强 MRI 的 LI-RADS

由美国放射协会在 2011 年首次发布的肝脏影像报告及数据系统（liver imaging report and data system，LI-RADS）是基于增强 CT 或增强 MRI 检查的肝细胞癌影像诊断规范，在 2018 年进行了最近的一次更新。这是一种用于肝硬化和无肝硬化的慢性 HBV 患者的肝脏病变分类系统，不适用于<18岁或先天性肝纤维化或血管紊乱导致肝硬化的患者。规范中根据肝脏占位性病变增强CT或MRI的表现将其分为LI-RADS 1类～5类。每一种分类意义主要如下。

LI-RADS 1类：绝对良性。

LI-RADS 2类：可能是良性的。

LI-RADS 3类：中间概率。

LI-RADS 4类：可能是HCC。

LI-RADS 5类：肯定是HCC。

对于不确定良恶性的肝脏肿物，根据肿物大小、是否有动脉期高强化、是否有包膜强化、是否有非边缘廓清，以及与之前相比是否存在达到阈值的增长来进行LI-RADS 3类～5类的分类（表5-1）。

表5-1 LI-RADS 3类～5类具体标准

观察病灶的大小/mm		无动脉期高增强		动脉期高增强（非环形）		
		<20	≥20	<10	10～19	≥20
主要征象个数（强化“包膜”；非边缘廓清；阈值增长[#]）	无	LR-3	LR-3	LR-3	LR-3	LR-4
	一项	LR-3	LR-4	LR-4	LR-4/LR-5[*]	LR-5
	大于等于两项	LR-4	LR-4	LR-4	LR-5	LR-5

注：LR-3：LI-RADS 3类；LR-4：LI-RADS 4类；LR-5：LI-RADS 5类。[#]：两次影像检查间隔时间≤6个月，病灶最大径增大≥50%。[*]：强化包膜（LR-4）；非边缘廓清或阈值增长（LR-5）。

（二）适用于超声造影的LI-RADS

超声造影（CEUS）在肝脏疾病中的应用较为成熟、广泛。2016年美国放射协会发布超声造影肝脏影像报告与数据系统指南，通过分类对肝脏占位性病变进行恶性风险分层管理，在指南中根据不同的超声造影特征将肝脏结节分为5类，即CEUS LI-RADS 1～5类，另外还有CEUS LI-RADS 5V类及CEUS LI-RADS M类，具体如下。

（1）CEUS LI-RADS 1类：100%确定病灶为良性。其定义为：肝内病灶具有明确良性的影像学特征或随访过程中明确发现病灶消失。如：单纯囊肿；典型血管瘤；明确的局灶性肝脏脂肪浸润；明确的局灶性肝脏脂肪缺少。

（2）CEUS LI-RADS 2类：良性可能性大的病灶。定义为：肝内病灶或结节的影像学特征提示良性，但不能诊断为良性。如可能为肝硬化再生结节或低级别不典型增生结节。诊断标准：各时相均为等增强；直径<10mm明确的实性结节；任意大小的不明确的实性结节，既往探查为CEUS LI-RADS 3类，且两年及两年以上直径未增大。

（3）CEUS LI-RADS 3类：HCC中度可疑。定义为：不符合其他CEUS LI-RADS分类标准的明确的实性结节。诊断标准：直径≥10mm、动脉相等增强、无任何类型廓清（各时相均为等增强）的明确的实性结节；动脉相低增强、无任何类型廓清、任意大小的明确的实性结节；直径<20mm、动脉相等/低增强、轻度/晚期廓清的明确的实性结节；直径<10mm，存在动脉期高增强（整体或部分，非环状或周边不连续的环状增强）、无任何类型廓清的明确的实性结节。

（4）CEUS LI-RADS 4类：HCC可能性大，但不能100%确定。其定义为：实性结节影像学特征提示HCC，但不能诊断为HCC。诊断标准：直径≥20mm、动脉相低/等增强、轻度/晚期廓清的明确的实性结节；直径<10mm，存在动脉期高增强（整体或部分，非环状或周边不连续的环状增强）、轻度/晚期廓清的明确的实性结节；直径≥10mm，存在动脉期高增强（整体或部分，非环状或周边不连续团状增强）、无任何类型廓清的明确的实性结节。

（5）CEUS LI-RADS 5类：100%确定为HCC的病变。其定义为：影像学特征诊断为HCC的明确的实性结节。诊断标准：直径≥10mm，存在动脉期高增强（整体或部分，非环状或周边不连续环状增强）、轻度/晚期廓清的实性结节。

（6）CEUS LI-RADS 5V类：100%确定为静脉内存在的肿瘤。其定义为：与静脉内癌栓相关的影像学表现。诊断标准：静脉内明确的增强软组织，不论是否探及实性肿块/结节。动脉相必须有一定程度的增强，随后出现廓清（不论廓清开始时间或廓清程度）。

（7）CEUS LI-RADS M类：可疑或明确恶性，但影像学特征非肝癌特异性的病灶。其定义为：具备1个或多个非肝癌恶性肿瘤影像学特征的明确的实性结节。诊断标准：至少动脉相存在一定增强（不论增强的形态特征和增强程度）的明确的实性结节，且具备以下1项或2项：①相对肝脏，在造影剂注射后60s内发生早期廓清；②廓清显著，呈“凿孔样”表现；③动脉相环状增强伴随廓清（不论廓清开始时间或程度）。

六、肝脏肿瘤穿刺活检及病理诊断

临床上肝脏肿瘤标本获取困难，给早期肝细胞癌筛查工作带来了极大的挑战。对于高危人群，若发现可疑病灶，影像学技术难以判断性质时，建议采用超声引导下肝穿刺活检并进行病理学检查以协助诊断，但检查前需要对患者凝血功能等临床指标进行评估。

存在以下情况的患者，不建议行超声引导下穿刺活检：临床怀疑肝血管瘤或肝多房棘球蚴病；凝血功能显著异常，有明显出血倾向者（如凝血酶原时间≥正常对照3～5s、血小板计数$<50\times10^9$/L和出血时间≥10min）；严重肝硬化及大量顽固性腹水者；胆系、膈肌周围或穿刺路径需经过感染区，穿刺后易发生继发感染者；肿瘤组织邻近大血管或扩张胆管，穿刺难以避开的梗阻性黄疸及门静脉高压者；严重肝外梗阻性黄疸者；一般情况差，不能耐受穿刺，呼吸无法配合者。

肝穿刺活检病理诊断注意事项：①力求粗针穿刺活检，建议选用18G活检针，因其阳性诊断率明显高于细针抽吸肝活检组织，且长度至少1.5cm；②建议对肝占位及周围肝组织进行分别穿刺活检，以便发现背景病变、评估慢性肝炎分级以及鉴别早期病变；③穿刺标本应即时固定于4%中性缓冲甲醛（10%中性福尔马林）固定液中；④因病变生长分布存在异质性，故当肝活检为阴性时不能完全排除临床的初步诊断，需密切随访，必要时再次活检；⑤当肝内有多个结节时，其中一个结节的穿刺活检结果不能代表其他结节的性质。

（一）肝细胞癌发生的病理基础及组织学改变

肝细胞癌是在慢性肝病或肝硬化的背景下发生的一个多机制、多步骤、多基因参与的复杂演进过程，经典过程包括HBV/HCV感染相关慢性肝炎——肝再生结节（regenerative nodule，RN）——低级别异型增生结节（low grade dysplastic nodule，LGDN）——高级别异型增生结节（high grade dysplastic nodule，HGDN）——早期肝细胞癌（early hepatocellular carcinoma，eHCC）——小进展期肝细胞癌（small progressive hepatocellular carcinoma，spHCC）——进展期肝细胞癌（progressive hepatocellular carcinoma，pHCC）等阶段（图5-7）。其中LGDN、HGDN属于肝细胞癌的癌前病变。此外，在铁储存性疾病时发生的缺铁灶也是一种癌前病变。

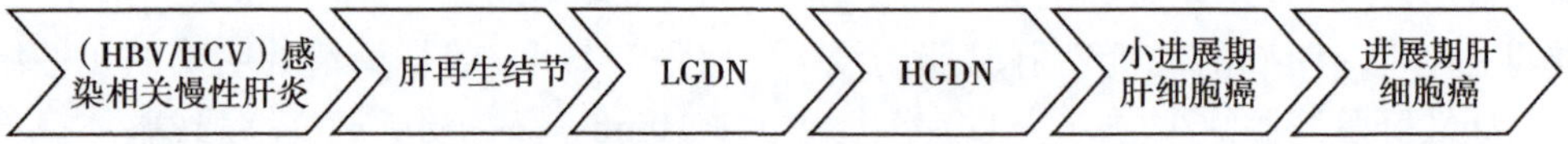

图5-7　肝细胞癌病理学演进过程

HBV：hepatitis B virus，乙型肝炎病毒；HCV：hepatitis C virus，丙型肝炎病毒；LGDN：low grade dysplastic nodule，低级别异型增生结节；HGDN：high grade dysplastic nodule，高级别异型增生结节。

1. **肝再生结节（RN）**　RN是肝细胞的反应性改变，直径一般为1.0～1.5cm，大于1.0cm称为大RN。RN常因损伤后形成，如肝硬化或血流灌注异常。组织学形态上由正常的肝细胞组成，部分细胞具有轻度非典型性，病变常细胞大小不一，无克隆性增生，汇管区可见，通常不会出现非配对的孤立性小动脉。

2. **肝细胞异型增生（liver cell dysplasia）**（图5-8）

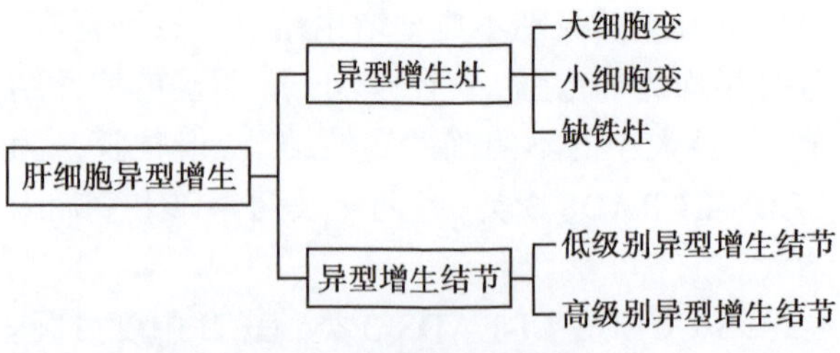

图5-8　肝细胞异型增生

（1）异型增生灶（dysplastic foci，DF）：异型增生灶通常在肝切除或活组织检查标本中偶然发现，常有明显的纤维化，是由肝细胞不典型增生（包括大细胞变、小细胞变、缺铁灶）构成的直径小于 1mm 的微小病灶，常为多灶性，主要发生于慢性肝病，尤其是肝硬化患者；此外，在遗传性血色沉着病肝脏中的部分缺铁灶也被认为是癌前病变，故也称为异型增生灶。

大细胞变（large cell dysplasia，LCD）：肝细胞体积增大，但肝细胞及细胞核同比例增大，因而核质比基本正常；胞质染色正常，细胞密度无明显增加（图 5-9）；核膜增厚、皱缩，细胞核多形性、不规则，常见核深染、多核现象。在 HBV/HCV 相关慢性肝炎、肝硬化背景下出现的 LCD 是一种重要的癌前病变，但亦可见于反应性增生的肝组织内（如再生结节）、胆汁淤积或衰老的肝组织内，LCD 属于一种异质性病变。

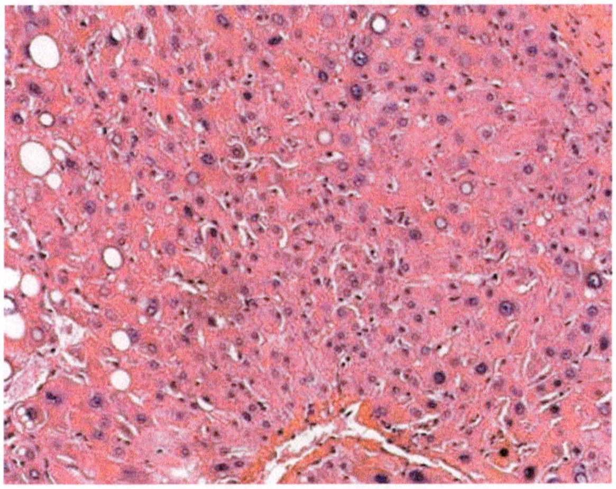

图 5-9　大细胞变

肝细胞及细胞核同比例增大，核质比基本正常；细胞密度无明显增加，胞质染色正常。

小细胞变（small cell dysplasia，SCD）：肝细胞体积减小，呈片状分布，细胞密度增加，核质比增加，胞质嗜碱性；胞核轻度多形性和异型性，染色稍深，可出现多核（图 5-10）。小细胞变的增殖指数通常高于周边肝组织，染色体的获得与缺失，端粒酶缩短伴 p21 点失活，形态与早期肝细胞癌类似，这些特点均支持 SCD 的癌前病变本质。

（2）异型增生结节（dysplastic nodule，DN）：异型增生结节通常出现在具有肝硬化或慢性肝病背景的肝组织内，是由不典型增生肝细胞构成的界限清楚或不清楚的结节状肿块，结节直径通常在 5～15mm，可以是单个或多个结节，与周围肝组织在形状、颜色和质地上均不同（图 5-11）；镜下 DN 的细胞密度常比周围肝实质细胞密度高，且均显示出克隆性细胞群，根据细胞异型和

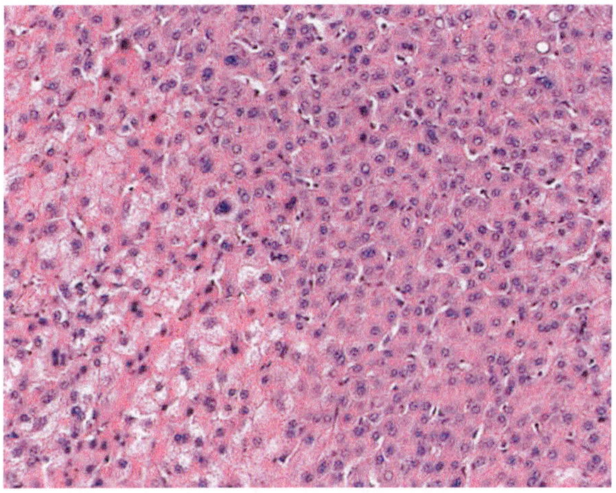

图 5-10　小细胞变

肝细胞体积减小，核质比增加，胞质嗜碱性；胞核轻度多形性和异型性，染色稍深，细胞密度增加，周围部分细胞呈大细胞变。

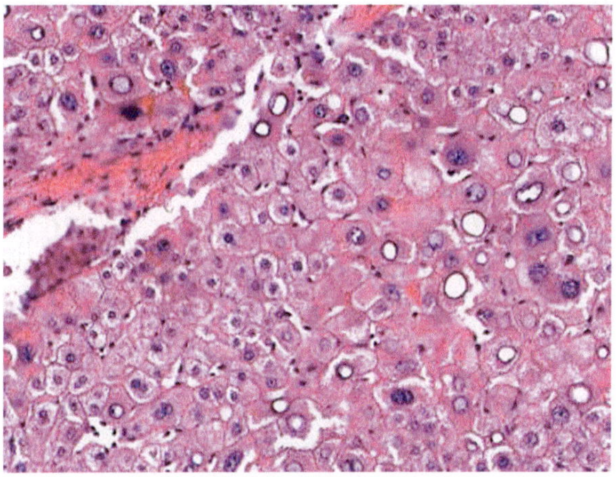

图 5-11　低级别异型增生结节（LGDN）

以大细胞变肝细胞成分为主，细胞形态和组织结构无明显异型性。

结构异型程度，DN 可分为低级别异型增生结节（LGDN）和高级别异型增生结节（HGDN）。

LGDN 表现为细胞密度轻度增加（＜1.3 倍），以大细胞变肝细胞成分为主，组织结构和细胞形态无明显异型性，与周围肝组织相比，肝小梁增宽不明显，约 1～2 层细胞厚度，无假腺管结构，肝窦毛细血管化程度轻微，罕见无胆管伴行的孤立动脉（图 5-10）。

HGDN 以小细胞变多见的界限清楚或模糊的结节，无真性纤维包膜，组织结构和细胞形态均显示异型性，肝细胞呈不规则小梁状排列，有假腺管结构，肝窦增宽（图 5-12）；肝细胞透明变性或脂肪变性，细胞密度增大（2 倍于周围肝组

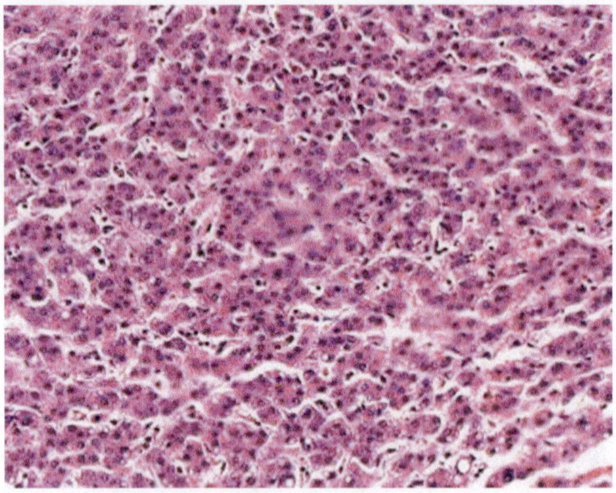

图 5-12　高级别异型增生结节(HGDN)
肝细胞呈不规则小梁状排列，肝窦增宽。

织)；无胆管伴行的孤立性动脉的数量增多；网状支架部分缺失，结节内可有少量门管区结构，门管区周边有小胆管反应，提示病变可能不是恶性；无间质浸润，尚不足以诊断为肝细胞癌。

3. **早期肝细胞癌(eHCC)**　eHCC 通常表现为直径≤2cm 的界限不清的结节，以"结节内结节"模式在假小叶结节或 HGDN 中出现高分化的微小癌结节。癌细胞小梁与周围正常肝组织分界不清(二者之间缺乏纤维被膜或被膜不连续)，可见移行过渡(图 5-13)，也无胆小管增生。癌细胞体积小、核质比增大、胞质嗜碱性或嗜酸性增强、常见弥漫脂肪变性，细胞密度≥2 倍，肝板≥3 层细胞，呈小梁状排列，可见较小的假腺样结构，汇管区明显减少或完全消失、非配对血管密度增加。

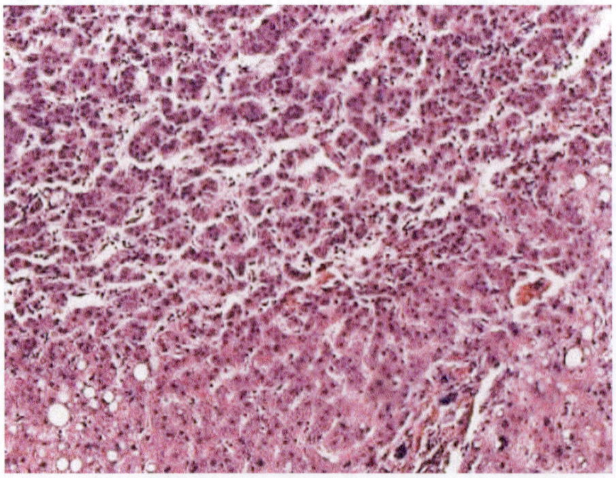

图 5-13　早期肝细胞癌(eHCC)
肿瘤细胞分化好，与异型增生结节鉴别困难。

4. **小进展期肝细胞癌(spHCC)**　spHCC 大体观肿瘤直径≤2cm，与周围肝组织有明显界限，显微镜下常有完整的纤维被膜，呈膨胀性或浸润性生长方式，细胞异型性明显(图 5-14)，肿瘤区汇管区消失，非配对动脉密度较增加 eHCC 更多；此外，起源于 eHCC 或 HGDN 的 spHCC 可见"结节内结节"生长模式。

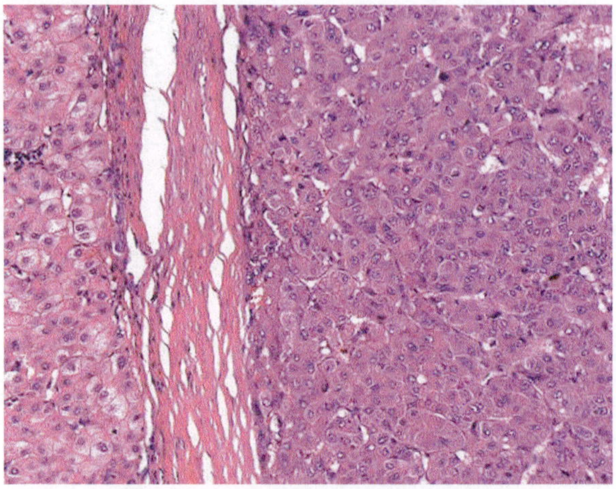

图 5-14　小进展期肝细胞癌(spHCC)
肿瘤与周围肝组织有完整的纤维被膜，细胞异型性明显。

(二)免疫组织化学染色

1. CK7、CK19　有助于观察有无间质浸润以及病灶边缘有无小胆管反应，eHCC 间质内生长的异型性不明显的细胞团，若 CK7、CK19 阴性则提示是间质浸润的癌细胞；同时 eHCC 结节内胆管减少或消失，CK7、CK19 仅显示少数残存胆管阳性或全阴性。HGDN 结节内门管区可见胆管染色。

2. Ki-67　在 HCDN 以及癌变区域，Ki-67 指数可增高。

3. CD34　正常肝窦 CD34 阴性，在从 LGDN-HGDN—eHCC 的多阶段发生发展过程中，肝窦内皮毛细血管化的程度及 CD34 染色的强度逐渐增加，直至在 eHCC 出现斑片状阳性，在 spHCC 出现弥漫均匀阳性。癌旁的肝硬化区呈汇管区周围带状阳性，假小叶阴性；HGDN 中灶状阳性。

4. GPC-3、HSP70、GS　HGDN 出现 GPC-3、HSP70 阳性提示癌变可能，在 eHCC 时可鉴别间质浸润的癌细胞与慢性肝炎肝硬化时修复性增生的小胆管或干细胞。目前推荐选用 GPC-3、GS(glutamine synthetase)、HSP70 三联免疫组织化学，其中有任意2个指标阳性也提示HCC的可能。

（三）网状纤维染色

正常肝组织肝板周围的网状纤维染色呈强而完整的黑色线条，而eHCC显示肝板周围网状纤维染色阳性信号减少、不完整或深浅不一（图5-15）；此外，网状纤维染色还可勾勒出肝板部分区域增厚（局部达3层或以上）且排列紊乱。

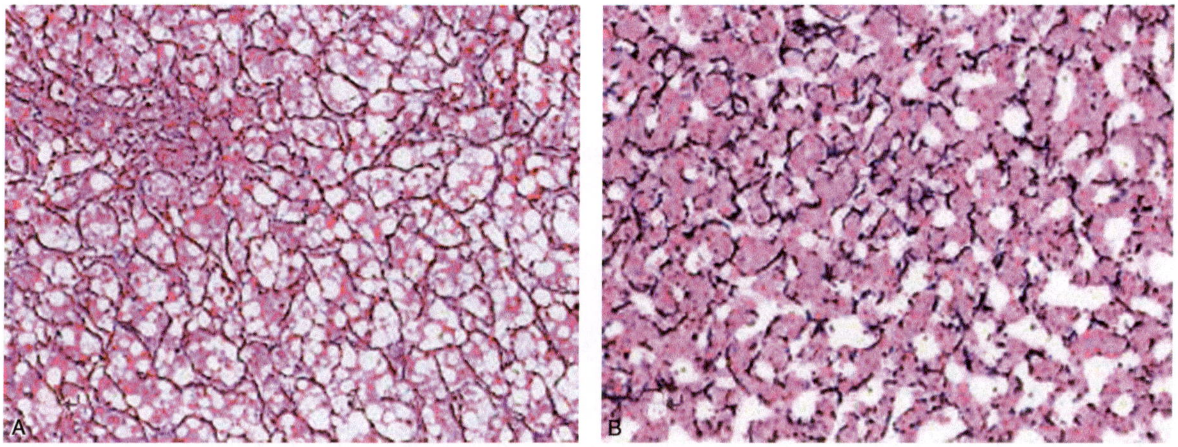

图5-15 网状纤维染色

A. 正常肝索间的网织纤维组织；B. eHCC显示肝板周围阳性信号深浅不一或断断续续不完整。

（四）液体活检（liquid biopsy）

液体活检技术适用于循环肿瘤细胞（CTC）、循环肿瘤DNA（ctDNA）、循环游离DNA（cell free DNA，cfDNA）、肿瘤相关甲基化、外泌体等。

（1）循环肿瘤细胞：循环肿瘤细胞通常是指在外周血检测到具有高转移倾向、高活力的肿瘤细胞，以此评估肿瘤预后，目前部分研究结果也提示CTC在早期HCC诊断方面有不错的应用价值。

（2）循环肿瘤DNA：循环肿瘤DNA是从肿瘤向末梢血释放的DNA片段，具有较高的特异度。采用肝癌或DNA复制数变异的多个共同变异部位作为标记或目标深度排列确定的ctDNA的检测率高，可检测HCC或预测HCC的临床病理特征和预后。ctDNA的碎片程度和分子长度的变化，以及其较中介肿瘤形成的基因变异快得多的特点，使得它在HCC早期诊断中具有独特且重要的意义。

（3）DNA甲基化：DNA甲基化是用于检测cfDNA的高甲基化，识别早期诊断HCC生物标志物CpG岛等的外延特征。5-羟甲基胞嘧啶（5-hydroxymethylcytosine，5hmC）对诊断早期HCC具有高度敏感性和特异性，是近年来备受关注的外延修饰功能，具有广泛的临床应用前景。

（五）鉴别诊断

1. **局灶性结节性增生** 几乎无慢性肝炎和肝硬化背景，增生肝细胞分化成熟，若出现典型纤维瘢痕，则有助于诊断，若纤维瘢痕不典型，可借助免疫组化特点诊断，在肝局灶性结节性增生时，CD34呈围绕纤维瘢痕两侧走行的微血管分布。

2. **肝细胞腺瘤** 几乎无慢性肝炎和肝硬化背景，肝细胞可有透明变性和脂肪变性，有时可出现轻度不典型增生及假腺管结构，但细胞异型性不大，若见有散在分布管腔扩张的薄壁小血管以及血窦紫癜样扩张，则具有诊断意义，免疫组化CD34呈局灶斑片状毛细血管分布。

第三节 检查相关并发症与处理

一、肝穿刺活检并发症及处理

1. **局部疼痛** 大多为钝痛，少部分患者表现为剧痛，大多不超过24h，必要时可给予止痛治疗。

2. **穿刺点感染** 消毒不彻底或无菌操作不规范所致，表现为局部红、肿、热、痛，可使用抗生素。

3. **腹腔出血** 常规穿刺活检无明显出血无需使用止血药。如有出血证据，可使用止血药物并适当补液，必要时输注红细胞悬液等。如患者生命体征平稳，可密切观察生命体征及腹部体征变化，动态监测血红蛋白及腹腔积液变化。如患者心率明显增快，血压下降，则腹腔内大出血可能性大，需及时行开腹或腹腔镜手术探查止血，射频消融，或肝动脉栓塞止血。

4. **消化道穿孔** 发生概率很低，为穿刺过程中损伤胃肠道所致，一般此类患者有腹痛症状及腹膜炎体征。

5. **气胸、血胸和血气胸** 穿刺点过高，或患者深吸气时穿入胸腔所致。可表现为胸闷、呼吸困难，经肺部体格检查及查胸片、胸腔积液彩超可明确。对于轻度闭合性气胸、血胸或血气胸，患者肺压缩范围较小且无明显呼吸困难，无需特殊治疗，可自行吸收。发现气胸、血胸或血气胸需要请胸外科会诊处理。

6. **胆心反射** 肝穿活检过程中可能会刺激到迷走神经（副交感神经）而诱发胆心反射，主要表现为心率下降、血压下降，严重者可因反射性冠脉痉挛造成心肌缺血、心律失常，甚至出现心搏骤停，需积极处理，临床上通常使用阿托品静脉注射以对抗迷走神经兴奋。

7. **肿瘤针道种植转移** 可通过外科手术或放疗处理。

二、CT 检查并发症及处理

行 CT 诊断过程中可能遭受辐射暴露，行增强 CT 时可能有过敏反应及造影剂肾病，需在 CT 检查后观察并及时反馈不适症状，对症治疗，随访肾功能变化。

三、MRI 检查并发症及处理

因磁共振检查需长时间处于相对密闭、嘈杂环境，所以可能出现幽闭恐惧症，出现头晕、呕吐、胸闷或者呼吸急促的现象；也可能出现增强造影剂相关不良反应，一般表现为胸闷、发热、皮疹等。但这些症状为一过性反应，不需要特别处理，药物代谢后就会自行缓解。

四、超声造影并发症及处理

超声造影偶尔会出现轻微副作用，部分人可能出现轻微头痛、恶心、呕吐等情况，但通常不需要进行特殊治疗，多数可以自行恢复。

其他肝癌筛查目前尚缺乏生理性、安全性的研究，但仍需注意可能产生的心理学影响。

第四节 筛查结果解读

根据患者是否为高危人群，及其症状、体征、相关血液学分子标志物和影像学特征结果，进行临床诊断，并进入治疗流程或继续筛查流程。

我国肝癌高危人群主要包括：具有 HBV 和/或 HCV 感染、过度饮酒、脂肪变性肝病或代谢功能障碍相关性肝病、饮食中黄曲霉毒素 B1 的暴露、其他各种原因引起的肝硬化及有肝癌家族史等的人群，尤其是年龄＞40 岁的男性。

肝癌高危人群，如发现肝内直径≤1cm 结节，动态增强 MRI、动态增强 CT、超声造影三种检查中至少一项检查以及 Gd-EOB-DTPA 增强 MRI 检查同时显示“快进快出”的肝癌典型特征，则可以做出肝癌的临床诊断；若不符合上述要求，则建议每隔 2～3 个月进行 1 次影像学检查随访并结合 AFP、PIVKA Ⅱ、AFP-L3 等变化明确诊断，必要时进行肝病灶穿刺活检。

肝癌高危人群，如发现肝内直径 1～2cm 结节，若动态增强 MRI、动态增强 CT、超声造影或 Gd-EOB-DTPA 增强 MRI 的四项检查中至少两项检查有典型的肝癌特征，则可以做出肝癌的临床诊断；若上述四项影像学检查无或只有一项典型的肝癌特征，可以每隔 2～3 个月进行 1 次影像学检查随访并结合 AFP、PIVKA Ⅱ、AFP-L3 等变化明确诊断，必要时进行肝病灶穿刺活检。

肝癌高危人群，随访发现肝内直径＞2cm 结节，若动态增强 MRI、动态增强 CT、超声造影或 Gd-EOB-DTPA 增强 MRI 的四项检查中至少一项检查有典型的肝癌特征，则可以做出肝癌的临床诊断；若上述四项影像学检查无典型的肝癌特征，可以每隔 2～3 个月进行 1 次影像学检查随访并结合 AFP、PIVKA Ⅱ、AFP-L3 等变化明确诊断，必要时进行肝病灶穿刺活检。

肝癌高危人群，如血清 AFP 和/或 PIVKA Ⅱ升高，尤其出现进行性升高，应进行影像学检查；若动态增强 MRI、动态增强 CT、超声造影或 Gd-EOB-DTPA 增强 MRI 的四项检查中至少一项检查有典型的肝癌特征，即可以临床诊断为肝癌；如上述四项影像学检查未发现肝内结节，在排除妊娠、慢性或活动性肝病、生殖腺胚胎源性肿瘤以及其他消化系统肿瘤的前提下，应每隔2～3个月进行1次影像学复查，同时密切随访AFP、PIVKA Ⅱ、AFP-L3等变化。

肝癌高危人群，如相关影像学检查未发现结节且AFP、PIVKA Ⅱ等均正常，建议按其危险因素分层继续筛查。

第五节 治疗与随访

一、治疗原则

肝癌的治疗原则是根据患者肿瘤的分期、肝功能状况进行有序组合的规范化综合治疗。肝癌治疗领域的特点是多学科参与、多种治疗方法共存。常见治疗方法包括肝切除术、肝移植术、消融治疗、TACE、放射治疗、系统抗肿瘤治疗等多种手段，针对不同分期的肝癌患者选择合理的治疗方法可以使疗效最大化。因此，肝癌诊疗须重视多学科诊疗（MDT）的模式。

1. **早期肝癌** 早期肝癌是指单一肿瘤或肿瘤数目不超过三个且单个肿瘤直径小于3cm。早期肝癌患者是可以接受根治性治疗的患者。所谓根治性的治疗，除了传统的肝脏切除手术，还包括活体肝移植和局部肿瘤消融治疗术。然而，即使是早期肝癌患者，因为他们大多数同时患有慢性病毒性肝炎及肝硬化，根治性治疗五年内，肝癌复发率仍然高达50%以上。因此，这些患者术后需要定期随访及应用抗病毒治疗等，以便早期发现复发和减少复发概率。

2. **中晚期肝癌** 中晚期肝癌的患者因为肿瘤体积较大或是数量较多，大部分难以接受根除性治疗，但其中一部分经过仔细评估的患者可以直接或经过转化治疗后接受根治性治疗。不能根治性治疗的患者建议接受姑息性治疗以延长寿命。姑息性系统治疗包括以索拉菲尼、仑伐替尼为代表的靶向药物和以PD-1抑制剂为代表的免疫治疗。TACE则是姑息性局部治疗中应用最广泛的，一般接受栓塞治疗患者的平均存活时间为2～3年。传统的放射治疗因为容易损害肝功能，一直被避免使用。近年来随着放射治疗设备的进步，如立体定向放疗等，可以有效地集中放射治疗的区域，将正常肝细胞的损害减低，使放射治疗越来越受重视。内放疗是局部治疗肝癌的一种方法，包括^{90}Y微球疗法、^{131}I单抗、放射性碘化油、^{125}I粒子植入等。粒子植入技术包括组织间植入、门静脉植入、下腔静脉植入和胆道内植入。氯化锶（^{89}Sr）发射出β射线，可用于靶向治疗肝癌骨转移病灶。

3. **终末期肝癌** 无论肿瘤大小与数目如何，只要患者肝功能严重失代偿达到Child-Pugh C级，或是癌症导致患者严重体力受损无法自理生活，都属于肝癌终末期。对于这类患者，建议实施最佳对症、支持及心理辅导治疗。这包括积极镇痛、纠正低白蛋白血症、加强营养支持，处理腹水、黄疸、肝性脑病、消化道出血及肝肾综合征等并发症。

二、治疗方法

（一）外科治疗

外科治疗是肝癌患者获得长期生存的重要手段，主要包括肝切除术、转化治疗和肝移植术。

1. **肝切除术** 肝切除术需完整切除肿瘤并保留足够体积且有功能的肝组织，切缘无残留肿瘤。术前需评估患者的全身情况（功能状态评分）、肝功能Child-Pugh评分、肝脏储备功能评估。肝切除患者需满足肝功能Child-Pugh A级、ICG 15min滞留率（ICG-R15）＜30%。如预期保留肝脏组织体积较小，则采用CT、MRI或肝脏三维重建测定剩余肝脏体积，计算剩余肝脏体积占标准化肝脏体积的百分比。无肝纤维化或肝硬化者，剩余肝脏体积须占标准肝脏体积的30%以上；对于慢性肝病、肝实质损伤或肝硬化者，则须达到40%以上。

对于肝脏储备功能良好的CNLC Ⅰa期、Ⅰb期和Ⅱa期肝癌患者，首选治疗方式是手术切除。即使肝癌直径≤3cm，手术切除后局部复发率显著也低于射频消融，且远期疗效更好；对于复发性肝癌，手术切除的预后仍然优于射频消融。

对于CNLC Ⅱb期肝癌患者，如肿瘤局限于同一段或同侧半肝，或可同时行术中消融处理切除范围外的病灶，即使肿瘤数目＞3个，也推荐手术切除。

对于CNLC Ⅲa期肝癌患者，符合以下情况也可以考虑手术切除：①合并门静脉分支癌栓（Ⅰ/Ⅱ型），肿瘤局限于半肝或肝脏同侧，可以考虑手术切除肿瘤并经门静脉取栓，术前接受三维适形放射治疗，术后再实施 TACE 治疗、门静脉化疗或其他系统抗肿瘤治疗；②合并胆管癌栓但肝内病灶亦可以切除者；③部分肝静脉受侵犯但肝内病灶可以切除者。

腹腔镜肝切除术具有创伤小和术后恢复快等优点，其肿瘤学效果在经过选择的患者中与开腹肝切除术相当。腹腔镜肝切除术其适应证和禁忌证原则上与开腹手术类似。对于巨大肝癌、多发肝癌、位于困难部位及中央区紧邻重要管道肝癌和肝癌合并重度肝硬化者，建议经严格选择后由经验丰富的医师实施该治疗。应用腹腔镜超声检查结合吲哚菁绿荧光显像，有助于发现微小病灶、标记切除范围，从而获得肿瘤阴性切缘。

2. **转化治疗**　转化治疗是将不可切除的肝癌转化为可切除肝癌，是中晚期肝癌患者获得根治性切除和长期生存的途径之一。

（1）针对肿瘤的转化治疗

1）系统抗肿瘤治疗：系统抗肿瘤治疗的单独或联合应用是中晚期肝癌转化治疗的主要方式之一。

2）局部治疗：局部治疗手段包括 TACE、肝动脉置管持续化疗灌注（hepatic arterial infusion chemotherapy，HAIC）等，为初始不可切除肝癌患者创造了潜在的手术切除机会，并且能够转化为生存获益。放射治疗联合 HAIC、HAIC-联合-TACE 可以进一步提高转化率。系统抗肿瘤治疗联合局部治疗有望获得更高的肿瘤缓解率和更高的转化切除率。

（2）针对余肝体积不足的转化治疗

1）肝内门脉支栓塞（portal vein embolization，PVE）肿瘤所在的半肝，使剩余肝脏代偿性增生后再切除肿瘤。PVE 后余肝增生时间相对较长（通常 4～6 周），约有 20% 以上患者因肿瘤进展或余肝增生体积不足而失去手术机会。

2）联合肝脏分隔和门静脉结扎的二步肝切除术（associating liver partition and portal vein ligation for staged hepatectomy，ALPPS），适合于预期剩余肝脏体积占标准肝脏体积小于 30%～40% 的患者。ALPPS 可以在短期内提高肝癌的切除率，快速诱导余肝增生的能力优于 PVE；因两期手术间隔短，故能最大程度减少肿瘤进展风险，需注意短期内两次手术的创伤以及二期手术失败的可能性。

3. **肝移植术**　肝移植是肝癌的根治性治疗手段之一，尤其适用于肝功能失代偿、不适合手术切除及消融治疗的小肝癌患者。肝癌肝移植适应证要求无大血管侵犯、淋巴结转移及肝外转移，对于肿瘤大小和数目的要求不一，国内标准相较于国际标准在未明显降低术后总体生存率的前提下，扩大了肝癌肝移植的适用范围，使更多的肝癌患者因肝移植手术受益。

符合肝移植适应证的肝癌患者在等待供肝期间可以接受桥接治疗控制肿瘤进展，部分肿瘤负荷超出肝移植适应证标准的肝癌患者可以通过降期治疗将肿瘤负荷缩小而符合适应证范围。通常用于治疗肝癌的姑息治疗方法都可以被用于桥接或者降期治疗，包括 TACE、钇-90 放射栓塞、消融治疗、立体定向放射治疗（stereotactic radiotherapy，SRT）和系统抗肿瘤治疗等。

肿瘤复发是肝癌肝移植术后面临的主要问题。其危险因素包括肿瘤分期、肿瘤血管侵犯、术前血清 AFP 水平以及免疫检查点抑制剂用药方案等。一旦肿瘤复发转移（75% 的病例发生在肝移植术后 2 年内），病情进展迅速，复发转移后患者中位生存时间为 7～16 个月。在多学科诊疗的基础上，采取包括变更免疫检查点抑制方案、再次手术切除、TACE、消融治疗、放射治疗、系统抗肿瘤治疗等综合治疗手段，可能延长患者生存时间。肝癌肝移植术前及术后需慎重使用免疫检查点抑制剂。

（二）消融治疗

目前已经广泛应用的消融治疗，具有对肝功能影响少、创伤小、疗效确切的特点，在一些早期肝癌患者中可以获得与手术切除相类似的疗效，主要包括射频消融（radiofrequency ablation，RFA）、微波消融（microwave ablation，MWA）、无水乙醇注射治疗（percutaneous ethanol injection，PEI）、冷冻消融（cryoablation，CRA）、高强度超声聚焦消融（high intensity focused ultrasound，HIFU）、不可逆电穿孔（irreversible electroporation，IRE）等。消融治疗常用的引导方式包括超声、CT 和 MRI，其中最常用的是超声引导，具有方便、实时、高效的特点。CT、MRI 可以用于观察和引导常规超声无法探及的病灶。CT及MRI引导技术还可以应用于肺、肾上腺、骨等肝癌转移灶的消融治疗。

消融治疗的路径有经皮、腹腔镜、开腹或内镜四种方式。大多数的小肝癌可以经皮穿刺消融，具有经济、方便、微创等优点。位于肝包膜下的肝癌特别是突出肝包膜外的肝癌，经皮穿刺消融风险较大，影像学引导困难的肝癌或经皮消融高危部位的肝癌（贴近心脏、膈肌、胃肠道、胆囊等），可以考虑采用经腹腔镜消融、开腹消融或水隔离技术的方法。

消融治疗主要适用于CNLC Ⅰa期及部分Ⅰb期肝癌（即单个肿瘤、直径≤5cm；或2～3个肿瘤、最大直径≤3cm）；无血管、胆管和邻近器官侵犯以及远处转移，肝功能Child-Pugh A/B级者，可以获得根治性的治疗效果。对于不适合手术切除的直径3～7cm的单发肿瘤或多发肿瘤，可以联合TACE治疗，其效果优于单纯的消融治疗。

RFA和MWA是常用的消融治疗手段。

（1）RFA：RFA是肝癌微创治疗常用消融方式，其优点是操作方便、住院时间短、疗效确切、消融范围可控性好，特别适用于高龄、合并其他疾病、严重肝硬化、肿瘤位于肝脏深部或中央型肝癌的患者。对于能够手术的早期肝癌患者，RFA的无瘤生存率和总生存率类似或略低于手术切除，但并发症发生率低、住院时间较短。对于单个直径≤2cm的肝癌，特别是位于中央型的肝癌，RFA的疗效与手术切除类似。

（2）MWA：近年来MWA应用比较广泛，在局部疗效、并发症发生率以及远期生存方面与RFA相比，差异都无统计学意义。其特点是消融效率高、所需消融时间短、能降低RFA所存在的“热沉效应”。利用温度监控系统有助于调控功率等参数，确定有效热场范围，保护热场周边组织避免热损伤，提高MWA消融安全性。

（三）TACE

TACE是肝癌常用的非手术治疗方法，主要适用于CNLC Ⅱb、Ⅲa和部分Ⅲb期肝癌患者。对于有手术切除或消融治疗适应证，但由于高龄、肝功能储备不足、肿瘤高危部位等非手术原因，不能或不愿接受上述治疗方法的早期肝癌患者、肝癌自发破裂患者或行转化、桥接治疗等的患者同样适用。术后若提示具有高危复发因素，可以采用辅助性TACE治疗，降低复发风险、延长生存时间。

禁忌证如下：①肝功能严重障碍（Child-Pugh C级），包括黄疸、肝性脑病、难治性腹水或肝肾综合征等；②无法纠正的凝血功能障碍；③门静脉主干完全被癌栓/血栓栓塞，且侧支血管形成少；④严重感染或合并活动性肝炎且不能同时治疗者；⑤肿瘤远处广泛转移，估计生存期＜3个月者；⑥恶病质或多器官功能衰竭者；⑦肿瘤占全肝体积的比例≥70%（如果肝功能基本正常，可以考虑采用少量碘油乳剂和颗粒性栓塞剂分次栓塞）；⑧外周血白细胞和血小板显著减少，白细胞＜3.0×10^9/L，血小板＜50×10^9/L（非绝对禁忌，如脾功能亢进者，排除化疗性骨髓抑制）；⑨肾功能障碍：血肌酐＞2mg/dl或者血肌酐清除率＜30ml/min。

TACE治疗的最常见不良反应是栓塞后综合征，主要表现为发热、疼痛、恶心和呕吐等。发热、疼痛的发生原因是肝动脉被栓塞后引起局部组织缺血、坏死，而恶心、呕吐主要与化疗药物有关。

提倡TACE联合消融治疗、放射治疗、外科手术、分子靶向药、免疫治疗和抗病毒治疗等综合治疗，以进一步提高TACE疗效。如经过3～4次TACE治疗后，肿瘤仍继续进展，应考虑换用或联合其他治疗方法。

对肝癌伴门静脉主干或一级分支癌栓，可以在TACE基础上联合使用门静脉内支架置入术联合碘-125粒子治疗或直接穿刺植入碘-125粒子进行治疗。

（四）放射治疗

放射治疗分为外放射治疗和内放射治疗。外放射治疗是利用放疗设备产生的射线（光子或粒子）从体外对肿瘤照射。内放射治疗是利用放射性核素，经机体管道或通过针道植入肿瘤内。

1. 外放射治疗 肝癌患者除肝内病灶弥散分布，或CNLC Ⅳ期者，不建议行外放射治疗外，其他均可考虑行外放射治疗。

对于CNLC Ⅲa期肝癌患者，合并可切除门脉癌栓的肝癌可以行术前新辅助放射治疗或术后辅助放射治疗，延长生存时间；对于不能手术切除者，可以行姑息性放射治疗，或放射治疗与TACE等联合治疗，延长患者生存时间。而

CNLC Ⅲb 期肝癌患者，部分寡转移者可以行 SBRT 放射治疗，延长生存时间；外放射治疗也可以减轻淋巴结、肺、骨、脑或肾上腺转移所致疼痛、梗阻或出血等症状。部分患者可以通过放射治疗转化获得手术切除机会。

肝肿瘤照射剂量：立体定向放射治疗一般推荐≥45～60Gy/3～10Fx，常规分割放射治疗一般为 50～75Gy，照射剂量与患者生存时间密切相关。部分肝内病灶或肝外转移灶可以行低分割放射治疗，以提高单次剂量、缩短放射治疗时间。

肝癌放射治疗技术：建议采用三维适形或调强放射治疗、图像引导放疗（image-guided radiation therapy，IGRT）或 SBRT 等技术。IGRT 优于非 IGRT 技术，螺旋断层放射治疗适合多发病灶的肝癌患者。

2. 内放射治疗　内放射治疗是局部治疗肝癌的一种方法，包括钇 -90 微球疗法、碘 -131 单抗、放射性碘化油、碘 -125 粒子植入等。碘 -125 粒子植入技术包括组织间植入、门静脉植入、下腔静脉植入和胆道内植入，分别治疗肝内病灶、门静脉癌栓、下腔静脉癌栓和胆管内癌或癌栓。

（五）系统抗肿瘤治疗

系统治疗或称之为全身性治疗，主要指抗肿瘤治疗，包括分子靶向药物治疗、免疫治疗、化学治疗和中医中药治疗等；另外还包括了针对肝癌基础疾病的治疗，如抗病毒治疗、保肝利胆治疗和支持对症治疗等。

1. 常规一线抗肿瘤治疗

（1）阿替利珠单抗联合贝伐珠单抗（T+A）：T+A 方案被批准用于既往未接受过全身系统性治疗的不可切除肝癌患者，其中位生存时间和无进展生存期较既往靶向药物均有明显延长，均有明显延长，常见的不良反应有高血压、蛋白尿、肝功能异常、甲状腺功能减退、腹泻以及食欲下降等。

（2）信迪利单抗联合贝伐珠单抗类似物（双达方案）：双达方案已在我国被批准用于既往未接受过系统抗肿瘤治疗的不可切除或转移性肝癌的一线治疗，其疗效及安全性优于索拉非尼组，联合治疗组最常见的不良反应为蛋白尿、血小板减少、谷草转氨酶升高、高血压和甲状腺功能减退等。

（3）仑伐替尼：仑伐替尼适用于不可切除的肝功能 Child-Pugh A 级的晚期肝癌患者。仑伐替尼组中位无进展生存时间（progression free survival，PFS）显著优于索拉非尼组，疾病进展风险下降 34%。常见不良反应为高血压、蛋白尿、腹泻、食欲下降、疲劳以及手足综合征等。

（4）多纳非尼：多纳非尼在我国已被批准用于既往未接受过全身系统性抗肿瘤治疗的不可切除肝癌患者。与索拉非尼相比，多纳非尼能够明显延长晚期肝癌的中位生存时间，而 PFS 相似，但多纳非尼组具有良好的安全性和耐受性。最常发生的不良反应为手足皮肤反应、谷草转氨酶升高、总胆红素升高、血小板降低和腹泻等。

（5）索拉非尼：索拉非尼是最早用于肝癌系统抗肿瘤治疗的分子靶向药物。治疗过程中应定期评估疗效和监测毒性。常见的不良反应为腹泻、手足综合征、皮疹、高血压、纳差以及乏力等，一般发生在治疗开始后的 2～6 周内。治疗过程中需要密切监测血压，定期查肝肾功能、HBV-DNA、血常规、凝血功能以及尿蛋白等。

（6）系统化疗：FOLFOX4 方案在我国被批准用于一线治疗不适合手术切除或局部治疗的局部晚期和转移性肝癌。

2. 常规二线抗肿瘤治疗

（1）瑞戈非尼：瑞戈非尼被批准用于既往接受过索拉非尼治疗的肝癌患者。瑞戈非尼用于索拉非尼治疗后出现进展的肝癌患者，相比安慰剂对照组，死亡风险及疾病进展风险均有明显优势。常见不良反应为高血压、手足皮肤反应、乏力及腹泻等。其不良反应与索拉非尼类似，因此，不适合用于那些对索拉非尼不能耐受的患者。

（2）阿帕替尼：甲磺酸阿帕替尼是我国自主研发的小分子靶向新药，已被批准单药用于既往接受过至少一线系统性抗肿瘤治疗后失败或不可耐受的晚期肝癌患者。常见不良反应是高血压、蛋白尿、白细胞减少症以及血小板减少症等。在使用过程中，应密切随访患者的不良反应，需要根据患者的耐受性给予必要的剂量调整。

（3）卡瑞利珠单抗：卡瑞利珠单抗已被批准用于既往接受过索拉非尼治疗和/或含奥沙利铂系统化疗的晚期肝癌患者的治疗。常见的不良反应是反应性毛细血管增生症、谷丙转氨酶/谷草转氨酶升高、甲状腺功能减退和乏力等。卡瑞利珠单抗和阿帕替尼联合应用后，反应性毛细血管增生症的发生率明显下降。

（4）替雷利珠单抗：替雷利珠单抗被批准用于至少经过一次全身抗肿瘤治疗的肝癌患者的治疗。主要不良反应为谷草转氨酶升高、谷丙转氨酶升高、无力和甲状腺功能减退等。

三、预后

肝癌具有易于复发转移的生物学特性，常常需要反复治疗。即使是早期肝癌接受了肝移植、手术切除等根治性治疗之后，仍然有相当比例的患者会出现复发转移。国内资料显示，肝癌行根治性手术后1年、3年和5年复发率分别为17.1%、32.5%和61.5%，即肝癌切除术后的5年内，有超过一半的肝癌患者出现复发。因此，目前肝癌总体的5年生存率仅在15%左右。

四、随访

肝癌患者治疗后的随访和复查的频次及具体项目，应根据患者接受治疗的种类和具体情况进行合理安排。通常而言，对于根治性手术或消融术后的患者，如术后恢复良好则建议术后的3个月内每1～2个月复查1次，3个月～2年内每2～3个月复查，术后3～5年每3～6个月复查以及术后5年后每年复查。复查时医生应询问患者的服药情况和日常行为功能状态，并进行简单体检，影像学检查可选择超声与CT/MRI交替进行，肿瘤学标志物（AFP等）及肝肾功能，术后3年内至少每6个月进行1次CT/MRI检查，3年后至少每年进行1次CT/MRI检查。对于行姑息性治疗的中晚期肝癌患者，由于患者病情的个体差异较大，主诊医生应结合病情的具体治疗情况妥善安排患者的复查和随访。一般建议治疗阶段每4～6周复查增强CT/MRI，治疗稳定阶段每2～3个月复查，扫描部位应包含已知存在病灶的部位。进行影像学检查的同时，还应同时对血液学指标和患者出现的治疗相关不良反应进行监测，对异常者及时做出处理，必要时可建议患者转至肝病专科医院行护肝、对症支持治疗，以最大限度地延长患者生存时间，提高患者生活质量。

思考题

1. 肝炎患者出现肝结节怎么办？
2. 抗病毒对肝癌治疗的影响是什么？
3. 如何提高肝癌患者生存质量？
4. 多中心肝癌的治疗策略有哪些？
5. 肝癌如何进行多学科协作诊疗？

（罗鲜樟　罗振华　李　芳）

参考文献

[1] 中华人民共和国国家卫生健康委员会医政司，滕皋军，秦叔逵，等．原发性肝癌诊疗指南（2024年版）[J]．中国普通外科杂志，2024，33(4)：475-530.

[2] SUNG H，FERLAY J，SIEGEL R L，et al. Global cancer statistics 2020：GLOBOCAN estimates of incidence and mortality worldwide for 36 cancers in 185 countries[J]. CA：a cancer journal for clinicians，2021，71(3)：209-249.

[3] RUMGAY H，ARNOLD M，FERLAY J，et al. Global burden of primary liver cancer in 2020 and predictions to 2040[J]. J Hepatol，2022，77(6)：1598-1606.

[4] 郑荣寿，陈茹，韩冰峰，等．2022年中国恶性肿瘤流行情况分析[J]．中华肿瘤杂志，2024，46(3)：221-231.

[5] ZENG H M，CHEN W Q，ZHENG R S，et al. Changing cancer survival in China during 2003-15：a pooled analysis of 17 population-based cancer registries[J]. Lancet Glob Health，2018，6(5)：e555-e567.

[6] YANG J D，HAINAUT P，GORES G J，et al. A global view of hepatocellular carcinoma：trends，risk，prevention and management[J]. Nat Rev Gastroenterol Hepatol，2019，16(10)：589-604.

[7] LLOVET J M，KELLEY R K，VILLANUEVA A，et al. Hepatocellular carcinoma[J].Nat Rev Dis Primers，2021，7(1)：7.

[8] KULIK L，EL-SERAG H B. Epidemiology and management of hepatocellular carcinoma[J]. Gastroenterology，2019，156(2)：477-491.e1.

[9] KAMALI H，FORNES R，SIMIN J，et al.Risk of hepatocellular carcinoma in hepatitis B and D virus co-infected patients：a systematic review and meta-analysis of longitudinal studies.[J] J Viral Hepat，2021，28(10)：1431-1442.

[10] 李广欣，张钰，黎功．2018 ESMO肝细胞癌指南解读[J]．中国医学前沿杂志（电子版），2019，11(3)：34-42.

[11] YE J，LI T S，XU G，et al.，JCAD promotes progression of nonalcoholic steatohepatitis to liver cancer by inhibiting LATS2 kinase activity[J]. Cancer Res，2017，77(19)：5287-5300.

[12] 赫捷，陈万青，沈洪兵，等．中国人群肝癌筛查指南（2022，北京）[J]．中国肿瘤，2022，31(8)：587-631.

[13] 中华医学会肝病学分会．原发性肝癌二级预防共识

（2021 年版）[J]. 临床肝胆病杂志，2021，37(3)：532-542.
[14] KUMAR A，ACHARYA S K，SINGH S P，et al. 2019 update of Indian National Association for study of the liver consensus on prevention，diagnosis，and management of hepatocellular carcinoma in India：The Puri Ⅱ Recommendations[J]. J Clin Exp Hepatol，2020，10(1)：43-80.
[15] 中国医师协会介入医师分会临床诊疗指南专委会. 中国肝细胞癌经动脉化疗栓塞(TACE)治疗临床实践指南(2023 年版)[J]. 中华医学杂志，2023，103(34)：2674-2694.
[16] 郑帅，黄丽萍，刘思岐，等. 超声弹性成像评分法与应变率比值法在鉴别诊断肝脏局灶性病变良恶性中的应用[J]. 中国临床医学影像杂志，2015，26(11)：794-797.
[17] 张琪，董怡，杨道辉，等. 超声剪切波黏弹性技术在肝肿瘤良恶性鉴别中的初步临床应用[J]. 中华超声影像学杂志，2019，28(9)：766-770.
[18] 张明琼，凌云，李芳，等. 超声弹性成像技术在肝良恶性肿瘤鉴别诊断和穿刺活检中的应用研究[J]. 中国超声医学杂志，2016，32(3)：231-233.
[19] 费翔，罗渝昆，李楠，等. 高帧频超声造影在肝富血供占位性病变动脉期中的成像优势与临床价值[J]. 中华医学超声杂志(电子版)，2020，17(9)：827-833.
[20] 刘丽霞，刘斌，栗建辉，等. 超声弹性成像与超声造影对肝病灶良恶性的鉴别诊断价值[J]. 中华超声影像学杂志，2016，25(6)：543-544.
[21] 任杰，苏中振. 普通外科超声解剖与诊断图谱[M]. 广州：广东科技出版社，2013.
[22] 曹海根，王金锐. 实用腹部超声诊断学[M]. 2 版. 北京：人民卫生出版社，2006.
[23] 魏经国. 影像诊断病理学[M]. 西安：第四军医大学出版社，2007.
[24] 周康荣，陈祖望. 体部磁共振成像[M]. 上海：上海医科大学出版社，2000.
[25] 杨甲梅. 实用肝胆外科学[M]. 上海：上海人民出版社，2009.
[26] 夏锋，李雪松. 肝细胞癌癌前病变的诊断和治疗多学科专家共识(2020 版)[J]. 临床肝胆病杂志，2020，36(3)：514-518.
[27] BULAKCI M，ILHAN M，BADEMLER S，et al. Efficacy of ultrasound-guided core-needle biopsy in the diagnosis of hepatic alveolar echinococcosis：a retrospective analysis[J].Parasite，2016，23(1)：19.
[28] NEUBERGER J，PATEL J，CALDWELL H，et al.Guidelines on the use of liver biopsy in clinical practice from the British Society of Gastroenterology，the Royal College of Radiologists and the Royal College of Pathology[J].Gut，2020，69(8)：1382-1403.
[29] 王鲁平，武丽真. 分化好的肝细胞癌及癌前病变的诊断及鉴别诊断--2019 年第五版 WHO 消化系统肿瘤肝细胞癌的更新及进展[J]. 诊断病理学杂志，2020，27(7)：495-498.
[30] 方三高，魏建国，陈真伟.WHO(2019)消化系统肿瘤分类[J]. 诊断病理学杂志，2019，26(12)：865-870.
[31] 宁浩勇，虞积耀. 读新版 WHO(2010)消化系统肿瘤分类[J]. 诊断病理学杂志，2011，(2)：81-84.
[32] 陈琼荣. 早期小肝细胞癌的病理特征[J]. 中华病理学杂志，2020，49(12)：1353-1357.
[33] 丁成明，侯嘉丰，陶光伟，等. 肝细胞癌早期诊断和筛查[J]. 中华肝脏外科手术学电子杂志，2023，12(1)：22-28.
[34] KUDO M，KAWAMURA Y，HASEGAWA K，et al. Management of hepatocellular carcinoma in Japan：JSH consensus statements and recommendations 2021 update[J]. Liver Cancer，2021，10(3)：181-223.

第六章　食管癌筛查与早诊早治

食管癌（esophageal cancer，EC）是指原发于食管黏膜上皮的恶性肿瘤，是常见的消化道恶性肿瘤之一。食管癌发病的相关危险因素包括特定的饮食及习惯（腌制食品、霉变食品、喜烫食、高盐饮食、饮食不规律、进餐速度快和食用酸菜）、遗传易感性、饮酒、吸烟。而高膳食纤维饮食、高钙饮食、食用新鲜蔬菜水果可降低食管癌发病风险。按照组织类型分类，食管癌主要分为食管鳞状细胞癌（esophageal squamous cell carcinoma，ESCC）和食管腺癌（esophageal adenocarcinoma，EAC），我国90%以上的食管癌病理类型是鳞状细胞癌。早期食管癌（early esophageal cancer，EEC）是指病灶局限于黏膜层和黏膜下浅层，不伴淋巴结转移。食管癌早期患者缺乏典型的临床症状和体征，大多数患者就诊时已达肿瘤中晚期，导致我国食管癌患者的总体预后较差。多项研究表明，针对食管癌高风险人群开展筛查能够有效降低人群食管癌发病率和死亡率。规范实施食管癌筛查对于保证筛查效果、提高食管癌特别是早期病变的检出率、提高患者生存率至关重要。

第一节　筛查人群与流程

我国食管癌的发病有明显的地域差异，高发区主要集中在太行山脉附近区域（河南、河北、山西等地），以及山东泰安、山东济宁、山东菏泽、江苏苏北、四川南充、四川盐亭、广东汕头、福建闽南等地区。发病率男性高于女性，农村高于城市。

2003—2015年间，尽管我国食管癌年龄标化5年生存率从20.9%上升到30.3%，但总体5年生存率仍偏低。食管癌患者的生存时间与其临床分期密切相关，早期食管癌患者在接受治疗后5年生存率可达95%，体现了食管癌筛查及早诊早治的重要性。

一、食管癌筛查人群

（一）食管癌高风险人群

建议在食管癌高风险人群中进行食管癌筛查，其定义为年龄≥45岁，且符合以下任意一项。

（1）长期居住于食管癌高发地区：我国食管癌的发病有明显的地域差异，高发区主要集中在太行山脉附近区域（河南、河北、山西等地），以及山东泰安、山东济宁、山东菏泽、江苏苏北、四川南充、四川盐亭、广东汕头、福建闽南等地区。建议以县级行政区为单位界定食管癌高发地区：食管癌年龄标化发病率＞15/10万的地区为食管癌高发地区，年龄标化发病率＞50/10万的地区为食管癌极高发地区。

（2）一级亲属中有食管癌疾病史：我国食管癌发病存在明显的家族聚集现象，这可能与同一家族的患者具有相同的食管鳞癌易感基因位点有关。目前，全基因组关联分析（genome-wide association study，GWAS）已经确定了几十个食管癌的遗传易感位点，已有研究发现与食管癌相关基因包括*TP53*、*RB1*、*CDKN2A*、*PIK3CA*、*NOTCH1*、*NFE2L2*、*ADAM29*和*FAM135B*等。食管癌发病存在家族聚集现象的另一个原因，可能是同一家族的患者共同暴露于特定的环境因素。

（3）患有食管癌前疾病或癌前病变：食管癌前疾病（例如慢性食管炎、巴雷特食管、反流性食管炎、食管黏膜白斑、食管憩室、贲门失弛缓症及食管良性狭窄）或癌前病变（例如低级别上皮内瘤变/异型增生、高级别上皮内瘤变/异型增生）均与食管癌的发生密切相关。正常食管鳞状上皮、食管鳞状上皮轻度异型增生、食管鳞状上皮中度异型增生、食管鳞状上皮重度异型增生人群，食管癌发病风险依次升高。另外，患有头颈部和/或呼吸道鳞状细胞癌也会增加食管癌发病风险。

（4）有吸烟、饮酒、热烫饮食等生活习惯和特定生活环境：某些理化因素的长期刺激和食物中致癌物质的摄入是食管癌的高危因素，包括吃过烫、过辣、过硬、过粗糙的食物，腌制食品，霉变食物等。过量吸烟、大量饮酒（≥15g/d）也会诱发食管癌，且研究表明烟草和乙醇之间可相互增加对食管的损伤。值得一提的是，我国研究显示热茶是食管癌发病的危险因素，并与吸烟和饮酒存在协同作用。世界卫生组织也将超过65℃的热饮列入2A类致癌物。此外，食物中维生素、微量元素和矿物质的缺乏，口腔卫生条件差，饮用水质量差，土壤成分异常或环境微生物菌群失衡等因素也增加食管癌发病风险。

（二）食管癌筛查的年龄区间

我国食管癌发病率和死亡率在45岁之前处于较低水平，自45岁之后迅速上升，发病率在80～84岁年龄组达到高峰。因为目前食管癌筛查手段以内镜为主，这种筛查方式本身有可能会对患者造成创伤，且癌症的治疗本身也存在一定副作用。考虑到老年人的身体状况和预期寿命，75岁及以上老年人参加食管癌筛查的获益和危害难以权衡，且将食管癌筛查终止年龄延后可能导致更高的成本，所以，食管癌高风险人群筛查的推荐起始年龄为45岁，至75岁或预期寿命<5年时终止筛查。

二、食管癌筛查流程

食管癌筛查流程主要包括筛查目标人群、知情同意、胃镜检查和结果管理，根据筛查结果的不同决定是否治疗及后续筛查频率（图6-1）。筛查前需告知筛查可能造成的危害，包括过度诊断、假阳性、假阴性、内镜检查相关的并发症和感染等，取得被筛查者的知情同意。医师同时应做好食管癌的健康教育，使患者建立良好的生活习惯，并促使其周边高危人群参与筛查。

食管癌的筛查间隔：①推荐我国食管癌高风险人群每5年进行1次内镜检查；②推荐低级别上皮内瘤变者每1～3年进行1次内镜检查；③推荐低级别上皮内瘤变合并内镜下高危因素或病变长径>1cm者每年接受1次内镜检查，持续5年；④推荐低级别上皮内瘤变的巴雷特食管患者，每隔6～12个月进行1次内镜检查；⑤推荐无异型增生的巴雷特食管患者，每隔3～5年进行1次内镜检查。

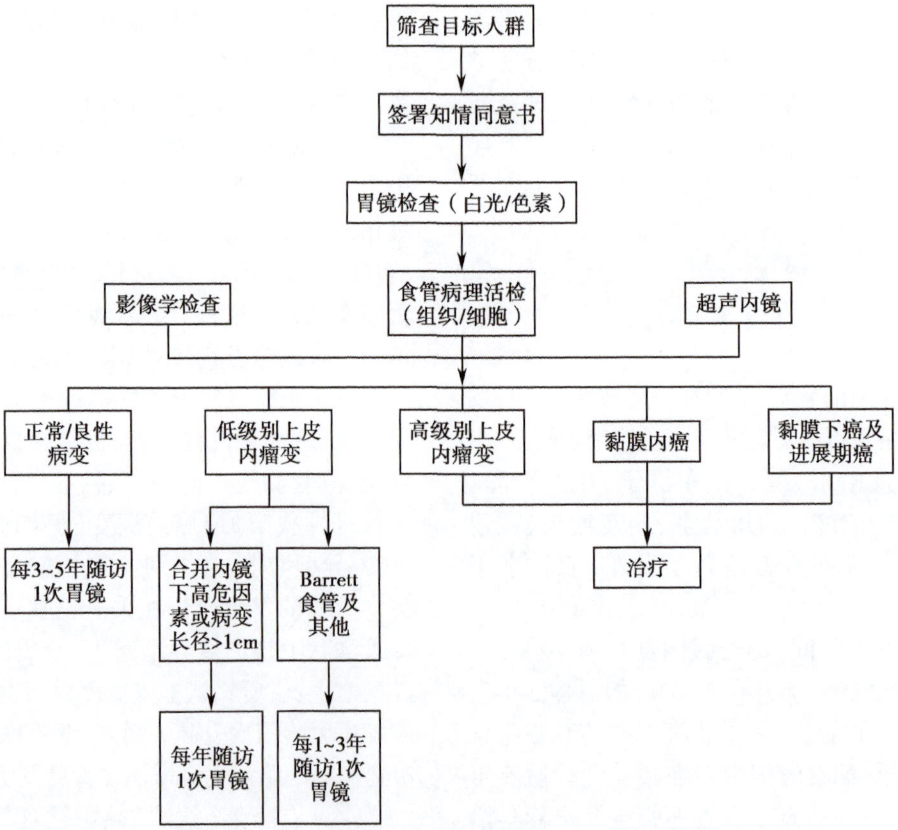

图6-1 食管癌筛查流程

第二节　筛查与诊断技术

食管癌筛查主要手段是内镜学联合病理组织学检查技术（以下简称“活检”），即对高危人群采用白光胃镜检查、色素内镜、超声胃镜及指示性活检技术进行筛查，推荐卢戈液染色内镜或电子染色内镜作为食管癌筛查的首选，条件不足者可选择普通白光内镜，有条件者可联合使用放大内镜，推荐基于内镜学检查的指示性活检病理学作为诊断“金标准”。

一、内镜学检查

（一）白光胃镜检查

1. **胃镜检查前准备**　按照常规胃镜检查要求，检查前受检者需禁食 6h 以上，禁水 2h 以上，有胃肠道梗阻或不全梗阻症状的患者应至少提前禁食 1 天，必要时应安置胃管、胃肠减压或者洗胃。胃镜检查前内镜医生应与受检者沟通，做好解释工作，对受检者安抚和鼓励，以期消除受检者的恐惧感，使其配合检查。告知受检者检查过程中配合呼吸的方法及注意事项，避免不必要的恶心反应。有条件者，检查前 10min 给予去泡剂（如西甲硅油、二甲硅油）口服以去除胃内的黏液与气泡；检查前 5min 给予 1% 盐酸达克罗宁胶浆或者 1% 利多卡因胶浆 5～10ml 含服或咽部喷雾麻醉。有条件的单位可在麻醉师配合下使用静脉镇静或麻醉，可提高受检者内镜检查的接受度。

2. **食管观察顺序**　受检者左侧卧位，将胃镜自下咽部插入食管入口，从距门齿约 16cm 开始，慢慢地推进胃镜，仔细观察食管黏膜状态，直至胃食管连接处，齿状线位置。

3. **胃镜观察要点**　进镜过程中应仔细观察食管黏膜色泽、光滑度、蠕动及内腔形状等，及时冲洗食管壁附着的黏液、唾沫或者气泡。注意对未经胃镜摩擦损伤的食管黏膜原始状态以及对下咽部、胃食管结合部、齿状线的观察。如发现病变，需详细描述其具体部位、大小及形态，同时拍照记录。

（二）色素内镜检查

色素内镜主要包括电子染色内镜与化学染色内镜，食管筛查中使用的化学染色技术主要是碘染色技术。

1. **电子染色内镜**　智能电子染色内镜是通过彩色电荷耦合元件和智能分析软件的“后处理”将多个光谱重建合成图像的消化内镜检查方法。其原理主要基于“光学”和“图像后处理”两大类。常用的电子染色内镜技术包括窄带成像技术（NBI），联动成像技术（linked color imaging，LCI），蓝激光成像技术（blue laser imaging，BLI）及智能分光比色技术（flexible spectral imaging colour enhancement，FICE）等（图 6-2）。电子染色内镜主要是针对黏膜的色彩强调、构造强调和对比度调整等方面。与传统内镜相比，电子染色内镜更能清晰地观察到病变部位精微结构，明确早期病变的部位和性质，使早期肿瘤“无处藏身”。随着放大内镜的出现，结合色素内镜技术，可以较清晰地观察消化道黏膜的微细结构，使在内镜下较准确地预测病变组织学成为可能。例如：用 NBI 结合放大内镜观察食管上皮乳头内毛细血管袢（intrapapillary capillary loops，IPCL）与黏膜微细结构，有助于更好地区分病变与正常黏膜及评估病变浸润深度；放大内镜通过直接观察食管黏膜表面形态，根据 IPCL 的分型可进一步鉴别病变良恶性及食管病变可能的浸润深度，可指导靶向活检及判断是否符合治疗适应证。

2. **碘染色技术**

（1）1.2% 卢戈液配制方法：碘 12g，碘化钾 24g，蒸馏水 1 000ml，混匀。使用前以 8 层纱布过滤。

（2）碘液染色方法：从胃镜的活检隧道插入喷洒管，由助手从喷洒管用注射器注入 1.2% 卢戈液 10～15ml。边注边推进内镜，使碘液均匀地喷洒在全食管黏膜上（可选择自上而下或者自下向上喷洒，建议碘染上缘于距门齿约 20cm 处，下缘至齿状线处）。标准的染色后观察，正常食管黏膜被染成棕褐色，富含糖原的细胞呈深棕色（即为过染），而糖原被消耗的异型细胞呈不同程度的黄色（图 6-3）。对碘染色的食管黏膜，应仔细观察，注意黏膜上，边界清晰的黄色区（即不染区或者淡染区）。黄色程度从淡黄到深黄不等，深浅程度与食管黏膜细胞病变的性质及恶变程度相关。观察结束建议向食管壁喷洒 3.2%～3.8% 硫代硫酸钠溶液对卢戈液进行中和，可降低碘液引起的刺激症状。

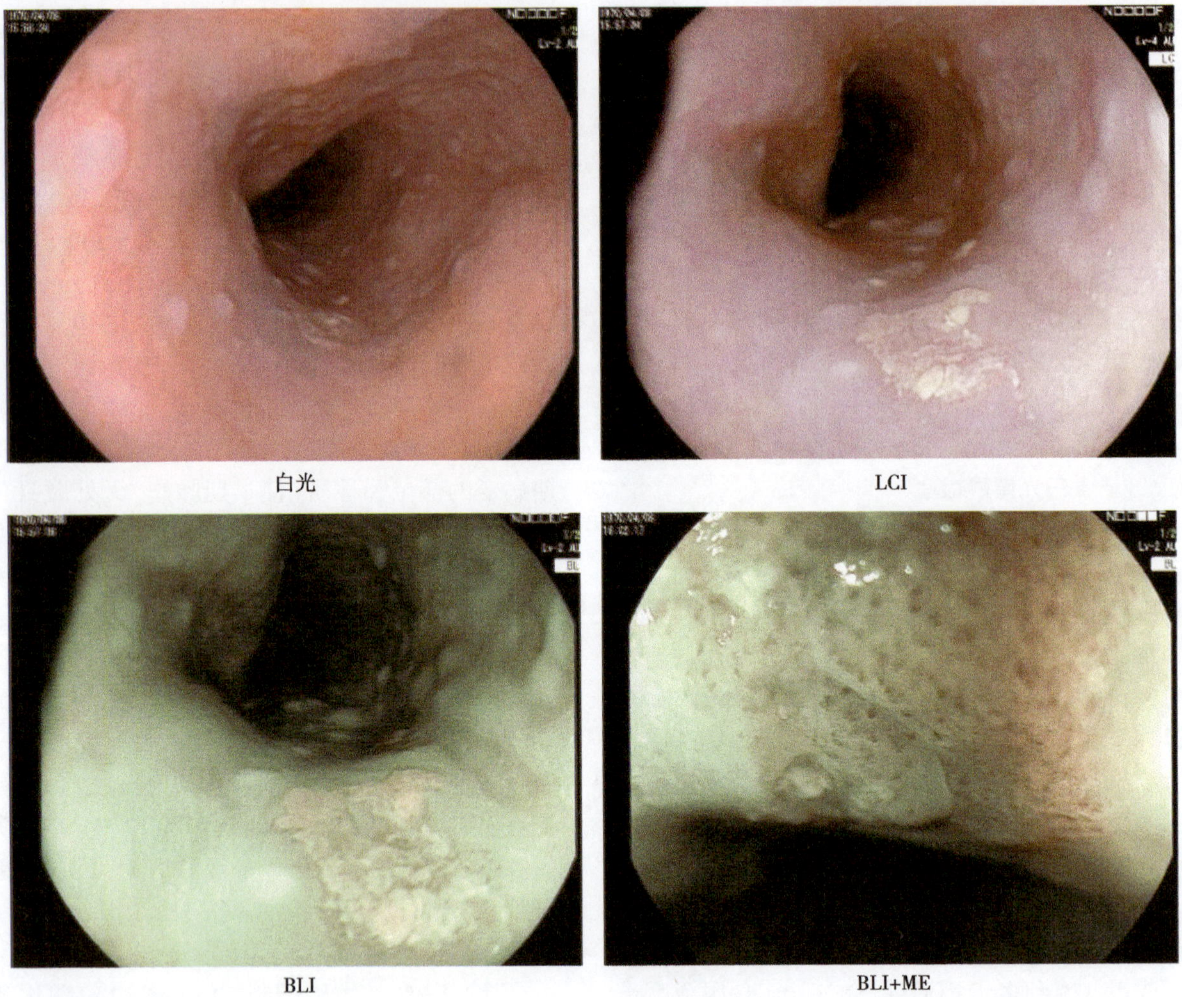

图6-2 白光与色素内镜图片

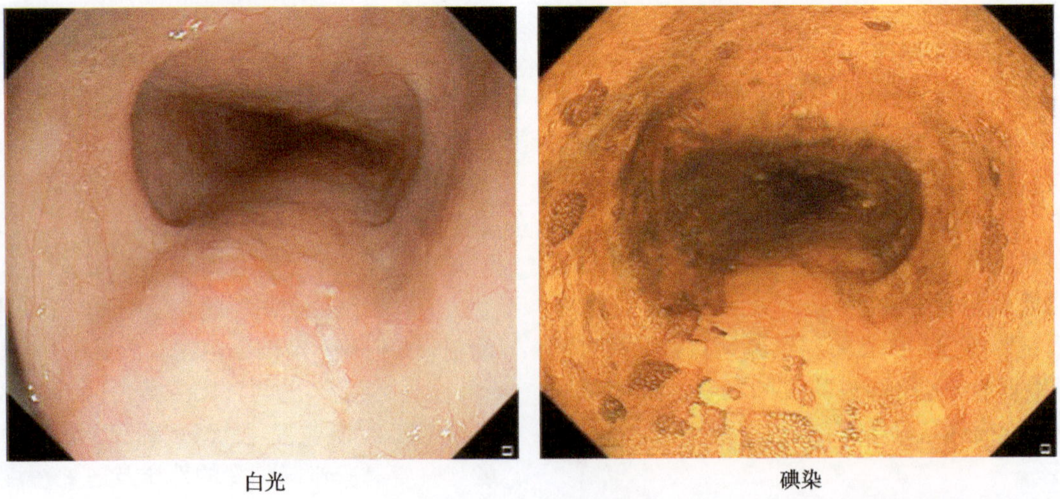

图6-3 白光与碘染图片

（三）超声胃镜检查

1. **超声内镜检查技术概述**　超声内镜检查术（endoscopic ultrasonography，EUS）是一种将微型高频超声探头置于内镜前端，当内镜插入体腔后，既可通过内镜直接观察管腔内的形态，又可同时进行实时超声扫描以获得管壁及周围邻近脏器的超声图像的技术。按扫描方式分类，可分为线阵扫描式超声内镜（图6-4）和环形扫描式超声内镜（图6-5）。超声内镜检查基本方法包括超声小探头检查方法（图6-6）、环扫超声内镜检查方法（图6-7）和线阵超声内镜检查方法（图6-8），其中环扫超声内镜检查方法包括直接接触法、水囊法、浸泡法、水囊法加浸泡法。EUS检查对评估食管癌、胃癌及结直肠癌的浸润深度、分期特别有价值。

2. **食管癌EUS**

（1）EUS检查前准备

1）检查前患者禁食禁水6h以上，有梗阻或不全梗阻症状的患者应提前禁食1天。

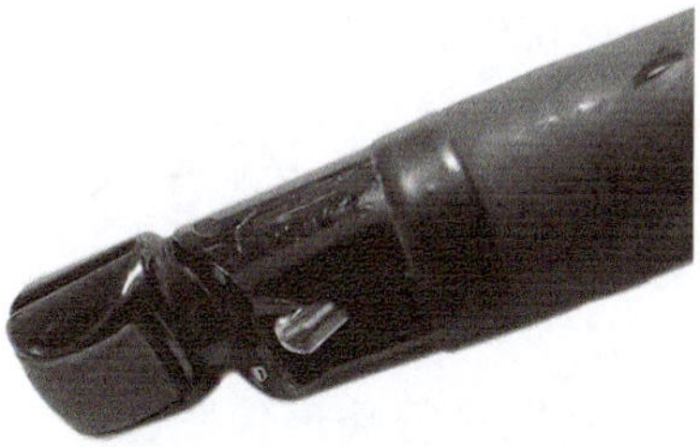

图6-4　线阵扫描式超声内镜

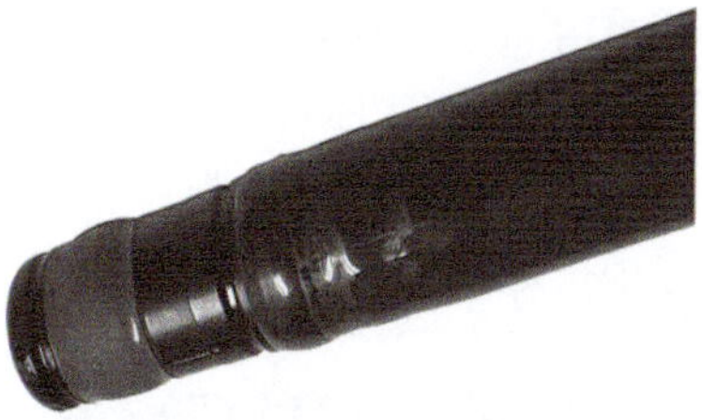

图6-5　环形扫描式超声内镜

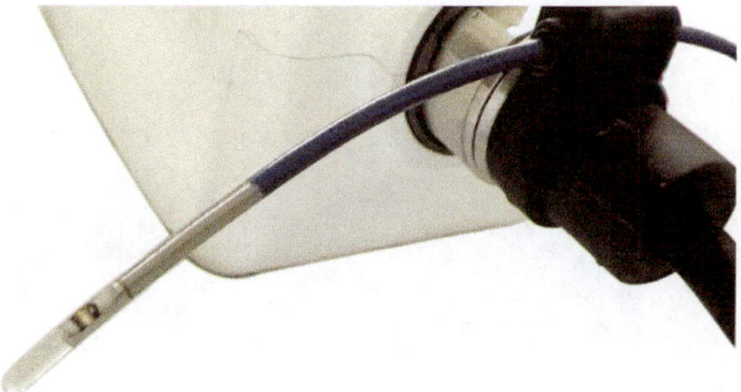

图6-6　超声小探头

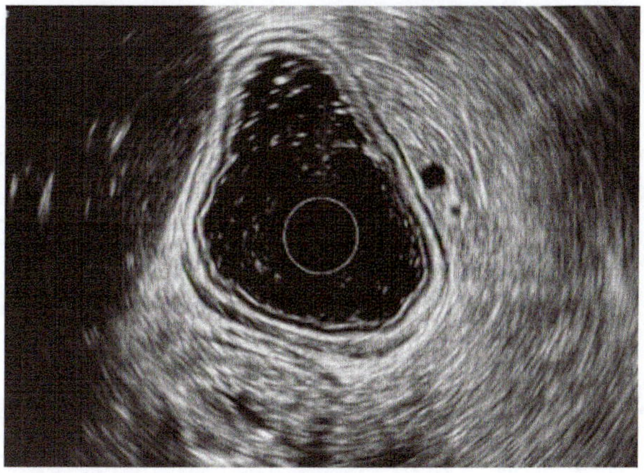

图6-7　环扫超声内镜图

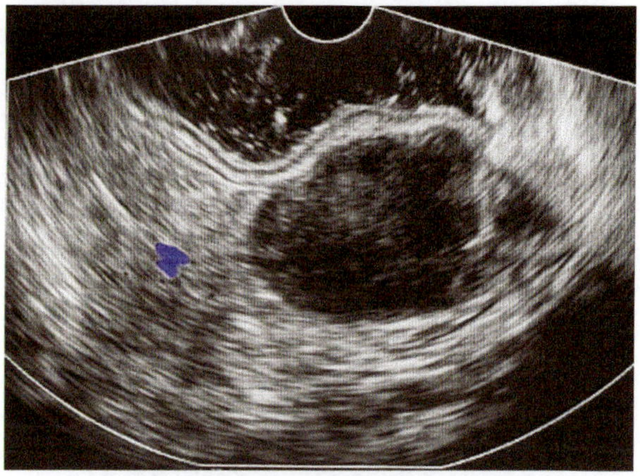

图6-8　线阵超声内镜（胃体间质瘤）

2）检查前应详细询问病史，特别是近期用药史，应仔细参阅既往检查结果，了解病灶所在部位。

3）检查前应向患者做好解释工作，消除患者的恐惧，嘱其平静呼吸，避免不必要的恶心反应。

4）检查前5min给予1%利多卡因5～6ml含服或咽部喷雾麻醉。

5）麻醉：有条件者，可以使用无痛超声内镜。

（2）适应证：食管癌T分期（原发病灶侵及层次、与邻近器官的关系）；判断有无周围淋巴结转移（EUS引导下细针穿刺活检获得病理学确认N分期）；放疗后的疗效评估；食管癌术后和/或放疗后复发的诊断；可疑食管癌病变的诊断。

（3）禁忌证

1）绝对禁忌证：严重心肺疾病；严重的精神病患者；食管腐蚀性烧伤的急性期。

2）相对禁忌证：急性上呼吸道感染；严重的食管静脉曲张；一般心肺疾病；重度脊柱、胸廓畸形。

（4）并发症：咽喉部损伤、梨状窝穿孔、食管穿孔、消化道大出血、贲门黏膜撕裂、心脑血管意外、误吸。

（5）正常食管声像图特征：正常食管管壁由黏膜层（复层鳞状上皮、固有层、黏膜肌层）、黏膜下层、固有肌层（内环肌、外纵肌）和外膜构成（图 6-9），厚度约为 3mm。正常食管声像图为五层结构，第一层为高回声层，相当于表浅黏膜；第二层为低回声层，相当于黏膜肌层；第三层为高回声层，相当于黏膜下层；第四层为低回声层，相当于固有肌层；第五层为高回声层，相当于外膜（图 6-10）。

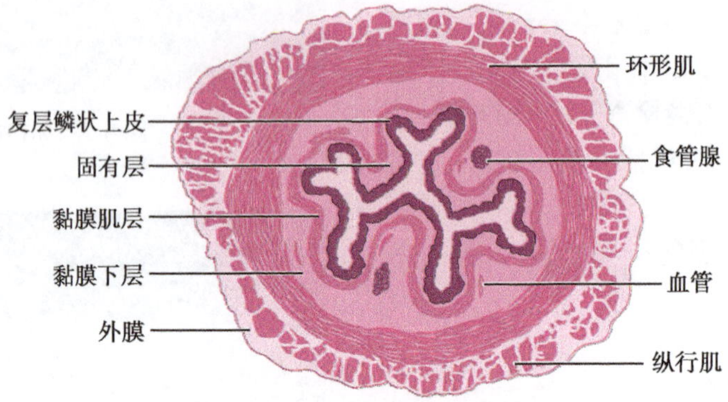

图 6-9　正常食管横切面模式图

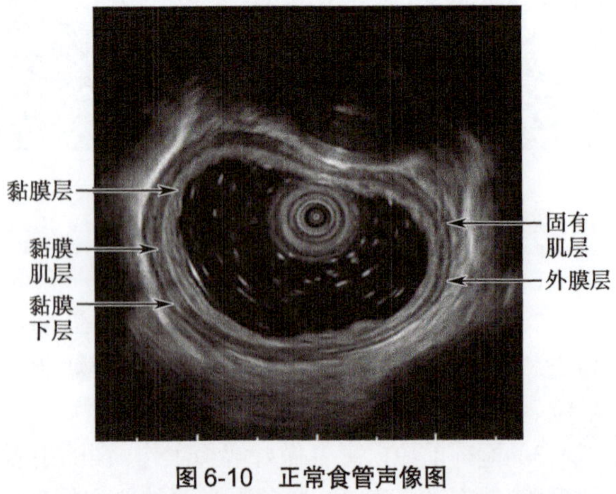

图 6-10　正常食管声像图

（6）早期食管癌声像图特征：黏膜内癌表现为黏膜层和 / 或黏膜肌层增厚，黏膜下层清晰、连续、完整。黏膜下层癌表现为黏膜肌层和黏膜下层层次紊乱、分界消失；黏膜下层增厚、中断（图 6-11）。

（7）进展期食管癌声像图特征：食管壁内低回声占位，回声不均匀或混合性回声，边界不清；食管壁增厚，回声减低、结构消失、层次紊乱。T_2 期 EUS 征象：肿瘤侵及固有肌层，外膜尚完整（图 6-12）。T_3 期 EUS 征象：肿瘤侵及外膜（图 6-13）。T_4 期 EUS 征象：肿瘤向食管腔外生长，侵及胸膜、心包膜、奇静脉、横膈或胸膜，侵

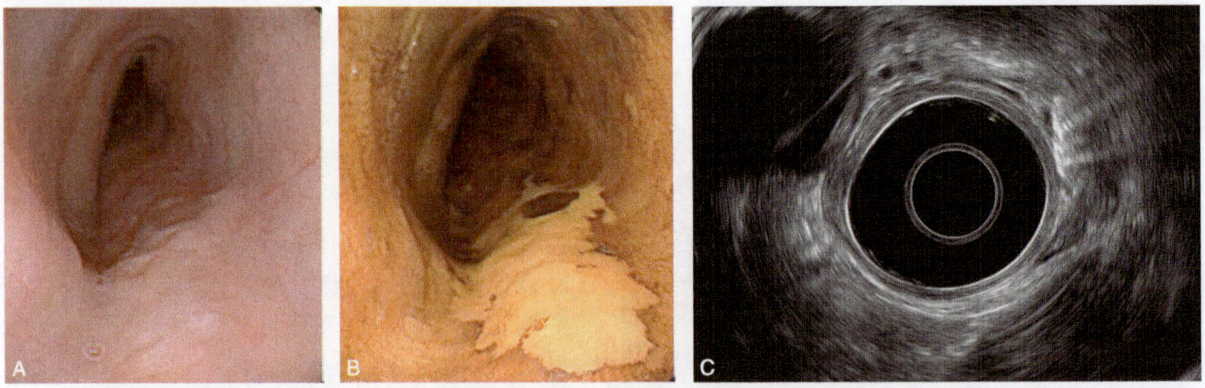

图 6-11　早期食管癌声像图特征

A. 食管黏膜粗糙、糜烂；B. 碘染色后呈阳性；C. EUS 示病变主要位于黏膜层，部分层次病变累及黏膜下层。

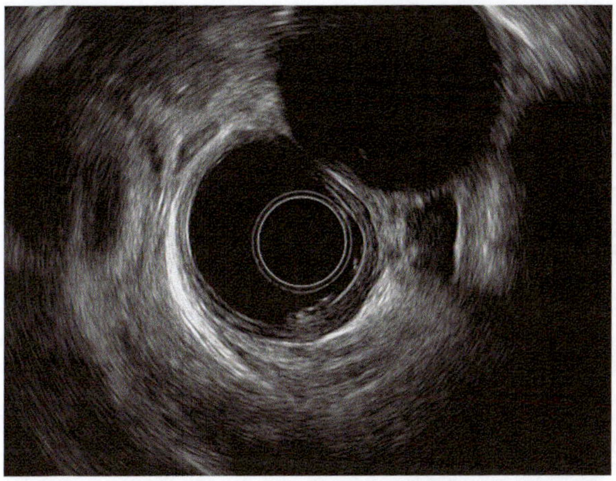

图 6-12　T2 期 EUS 征象
食管壁内低回声占位，病变累及固有肌层，外膜尚完整。

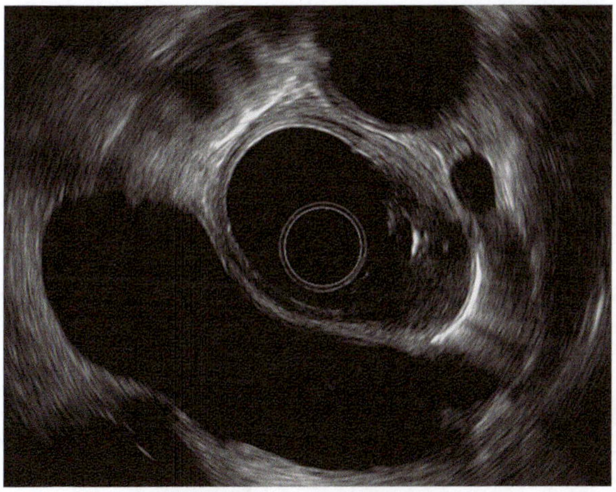

图 6-13　T3 期 EUS 征象
食管壁内低回声占位，病变侵及外膜。

及主动脉、椎体、气管等邻近结构，邻近结构正常解剖结构消失（图 6-14）。转移性淋巴结 EUS 征象：直径＞10mm、椭圆形、边界清楚、内部结构呈低回声（图 6-15）。

（四）食管癌内镜下表现及分型

1. 浅表型食管癌及癌前病变内镜下表现　从食管入口到食管胃交界处，早期食管黏膜病灶有以下几种状态。①红区：即边界清楚的红色灶区，底部平坦。②糜烂灶：多为边界清楚的红色糜烂状病灶。③斑块：多为类白色边界清楚稍隆起的斑块状病灶。④结节：直径在 1cm 以内，隆起的表面黏膜粗糙或糜烂状的结节病灶。⑤黏膜粗糙：指病变不规则，漫无边界的状态。⑥局部黏膜下血管网紊乱、缺失或阻断等状态：这是伴随观象，附近应有黏膜增厚的病灶存在。

2. 浅表型食管癌及癌前病变内镜下分型　我国内镜学分型：隐伏型（充血型）、糜烂型、斑块型和乳头型（图 6-16）。国际内镜学分型（2005 年巴黎分型）：隆起型病变（0-Ⅰ）、平坦型病变（0-Ⅱ）和凹陷型病变（0-Ⅲ）。0-Ⅰ型又分为有蒂型（0-Ⅰp）和无蒂型（0-Ⅰs）。黏膜内癌通常表现为 0-Ⅱb 型、0-Ⅱa 型及 0-Ⅱc 型，病灶表面光滑或呈规则的小颗粒状；而黏膜下癌通常为 0-Ⅰ型及 0-Ⅲ型，病灶表面呈不规则粗颗粒状或凹凸不平小结节状（图 6-17）。

3. 进展期食管癌大体分型（图 6-18）

髓质型：病变以食管壁增厚为特点，边缘坡状隆起。

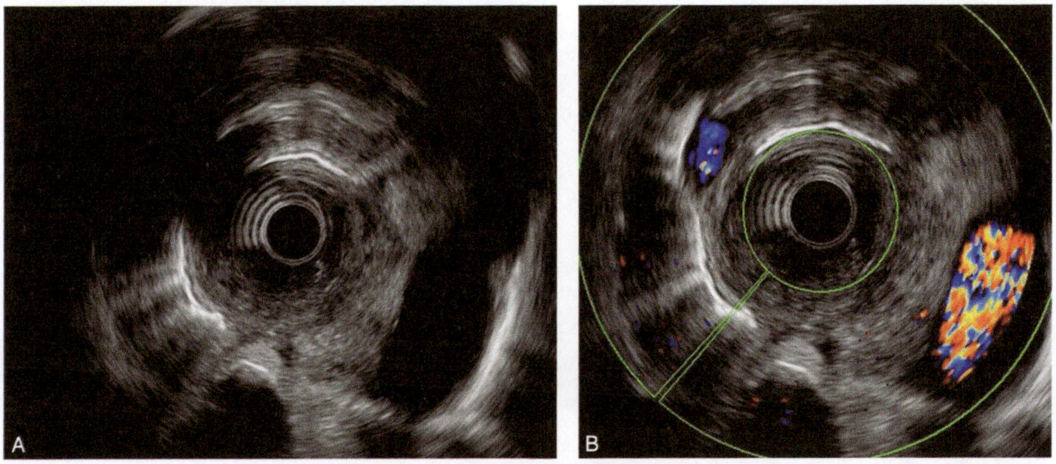

图 6-14　T4 期 EUS 征象
A. 食管壁内低回声占位；B. 病变与主动脉分界不清。

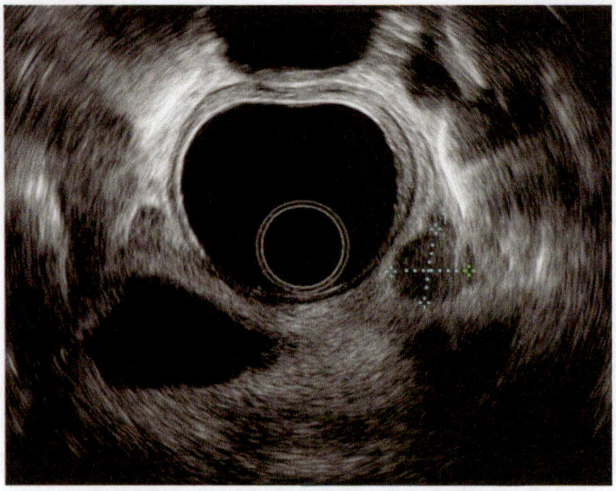

图 6-15 转移性淋巴结 EUS 征象

食管癌病例，EUS 发现食管壁外的淋巴结，直径大于 1cm，低回声，边界清楚，考虑为转移性淋巴结。

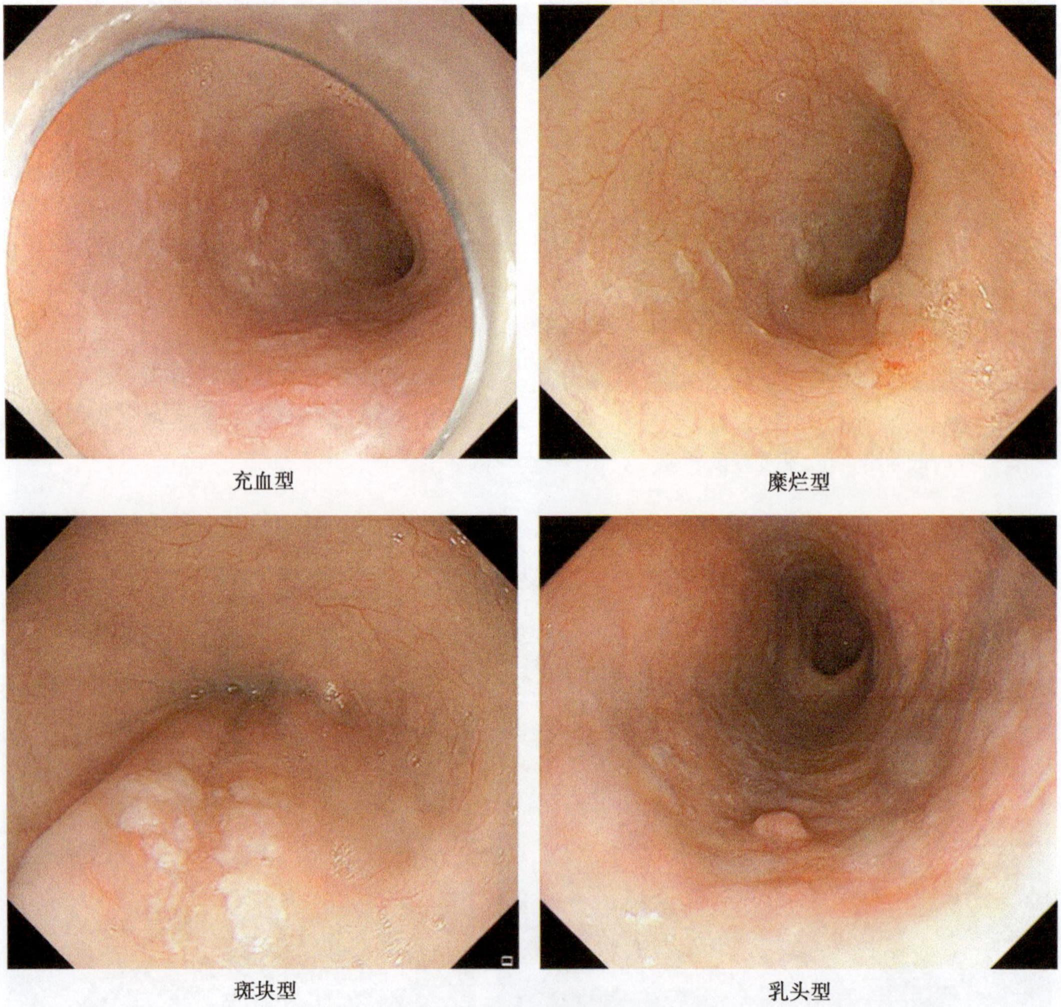

图 6-16 我国早期食管癌的内镜学分型

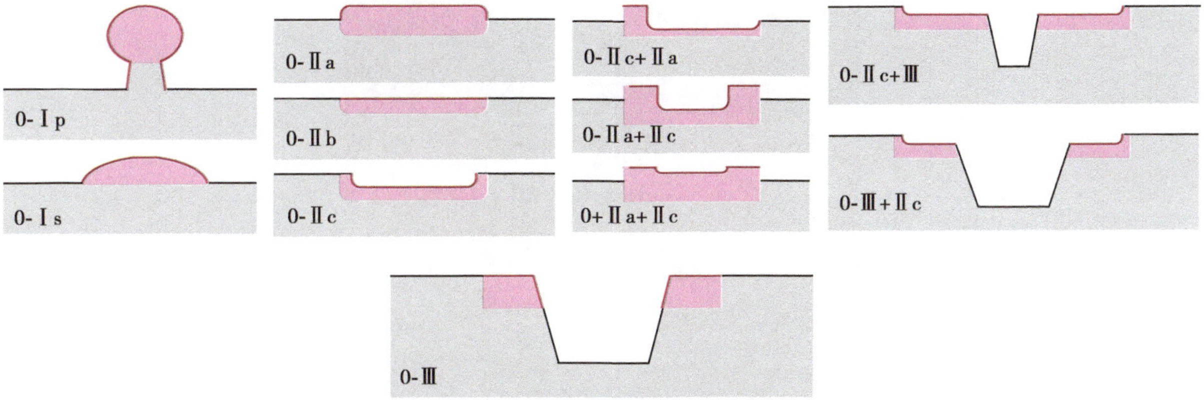

图 6-17 早期食管癌的内镜下巴黎分型(2005 年)

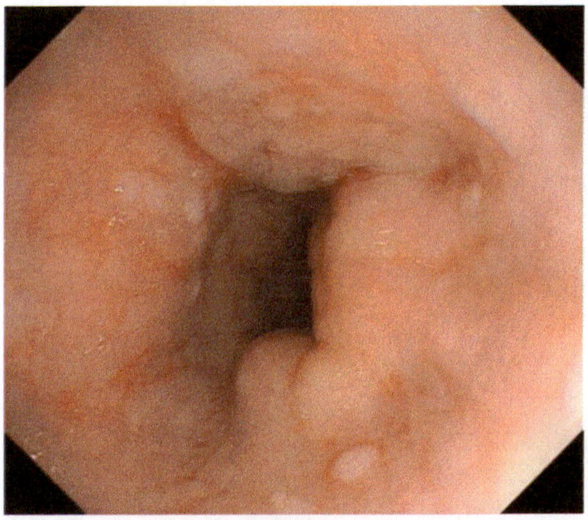

髓质型

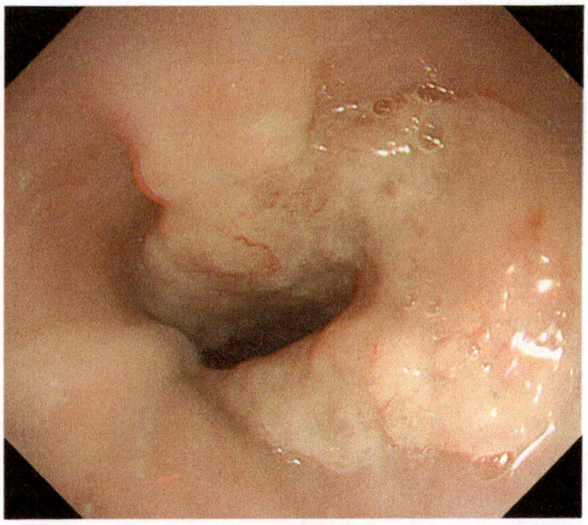

蕈伞型

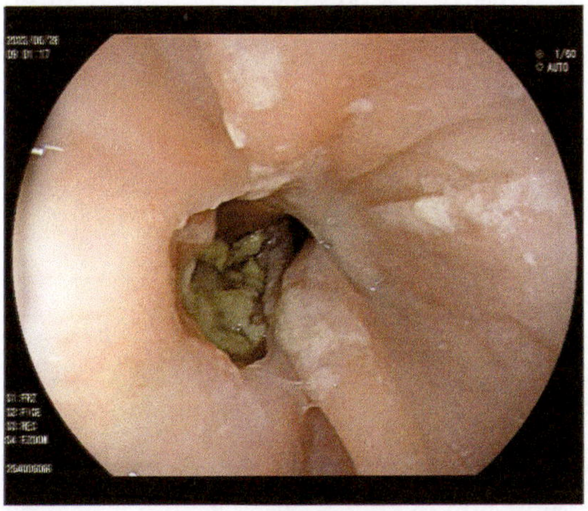

溃疡型

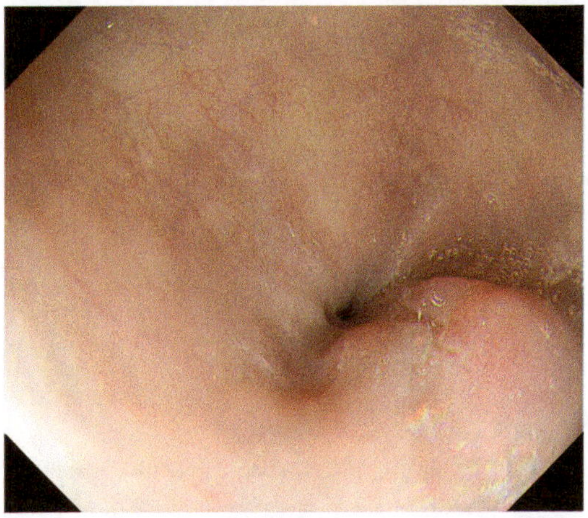

缩窄型

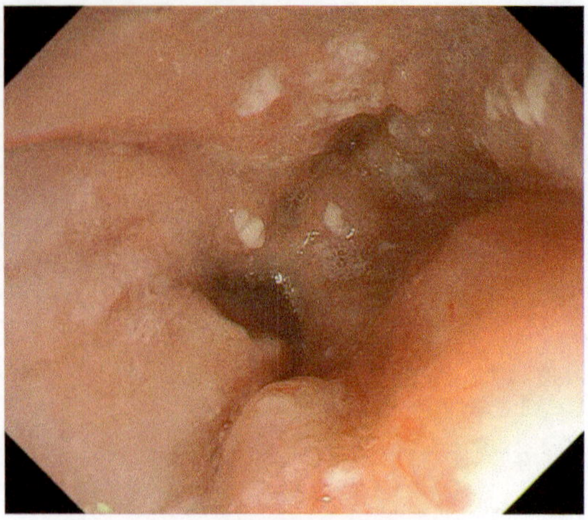

腔内型

图 6-18　进展期食管癌大体分型

蕈伞型：肿瘤边缘隆起，唇状/蘑菇样外翻，表面可伴有浅溃疡。

溃疡型：病变中央有明显溃疡，通常伴有边缘隆起。

缩窄型：以管腔明显狭窄为特点，患者的吞咽困难症状明显。

腔内型：病变呈现蘑菇样或息肉样，伴有/无带蒂。

（五）器械消毒

内镜清洗消毒严格按照国家卫生健康委发布的 WS 507—2016《软式内镜清洗消毒技术规范》进行。

（六）胃镜检查质量控制

胃镜检查质量对于早期食管癌的发现至关重要。因此在筛查过程中，完成每一例胃镜检查时，检查者均要严格按照标准要求进行检查并对发现的病变及消化道的重要部位进行拍照记录，且要求拍照至少 5 张（需包括食管入口、食管上段、食管中段、食管下段、胃食管连接处），以控制胃镜检查质量，提高早期食管癌发现率。

二、胃镜下病理活检

（一）病理活检方法及要求

（1）如果在食管黏膜发现阳性或可疑病灶，建议进行色素内镜（电子色素内镜或者碘染色）评估病灶的范围，并在病变相应区域取病理活检。取活检的块数，视病灶大小而定。若病变>1cm，取标本数≥2 块；病变>2cm，取标本数≥3 块；病变>3cm，取标本数≥4 块。标本尽量足够大，深度达黏膜肌层。

（2）如发现食管内多发散在病灶，应尽可能将各个可疑病灶均取活检，不同部位标本分别存于不同标本瓶中，并做好标记。

（3）如经白光胃镜观察和色素内镜检查后食管未发现可疑病灶，不取活检。

（4）填写病理检查申请单时须向病理科提供患者基本资料、取材部位、内镜所见和简要病史。

（二）食管活检标本处理

（1）标本前期处置：活检标本离体后，立即将活检组织展平，使黏膜的基底层面贴附在滤纸上。

（2）标本固定：置于 4% 中性缓冲甲醛（10% 中性福尔马林）固定液中；包埋前须固定 6～48h。

（3）石蜡包埋：去除滤纸，将组织片垂直定向包埋。

（4）HE 制片标准：修整蜡块，要求连续切 6～8 个组织面，捞取在同一张载玻片上；常规 HE 染色，封片。

三、食管新型细胞收集器

食管新型细胞收集器外壳形如胶囊，内部包裹着直径约为 3cm 的海绵状收集装置，一端连有绳子。吞服入胃 5min 后，外壳溶解，海绵释放，此时向外牵拉绳子，即可收集近百万个食管上皮细胞。中国团队改良的食管细胞收集器，借助人工智能辅助细胞诊断系统，在社区筛查人群中评价灵敏度达 90%，特异度达 93.7%。与内镜检查相比，该检查方法成本更低，检测速度更快，安全性和患者耐受性更高。因此推荐使用食管新型细胞收集器进行巴雷特食管筛查，以及内镜前食管癌初筛。传统球囊拉网细胞学检查灵敏度偏低，已不推荐用于食管癌早期筛查。

四、影像学检查

影像学检查主要应用于食管癌临床分期诊断，包括（颈）胸/腹（盆）部增强 CT，依据医疗条件可选择超声检查、PET/CT 及 MRI 等影像学评估方法。

（一）CT 检查

推荐胸段食管癌 CT 扫描常规包含颈、胸、腹部区域；食管胃交界部癌 CT 扫描根据病情可纳入盆腔区域（临床判断必要时）。推荐使用静脉滴注以及口服对比增强，CT 平扫/增强扫描及多角度重建影像，用于判断食管癌位置、肿瘤浸润深度、肿瘤与周围结构及器官的相对关系、区域淋巴结转移以及周围血管侵犯。如果患者有静脉对比剂的禁忌证，则推荐包含相应区域的 CT 平扫，或者补充颈部或腹部超声检查。

（二）上消化道造影

上消化道造影用于评估食管原发肿瘤情况。它对于判断食管癌的位置和长度较直观，但是不能评估原发灶侵犯深度或区域淋巴结转移情况。根据检查操作指南，应至少拍摄 3 个摄片体位：正位、左前斜位及右前斜位，上界包括下咽，下界达胃幽门以远。

（三）MRI 检查

对于 CT 无法判别食管癌原发灶与周围气管及支气管膜部、主动脉外膜临界关系时，MRI 可提供有价值的补充信息。此外，MRI 检查还对诊断肝脏、颅脑、骨骼等远隔转移灶具有临床价值，体内有金属植入物或幽闭恐惧综合征患者慎用或禁用。

（四）PET/CT 检查

PET/CT 检查用于辅助诊断、治疗前/后分期、疗效评估，辅助重要临床决策。扫描范围推荐全身扫描（至少包括颅底至大腿根部）。

（五）超声检查

这里指常规体表超声检查，主要应用于食管癌患者双侧颈区、锁骨上区淋巴结评估（N 分期）及肝脏转移灶评估（M 分期）诊断。超声引导下可穿刺活检获得病理学诊断证据。此外，还可用于晚期食管癌患者胸腹腔积液诊断及定位。

五、食管癌病理诊断

（一）食管癌病理组织类型

参照 2019 版 WHO 消化系统肿瘤分类，常见病理组织学类型包括鳞癌、腺癌（单纯腺癌、腺鳞癌、黏液表皮样癌、腺样囊性癌）、神经内分泌肿瘤等类型（见表 6-1）。

表 6-1　食管癌 WHO 组织学类型（参照 2019 版 WHO 消化系统肿瘤分类）

组织学类型	ICD-0 编号
鳞状细胞癌	8070/3
特殊亚型：	
疣状癌	8051/3
梭形细胞鳞状细胞癌	8074/3
基底细胞样鳞状细胞癌	8083/3
腺癌，非特殊类型（NOS）	8140/3
腺鳞癌	8560/3
腺样囊性癌	8200/3
黏液表皮样癌	8430/3
未分化癌，非特殊类型（NOS）	8020/3
淋巴上皮瘤样癌	8082/3
神经内分泌肿瘤：	
神经内分泌瘤（NET），非特殊型（NOS）	8240/3
NET G1	8240/3
NET G2	8249/3
NET G3	8249/3
神经内分泌癌（NEC）	8046/3
小细胞癌	8041/3
大细胞神经内分泌癌	8013/3
混合型神经内分泌-非神经内分泌癌	8154/3
复合性小细胞-腺癌	8045/3
复合性小细胞-鳞状细胞癌	8045/3

（二）病理诊断标准

1. 鳞状上皮和腺上皮的上皮内瘤变/异型增生　上皮内瘤变和异型增生两个名词可通用。鳞状上皮的上皮内瘤变/异型增生，是鳞状细胞癌的癌前病变和腺癌的癌前病变，即是指以食管黏膜鳞状上皮内不同层次的异型鳞状细胞为特征的癌前病变，根据病变累及层次，分为低级别上皮内瘤变/异型增生（局限于鳞状上皮下 1/2）、高级别上皮内瘤变/异型增生(累及食管鳞状上皮超过下1/2)。腺上皮的上皮内瘤变/异型增生是指以食管腺上皮不同程度的细胞异型性和结构异常为特征的癌前病变，主要见于巴雷特食管，根据细胞异型性和结构异常的程度，分为低级别上皮内瘤变/异型增生和高级别上皮内瘤变/异型增生。

2. **巴雷特食管**　食管远端黏膜的鳞状上皮被化生的柱状上皮替代，伴有肠上皮化生者进展为腺癌的风险明显提高。一般认为距食管胃结合部至少3cm以上的柱状上皮覆盖，才能称巴雷特食管(Barrett食管)。

3. **食管早期/浅表鳞状细胞癌**　基底部可见异常角化细胞，较异型增生的异型性或多形性更明显，向下延伸的异型上皮角轮廓粗糙，不规则、形态各异，或可见明确的浸润。

4. **脉管侵犯**　有淋巴管/血管浸润(尤其是对于内镜下切除标本，如果怀疑有淋巴管/血管浸润，建议做免疫组化CD31、D2-40确定是否有淋巴管/血管浸润；弹性纤维染色判断有无静脉侵犯)。

(三)食管癌分化程度

1. **鳞状细胞癌**　G_x：分化程度不能确定；G_1：高分化癌，角质化为主伴颗粒层形成和少量非角质化基底样细胞成分，肿瘤细胞排列成片状、有丝分裂少；G_2：中分化癌，组织学特征多变，从角化不全到低度角化，通常无颗粒形成；G_3：低分化癌，通常伴有中心坏死，形成大小不一巢样分布的基底样细胞，巢主要由肿瘤细胞片状或路面样分布组成，偶可见角化不全或角质化细胞。如果对"未分化"癌组织进一步检测为鳞状细胞组分，或如果在进一步检测后仍为未分化癌，则分类为G_3鳞癌。

2. **腺癌**　G_x：分化程度不能确定；G_1：高分化癌，大于95%肿瘤细胞为分化较好的腺体组织；G_2：中分化癌，50%~95%肿瘤细胞为分化较好的腺体组织；G_3：低分化癌，肿瘤细胞成巢状或片状，小于50%有腺体形成。如果对"未分化"癌组织的进一步检测为腺体组织，则分类为G_3腺癌。

(四)病理学病变层次分类

M1型(高级别上皮内瘤变/重度异型增生；Tis)：病变仅局限于上皮内，未突破基底膜者。

M2型(黏膜内癌)：病变突破基底膜，侵及固有层。

M3型(黏膜内癌)：指病变侵及黏膜肌层。

SM1型(黏膜下癌)：病变侵及黏膜下层上1/3(黏膜肌下层200μm以内)。

SM2型(黏膜下癌)：指病变侵犯黏膜下层中1/3。

SM3型(黏膜下癌)：指病变侵及黏膜下层下1/3。

对于内镜下切除的食管鳞癌标本，以200μm作为区分病变侵犯黏膜下浅层与深层的临界值(图6-19)。

(五)病理学标本处理原则

1. **标本固定**　所有标本应及时、充分固定，采用4%中性缓冲甲醛(10%中性福尔马林)固定液，固定液应超过本体积的10倍，活检标本应立即固定，手术标本应尽可能半小时内固定。

2. **活检标本的病理学处理**　病理科仔细核对临床送检标本数量，送检活检标本必须全部取

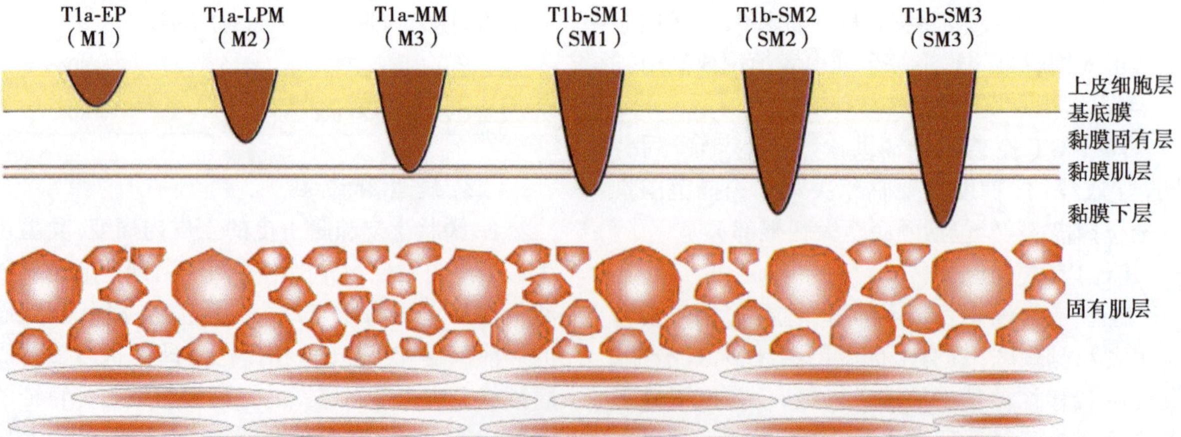

图6-19　食管癌病理学病变层次分类

材。每个蜡块内包括不超过2粒活检标本。将标本包于纱布或柔软的透水纸中以免丢失。建议在组织包埋过程中使用放大镜或立体显微镜观察活检标本，仔细辨认黏膜面，确保在蜡块中包埋方向正确。片状食管活检组织标本竖立包埋。每个蜡块应切取6～8个切片，置于载玻片上，行常规HE染色。

3. 黏膜切除（EMR或ESD）标本的病理学处理　根据内镜医师送检标本标记的方位（如口侧、肛侧、前壁、后壁等）将黏膜平展开，记录标本及病变的大小（最大径×最小径×厚度），食管胃交界部标本要分别测量食管和胃的长度和宽度；应测量病变各方位距切缘的距离。建议对福尔马林固定后的黏膜标本再行1%～5%碘溶液染色，显示黏膜表面不染色区域，明确病变范围，测量病变大小，辨认距离肿瘤或不染色区域最近距离的黏膜切缘，照相存档，以此切缘的切线为基准，垂直于此切线每间隔0.3cm平行切开标本并照相存档，分成适宜大小的组织块，用墨汁标记切缘，记录组织块对应的方位。应将黏膜标本按照同一空间顺序竖立包埋，确保对各方位黏膜组织全层结构的观察，如肉眼判断有困难，可借助放大镜或立体显微镜辨别黏膜方向帮助包埋。将包埋好的组织蜡块在组织切片机上切片，切片厚度为4～5μm。HE染色后显微镜下观察。

（六）病理报告书写

病理诊断填写统一印制的表格，并附以简要的文字评述。规范化的病理报告应该包括以下几点。

（1）标本类型、病变肉眼形态及大小。

（2）组织学分型：①癌前病变（低级别异型增生、高级别异型增生）；②高分化、中分化、低分化鳞状细胞癌。

（3）肿瘤侵犯的深度（SM_1：＜200μm）。

（4）脉管有无癌栓及神经有无侵犯。

（5）黏膜标本的手术切缘状态。

（6）周围黏膜其他病变。

第三节　筛查相关并发症与处理

一、活检后出血

活检后出血是内镜检查常见并发症，内镜检查时，遇到食管静脉曲张和血管瘤等病变时切忌活检。对有出血倾向和凝血功能异常病史的受检者，检查前需化验血常规和出凝血时间，正常者方可考虑活检。内镜检查术中，活检出血通常数秒钟后自动停止。如果活动性出血不停止，可在出血点局部注射1∶10 000肾上腺素盐水，以及采取氩等离子体凝固术（APC）、电凝或者止血夹等措施进行止血。如果24h以后仍有继续出血症状，应住院治疗。

二、贲门和食管下段黏膜撕裂出血

受检者剧烈恶心、呕吐造成贲门和食管下段黏膜撕裂出血。该现象多由于患者胃内气体和液体过多且剧烈恶心、呕吐，导致贲门和食管下段突然膨胀、黏膜撕裂出血。这种损伤呕血量一般较大，须按非静脉曲张上消化道出血治疗原则处理。如进镜检查后证实为黏膜撕裂，可内镜下应用止血夹封闭撕裂处黏膜，一般均可止血。这种损伤通常发生在贲门或食管下段黏膜。为避免贲门和食管下段黏膜撕裂出血，术者应在内镜检查时和结束前，随时注意吸净胃内残留液体和气体。

三、误吸

误吸为胃内容物受重力作用或腹内压、胃内压增高，导致胃内容物逆流进入咽喉腔及气管内，分为显性误吸（overt aspiration）和隐性误吸（silent aspiration）。显性误吸是伴随进食、饮水及胃内容物反流，突然出现的呼吸道症状（如刺激性呛咳、发绀、窒息等）或吞咽后出现声音改变（声音嘶哑或咽喉部的气过水声）。隐性误吸又译“沉默性误吸”，指不伴有咳嗽的误吸，隐性误吸患者无明显伴随症状，但其发生率可达误吸的90%左右，部分患者仅表现为精神萎靡，神志淡漠，反应迟钝及纳差，隐性误吸引起的肺炎风险更高。发生反流误吸时，可取头低位，并将头转向一侧，使用吸引器吸引口腔及气管内误吸物，给予支气管解痉药，必要时支气管镜检。治疗措施包括：氧疗、机械通气、防治肺部感染、激素应用、全身支持。

四、气管或喉头痉挛

盲目进镜或进镜时适逢患者咳嗽易将胃镜误插入气管，镜前附着的液体进入气管，可能会导致患者气管或喉头痉挛，使患者出现剧烈呛咳、喘鸣、呼吸困难、憋气、发绀。此时应立即退出胃镜，待症状解除后再进行检查。

五、消化道穿孔

消化道穿孔是内镜检查时出现的最严重的并发症之一，如处理不当常危及生命。最常见的穿孔部位为咽喉梨状窝和食管下端。

六、严重的心脏相关并发症

心脏意外主要包括心搏骤停、心绞痛和心肌梗死，其中心搏骤停是最严重的并发症，多出现在检查开始后的几十秒内，死亡率极高。心脏意外的原因主要是迷走神经受刺激或检查时合并低氧血症。在严格掌握适应证和禁忌证的情况下进行胃镜检查，检查室内应常规预备心电监护仪、心肺复苏的设备和药品。对有心律失常、心绞痛、非急性期心肌梗死病史者，术前可给予吸氧、应用抗心律失常及冠状动脉扩张药。一旦发生心脏意外应立即停止检查，并进行积极抢救。

七、碘过敏反应

目前尚未找到关于碘过敏反应的确切报告，受检者在食管碘染色后出现食管痉挛、胃黏膜水肿和皮疹等症状，可能是出现了碘过敏反应。注意当碘染色后食管出现痉挛时，切忌强行退出内镜，以免损伤黏膜；此时应采取注入温水等措施，待食管痉挛缓解后再退出内镜。

第四节 结果解读与建议

一、食管癌筛查的阳性结果

食管癌筛查的阳性结果包括食管癌前病变（低级别上皮内瘤变/异型增生、高级别上皮内瘤变/异型增生）及食管癌（早期食管癌、中晚期食管癌），均需要积极处理。

二、阳性结果的临床处理建议

（一）低级别上皮内瘤变

食管活检病理学显示食管鳞状上皮低级别上皮内瘤变，但内镜下有高级别病变表现，或合并病理学升级危险因素者，可行内镜下切除，未行切除者应在3～6个月内复查内镜并重新活检。随诊仍推荐用色素内镜检查，并行指示性活检及病理诊断。若复查病理活检仍为低级别上皮内瘤变，可行内镜下射频消融治疗，未行治疗者每6～12个月随访1次胃镜。

（二）高级别上皮内瘤变和黏膜内癌

病理学显示鳞状上皮高级别上皮内瘤变、黏膜内癌且经超声内镜或影像学评估无黏膜下浸润和淋巴结转移者，原则上可采用内镜黏膜切除术（EMR）、内镜黏膜下剥离术（ESD）、多环套扎黏膜切除术（multi-band mucosectomy，MBM）或RFA内镜射频消融术（endoscopic radiofrequency ablation，ERFA）进行治疗，推荐内镜下黏膜下剥离术将病变整块切除。内镜下切除术后，病理报告有下列情况之一者，需追加食管切除手术：①病变浸润深度超过黏膜下层200μm；②有脉管侵犯；③分化较差；④切缘有癌细胞。拒绝手术或手术不耐受者可行同步放化疗。

（三）黏膜下癌

所有浸润到黏膜下层的食管T_{1b}肿瘤都有很高的淋巴结受累率，建议首选外科手术治疗。心肺功能差或拒绝手术者，可行内镜下ESD加术后放化疗。

（四）中晚期食管癌

可根据病情及分期选择手术、放疗、化疗及免疫治疗等综合抗肿瘤治疗方案。

第五节 治疗与随访

食管癌的治疗需采取个体化综合治疗的原则，即根据患者的机体状况、肿瘤的病理类型、侵犯范围和进展趋势，有计划地、合理地利用现有治疗手段，以期最大幅度地根治、控制肿瘤和提高治愈率，改善患者的生活质量。食管癌的治疗原则是以手术为主的综合性治疗，主要治疗方法有内镜治疗、手术、放疗、化疗及免疫治疗。

一、内镜治疗

（一）概述

对于早期食管癌，其淋巴结转移风险极低，可采用内镜下切除治疗，包括内镜黏膜下剥离术（ESD）和内镜黏膜切除术（EMR）。与传统根治性手术相比，内镜切除治疗创伤小、并发症少、恢复快、费用低，且两者疗效相当，5 年生存率可达 95% 以上。

内镜治疗前，需行超声内镜或放大内镜准确评估肿瘤浸润深度、病变范围和转移情况，同时建议用低浓度碘染色（浓度≤1%）判断病变范围，以评估术后狭窄的风险。

（二）适应证及禁忌证

1. **绝对适应证** 病变层次局限在上皮层或黏膜固有层的食管癌（M1、M2）；食管黏膜重度异型增生。

2. **相对适应证** 病变浸润黏膜肌层或黏膜下浅层（M3、SM1），未发现淋巴结转移的临床证据。其中，范围大于 3/4 环周、切除后狭窄风险大的病变可视为内镜下切除的相对适应证，但应向患者充分告知术后狭窄等风险。

3. **禁忌证** 明确发生淋巴结转移的病变，病变浸润至黏膜下深层，一般情况差、无法耐受内镜手术者。

4. **相对禁忌证** 非抬举征阳性；伴发凝血功能障碍及服用抗凝剂的患者，在凝血功能纠正前不宜手术；术前判断病变浸润至黏膜下深层，患者拒绝或不适合外科手术者。

（三）治疗过程

1. **围手术期处理** 术前需评估全身状况，术前 5～7 天停用抗凝药。术后第 1 天禁食，监测生命体征，观察有无头颈胸部皮下气肿，进行必要的实验室和影像学检查；如无异常，术后第 2 天可进全流食，后连续 3 天软食，再逐渐恢复正常饮食。

2. **术后用药** 可预防性使用抗生素，尤其是手术时间长，创伤较大者。一般选用第一代或第二代头孢菌素，可加用硝基咪唑类药物。使用时间不超过 72h。术后可予质子泵抑制剂（proton pump inhibitor, PPI）或 H2 受体拮抗剂 4～6 周，必要时可加用黏膜保护剂及酌情使用止血药物。

3. **术后标本应检查浸润深度及切缘** 若出现以下情况之一，应追加外科手术或化放疗：①黏膜下浸润深度≥200μm；②淋巴管血管浸润阳性；③低分化或未分化癌；④垂直切缘阳性。拒绝手术或手术不耐受者可行同步放化疗。

（四）并发症及处理

1. **出血** 术中少量渗血，可予内镜下喷洒肾上腺素 0.9% NaCl 溶液；而大量渗血则可选用黏膜下注射肾上腺素 0.9% NaCl 溶液，或行氩离子凝固术、热活检钳钳夹、止血夹夹闭止血。预防出血的方法：黏膜下注射液中加入肾上腺素、术中对可疑血管进行电凝、病变切除后预凝可见血管。

2. **穿孔** 术中穿孔可及时发现。术后出现头颈胸部皮下气肿，腹部 X 线平片或 CT 发现纵隔气体等，应考虑术后穿孔。处理方法：术中发现穿孔，后续操作应减少注气注水，切除结束后及时夹闭，术后予禁食、胃肠减压、静脉使用抗生素及支持治疗等，多可恢复。并发气胸时，应行负压引流。内镜下夹闭失败或穿孔较大无法夹闭时，可考虑外科手术。隐性穿孔保守治疗多可恢复。

3. **食管狭窄** 指内镜切除术后需要内镜下治疗的食管管腔狭窄，常伴有不同程度的吞咽困难，多在术后 1 个月出现。内镜下食管扩张术是最常规的治疗方法，也可作为狭窄高危病例的预防措施。支架置入可作为难治性病例的选择，糖皮质激素也可用于术后狭窄的防治，但最佳方案有待探索。

二、手术治疗

（一）食管癌的解剖定位

食管癌的解剖定位与肿瘤病理类型、淋巴结转移模式、手术方式均密切相关。

1. **颈段食管癌** 颈段食管癌为下咽至食管胸廓入口，距门齿约 15～20cm，占食管癌的 5%，肿瘤类型通常为鳞状细胞癌。颈段食管癌的淋巴结转移主要通过颈部淋巴结或通过胸导管向远处转移。该部位食管癌手术机会小，通常以根治性放化疗联合免疫治疗为主。

2. **上胸段食管癌** 上胸段食管癌为胸廓入口至奇静脉弓下缘，距门齿约 20～25cm，病理类型通常为鳞状细胞癌。淋巴结转移主要为颈部、上纵隔、隆突下、下纵隔及贲门周围淋巴结，因此手术方式首选胸腹联合全食管切除同时清扫相应的区域淋巴结。术前需明确肿瘤是否侵及主动脉、气管及主支气管。

3. **中下胸段食管癌** 中下胸段食管癌为奇静脉弓下缘至食管下括约肌，距门齿约 25～40cm，中段鳞癌多见，下段鳞癌和腺癌的发病比例相当。淋巴结可能转移至隆突上、上纵隔、下纵隔、腹腔干淋巴结等。建议行胸腹联合全食管切除术同时系统性清扫胸腹腔淋巴结。中下胸段食管癌相对更容易获得 R0 切除(镜下切缘阴性)。

4. **食管胃结合部肿瘤** 食管胃结合部肿瘤为肿瘤中点在贲门 ±2cm 以内的肿瘤,通常为腺癌。淋巴结转移率很高,主要转移至纵隔和腹腔淋巴结。食管胃结合部肿瘤又分为三个亚型(Siewert 分型):Siewert Ⅰ型参照食管外科术式;Siewert Ⅲ型参照胃外科术式;Siewert Ⅱ型外科治疗争议较大,可根据胸外科与胃肠外科医生的手术习惯及熟练程度决定。

(二)手术适应证及禁忌证

食管癌手术复杂,风险相对较高,术前需评估手术风险及肿瘤切除的可能性。如果强烈怀疑 T_4 期食管癌侵犯主动脉、气管及主支气管,则术前行新辅助放化疗或新辅助化疗+免疫治疗,使肿瘤降期后再评估手术指征。

1. **手术适应证** 全身情况良好,各主要脏器功能能耐受手术;无远处转移;局部病变估计有可能切除;无肿瘤局部外侵症状,如顽固胸背疼痛、声嘶及刺激性咳嗽等。

2. **手术禁忌证** 肿瘤明显外侵,有穿入邻近脏器征象和/或远处转移;有严重心肺功能不全或其他严重基础疾病,不能耐受手术者;恶病质。

(三)手术入路及术式

手术入路选择:对胸段食管癌推荐经右胸入路手术,对上纵隔无淋巴结转移的食管胸中下段癌,也可选择经左胸入路等手术。

食管癌切除的可选术式包括:开放及微创 Ivor-Lewis 食管胃切除术(经腹+经右胸手术);开放及微创 McKeown 食管胃切除术(经腹+经右胸+颈部吻合术);纵隔镜+腹腔镜下食管胃切除术+食管胃颈部吻合术(经腹+颈部吻合术);机器人微创食管胃切除术;左胸或胸腹联合切口颈部或胸部吻合术。可采用替代器官:胃(首选)、结肠、空肠。目前较为推荐的是微创(含机器人微创)McKeown 食管胃切除术,其创伤较小,淋巴结清扫较为彻底。技术条件不足或肿瘤切除难度大时也可选择传统开放式手术。

淋巴结清扫:颈部无可疑肿大淋巴结,胸中下段 EC,建议行胸腹扩大二野淋巴结清扫(常规胸腹二野+上纵隔,特别是双侧喉返神经链淋巴结);颈部有可疑肿大淋巴结和胸上段 EC,推荐颈胸腹三野淋巴结清扫(双下颈及锁骨上+上述扩大二野淋巴结)。胸部建议清扫的淋巴结组数为:右喉返神经旁、左喉返神经旁、上段食管旁、胸主支气管旁淋巴结、隆突下、中段食管旁区域、肺门旁、下段食管旁、膈肌上;腹腔区域建议清扫的组数为:贲门右、贲门左、胃小弯、胃左动脉旁、肝总动脉干淋巴结、腹腔动脉周围淋巴结、脾动脉近端淋巴结。术前未接受过新辅助治疗的患者行 EC 或食管胃交界部癌切除术时,应清扫至少 15 个淋巴结以得到充分的淋巴结分期。

新辅助治疗后建议的手术时机是在患者身体条件允许情况下,放化疗结束后 4~8 周,化疗结束后 3~6 周。对拒绝手术或不能耐受手术者,可选择根治性同步放化疗、单纯放疗等。

不同部位及分期的食管癌治疗原则见表 6-2 及表 6-3。

以往新辅助治疗主要为同步放化疗,随着免疫治疗的加入,新辅助治疗的格局有所改变。中晚期食管癌接受新辅助治疗后临床完全缓解率可达 40% 左右,这一部分患者仍然面临肿瘤复发的风险,根治性手术可延长生存期。若未行手术治疗而出现局部复发,可经多学科评估后行择期的抢救性食管癌切除。

(四)姑息性手术

目前很少行食管癌的姑息性切除。多数为手术过程中发现肿瘤分期较术前分期更晚,而被迫行姑息性手术。另一种常见的可能性是术后病理发现了腹腔干淋巴结的转移。但这些姑息性手术都是偶然为之,而非以姑息性切除为目的。此外,对有严重吞咽困难而肿瘤又不能切除的病例,或患者不能耐受全麻手术,可根据患者情况选择以下姑息性手术,以解决患者进食问题:①胃或空肠造口术;②食管腔内置管术(多采用覆膜记忆合金支架管)。

(五)复发

发生远处复发的食管癌通常不适宜再次手术治疗,其中的远处复发包括肝转移、肺转移等,对于这些复发病例的治疗仍以放化疗、免疫治疗等综合治疗为主。但是一些局部复发的病例仍有再次手术的指征,例如早期贲门癌行经食管裂孔食管部分切除术后局部复发仍有二次手术指征。由此可见,对肿瘤复发的早期诊断显得至关重要。对于复发肿瘤未侵犯重要结构的病例,可根治性切除同时行空肠或结肠重建消化道。

表 6-2 胸段 EC 及胃食管交接区癌的治疗原则

临床分期	治疗措施推荐Ⅰ	治疗措施推荐Ⅱ
cT_{is}	内镜下切除	
$cT_{1a/1b}$	内镜下切除/手术切除	
cT_1N_1 cT_2N_0	手术切除 手术切除	
cT_3N_0 $cT_{2\text{-}3}N_1$ $cT_{1b\text{-}3}N_2$	新辅助化疗/新辅助化免治疗+食管切除术 新辅助同步放化疗/新辅助化免治疗+食管癌根治术	手术切除+术后辅助治疗
$cT_{4b}N_{1\text{-}2}$	新辅助同步放化疗，若可根治性切除，可考虑手术 新辅助化疗，若可根治性切除，可考虑手术	

表 6-3 颈段 EC 的治疗原则

临床分期		治疗措施推荐Ⅰ	治疗措施推荐Ⅱ
临床 0 期	cT_{is}	内镜下切除	
临床Ⅰ期	cT_{1a}, N_0 cT_{1b}	内镜下切除 手术切除	
临床Ⅱ期	$cT_{2\text{-}3}$, N_0 $cT_{1a\text{-}1b}$, N_1	食管切除术（不需切喉） 根治性同步放化疗+化疗	食管切除术（必要时切喉）
临床Ⅲ期及以上	cT_{1b} T_2, N+or cT_3 $T4_a$, any N	根治性同步放化疗+化疗	新辅助治疗+食管切除术（必要时切喉）

（六）术后常见并发症及处理

1. **吻合口瘘** 颈部吻合口瘘经引流多能愈合，而胸内吻合口瘘死亡率较高。确诊吻合口瘘后应立即进行充分引流、禁食、使用有效抗生素及营养支持治疗。早期瘘的患者可尝试手术修补。

2. **肺部并发症** 包括肺炎、肺不张、肺水肿和急性呼吸窘迫综合征，以肺部感染较为多见。术后鼓励患者咳嗽、咳痰，加强呼吸道管理。

3. **乳糜胸** 为术中胸导管或其主要分支损伤所致，胸腔积液呈乳糜样。应放置胸腔闭式引流，量少者可禁食或低脂饮食，部分患者可愈合；引流量大的患者应及时手术结扎乳糜管。

4. **其他** 血胸、气胸、胸腔感染等，根据病情相应处理。

三、化学治疗

食管癌单纯化疗敏感性较差，可采用联合治疗模式，其中包括新辅助同步/序贯放化疗、新辅助化疗联合免疫治疗、辅助放化疗、辅助化疗联合免疫治疗等。化疗方案通常为含铂类方案，鳞癌的常用化疗药物为顺铂/卡铂+紫杉醇类（紫杉醇、紫杉醇脂质体、白蛋白结合型紫杉醇）/氟尿嘧啶/卡培他滨/替吉奥，腺癌的常用化疗药物为奥沙利铂+氟尿嘧啶/卡培他滨/替吉奥。

对于食管鳞癌，行根治性手术切除后是否常规进行辅助化疗仍存在争议，对于存在高危因素（T_{4a} 及 $N_{1\sim3}$ 期）的患者可考虑行辅助化疗或放化疗。对于术前行新辅助化疗并完成根治性手术的患者，术后可沿用原方案行辅助化疗。食管癌患者根治性术后可因吻合口狭窄、反流、饮食习惯未能形成等原因，存在不同程度的营养不良，导致对化疗耐受程度不佳，甚至进一步加重营养不良，出现恶病质。化疗前评估需充分了解患者营养状况及进食情况。

四、放射治疗

放疗在食管癌综合治疗中发挥着重要作用，对于可手术食管癌，新辅助放化疗后手术是标准治疗方案；对于不可手术食管癌，根治性放化疗是重要根治性方案；术后辅助放疗对于经过选择的病例可提高局部控制率和生存率。

（一）放疗适应证

食管癌放疗适应证详见表 6-4。

表 6-4　食管癌放疗适应证

放疗模式	适应证
新辅助放化疗	cT_{1b}-T_{2c} N+、cT_3-T_{4a} 任何 N 非颈段食管鳞癌、腺癌
根治性放化疗 / 放疗	①cT_{1b}-T_{2c} N+、cT_3-T_{4a} 任何 N 颈段食管鳞癌 ②cT_{4b} 任何 N ③胸段食管癌仅伴锁骨上或腹膜后淋巴结转移
术后放化疗	①鳞癌，未接受过术前放化疗的 R1、R2 切除者，R0 切除的 $pT_{3\text{-}4a}$ 或 N+ 者（其中 pT_3N_0 者仅需放疗） ②腺癌，未接受过术前放化疗的 R1、R2 切除者，R0 切除的 $pT_{3\text{-}4a}$ 或高危 pT_2N_0 或 N+ 者
姑息放疗	①晚期病变化疗后转移病灶缩小或稳定，可考虑原发灶放疗 ②存在较为广泛的多站淋巴结转移，无法行根治性放疗者 ③远处转移引起临床症状者 ④晚期患者为解决食管梗阻，改善营养状况者 ⑤食管癌根治性治疗后部分未控、复发者

注：高危 pT_2（存在低分化、脉管癌栓、神经侵犯、<50 岁中任一项）。

（二）放疗靶区范围

1. **新辅助放化疗**　目前尚无专门针对新辅助放化疗的放疗靶区规定，建议依据根治性放疗累及野照射（involved-field irradiation，IFI）原则。勾画靶区时需考虑后续手术切除时吻合口的位置，应尽量避免吻合口位于照射野内，从而降低吻合口瘘的发生率。

2. **术后放疗**　根据国内大宗病例报道的复发率、前瞻性分层研究和大样本病例的回顾性分析结果，对于淋巴结阳性和 / 或 $pT_{3\sim4a}N_0$ 期食管癌、高危 pT_2N_0 腺癌，推荐术后放疗或放化疗。靶区范围见表 6-5。

表 6-5　食管癌术后放疗靶区范围

靶区名称	定义
临床肿瘤靶区	（1）双侧锁骨上区及上纵隔区，即 104、105、106、107 组 （2）如果下段食管癌且淋巴结转移≥3 枚，包括 104、105、106、107 组及腹部 1、2、3、7 组 （3）如果胸上段食管癌或上切缘≤3cm，建议包括吻合口（2B 证据）

注：104 组：锁骨上淋巴结；105 组：胸上段食管旁淋巴结；106 组：胸段气管旁淋巴结；107 组：隆突下淋巴结；腹部 1 组：贲门右淋巴结；腹部 2 组：贲门左淋巴结；腹部 3 组：胃小弯淋巴结；腹部 7 组：胃左动脉淋巴结。

五、免疫治疗及其他治疗

（一）免疫治疗

免疫治疗的飞速进展突破了食管癌领域现有的治疗瓶颈。程序性细胞死亡受体及配体（PD-1/PD-L1）抑制剂能够使患者得到明显的生存改善。相较化疗而言，免疫治疗拥有更长的生存获益以及更低的死亡风险。食管癌治疗的最佳模式仍缺乏高级别证据，综合治疗方案尚无统一标准，PD-1/PD-L1 抑制剂较低的毒副反应发生率为食管癌综合治疗方案的选择与组合提供了更多的可能。

1. **新辅助免疫治疗**　食管癌围手术期治疗模式逐渐从单纯术后辅助治疗转变为术前新辅助治疗 + 术后辅助治疗。经典术前新辅助治疗为同步放化疗，而免疫治疗为食管癌新辅助治疗带来了新的组合和治疗模式。目前多推荐术前新辅助化疗联合免疫治疗，住院时间短，患者接受度更高。在多项Ⅱ期临床研究中，新辅助化疗联合免疫治疗显示了较高的病理学完全缓解（pathologic complete response，pCR）率和安全性，但目前尚无成熟的大样本Ⅲ期临床研究结果。免疫治疗在新辅助治疗中的应用值得期待。

2. **辅助免疫治疗** 食管癌术后辅助治疗中，免疫治疗取得了较大的进展。研究表明术后接受免疫治疗可明显降低食管癌术后的复发风险。

3. **晚期食管癌的免疫治疗** 大量多中心Ⅲ期临床试验表明，PD-1单抗联合化疗在生存和疗效上优于单纯化疗组，可以降低30%～40%的死亡风险。目前国内外多种免疫检查点抑制剂已获批用于晚期食管癌的一线及二线治疗。

食管癌免疫治疗能为患者带来明显的生存获益，但免疫单药治疗的有效率仅在10%～20%，免疫联合化疗的有效率为60%～70%，仍有大量人群不能从免疫治疗中获得长期生存收益。因此，应用免疫治疗的时机、人群筛选和免疫联合治疗模式仍待进一步探索。此外，免疫治疗仍然会面临获得性耐药，这些都是未来临床和转化研究需要解决的问题。

此外，嵌合抗原受体T细胞疗法、肿瘤疫苗和针对其他免疫细胞的修饰酶疗法也在研究探索中。

（二）其他治疗

目前对于晚期食管鳞癌的靶向治疗研究（包括EGFR、HER-2和血管内皮生长因子受体等）中，相关靶向药物的治疗效果有限。对于HER-2阳性的食管腺癌，可按照胃腺癌治疗的方案，采用曲妥珠单抗联合化疗为转移性食管腺癌的一线治疗手段。此外，对于抗血管生成药物的研究也在探索中。安罗替尼或阿帕替尼作为二线单药，治疗食管鳞癌的有效率仅为5%～10%，对生存时间的提高有限。

六、营养评估及营养支持

（一）营养评估

在食管癌初始诊疗阶段即需重视患者营养评估，这也是基线期综合评估的重要组成部分。营养评估包括营养风险筛查与营养评定两部分。

1. **营养风险筛查** 营养风险筛查是应用营养风险筛查工具判断患者是否具有可能影响临床结局的营养相关风险的过程。目前临床常用的筛查工具有营养风险筛查2002（nutritional risk screening 2002，NRS 2002）等。患者入院后24h内应进行筛查，有风险者需针对性制订营养诊断与干预计划。择期手术者营养风险筛查时间应提前至术前十日以上。

2. **营养评定** 营养评定是进一步了解有营养风险者营养状况的过程，包括基本营养评定和营养不良评定两部分。

（1）基本营养评定：基本营养评定是有营养风险者均需接受的营养管理项目。评定内容包括营养相关病史、膳食调查、体格检查、实验室检查。

（2）营养不良评定：营养不良评定涉及营养不良的诊断与分级。推荐根据全球（营养）领导人发起的营养不良诊断标准共识进行营养不良评定（表6-6）。对于营养风险筛查阳性者，如在表现性指标与病因性指标中至少各具有一项阳性者，即可诊断为营养不良。

表6-6 全球（营养）领导人发起的营养不良诊断标准

A. 表现型指标	
体重下降	过去6个月＞5%
	或超过6个月＞15%
低体重指数	＜70岁：＜$20kg/m^2$，＜$18.5kg/m^2$（亚洲人）
	≥70岁：＜$22kg/m^2$，＜$20kg/m^2$（亚洲人）
肌肉量减少	通过经验证的测量方法得到肌肉减少结果
B. 病因学指标	
食物摄入减少	能量摄入≤50%需求量＞1周
或吸收障碍	或任何程度摄入减少＞2周
	或任何影响食物消化吸收的消化道病症
炎症反应	急性疾病及创伤
	或慢性疾病相关反应炎症
A和B中满足至少一项即可诊断营养不良	

（二）营养支持

大多数食管癌患者在诊断时就已经存在吞咽困难和体重下降的症状，后续的综合治疗可能会进一步加剧营养不良，故对于食管癌患者的合理营养支持也是综合治疗中的重要一环。营养支持是指经肠内或肠外途径为不能正常进食的患者提供适宜营养素的方法，包括营养补充、营养支持、营养治疗三个部分，有口服营养补充、肠内营养及肠外营养三种方式。规范化的营养支持应包括营养支持的启动时机、途径选择、营养支持目标、营养素选择及监护计划等要素。食管癌外科手术涉及上消化道重建、胃酸分泌功能减弱或丧失，对于术后营养支持治疗有特殊要求。

1. **营养支持的指征**

（1）评估前6个月内体重下降>10%。

（2）BMI<18.5kg/m^2。

（3）NRS 2002≥5分。

（4）主观整体评估（subjective global assessment，SGA）为C级。

2. **营养支持治疗的要求及途径** 部分患者可通过强化膳食及口服营养补充进行营养支持。存在明显吞咽困难的患者经口途径难以满足目标量，可进行肠内营养管饲，补充肠外营养甚至全肠外营养。

制订营养支持计划时，建议个体化测量以指导能量供给，避免摄入过量或不足。可采用间接测热法或体重公式计算法估算目标需要量，按照25～30kcal/（kg·d）提供（1kcal=4.184kJ），推荐蛋白质补充量1.2～2.0g/（kg·d）。

术后营养支持治疗首选经胃肠道途径，可管饲和/或经口方式。对于术中留置营养管路的患者，术后24h内即可开始肠内营养。发生术后吻合口瘘者，可考虑经任何途径的肠内管饲或联合肠外营养。

3. **家庭营养支持治疗** 家庭营养支持易被忽视，许多食管癌患者，尤其是接受根治术后的患者出院后营养摄入不足，影响后续治疗及预后。营养评估及支持也应贯穿院外整个过程，定期进行营养风险评估，支持方法首选膳食指导联合口服营养制剂。出院时可以保留营养管，以备家庭肠内营养之需。家庭营养支持治疗需在经验丰富的营养支持小组指导监护下完成并持续改进。

七、随访

食管癌治疗随访方案分为术后随访、内镜治疗后随访、放疗后随访以及系统治疗后随访四部分。

（一）术后随访

目前，手术是食管癌的主要治疗方式之一，术后随访总体原则要求术后2年内每3个月复查1次，2～5年每半年复查1次，5年以后每年复查1次。复查项目首先包括病史问诊、体格检查，这是基础检查手段，有助于初步了解是否有复发或转移等病情变化；其次为相关影像学、肿瘤标志物等各项实验室检查。

胸部CT是颈胸腹部检查的主要手段，可以重点监测吻合口、区域淋巴结复发的高发部位。颅脑检查推荐增强磁共振为佳。PET/CT检查在无症状复发病灶诊断上有较高的灵敏度及特异度。因此全身检查方案包含两种方式：颈/胸/腹部CT或颈部及腹部超声、颅脑MRI、骨扫描等逐项检查，或全身PET/CT检查与上消化道内镜检查组合而成，可根据患者各自病情、意愿、经济能力及术后病情变化作出选择。肿瘤标志物能有效地反映食管肿瘤的增殖情况，可用来辅助判断肿瘤的发生、复发或评价治疗后的疗效，便于对复发进行监测，故推荐患者每次随访均进行肿瘤标志物复查监测。食管鳞癌术后需监测的肿瘤标志物包括CEA、CA19-9、CA24-2、CA72-4及SCC。随访期间发现可疑复发或转移病灶，可酌情行病理学活检明确诊断。食管癌根治术后，即使患者当前无症状，一旦在随访期间出现任何不适，都应及时就诊，以免延误病情。

（二）内镜治疗后随访

食管癌前病变及早期食管癌T_{is}/T_{1a}经内镜下食管黏膜切除（或消融）术后3个月、6个月与12个月各需复查内镜评估1次；术后第2年每3～6个月随访1次；若无复发，则术后3～5年，每6～12个月随访1次；以后则每年复查1次。食管黏膜轻度异型增生患者推荐术后每3年随访1次；中度异型增生患者推荐术后1年随访1次。内镜随访时发现阳性或可疑病灶应结合染色内镜等相关技术手段，行选择性活检及病理诊断。随访内容除内镜以外，仍需包括颈胸腹部CT等影像学检查，需警惕第二原发肿瘤或其他器官鳞癌食管转移可能，但无症状者非必须进行头颅MRI以及骨扫描等检查。

（三）放疗后随访

1. **术前新辅助放疗后评估** 术前新辅助放疗建议治疗结束1个月后随访复查评估疗效，检查内容包括颈胸腹部增强CT、肿瘤标志物、上消化道造影、全身PET/CT、骨扫描、颅脑MRI，可根据病情选择；必要时可考虑行食管内镜重复活检、纤维支气管镜检及超声引导穿刺行区域肿大淋巴结再次活检等有创性检查。

2. **术后辅助放疗后随访** 推荐于术后辅助放疗结束后3个月开始随访。建议随访时限为初始2年内每3个月复查1次；2～5年每半年复查1次；5年以后每年复查1次。随访内容同前。

3. **根治性放化疗后随访** 推荐于根治性放化疗结束后1～2个月开始随访。建议随访时限为初始2年内每3个月复查1次；2～5年每半年复查1次；5年以后每年复查1次。随访内容同前。

（四）系统治疗后随访

对于可手术切除、接受新辅助化疗的患者，应及时评估疗效，建议治疗2～3周期后复查影像学检查。如病史、体格检查、影像学结果显示疾病进展，则应中止治疗，再次评估肿瘤的可切除性，必要时及时手术。

对于根治性术后辅助化疗的患者，若病情稳定，无自觉症状，可在2年内每3～6个月复查1次，2～5年每6～12个月复查1次，5年以后每年复查1次。随访内容同前。

对于转移性食管癌接受姑息治疗者，因中位缓解期短，建议在完成既定治疗方案后即行相关影像学检查。如病情稳定无明显症状，建议每2个月随访1次，随访内容包括病史问诊、体格检查及相关影像学及血液生化检查。

思考题

1. 食管癌的高危因素有哪些？

2. 食管癌的癌前病变有哪些？

3. 食管癌筛查主要手段是什么？

4. 受检者进行胃镜检查前应做哪些准备？

5. 胃镜下如何辨别正常食管黏膜和肿瘤？有哪些技术可以使用？

6. 胃镜下发现食管阳性或可疑病灶时，其活检要求有哪些？

7. 用于食管癌临床TNM分期的常用检查有哪些？

8. 胃镜检查最严重的并发症是什么？应如何处理？

9. 早期食管癌不合并淋巴结转移的，建议如何治疗？

10. 食管癌切除的手术方式有哪些？首选替代食管的器官是什么？

（李必波 张 曦 陈新玉）

参考文献

[1] Japan Esophageal Society, Japanese classification of esophageal cancer, 11th edition: part I[J]. Esophagus, 2017, 14: 1-36.

[2] Japan Esophageal Society, Japanese classification of esophageal cancer, 11th edition: part Ⅱ and Ⅲ[J]. Esophagus, 2017, 14: 37-65.

[3] 李增山. 临床病理诊断与鉴别诊断：消化道疾病[M].1版. 北京：人民卫生出版社，2020，8：59-65.

[4] 中华人民共和国国家卫生健康委员会医政医管局. 食管癌诊疗指南（2022年版）[J]. 中华消化外科杂志，2022，21（10）：1247-1268.

[5] 赫捷，陈万青，李兆申，等. 中国食管癌筛查与早诊早治指南（2022，北京）[J]. 中国肿瘤，2022，31（6）：401-436.

[6] WANG Y A, YAN Q J, FAN C M, et al. Overview and countermeasures of cancer burden in China[J]. Sci China Life Sci, 2023, 66(11): 2515-2526.

[7] LIN Y, LIANG H W, LIU Y, et al. Nivolumab adjuvant therapy for esophageal cancer: a review based on subgroup analysis of CheckMate 577 trial[J]. Front Immunol, 2023, 14: 1264912.

[8] LANDER S, LANDER E, GIBSON M K. Esophageal cancer: overview, risk factors, and reasons for the rise[J]. Curr Gastroenterol Rep, 2023, 25(11): 275-279.

[9] XIN Z C, LIU Q, AI D S, et al. Radiotherapy for advanced esophageal cancer: from palliation to curation[J]. Curr Treat Options Oncol, 2023, 24(11): 1568-1579.

[10] LIU Y. Perioperative immunotherapy for esophageal squamous cell carcinoma: Now and future[J]. World J Gastroenterol, 2023, 29(34): 5020-5037.

[11] CHEN Y, WANG Y Y, DAI L, et al. Long-term survival in esophagectomy for early-stage esophageal cancer versus endoscopic resection plus additional chemoradiotherapy: a systematic review and meta-analysis[J]. J Thorac Dis, 2023, 15(8): 4387-4395.

[12] LEOWATTANA W, LEOWATTANA P, LEOWATTANA T. Systemic treatments for resectable carcinoma of the esophagus[J]. World J Gastroenterol, 2023, 29(30): 4628-4641.

[13] CHEN C, SONG Y L, WU Z Y, et al. Diagnostic value of conventional endoscopic ultrasound for lymph node metastasis in upper gastrointestinal neoplasia: a meta-analysis[J]. World J Gastroenterol, 2023, 29(30): 4685-4700.

[14] XU Y H, LU P, GAO M C, et al. Progress of magnetic

resonance imaging radiomics in preoperative lymph node diagnosis of esophageal cancer[J]. World J Radiol, 2023, 15(7): 216-225.

[15] GUIDOZZI N, MENON N, CHIDAMBARAM S, et al. The role of artificial intelligence in the endoscopic diagnosis of esophageal cancer: a systematic review and meta-analysis[J]. Dis Esophagus, 2023, 36(12): 1-8.

[16] GAO Z, HUANG S, WANG S, et al. Efficacy and safety of immunochemotherapy, immunotherapy, chemotherapy, and targeted therapy as first-line treatment for advanced and metastatic esophageal cancer: a systematic review and network meta-analysis[J]. Lancet Reg Health West Pac, 2023, 38: 100841.

[17] KELLY R J, AJANI J A, KUZDZAL J, et al. Adjuvant nivolumab in resected esophageal or gastroesophageal junction cancer[J]. N Engl J Med, 2021, 384(13): 1191-1203.

第七章　胃癌筛查与早诊早治

胃癌（gastric cancer，GC）是起源于胃黏膜上皮组织的恶性肿瘤。2022 年胃癌在全球恶性肿瘤发病率和死亡率中均位居第 5 位，在我国恶性肿瘤发病率中排第 5 位，死亡率却排在第 3 位，是严重威胁我国居民健康的上消化道恶性肿瘤。胃癌是诸多内因及外因共同作用的结果，但确切病因尚未明确。现有研究结果显示，以下因素可能与胃癌的发生发展相关。①年龄：胃癌的发病率随年龄的增长而升高；②幽门螺杆菌（Hp）：1994 年 WHO 国际癌症研究署明确将 Hp 列为Ⅰ类致癌因子；③饮食与饮食习惯：长期高盐饮食、烟熏煎炸食品、红肉与加工肉的摄入及不良饮食习惯是胃癌的危险因素；④吸烟：吸烟是胃癌重要的发病因素之一，为胃癌发病的独立危险因素；⑤饮酒：饮酒对胃的影响与酒的类别、饮酒量和饮酒时长相关；⑥胃的癌前疾病和癌前病变：具有胃的癌前疾病及癌前病变的人群较其他人群有更高的患癌发病率。因此，对胃癌高风险人群进行筛查，可以早期发现、早期诊断及早期治疗，特别是对胃的癌前疾病和癌前病变进行及早干预，有利于降低胃癌的发病率和死亡率。

第一节　筛查人群与流程

近年来由于胃癌相关危险因素的控制以及胃癌筛查工作的开展，胃癌整体发病率和死亡率呈现下降趋势，但由于人口基数大以及人口老龄化趋势愈加明显，胃癌疾病负担依然十分严重。因此，需要加强针对胃癌风险人群的筛查。胃癌的病死率随年龄的增长而增加，<40 岁处于较低水平，≥40 岁快速上升。多数亚洲国家设定 40～45 岁为胃癌筛查的起始临界年龄，胃癌高发地区如日本、韩国等将胃癌筛查年龄提前至 40 岁。我国 40 岁以上人群胃癌发生率显著上升，我国早前多部共识/技术方案将胃癌筛查的起始年龄定为 40 岁。然而，日本的一项研究发现，40～49 岁人群胃癌的发病率有所降低，从 40 岁开始筛查的成本及效益低于 50 岁开始，因此，《2018 日本胃癌筛查指南》已建议将起始年龄推迟到 50 岁。筛查年龄过宽可能导致较高的成本支出，同时由于我国处于人口老龄化阶段，适当延后筛查的起始年龄，更为合理。因此，我国《胃癌筛查与早诊早治方案（2024 年版）》将胃癌高风险人群的起始年龄调整为 45 岁。

一、胃癌高风险人群定义

根据我国国情和胃癌流行病学资料，并参照《中国胃癌筛查与早诊早治指南（2022，北京）》，确定我国胃癌筛查目标人群的定义为年龄≥45 岁，且符合下列任一条者：

1）长期居住于胃癌高发区。

2）Hp 感染。

3）既往患有慢性萎缩性胃炎、胃溃疡、胃息肉、手术后残胃、肥厚性胃炎、恶性贫血等胃癌前疾病。

4）一级亲属有胃癌病史。

5）存在胃癌其他高危因素（高盐饮食、腌制食品、吸烟、重度饮酒等）。

根据前述“年龄+高危因素”定义所限定的胃癌“高危人群”，实际上胃癌/早期胃癌的检出率并不高。事实上，不同检测方法的结果意义，即“权重”，也不相同。如能对不同的检测项目赋予一定的分值，进而采用“定量”评分方法，则有助于“精准”筛选出真正意义上的胃癌高危人群。为进一步提高筛查方法的检验效能，国家消化系统疾病临床医学研究中心（上海）开展了一项全国 120 余家医院参与的大数据、多中心临床研究，基于此研究数据，建立了一套适合我国国情的胃癌高危人群评分系统（见表 7-1）。该系统包含 5 个变量，总分为 23 分，根据分值将胃癌筛查目标人群分为 3 个等级：胃癌高危人群（17～23 分），胃癌发生风险极高；胃癌中危人群（12～16 分），有一定胃癌发生风险；胃癌低危人群（0～11 分），胃癌发生风险一般。

表 7-1　胃癌高危人群评分系统

变量名称	分类	分值
年龄(岁)	40～49	0
	50～59	5
	60～69	6
	>69	10
性别	女	0
	男	4
Hp 感染	无	0
	有	1
PGR	≥3.89	0
	<3.89	3
G-17	<1.50	0
	1.5～5.7	3
	>5.7	5

注：Hp：*Helicobacter pylori*，幽门螺杆菌；PGR：血清胃蛋白酶原(PG)Ⅰ与 PGⅡ比值；G-17：gastrin-17，胃泌素-17。

二、胃癌高发区

胃癌高发区是指胃癌年龄标准化发病率(age-standardized incidence rate，ASR)≥20/10 万的地区。我国胃癌高发地区分布广泛，以西北地区和东南沿海较为集中，多地散在典型高发区，地区差异明显，且农村高于城市。农村地区胃癌年龄标化发病率(19.8/10 万)高于城市(15.5/10 万)。数据显示辽东半岛、山东半岛、长江三角洲、太行山脉等地是胃癌高发区，而辽宁、福建、甘肃、山东、江苏等地是胃癌高发的省份。从东部、中部、西部三大经济区域来看，2015 年胃癌死亡率(粗率)分别为 21.2/10 万、24.2/10 万和 17.6/10 万。

三、筛查流程

筛查具体流程包括：确定高危人群，动员确定被筛查者，填写筛查人员名单和基本信息。与筛查医院协调确定检查时间，组织筛查人群到指定的检查医院进行癌症筛查。所有参加筛查的人员都必须参加知情同意程序，最后在自愿的原则下签署知情同意书，进而行规范化的胃镜筛查诊断。同时填写内镜检查记录表。对阳性病例进行治疗及随访。阳性结果处理及重复筛查：对既往 5 年内(从初次接受筛查日期开始计算)筛查发现的阳性病变且未诊断为胃癌者，若为未接受治疗的高级别上皮内瘤变，每 3～6 个月复查一次；若为低级别上皮内瘤变，每年复查一次。通过定期的复查，以便发现早期患者，提高检出率。筛查数据录入当年筛查数据库，计入当年项目筛查工作量。

胃癌筛查需对高危人群直接行胃镜检查，并通过取活检，以病理诊断方法确诊胃癌及癌前病变患者。通过胃镜检查可发现萎缩、肠上皮化生等病变，进而有利于重点人群的随访及筛查。

综上，胃癌筛查流程图如图 7-1。

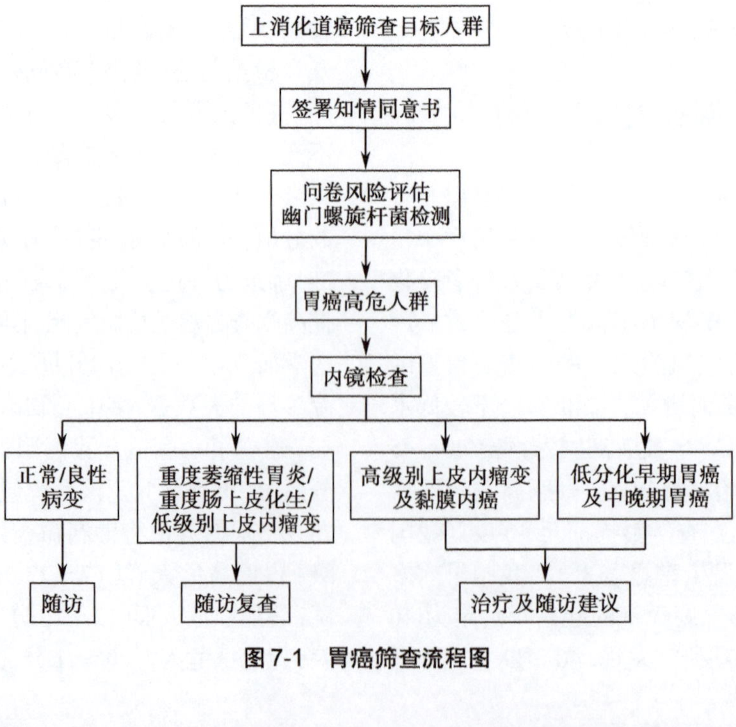

图 7-1　胃癌筛查流程图

第二节　筛查与诊断技术

一、内镜筛查

胃镜及其活检是目前诊断胃癌的“金标准”，尤其适用于高危人群。早期胃癌内镜诊断是消化道早癌中最复杂同时也是最困难的，因此胃镜检查需在现有白光和色素内镜（光学染色、电子染色及化学染色）基础上进行，若同时结合放大内镜可提高胃癌检出率和早诊率。

（一）知情同意

所有参与筛查者必须签署知情同意书。需向筛查对象宣讲筛查目的、意义以及参加筛查的获益和可能的危险，告知知情同意书内容，在自愿原则下签署内镜检查知情同意书。知情同意是为了充分保障患者的权益。

（二）检查前准备

检查前准备对筛查质量有决定性影响，良好的术前准备可明显提高病变的检出率（图 7-2）。

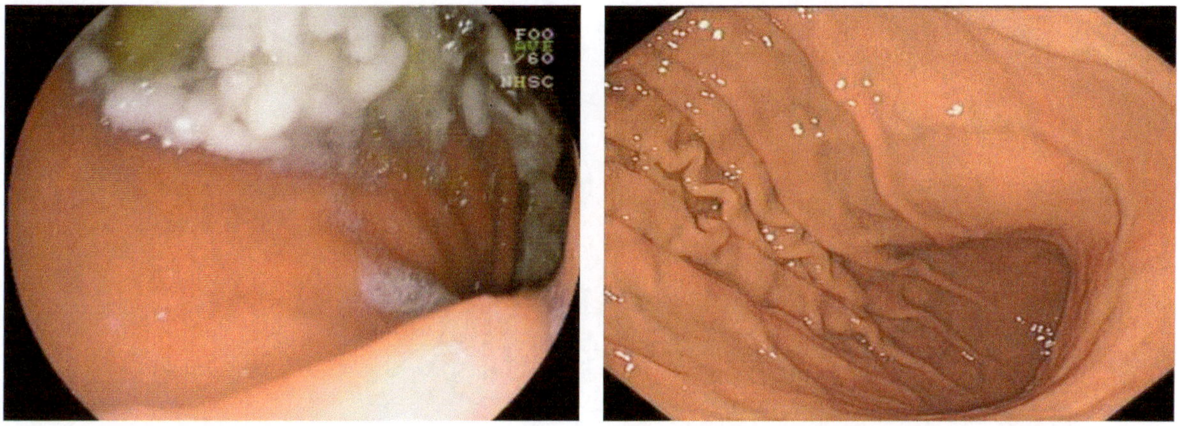

准备不充分　　准备充分

图 7-2　胃镜检查前准备

（1）检查前患者禁食禁水 6h 以上，有梗阻或不全梗阻症状的患者应至少禁食禁水 24h，必要时应洗胃后再考虑完成内镜检查。

（2）检查前应向患者做好解释工作，消除患者的恐惧感，嘱其平静呼吸，不要屏气，避免不必要的恶心反应。

（3）检查前 10min 给予去泡剂（如西甲硅油、二甲硅油）口服，以去除胃内黏液与气泡。

（4）检查前 5min 给予 1% 利多卡因 5～6ml 含服，或咽部喷雾麻醉。

（5）无痛胃镜：有条件的地区和人群，可以使用镇静或无痛胃镜。施行无痛胃镜者则无需口咽部局部麻醉。

（三）内镜检查过程

1. **患者体位**　患者取左侧卧位，头部略向前倾，双腿屈曲。口、咽、食管入口处同一直线（如图 7-3），头部轻度后仰（如图 7-4）。

2. **进镜顺序**　经口插镜后，内镜直视下从食管上端开始循腔进镜，依次观察食管、贲门、胃体、胃窦、幽门、十二指肠球部和十二指肠降部。退镜时，依次从十二指肠、胃窦、胃角、胃体、胃底贲门、食管退出（图 7-5）。应用旋转镜身、屈曲镜端、倒转镜身等方法，观察上消化道全部，尤其是胃壁大弯、小弯、前壁和后壁，观察黏膜色泽、光滑度、黏液、蠕动、内腔的形状等。如发现病变则需确定病变的具体部位和范围，并详细在记录表上记录。检查过程中，如有黏液和气泡可应用清水或祛黏液剂和祛泡剂及时冲洗，再继续观察。

3. **保证内镜留图数量和质量**　为保证完全观察整个胃腔，既往有国外学者推荐至少拍摄 40 张图片，亦有推荐留图 22 张。多数国内专家推荐的方案是至少拍摄 40 张图片。同时，需保证每张图片的清晰度。建议固定画面后拍照，不建议动态直接拍照，拍照时需要远景与近景相结合，局部与整体相结合，每张照片均需要带有标志性的部位，如幽门、大弯皱襞、胃角、贲门等。《中国胃癌筛查与早诊早治指南（2022，北京）》推荐内镜检查应至少持续 7min（观察胃部时间≥3min），并

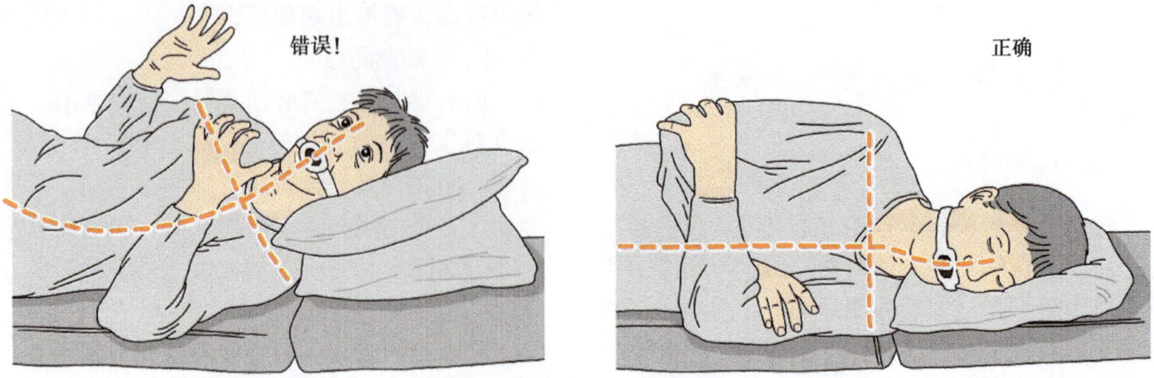

图 7-3　胃镜检查体位示意图

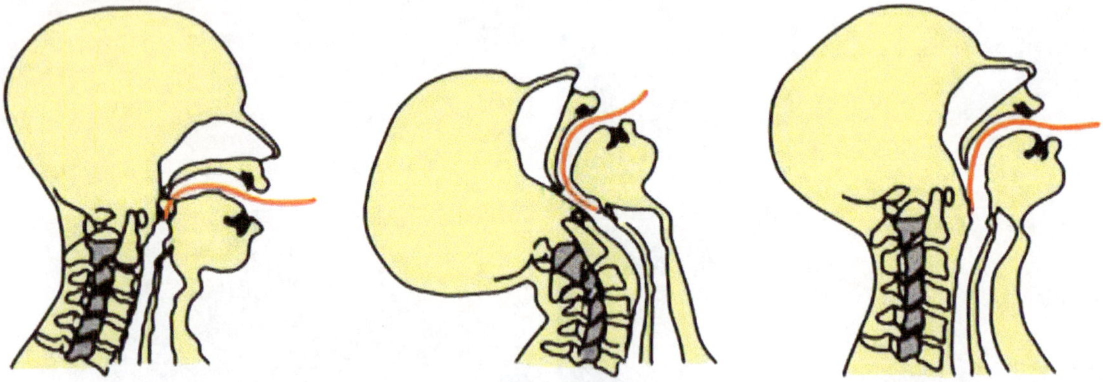

图 7-4　胃镜检查头颈角度示意图

A. 收颌姿势不易插入；B. 过度后仰易插入气管；C. 为正确姿势，下颌稍向上抬。

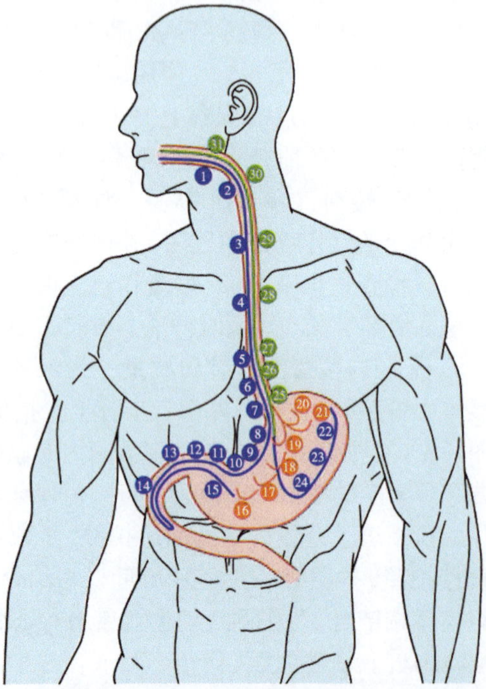

图 7-5　胃镜检查进退镜顺序示意图

拍摄足够数量的清晰内镜图像。

（四）内镜检查技术

1. **普通白光内镜**　白光内镜是胃镜检查的基础。普通白光内镜是临床上初步筛查胃部病变的首选检查技术，白光内镜联合组织活检有助于诊断早期胃癌。早期胃癌的白光内镜表现并不具有明显的特征性，易与胃炎等良性病变的黏膜改变相混淆。检查时应特别注意与周围黏膜表现不同的局部区域黏膜改变，如：黏膜局部色泽变化（变红或发白），局部黏膜细颗粒状或小结节状粗糙不平，局部黏膜隆起或凹陷，黏膜浅表糜烂或溃疡，黏膜下血管网消失，黏膜皱襞中断或消失，黏膜组织脆、易自发出血，胃壁局部僵硬或变形等。发现以上表现时，应进一步行染色内镜、放大内镜等检查。

2. **化学染色内镜检查术（chromoendoscopy）**　化学染色内镜检查术是在常规内镜检查的基础上，将色素染料喷洒至所需观察的黏膜表面，使病灶与正常黏膜对比更明显的消化内镜检查方法（如图 7-6），有助于病变的辨认和活检的

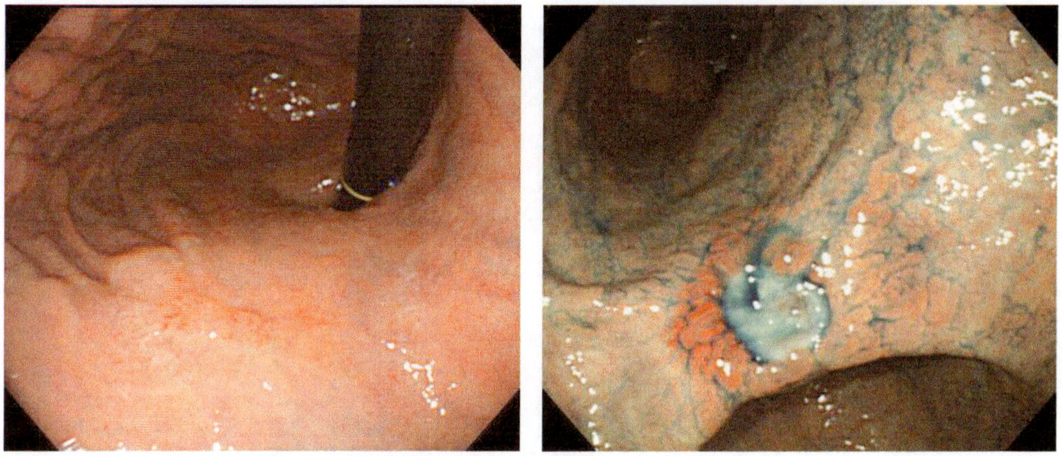

图 7-6 早期胃癌靛胭脂染色镜下表现

准确性，可提高活检阳性率，并可对早期胃癌的边缘和范围进行较准确的判断，以提高内镜下黏膜切除的完整性。化学染色内镜使用的染料很多，主要包括靛胭脂、亚甲蓝、乙酸和肾上腺素。必要时可混合使用，如乙酸+靛胭脂等，靛胭脂乙酸混合染色诊断胃癌的灵敏度和准确度高达 95% 以上。研究表明，化学染色内镜较普通内镜，可提高 5%～10% 的早期癌诊断符合率。

（1）靛胭脂：靛胭脂可显示黏膜的细微凹凸病变，使正常的胃黏膜表现出清晰的胃小区结构。早期胃癌可有以下表现：正常胃小区结构消失，黏膜表面呈颗粒样或结节样凹凸异常，颜色发红或褪色，病变区易出血，黏膜僵硬等。

（2）亚甲蓝：亚甲蓝（0.3%～0.5%）不会被正常胃黏膜吸收而着色，但肠化生、异型增生和癌性病灶黏膜可吸收亚甲蓝而被染成蓝色。肠化生和异型增生的黏膜着色快而颜色浅；胃癌细胞着色慢（需 30min 以上），颜色呈深蓝或黑色，不易被冲洗。

（3）乙酸：喷洒 1.5% 的乙酸于胃黏膜表面可使黏膜发白，根据黏膜病变和肿瘤分化程度的不同，黏膜发白的持续时间差异较大。正常黏膜发白时间较长，而低分化癌或黏膜下层癌发白时间较短。

（4）肾上腺素：喷洒 0.05g/L 肾上腺素后，非癌黏膜从粉红色变为白色，用放大内镜观察无异常微血管；而癌组织黏膜仍为粉红色，微血管结构扭曲。

3. **电子/光学染色内镜（digital chromoendoscopy）** 电子染色内镜在内镜下可不喷洒染色剂就能显示黏膜腺管形态的改变，从而避免了染料分布不均匀而导致对病变的错误判断。与色素内镜相比，电子染色内镜还可清晰观察黏膜浅表微血管形态，并能在普通白光内镜和电子染色内镜之间反复切换对比观察，操作更为简便。窄带成像技术（NBI）通过滤光片选择 415nm、540nm 窄带光为照明光，突出黏膜微血管形态，结合放大内镜近距离检查观察黏膜腺体结构，可判断早期胃癌的性质、范围以及浸润深度。蓝激光成像（BLI）是通过调整由激光光源发射的两束不同波长的激光（450nm 白光模式激光、410nm BLI 模式激光）的发射强度，产生清晰的图像，以观察黏膜微血管和表面微结构的新型内镜系统。NBI 或 BLI 等使内镜检查对黏膜表层的血管显示更清楚，不同病变时黏膜血管有相应的改变，可根据血管形态的不同诊断表浅黏膜的病变。但由于胃腔空间较大，利用光源强度较弱的 NBI 筛查早期胃癌病灶较困难，一般先在普通白光内镜下发现疑似胃黏膜病变，再用 NBI 结合放大内镜对病灶进行鉴别，以提高早期胃癌的诊断率。智能分光比色技术（FICE）具有较高强度的光源，可更方便地提供清晰的血管图像，有助于早期胃癌的诊断，提高活检准确率。

以 NBI 为例，NBI 下正常胃窦黏膜（如图 7-7）可见规则的线条状（linear）和网状（reticular）表面结构，可见隐窝开口，微血管结构呈线圈状（coil-shape）且看不到汇集静脉（CV）。而 NBI 下正常胃体粘黏膜（如图 7-8）可见椭圆形（oval）的表面结构，可见隐窝开口，微血管结构呈蜂窝状（honeycomb-like）且可见规则的汇集静脉。

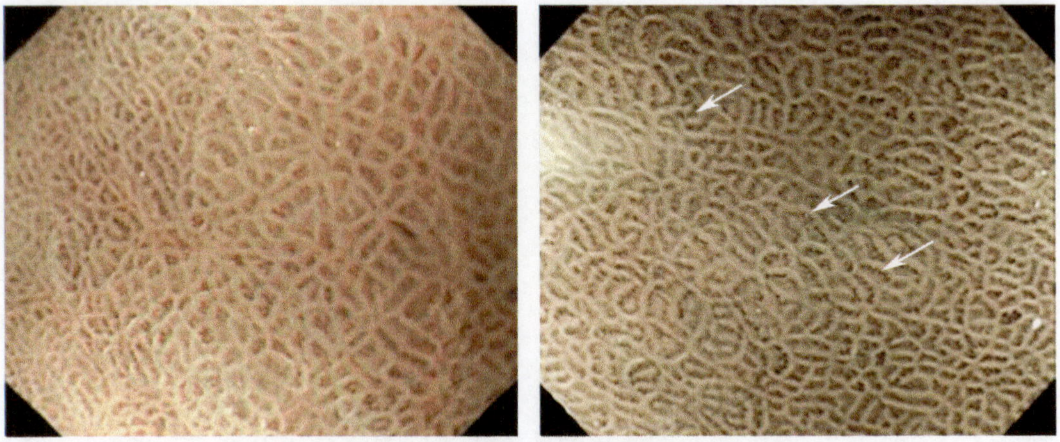

图 7-7　NBI 下正常胃窦黏膜表现
白色箭头示正常胃窦线状及网状表面结构

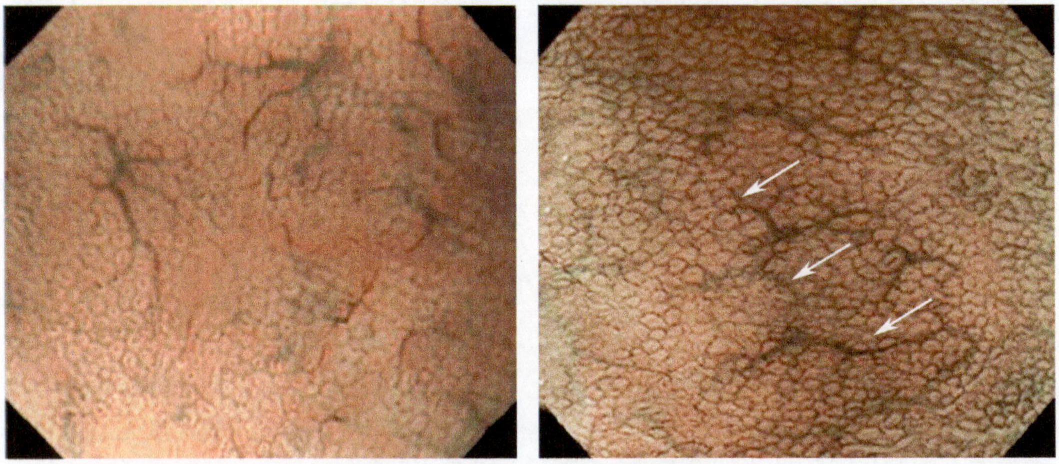

图 7-8　NBI 下正常胃体黏膜表现
白色箭头示正常胃体椭圆形表面结构

4. **放大内镜检查术**（magnifying endoscopy）　放大内镜可将胃黏膜放大几十甚至上百倍，可观察胃黏膜腺体表面小凹结构和黏膜微血管网形态特征的细微变化，尤其是与电子染色内镜相结合时，黏膜特征可显示得更为清楚，具有较高的鉴别诊断价值。电子染色内镜结合放大内镜检查，不仅可鉴别胃黏膜病变的良、恶性，还可判断恶性病变的边界和范围。

5. **超声内镜检查术**　临床常用的超声内镜（EUS）是内镜与超声微探头或超声内镜探头的结合。超声微探头适合对小的或平坦病灶的观察，超声内镜探头适合对较大、深的、凹陷性的病灶及深层淋巴结的观察。EUS 下的高、低、高、低、高 5 个回声团对应正常胃壁的黏膜层、黏膜肌层、黏膜下层、固有肌层以及浆膜层及浆膜下层 5 层结构。EUS 对于判断早癌的准确性较高，也能发现直径＞5mm 淋巴结，可以将淋巴结回声类型、边界及大小作为主要的良、恶判断标准。EUS 认为转移性淋巴结多为圆形、类圆形低回声结构，其回声常与肿瘤组织相似或更低，边界清晰，内部回声均匀，直径≥10mm。EUS 下可观察回声团高低，黏膜层及黏膜下层是否完整，病灶周围胃壁增厚程度及增厚方式，同时还可以实现 EUS 下细针穿刺淋巴结活检，进而判断病变的性质、肿瘤分期，指导是否内镜下治疗。

（1）正常胃声像图特征：正常胃声像图为五层结构，第一层为高回声层，代表黏膜界面回声及浅表黏膜；第二层为低回声层，代表黏膜肌层；第三层为高回声层，代表黏膜下层；第四层为低回声层，代表固有肌层；第五层为高回声层，代表浆膜层及浆膜下层（图 7-9）。

（2）早期胃癌声像图特征：黏膜内癌表现为

黏膜层和/或黏膜肌层增厚，黏膜下层清晰、连续、完整。黏膜下层癌表现为黏膜肌层和黏膜下层层次紊乱、分界消失，黏膜下层增厚、中断（图7-10）。

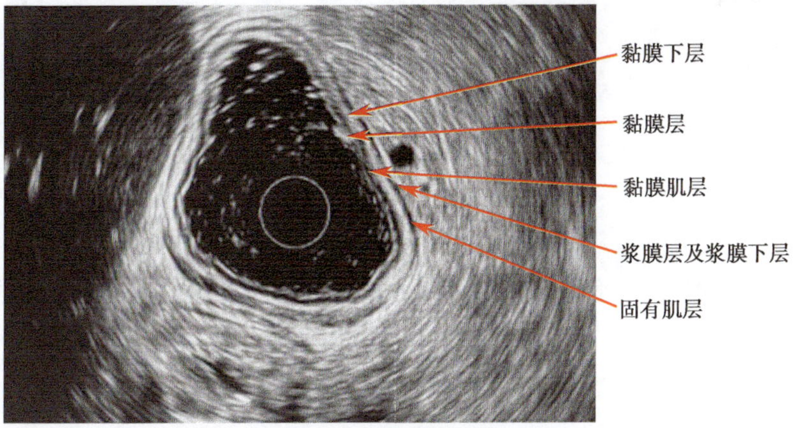

图7-9 正常胃声像图

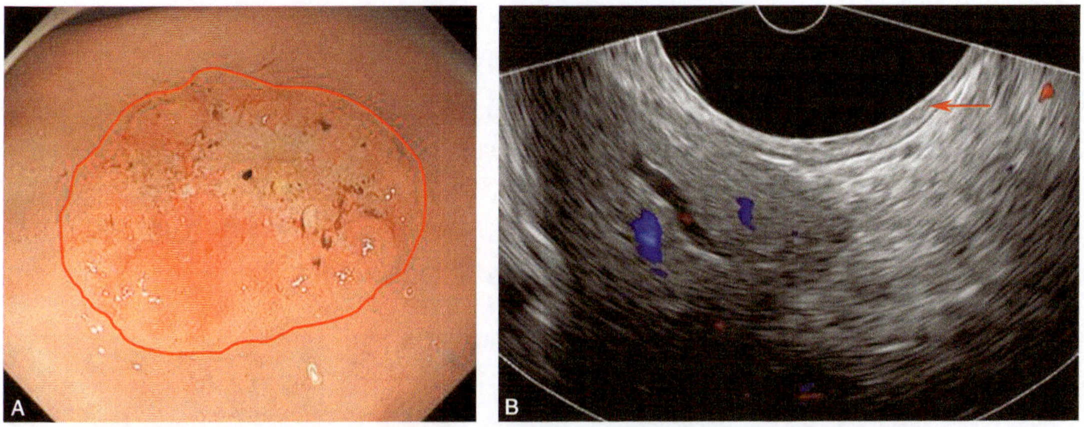

图7-10 早期胃癌声像图

A. 胃窦浅表隆起凹陷型病变（红圈以内）；B. EUS示病灶累及黏膜肌层（红色箭头）。

（3）进展期胃癌声像图特征：胃壁内低回声占位，回声不均匀或混合性回声，边界不清；胃壁增厚，回声减低、结构消失、层次紊乱。T_2期EUS征象：肿瘤侵及固有肌层，浆膜尚完整。T_3期EUS征象：肿瘤侵及浆膜，即胃壁五层结构层次消失。T_4期EUS征象：肿瘤向胃腔外生长，侵及邻近结构。如图7-11所示。

常规影像学检查在评价胃癌时存在一定的局限性。钡餐检查不能从腔内观察病变，病变常与其他结构重叠，病灶显示情况受钡剂质量和操作者的技术水平等因素影响；胃镜仅能从胃腔内黏膜面观察，对胃壁、浆膜及邻近脏器受累情况无诊断能力；CT在发现周围及远处转移方面具有一定的优点，但也很难准确判断癌的浸润深度。EUS是胃癌术前分期的标准诊断手段，在EUS下胃癌的浸润深度可由胃壁正常层次结构破坏程度来判断，平均准确率在80%以上，明显优于CT、MRI等其他方法。

其他内镜技术还包括激光共聚焦显微内镜（confocal laser endomicroscope，CLE）、荧光内镜检查技术（fluorescence endoscopy）等。CLE是将传统内镜与显微镜技术结合的一种新兴内镜技术，是一种短焦距超高倍放大内镜，最高可显示1 000倍显微结构，可在活体组织内实时清楚地观察组织细胞及血管的微观结构，基本等同于病理显微镜，也称为“光学活检”。目前有整合式共聚焦激光显微内镜（endoscope-based CLE，eCLE）和探头式共聚焦激光显微内镜（probe-based CLE，pCLE）两种类型。但CLE检查过程中图像欠稳定、需要内镜医师掌握大量的病理专

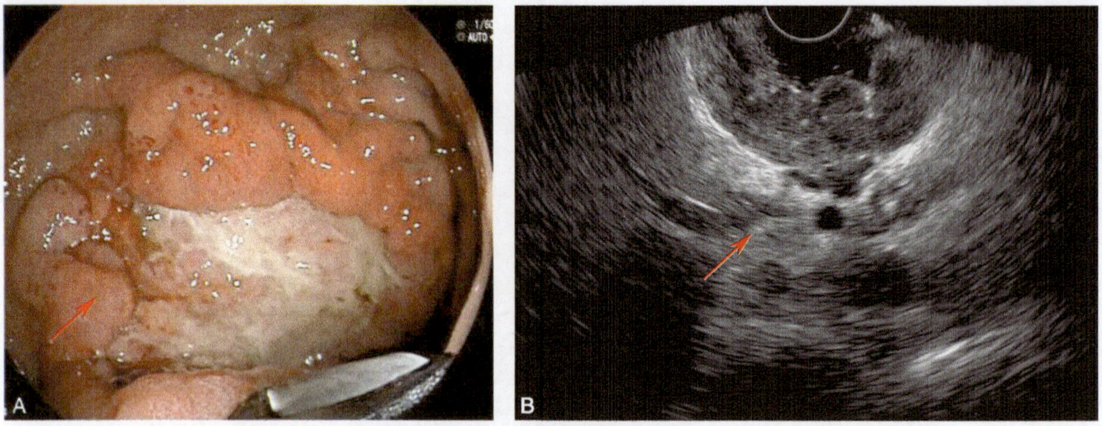

图 7-11 进展期胃癌声像图

A. 胃体见溃疡，边缘隆起，形成堤状（红色箭头）；B. 病灶突破浆膜层（红色箭头）。

科知识，且诊断依赖结构异型性，因此尚不能完全代替活检。荧光内镜检查技术是指一种使肿瘤细胞组织与周围正常细胞组织受到一定波长的光照射后发射不同光谱而成像的内镜系统。它不需辅助药物，避免了外加药物对人体细胞的危害以及因服药给患者带来的不便，但其检查费用及对设备要求较高，现阶段临床仍难以推广。

总之，早期胃癌的内镜下精查应以普通白光内镜检查为基础，全面清晰地观察整个胃黏膜，熟悉早期胃癌的黏膜特征，发现局部黏膜颜色变化、表面结构改变等可疑病灶。并且，各医院可根据设备状况和医师经验，灵活运用色素内镜、电子染色内镜、放大内镜、CLE、荧光内镜等特殊内镜检查技术，以强化早期胃癌的内镜下表现（图 7-12 所示）。这样不但可提高早期胃癌的检出率，而且还能为医师提供病变深度、范围、组织病理学特征等信息。

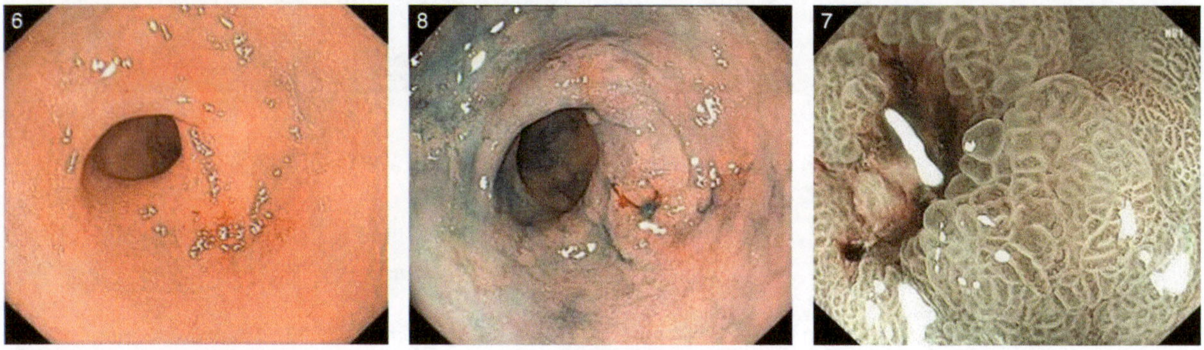

普通内镜　　染色内镜　　放大内镜

图 7-12 不同内镜下胃癌表现

（五）早期胃癌内镜下表现及分型

1. 早期胃癌内镜下表现

（1）边界（demarcation line，DL）：首先观察 DL 是否存在，若无，则非癌病变可能大；若有（如图 7-13 所示），则需进一步观察病变的微血管和微表面结构。

（2）微表面结构（micro surface pattern，MSP）

1）规则的微表面结构表现为：有较一致单个隐窝上皮表现为均一的圆形、椭圆形、管状、线型、弧形、乳头状结构。隐窝上皮的宽度和长度基本固定。排列规则、分布均匀（如图 7-14 所示）。

2）不规则的微表面结构（irregular micro-surface pattern，IMSP）表现为：单个隐窝上皮表现为不规则的管状、线形、弧形、乳头状、绒毛状结构。隐窝上皮的长度和宽度发生了改变且排列不规则、分布不均匀（如图 7-15 所示）。

2. 早期胃癌放大内镜诊断标准——VS 分型

放大内镜早期胃癌的表现：①病变区域出现了不

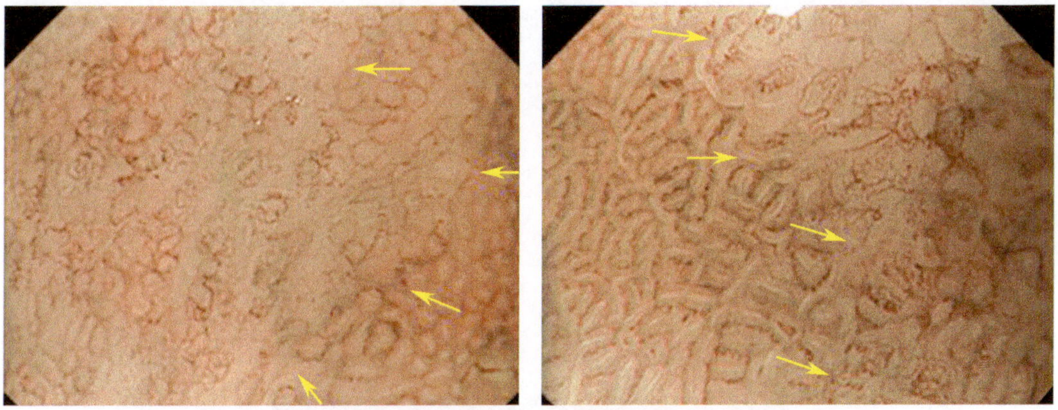

图 7-13　内镜下早期胃癌边界

黄色箭头示正常粘膜及早期胃癌边界。

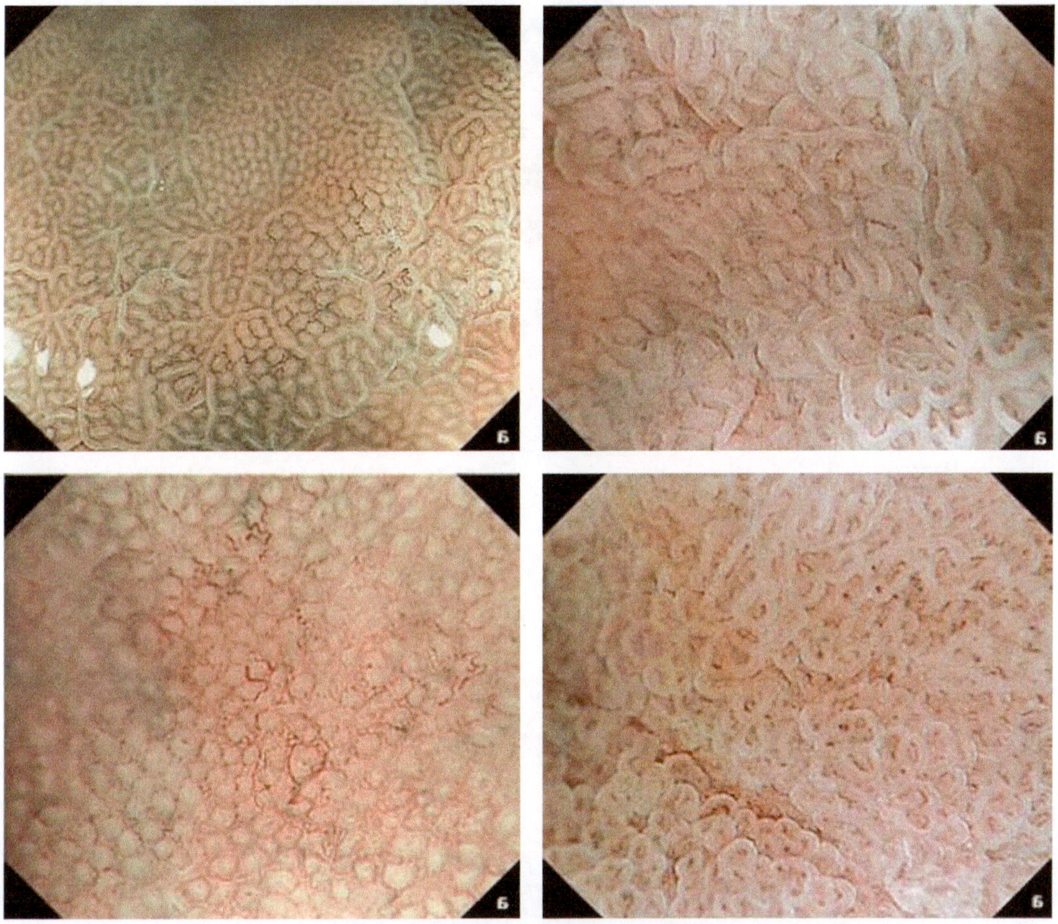

图 7-14　内镜下规则的微表面结构

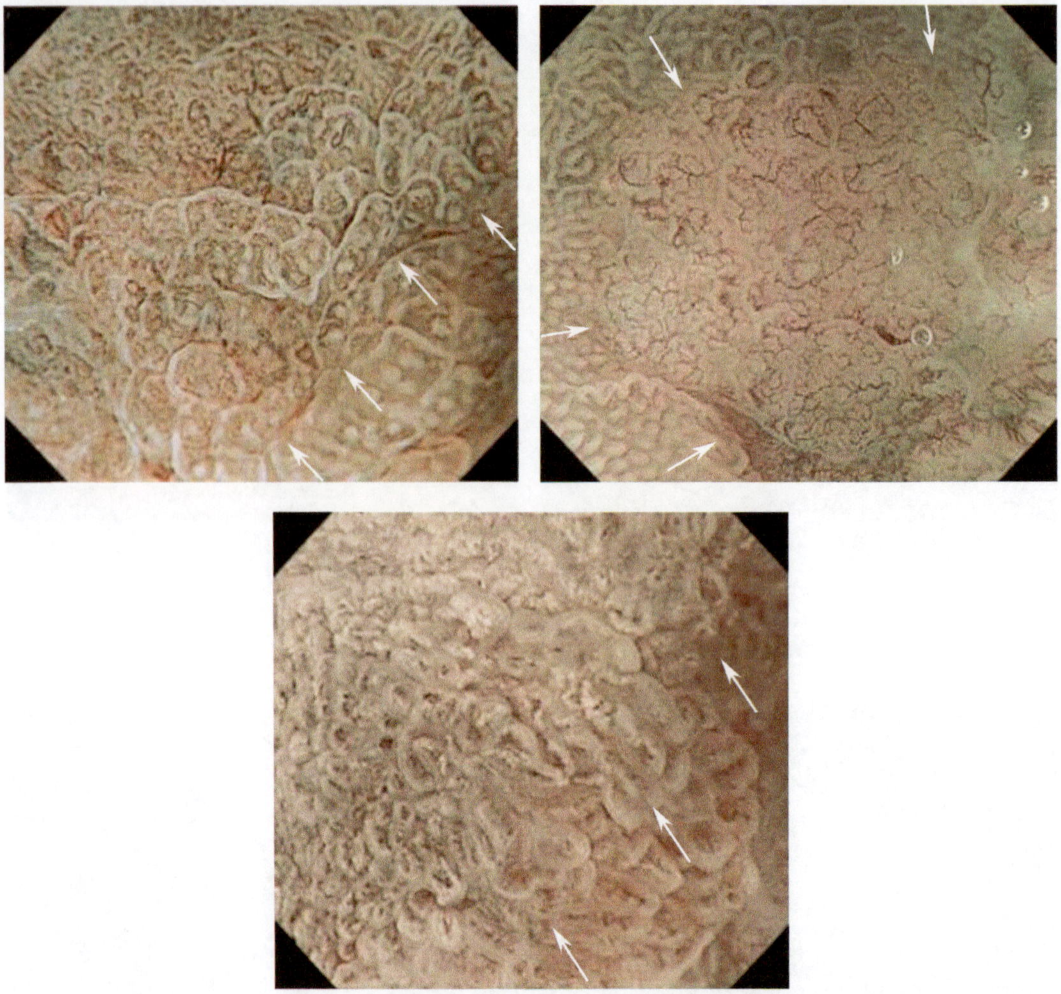

图 7-15 内镜下早期胃癌不规则的微表面结构

白色箭头示早期胃癌粘膜不规则的微表面结构，可见单个隐窝上皮表现为不规则的管状、线形、弧形、乳头状、绒毛状结构。隐窝上皮的长度和宽度发生了改变且排列不规则、分布不均匀。

规则微血管结构及分界线；②病变区域出现了不规则微表面形态及分界线。上述两条只要出现一条即可作出诊断(图 7-16)。

3. **早期胃癌内镜下分型——巴黎分型** 早期胃癌的内镜下分型依照 2002 年巴黎分型标准和 2005 年更新巴黎分型标准(图 7-17)。浅表性胃癌(Type 0)分为隆起型病变(0-Ⅰ)、平坦型病变(0-Ⅱ)和凹陷型病变(0-Ⅲ)。0-Ⅰ型又分为有蒂型(0-Ⅰp)和无蒂型(0-Ⅰs)。0-Ⅱ型根据病灶轻微隆起、平坦、轻微凹陷分为 0-Ⅱa、0-Ⅱb 和 0-Ⅱc 三个亚型。0-Ⅰ型与 0-Ⅱa 型的界限为隆起高度达 2.5mm(活检钳闭合厚度)，0-Ⅲ型与 0-Ⅱc 型的界限为凹陷深度达 1.2mm(活检钳张开单个钳厚度)。同时具有轻微隆起和轻微凹陷的病灶根据隆起/凹陷比例分为 0-Ⅱc+Ⅱa 和 0-Ⅱa+Ⅱc 型。凹陷和轻微凹陷结合的病灶则根据凹陷/轻微凹陷比例分为 0-Ⅲ+Ⅱc 和 0-Ⅱc+Ⅲ型。

(六) 活组织病理检查

(1) 如内镜观察和染色等特殊内镜技术观察后未发现可疑病灶，可不取活检。

(2) 如发现可疑病灶，应取活检，取活检块数视病灶大小而定。可按照以下标准进行：病变 >1cm，取标本数≥2 块；病变>2cm，取标本数≥3 块；病变>3cm，取标本数≥4 块。标本应足够大，深度应达黏膜肌层。

(3) 如发现多处散在可疑病灶，应尽可能对每个病灶均进行咬取活检。

(4) 对特殊病灶要另取活检。标本要足够大，包含黏膜肌层。

(5) 不同部位标本要分别存于不同标本

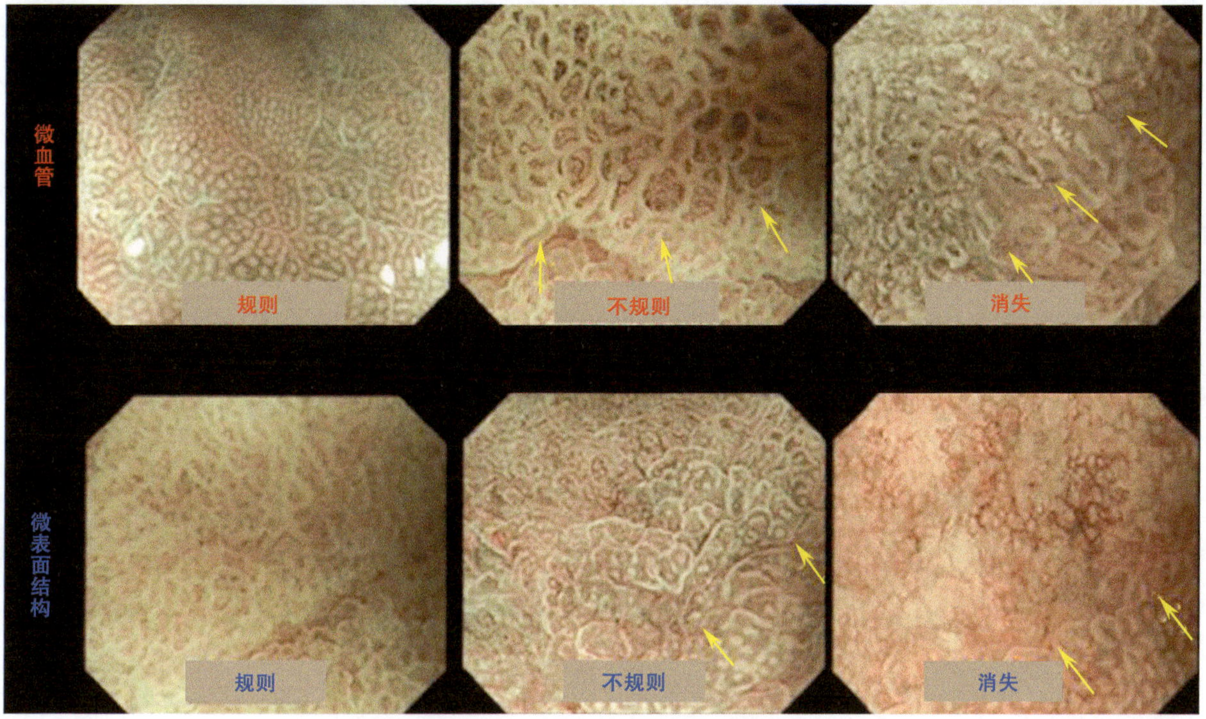

图 7-16　放大内镜早期胃癌的表现

黄色箭头示微血管及微表面结构呈不规则甚至消失。

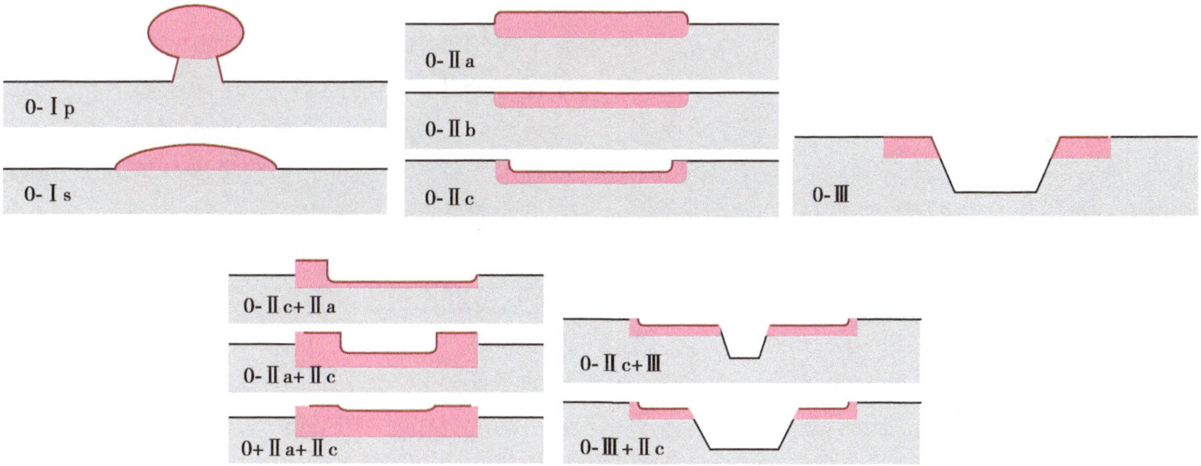

图 7-17　早期胃癌内镜下巴黎分型(2005 年)

瓶中。

(6) 须向病理科提供取材部位、内镜观察结果和简要病史。

二、其他筛查方法

(一) 血清胃蛋白酶原(pepsinogen, PG)检测

血清胃蛋白酶原(pepsinogen, PG)是胃蛋白酶的无活性前体。根据生物化学和免疫活性特征，PG 可分为 PGⅠ和 PGⅡ 2 种亚型。PG 是反映胃体、胃窦黏膜外分泌功能的良好指标，可称为“血清学活检”。当胃黏膜发生萎缩时，血清 PGⅠ水平和/或 PGⅠ/PGⅡ比值(PGR)降低。有研究认为，将 PGⅠ≤70μg/L 且 PGR≤3(不同检测产品的参考值范围不同)作为针对无症状健康人群的胃癌筛查界限值，具有较好的筛查效果。

(二) 血清胃泌素-17(gastrin-17, G-17)检测

血清胃泌素-17(gastrin-17, G-17)是反映胃窦内分泌功能的敏感指标之一，可提示胃窦黏膜

萎缩状况或是否存在异常增殖。血清G-17水平取决于胃内酸度和胃窦G细胞数量，G-17本身在胃癌的发生、发展过程中有促进作用。血清G-17水平升高提示存在胃癌发生的风险。

（三）幽门螺杆菌感染检测

总体上，最新相关指南推荐对胃癌高发地区的人群进行Hp感染检测筛查。推荐首选尿素呼气试验（urea breath test，UBT）进行Hp的检测，将血清Hp抗体检测和粪便抗原检测作为UBT的辅助诊断措施，或用于不能配合UBT者的二线诊断措施。

1. **血清Hp抗体检测** 当患者感染Hp后，其血液循环中可以出现2种抗Hp抗体：IgG和IgA。血清Hp抗体检测廉价、快速，且容易被患者接受，能反映一段时间内的Hp感染情况，但只要感染过Hp均会出现抗体阳性，因此不能区分现症感染与既往感染。通常检测的Hp抗体是针对尿素酶IgG的，提示近三个月内感染Hp。Hp血清学检测主要应用于流行病学调查，胃黏膜严重萎缩的患者存在Hp检测干扰因素或胃黏膜Hp菌量较少，此时可能导致出现假阴性的结果，而血清学检测不受这些因素的影响。

2. **尿素呼气试验** UBT包括^{13}C-UBT和^{14}C-UBT，是临床最常应用的非侵入性Hp检测试验，具有准确性相对较高、操作方便和不受Hp在胃内灶性分布影响等优点，是目前常用的确定现症感染的方法。一项研究的meta分析评估了UBT检测Hp感染的准确度，结果显示UBT检测Hp感染的灵敏度为0.96（95%*CI*：0.95～0.97），特异度为0.93（95%*CI*：0.91～0.94）。

3. **快速尿素酶试验** Hp具有较强的产生尿素酶的能力。尿素酶降解尿素成氨与CO_2，使周围培养基pH升高。因此，若将标本放入含有pH指示剂的培养基中，通过pH指示剂显色可检测活检标本中的Hp。尿素酶试验是诊断Hp的一种简单且快速的试验方法，其敏感度高于组织学检测和细菌培养。但是，快速尿素酶试验只能判断是否存在细菌感染，且受多种因素影响，如患者在检测前使用抗生素、质子泵抑制剂（proton pump inhibitor，PPI）、铋剂等药物，这些药物可抑制尿素酶活性，进而影响检测结果的准确性。此外，该检测方法为一种侵入性有创检测手段，须在胃镜下进行。其对Hp感染的诊断价值已广受肯定，但因它需要在胃镜下进行，会给患者带来一定的痛苦，且不适用于合并严重心、脑、肺疾病的患者，因此有一定的局限性。

4. **粪便抗原检测** 现有许多粪便抗原试验用于诊断Hp感染，根据原理不同可将粪便抗原试验分为酶联免疫法以及免疫层析法，根据使用抗体不同又可分为单克隆法和多克隆法。一般来说，单克隆法比多克隆法更准确，酶联免疫法比免疫层析法提供的结果更可靠。Hp粪便抗原检测准确性较高，就成本和设备而言，粪便抗原检测比UBT更适用于大规模筛查，且粪便样本在获取和储存上更具优势，适用于基层医院进行Hp感染的筛查，尤其适用于儿童、老年人等难以配合完成UBT检测的人群。

5. **其他Hp检测方法**

（1）Hp培养：微生物培养法以其100%的特异度被认为是诊断细菌感染及进行细菌鉴定的“金标准”。同时，该方法在检测细菌药物敏感性以及分析空泡细胞毒素（vacuolating cytotoxin A，VacA）和毒力相关基因A抗原时，也发挥着不可或缺的作用。然而，在常规实验室环境中培养Hp并不现实。因此，为了获得理想的实验结果，必须在多个环节严格控制，包括标本采集、运输以及培养基的选择和制备等。此外，还需要在设备和技术条件较为先进的实验室进行培养，以确保结果的准确性和可靠性。

（2）组织学检测：取活检标本经石蜡包埋切片后，可进行组织学检测。除常规组织染色外，许多新技术也能应用于组织学检查，并显示出更高的敏感性。荧光原位杂交技术可应用于甲醛固定的活组织标本中Hp及其耐药性的检测。应用免疫组化技术可检测组织标本中Hp CagA和VacA抗原，从而对细菌进行分型。

（四）血清肿瘤标志物检测

目前常用的肿瘤标志物，如癌胚抗原（CEA）、CA19-9、CA72-4、CA125、CA242等，在进展期胃癌中的阳性率仅为20%～30%，在早期胃癌中的阳性率低于10%，因此它对于早期胃癌的筛查价值有限，不建议单独作为胃癌筛查的方法。

综上所述，参考国内外既往胃癌筛查方法，并结合国内最新的临床研究结果，推荐采用的早期胃癌筛查流程如图7-18所示。

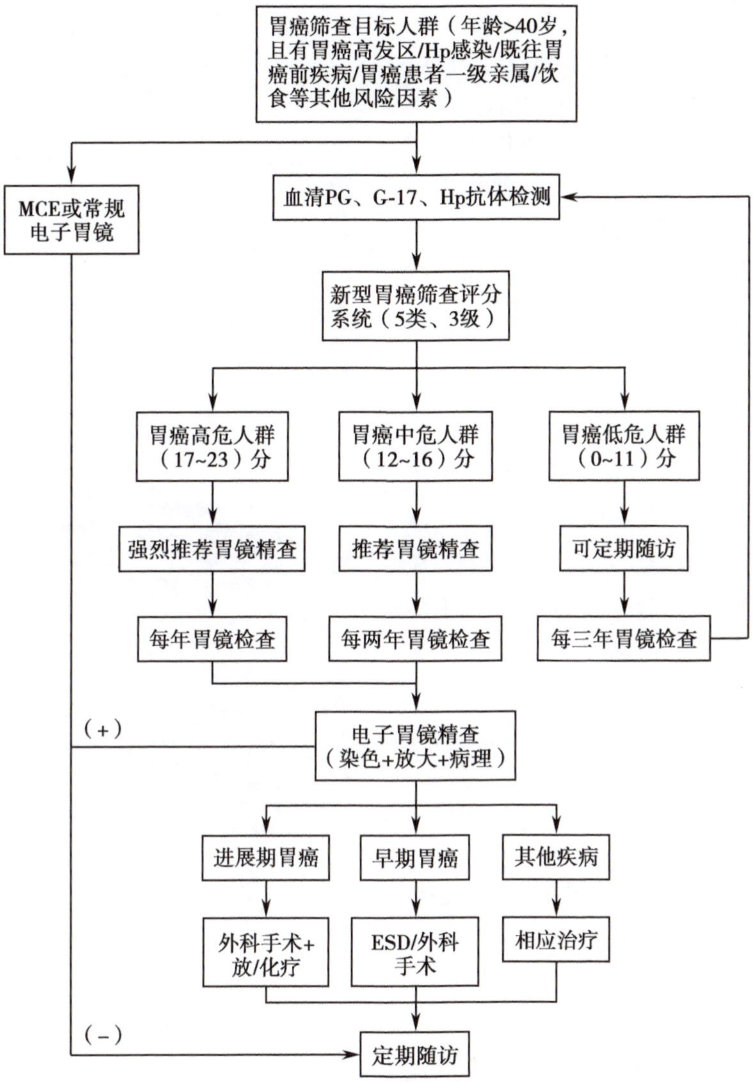

图 7-18　推荐的采用早期胃癌筛查流程图

三、胃癌病理诊断

（一）定义

1. **癌前病变**　包括慢性萎缩性胃炎、肠上皮化生、胃溃疡以及上皮内瘤变/异型增生。

2. **胃癌**　发生于胃黏膜上皮的恶性肿瘤。

3. **早期胃癌**　指癌组织仅局限于黏膜层及黏膜下层，不论是否有区域性淋巴结转移。

4. **晚期胃癌**　癌组织侵犯固有肌层或者更深者，无论是否有区域性淋巴结转移。

（二）早期胃癌大体分型

隆起型、表浅型以及凹陷（溃疡型）型。

（三）相关病理诊断胃癌的组织学分类（WHO 第五版消化系统肿瘤分类）

腺癌，非特殊类型；管状腺癌、乳头状腺癌、印戒细胞癌、低黏附性癌、黏液腺癌、伴有淋巴间质的髓样癌、鳞状细胞癌、腺鳞癌；未分化癌，非特殊类型等。

（四）胃癌的组织学分型（推荐同时使用 WHO 消化系统肿瘤和 Laurén 分型）

肠型、弥漫型、混合型以及未分化型。

（五）病理组织学分级（G）

G_X：分级无法评估。

G_1：高分化。

G_2：中分化。

G_3：低分化，未分化。

（六）病理诊断报告

病理诊断报告需包括：

1. **肿瘤侵犯深度**　肿瘤侵犯深度的判断是以垂直切缘阴性为前提，黏膜下层的浸润深度是判断病变是否完整切除的重要指标之一，侵犯黏膜下层越深，淋巴结转移的可能性越高。胃以500μm为界，不超过为SM_1，超过为SM_2。黏膜下层浸润深度的测量方法，根据肿瘤组织内黏膜肌层的破坏程度不同而不同。若肿瘤组织内尚可见残存的黏膜肌层，则以残存的黏膜肌层下缘为基准，测量至肿瘤浸润前锋的距离。若肿瘤组织内没有任何黏膜肌层，则以肿瘤最表面为基准，测量至肿瘤浸润前锋的距离。

2. **切缘情况** 组织标本的电灼性改变是内镜黏膜下剥离术（ESD）标本切缘的标志。切缘阴性是在切除组织的各个水平或垂直电灼缘均未见到肿瘤细胞。切缘阴性，但癌灶距切缘较近，应记录癌灶与切缘最近的距离；水平切缘阳性，应记录阳性切缘的块数；垂直切缘阳性，应记录肿瘤细胞所在的部位（固有层或黏膜下层）。电灼缘的变化对组织结构、细胞及其核形态观察会有影响，必要时可做免疫组织化学染色帮助判断切缘是否有癌灶残留。

3. **脉管侵犯情况** ESD标本有无脉管侵犯是评判是否需要外科治疗的重要因素之一。肿瘤侵犯越深，越应注意有无侵犯脉管的状况。黏膜下浸润的肿瘤组织如做特殊染色或免疫组织化学染色（如CD31、CD34、D2-40），常能显示在HE染色中易被忽略的脉管侵犯。

4. **有无溃疡和黏膜其他病变** 胃的溃疡或溃疡瘢痕既影响ESD手术，也影响对预后的判断，是病理报告中的一项重要内容。而周围黏膜的非肿瘤性病变，包括炎症、萎缩、化生等改变及其严重程度也应有所记录。

（七）胃黏膜活检病理报告分类

胃黏膜活检病理报告推荐采用5级分类系统，在镜下描述之后进行分类，以便于临床医师处理。该系统基于维也纳/WHO 2010分类系统，方法简单易行，可重复性强，综合了东西方国家的诊断经验，使得临床医师与病理医师能够很好地沟通，尤其是有利于癌前病变的诊断和处理。具体分类如下。

1. **无上皮内肿瘤** 即正常组织及非肿瘤性病变。包括正常组织、炎性黏膜（如图7-19）、化生性黏膜（如图7-20）、增生性黏膜等情况。当出现糜烂、溃疡、增生性息肉等再生性改变/反应性改变时，若能判断为非肿瘤性改变，也包括在该组中。

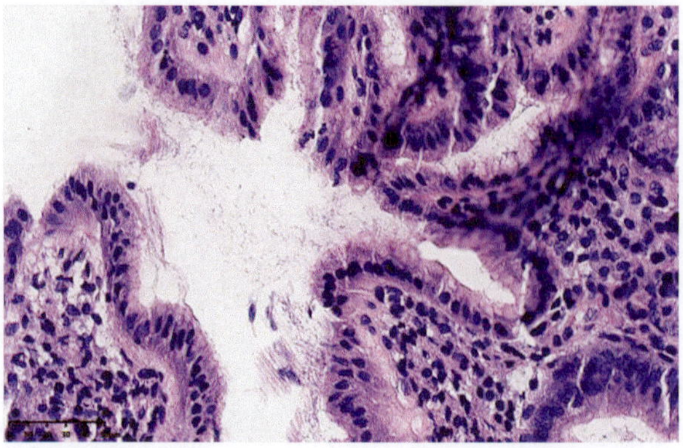

图7-19 幽门螺杆菌（Hp）感染（HE×400）

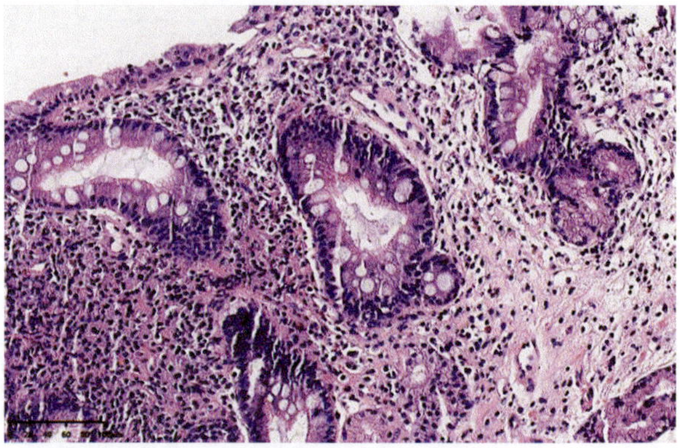

图7-20 胃黏膜肠上皮化生（HE×200）

2. **不确定的上皮内肿瘤** 即诊断肿瘤性病变还是非肿瘤性病变困难的病变。诊断该组病变要告知临床医师诊断困难的理由。理由一般分为以下3种：①可见形态异常细胞，但组织量不够，从细胞异型性上很难判断是肿瘤性异型性还是反应性导致的形态改变，临床应重新活检，需要确定性诊断；②可见形态异常细胞，但糜烂和炎性改变很明显，是肿瘤性病变还是非肿瘤性病变判断困难的病例，临床需消炎治疗后重新活检，要充分进行随访、观察；③可见形态异常细胞，但组织挤压和损伤明显，是肿瘤性病变还是非肿瘤性病变诊断困难的病例，临床应重新活检，需要确定性诊断。当诊断为此类病变时，病理医师首先应深切或连续切片，必要时加做免疫组织化学Ki-67、p53等染色辅助诊断，但应注意免疫组织化学染色的价值有限，最终诊断应依据HE切片做出。当该病例再次活检还考虑为此类时，建议进行专科病理会诊。

3. **低级别上皮内瘤变/异型增生** 该组病变为肿瘤性病变，但发展为癌的概率较低，可随诊或局部切除。组织形态学与周围组织有区别。表现为腺体拥挤、密集，但多数为圆形、椭圆形腺体，很少有复杂的分支或乳头状结构。细胞核杆状、拥挤、深染、无明显核仁，呈单层或假复层，位于腺管的近基底部，细胞核的极向仍保持。核分裂象可增多，无病理性核分裂象（图 7-21）。

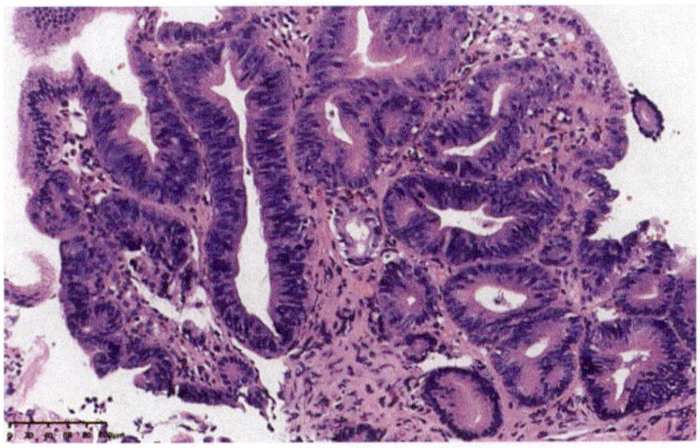

图 7-21　低级别上皮内瘤变 / 异型增生

4. **高级别上皮内瘤变 / 异型增生**　该组病变为肿瘤性病变，形态与上皮内的癌难以区分，发生浸润及转移的风险很高，应局部或手术切除。病变与周围组织形态学变化截然不同。腺体的结构混乱，除密集拥挤外，常见复杂的分支和乳头状结构，大小差距显著。细胞核多形性明显，近圆形且不规则，深染，核质比增大，易见明显核仁。单层或多层排列，且细胞核的方向混乱，极向消失。可以见到病理性核分裂象（图 7-22）。当出现不确定的浸润时，可归入“高级别上皮内瘤变，可疑浸润”。

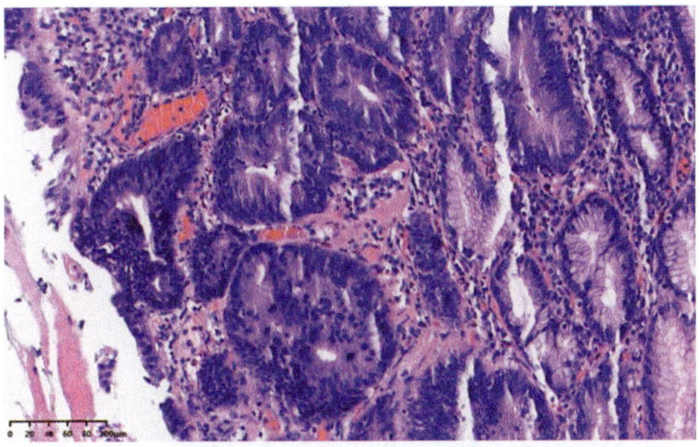

图 7-22　高级别上皮内瘤变 / 异型增生

5. **癌**　出现浸润时，诊断为癌。当出现黏膜固有膜及黏膜肌层浸润时，称为“黏膜内浸润性癌 / 黏膜内癌”（图 7-23）。早期的浸润，组织学表

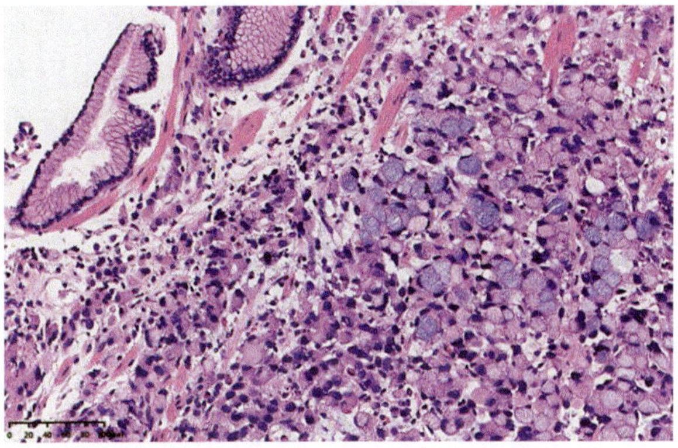

图 7-23　黏膜内浸润性癌 / 黏膜内癌

现仍有争议。单个或小团肿瘤细胞出现在间质中，无腺管样结构，可判断为浸润。此外，广泛的筛状，广泛复杂多分支的腺管样结构，腺体互相融合呈迷路状，均可认为是浸润的形态学表现。腺腔内坏死虽不能诊断浸润，却是很重要的提示指标。明确出现黏膜下层浸润时诊断为黏膜下浸润癌（图 7-24）。除在标本中明确见到癌浸润黏膜下层外，癌周出现明显的促间质纤维结缔组织增生反应，也是黏膜下层浸润的证据。应报告组织学类型，当存在两种肿瘤组织学类型时，按组织类型从多到少的顺序写报告。应报告有无脉管内癌栓。病理诊断明确为癌的病例推荐行 HER2 免疫组织化学染色或荧光原位杂交检测，为患者提供靶向治疗及预后的依据。需注意不要将低、高级别上皮内瘤变与以前的轻、中、重度异型增生直接对应。两种体系的判断标准不完全相同，其中“中度异型增生”混杂有不同性质的病变，因此两种体系无法直接对应。推荐按照低、高级别上皮内瘤变的分类体系并按照相应诊断标准予以判断。

下列情况不能用于诊断：①无法分类：活检标本不能满足活检组织诊断。②活检标本中没有

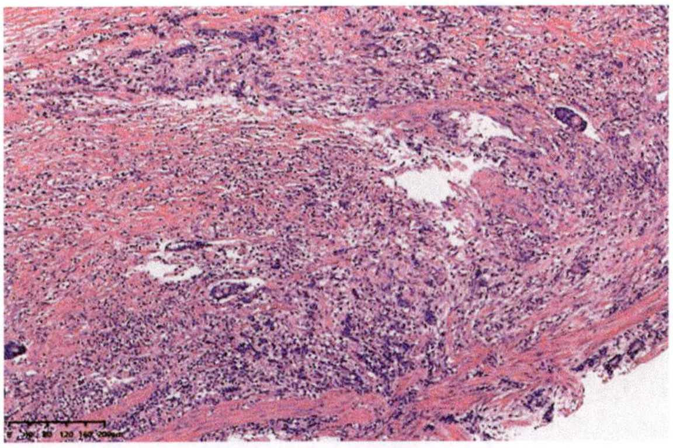

图 7-24　黏膜下浸润癌

上皮成分(即临床没有活检到组织或因脱水等造成的组织丢失)。即使活检到了上皮成分,但因为热凝固和组织明显挤压等,标本也不能进行活检诊断。

第三节 筛查相关并发症与处理

一、出血

(一)胃黏膜活检后的出血

胃镜检查+内镜下活组织病理学检查是胃癌筛查的常规手段及策略。活检操作会不可避免且不同程度地破坏胃黏膜的完整性,从而导致胃黏膜出血。因此,活检后出血是内镜检查常见并发症,特别是对于钳夹血管较丰富的病变。

为尽可能降低出血风险,在内镜检查时,如遇静脉曲张、血管瘤(静脉瘤/动脉瘤)应避免活检;对出血性或潜在易出血病变,应充分权衡、谨慎考虑是否活检。对有出血倾向、凝血功能异常、长期服用抗栓药物、血小板量或功能异常,但经系统评估为低或极低出血风险者,可考虑精细操作下活检。精细操作在于对拟活检部位精准识别、精准定位并轻柔操作,以避免造成黏膜额外损伤而增加活检风险。

(二)胃黏膜活检后出血的预防

1. 活检时应设法调整活检钳与拟活检部位的相对位置。活检时应注意尽量将打开后的活检钳与拟活检部位保持平行。一般认为视野的 6 点钟方位为比较容易活检的位置,此位置的相对调整具有一定的技巧性,操作者可通过旋转镜身、调节大小旋钮来实现。

2. 活检避免过深、避免同一位置重复钳夹组织,同时要兼顾活检标本的有效性。

3. 活检时,避免活检钳伸出过长,避免将黏膜掀起成伞状(这样易导致黏膜撕裂)。

4. 要在直视下活检,不要盲目活检。首先应观察并确定欲咬活检的黏膜位置,活检钳咬住后不要立即抽出活检钳,首先要核实活检钳咬取病变的情况,明确咬取的部位、大小及深浅是否合适。确认无误后,再快速抽出活检钳,利用剪切力获取充分的组织标本,活检后内镜不要立刻离开活检位置,应检查一下活检后局部伤口的情况,辨别有无黏膜撕裂出血等迹象。

5. 针对活检后存在高危出血风险和使用抗栓药物但又不可避免活检者,可在经充分评估及密切监视的条件下,由临床经验丰富的医师指导完成活检。

(三)胃活检后出血的处理

1. 内镜活检后的出血通常数秒钟后可自行停止。如果不停止呈持续性渗血、喷血等,可在出血点局部注射肾上腺素盐水、喷洒凝血酶,采取氩等离子体凝固术(APC)、电凝以及使用夹子装置等措施进行确切止血。

2. 活检后如确诊为上消化道出血,应根据非静脉曲张上消化道出血治疗原则进行处理。对于活检 24h 以后仍有继续出血的门诊患者,应及时安排住院治疗。

3. 对于一般状态允许的所有患者,必要时可行急诊内镜检查及止血治疗。

二、感染

胃镜检查后的感染是一种罕见但可能发生的并发症。胃镜检查通过将柔软的管状器械(胃镜)插入食管、胃和十二指肠来检查消化道内部。虽然胃镜检查的风险较小,但仍存在感染的可能。以下是一些常见的感染防范措施。

(一)无菌操作和器械消毒

医生和医护人员应采取无菌操作,遵循严格的器械消毒和手卫生措施,以减少感染的风险。

(二)使用一次性器械

胃镜检查时使用的柔软管状器械通常是一次性使用的,以确保器械的清洁和无菌。

(三)消毒和清洁环境

医疗机构应实施良好的环境清洁和消毒措施,包括清洁检查台、房间和设备,以减少感染的传播。

(四)抗生素预防

对于某些高风险患者,例如免疫系统受损或存在其他健康问题的人,医生可能会考虑在检查前给予抗生素预防,以减少感染的风险。如果胃镜检查后出现发热、持续腹痛、恶心、呕吐、腹泻、异常的腹部肿胀或不适感等,提示可能存在感染,需及时评估和处理潜在的感染并发症。

三、穿孔

胃镜检查后的穿孔是一种罕见但严重的并发

症。穿孔是指胃镜检查期间食管、胃或十二指肠被损伤，导致其内部内容物泄漏到腹腔或其他周围组织。以下是关于胃镜检查后穿孔的一些建议和注意事项。

（一）密切观察症状

胃镜检查后应密切观察，如有穿孔，通常表现出剧烈腹痛、持续恶心呕吐、腹部肿胀、发热、血便等症状。

（二）处置和治疗

对怀疑穿孔的患者，需禁食禁水并尽量避免剧烈运动，必要时需进一步检查（如X线检查、CT扫描等）以确诊是否存在穿孔，并拟定进一步的治疗方案，如紧急手术修复、抗生素治疗或其他必要的措施。

需要强调的是，胃镜检查的穿孔是极其罕见的情况，大多数胃镜检查是安全的。医生和医护人员接受过专业培训，将尽最大努力确保检查的安全。

四、麻醉相关并发症

静脉应用丙泊酚等麻醉药物来减轻患者在接受内镜检查时的痛苦，已经是一种非常安全、有效且被普遍接受的辅助方法。麻醉过程中，患者可能会面临不同程度的呼吸抑制、心律失常、反流或误吸等风险。麻醉前应认真询问并评价患者的心肺功能。在行无痛内镜检查时，应密切监测被检者的呼吸、心率及血氧饱和度。检查室内应常规准备加压面罩及气管插管的器械和药物。当出现心率减慢时，可适当给予阿托品等增加心率；血氧饱和度降低时，可给予增加吸入氧浓度；颈部过度肥胖伴舌后坠者可给予抬举下颌；若上述操作仍无效，可行鼻咽通气道辅助通气。当出现误吸时，按《麻醉期间反流和误吸的预防及治疗》积极处理。

第四节 结果解读与建议

胃癌筛查的阳性结果包括：胃癌检验标志物异常、胃癌的癌前疾病（慢性萎缩性胃炎、胃溃疡、胃息肉、残胃炎等）、胃癌的癌前病变（低级别上皮内瘤变/异型增生、高级别上皮内瘤变/异型增生）及胃癌（早期胃癌、中晚期胃癌）。对上述阳性结果均建议予以正确解读并尽早采取医学干预措施。

一、胃癌检验标志物的结果解读与建议

早期胃癌检验技术常包括Hp标志物、PG和胃泌素等胃相关标志物、肿瘤标志物和基因甲基化标志物等。虽然任何一种阳性检测结果并不能直接确诊胃癌，但它们在协助诊断胃癌及提供胃癌预警方面的作用不可忽视。

（一）Hp阳性

目前常用的Hp检测方法是^{13}C-UBT和^{14}C-UBT，也有使用粪便胶体金技术检测Hp的。^{13}C-UBT和^{14}C-UBT，是除组织学检查、细菌培养之外，诊断Hp现症感染的“金标准”。

根据《2022中国幽门螺杆菌感染治疗指南》，对于确诊为Hp现症感染且具有以下特征者，均建议接受根除性治疗：①既往或现在患有十二指肠溃疡和/或胃溃疡，伴或不伴并发症胃黏膜相关淋巴组织淋巴瘤；②胃黏膜萎缩和/或肠化生；③早期胃癌切除术后；④有一级亲属患有胃癌的患者；⑤患者有意愿且与医生充分协商后适宜接受治疗；⑥作为胃癌高发社区的预防策略。

（二）胃相关标志物异常

1. **血清PG** 血清PG检测包括血清PGⅠ、PGⅡ及两者比值（PGR），血清PG检查诊断早期胃癌的灵敏度较低。但值得注意的是，PG检查对筛查Hp根除后胃癌患者的癌前病变有效，因此在建议根除Hp后再行癌前病变的PG筛查。临床通常将PGⅠ<70ng/ml且PGR<3作为诊断萎缩性胃炎的临界值，当PGⅠ与PGR同时满足临界条件时，判断为阳性。由于PG检测存在地区差异，其结果判读需对应具体参考区间：PGⅠ≤70ng/ml且PGⅠ/PGⅡ≤3，提示胃黏膜细胞萎缩，建议进一步进行胃镜检查；PGⅠ≤70ng/ml且PGⅠ/PGⅡ>3，提示胃蛋白酶分泌较少，建议定期复查；PGⅠ>240ng/ml或PGⅡ>20ng/ml，提示胃黏膜有破损，建议进一步进行胃镜检查或禁酒，并在两周后复查。

2. **血清胃泌素** G-17是外周血中最丰富的循环胃泌素。G-17对萎缩性胃炎诊断的灵敏度为62%（95%*CI*：0.49～0.74），特异度为91%（95%*CI*：0.81～0.96）。G-17≤1pmol/L提示有重度的胃窦黏膜萎缩风险或胃酸过高；G-17≥15pmol/L提示有胃体黏膜萎缩或胃窦增生的风险（需排除PPI等药物影响）；G-17为7～15pmol/L提示为非

萎缩性胃炎。

3. **肿瘤标志物**

（1）CEA：CEA诊断早期胃癌的特异度大于90%，但灵敏度低于30%，其单独检测对早期胃癌筛查价值有限。

（2）CA19-9：CA19-9单独检测对胃癌诊断的灵敏度较低，为20%。但其联合其他血清标志物可明显提高胃癌的效能，CA19-9、CA72-4和CEA联合检测，对胃癌的灵敏度高达48.2%。

（3）CA72-4：CA72-4诊断胃癌的综合灵敏度和特异度分别为63.24%、61.46%，但单独诊断早期胃癌的价值有限。

对于肿瘤标志物升高者，建议患者前往消化科、肿瘤科等专科就诊，接受针对性的肿瘤筛查。若经筛查未发现无肿瘤诊断依据，建议动态随访并视结果接受进一步诊疗。

二、胃癌的癌前疾病的结果解读与建议

胃癌的癌前疾病虽然不是胃癌或者胃癌早期状态，但具有发展为胃癌的潜力。因此正确认识及妥善处理胃癌的癌前疾病，对胃癌的早诊早治具有重大意义。

（一）慢性萎缩性胃炎

慢性萎缩性胃炎是指各种原因引起的胃黏膜上皮固有腺体减少，胃黏膜变薄，胃小凹变浅，常伴有肠上皮化生、异型增生的一种慢性胃部疾病，是最常见的癌前疾病。胃黏膜的萎缩程度及范围与胃癌发生的风险显著相关。胃黏膜萎缩包括生理性萎缩和病理性萎缩，其中病理性萎缩又包括非化生性萎缩和化生性萎缩两种类型。进展为胃腺癌最常见的胃黏膜状态是胃黏膜萎缩和肠化生。

依据木村·竹本分类原则，萎缩性胃炎分为6类，其萎缩严重程度逐步增加，分别为C1、C2、C3、O1、O2、O3。C1：黏膜萎缩在胃窦和/或胃角为主，胃癌的发生概率<0.03%；C2：黏膜萎缩至胃体下部小弯侧，胃癌的发生概率为0.37%；C3：黏膜萎缩至胃体上部小弯侧，胃癌的发生概率为0.86%；O1：黏膜萎缩超过贲门，至胃体前后壁，胃癌的发生概率为0.97%；O2：黏膜萎缩介于O1～O3之间，胃癌的发生概率为1.34%；O3：仅有胃体大弯存在正常黏膜，其他胃体都有萎缩，胃癌的发生概率为2.39%。

高风险萎缩性胃炎患者可每年进行一次高清内镜检查或白光内镜联合活检病理检查，合并胃癌家族史者尤其需要密切监测。据我国第一部真正意义上有关慢性胃炎的诊治指南《中国慢性胃炎诊治指南（2022年，上海）》推荐，慢性胃炎患者在幽门螺杆菌根除治疗、因人和因地正确使用多种药物、改善生活习惯等措施多管齐下，有望较好地控制慢性萎缩性胃炎的进程，在一定程度上减少胃癌的发生。

（二）胃溃疡

胃溃疡是指在各种致病因子的作用下，胃黏膜发生炎症反应与坏死、脱落，形成破损，溃疡的黏膜坏死缺损穿透黏膜肌层或达固有肌层或更深。胃溃疡有一定的癌变概率，约为5%～10%。胃镜+活组织病理学检查是确定其性质的“金标准”。

胃溃疡患者应尽量明确并去除病因，如Hp感染、长期服用非甾体抗炎药（non steroidal anti-inflammatory drugs，NSAIDs）等，同时予以PPI、钾离子竞争性酸阻滞剂（potassium-competitive acid blocker，P-CAB）或组胺H2受体拮抗剂（H2 receptor antagonist，H2RA）抑制胃酸分泌，以及予以胃黏膜保护剂促进溃疡愈合。具体药物的选择需同时兼顾疗效、经济效益及药物的可及性。

（三）胃息肉

胃息肉是指胃黏膜的一种隆起性病变，分为肿瘤性息肉和非肿瘤性息肉。非肿瘤性息肉包括炎性息肉、错构瘤性息肉和增生性息肉；肿瘤性息肉包括管状腺瘤、绒毛状腺瘤和管状绒毛状混合型腺瘤（管状绒毛状腺瘤、绒毛管状腺瘤）。非肿瘤性息肉和肿瘤性息肉均有癌变的风险，需结合息肉大小、形态、血管、腺管、病理学结果仔细甄别，并按需予以内镜下治疗及拟定个性化随访方案。

1. **增生性息肉** 增生性息肉的癌变风险约为1%，而合并Hp感染后，癌变风险会增加。在欧美地区，大约有1%～20%的增生性息肉存在灶性异型增生。当直径超过1cm且具有蒂时，其风险进一步提高。日本的研究显示，在15年内，增生性息肉的癌变率为1%～3%。鉴于我国是胃癌高发国家，治疗上应更加积极。

首先需要检测患者是否感染Hp和是否存在胆汁反流，并去除引起黏膜损伤的因素。①如果息肉直径超过0.5cm，则建议进行内镜切除，并在

伴有或不伴有萎缩性胃炎时进行七点活检；②对于无症状的直径达到 1cm 以上的息肉，应该予以切除，而出现出血或梗阻等症状时也需要切除；③在息肉直径超过 2cm 且合并出血或梗阻时，建议进行切除；④对于外观正常的黏膜，应该进行初步评估以排查异型增生或癌变情况，如发现范围超过了息肉区域，则需要考虑行胃大部分切除术或内镜黏膜切除术（EMR）。

几乎所有患者在去除诱因和内镜切除后都能够被治愈，只有少数会复发，在这种情况下可以考虑进一步检查 PTEN 蛋白、端粒酶活性和微卫星不稳定性。如果结果呈阳性，则更需要密切随访和干预措施。

2. **胃底腺息肉**　胃底腺息肉散发或与 PPI 相关时，几乎没有恶变潜能。然而，在家族性腺瘤性息肉病相关的胃底腺息肉中，有 30%～50% 存在异型增生，且大多数为低级别。

治疗胃底腺息肉应遵循以下原则：①如果息肉直径≥1cm、伴有溃疡或位于胃窦，则需要切除；②如果息肉数量≥20 个、位于胃窦且年龄<40 岁，并且合并了十二指肠腺瘤，则应警惕家族性腺瘤性息肉病，并建议进行结肠镜检查；③如果息肉被认为与 PPI 相关，建议减少或停用 PPI。如果转换至 H2 受体拮抗剂后效果不佳，则可以更换其他种类的 PPI 并使用最低有效剂量。

随访：对于散发性或与 PPI 相关的情况，不建议常规复查；对于家族性腺瘤性息肉病相关情况，则推荐定期复查。

3. **胃肿瘤性息肉**　根据 WHO 组织学分类，胃肿瘤性息肉包括管状腺瘤、绒毛状腺瘤、管状绒毛状混合型腺瘤等，是最常见的胃肿瘤性息肉，约占胃息肉 6%～10%。上述胃肿瘤性息肉多发生于慢性萎缩性胃炎基础之上，大约 8%～59% 的腺瘤同时存在于胃癌中，并且其尺寸逐渐增大、呈现绒毛样外观，以及异型增生分级与恶性程度相关。这些息肉通常伴有明显的结构转变和不同程度的异常增殖，癌变率非常高，达到 10%～20%，其中尤以绒毛状腺瘤的癌变率最高。一般而言，当一个息肉直径超过 2cm 时需要警惕其可能发展为恶性。研究显示，在 1 年、5 年和 10 年内，高级别和低级别癌变率分别为 25%、30%、33% 和 2%、3%、4%。一般而言，息肉越大、数目越多、病理类型中腺瘤绒毛成分越多，以及呈现为广基腺瘤样息肉时，癌变率较高；而带蒂的腺瘤样息肉癌变率较低。

治疗及随访：建议切除，并根除 Hp；术后一年复查胃镜，高危患者应 6 个月内复查，连续两次阴性者则改为 3 年随访复查一次，随访复查时间不少于 15 年。

4. **术后残胃**　术后残胃是指由于各种原因行胃切除术后所剩余的胃，其在多种因素（手术重建带来的胃黏膜退变、Hp 感染、胆汁反流、EB 病毒感染等）的作用下有发展成残胃癌的风险。2018 年国内专家将残胃癌定义为：良性疾病行胃切除术后 5 年以上或胃癌行胃切除术后 10 年以上残胃出现的新发癌。男性的残胃癌发病率明显高于女性。有研究显示良性疾病患者术后发生残胃癌的男女比例约为 9∶1，早期胃癌术后发生残胃癌的男女比例约为 3.1∶1，这可能与雌激素对女性的保护作用有关。对于残胃患者应有效控制 Hp 感染、胆汁反流、EB 病毒感染等危险因素，特别是胃切除术后 5 年以上的男性患者、低雌激素水平的女性患者，均需动态随访胃镜 + 活组织病理学检查。

5. **自身免疫性胃炎**　自身免疫性胃炎（autoimmune gastritis，AIG）是指一种由 $CD4^{+}T$ 细胞介导的以胃体黏膜固有腺体萎缩常伴肠上皮化生和/或假幽门腺化生为特点的自身免疫性疾病，其临床表现具有多样性及非特异性，主要根据组织病理学特征进行诊断，内镜和自身抗体的血清学检测可用作辅助诊断。AIG 患者可受益于每 3 年一次的内镜随访。

6. **巨大胃黏膜皱襞症**　巨大胃黏膜皱襞症（Menetrier 病）是一种良性增生性综合征，其特征表现为胃底、胃体部的巨大黏膜皱襞，并伴有蛋白渗漏所致的低蛋白血症，在 30～60 岁人群中多发，男性患者多于女性。Menetrier 病患者并发胃癌的风险很高，据对该病诊断后进行的 10 年跟踪调查显示，有 8.9% 的患者发展成了胃癌。对于初诊合并胃癌的患者，需进一步评估肿瘤分期，选择全胃切除术或内镜下切除。因此，需要利用图像增强技术，并定期监测内镜，以扩大观察的范围。

三、胃癌的癌前病变的结果解读与建议

（一）低级别上皮内瘤变的诊疗建议

1. 所有活检病理诊断为低级别上皮内瘤变

(low-grade intraepithelial neoplasia, LGIN)的病变，均应再次进行规范化的内镜下的精细评估，具体包括：病变大小、表面形态、表型及色泽，特别是应用ME+NBI对病变边界和表面微结构(必要时可结合色素内镜，如靛胭脂、醋酸等)进一步观察。若病变>2cm和/或存在明确边界且表面微结构或表面微血管存在异常(表面发红的凹陷型病变，伴有结节样改变的病变)，提示最终有病理升级可能，应视为LGIN中的高危因素，有必要进行内镜下干预治疗。

(1)对于存在病理升级高危因素的LGIN，建议3个月后再次内镜精细评估及精准活检；如在获得患者知情同意后，可尝试进行内镜下诊断性切除。

(2)若再次活检病理诊断为高级别上皮内瘤变(high grade intraepithelial neoplasia, HGIN)或早期胃癌，建议评估内镜治疗指征。

(3)若再次活检病理仍诊断为LGIN，建议行内镜下诊断性完整切除。

2. 对于暂不存在病理升级高危因素的LGIN，仍建议在初次发现LGIN 3个月后再次内镜精细检查并对可疑病变处再次活检。

(1)对于无高危因素的胃LGIN，若再次活检病理诊断无LGIN存在，建议1年后胃镜复查。

(2)对于无高危因素的胃LGIN，若再次活检病理仍诊断为LGIN，视具体情况可继续胃镜密切随访或内镜下毁损治疗。其中内镜下毁损治疗方法，包括射频消融治疗和氩离子凝固术等，胃镜密切随访间期为3个月。

(二)高级别上皮内瘤变的诊疗建议

高级别上皮内瘤变指上皮结构和细胞学异常扩展到上皮的下半部，乃至全层，相当于重度异型增生和原位癌，是具有恶性特征的黏膜病变，但无黏膜固有层的浸润。然而，高级别上皮内瘤变在形态学上具有某些与浸润性癌相同或相似的遗传学异常，因此，其极有可能发展为浸润癌。研究发现，直径>2cm、表面黏膜充血、凹陷型病灶、伴黏膜溃疡的胃黏膜高级别上皮内瘤变，是存在癌变的预测因素。由于少数患者存在过度诊断且胃黏膜高级别上皮内瘤变能否自行消退或减轻学界存在争议，而手术目的除了要对病灶行根治性切除外，还需兼顾患者术后生活质量，所以，不主张所有患者均立即施行根治术。因此，胃黏膜高级别上皮内瘤变是选择内科治疗或外科治疗的交界点，对病灶进行精准地鉴别，显得非常重要。

1. 首次内镜活检提示胃黏膜高级别上皮内瘤变，应再行多方面综合判断。超声内镜是目前诊断肿瘤浸润深度最准确的手段，若提示病灶存在黏膜下等浸润表现，则首先考虑为浸润型胃癌而非胃黏膜高级别上皮内瘤变。有条件者，甚至需要行腹部CT检查，评估是否有胃周淋巴结转移。

2. **治疗策略选择**

内镜治疗：适应于无溃疡、直径<2cm且无淋巴结转移者。应对切除的癌变组织进行病理检查，如切缘发现癌变或表浅型癌肿侵袭到黏膜下层，需追加手术治疗。

四、胃癌的诊疗建议

胃癌分为早期胃癌及进展期胃癌，详见第五节治疗与随访。

第五节 治疗与随访

一、治疗

(一)治疗总原则

胃癌的治疗应遵循综合治疗的原则及体现人文关怀，即根据肿瘤病理类型、临床分期、患者诊疗医院，结合一般身体状况及其他重要脏器功能，采取胃癌多学科诊疗(MDT)模式(包括消化内科、肿瘤内科、胃肠外科、放射肿瘤科、介入科、病理科、影像科、康复科、营养科、疼痛科、麻醉科、生物信息学家等)，系统、有计划、合理地应用手术、放疗、化疗、生物靶向以及中医药等治疗手段，以实现肿瘤根治或最大程度地控制肿瘤发展，从而延长患者总生存期，提升生活质量，同时减轻患者痛苦，让患者活得更有尊严。

早期胃癌且无直接或间接淋巴结转移证据，可考虑采取内镜下治疗或手术治疗，术后常无需辅助放疗或化疗。

局部进展期胃癌或伴有淋巴结转移的早期胃癌，应采取以手术为主的综合治疗。据肿瘤侵犯深度及有无淋巴结转移，可考虑直接根治性手术或新辅助化疗后的根治性手术治疗。成功实施根治性手术的局部进展期胃癌，需根据术后病理分期决定是否采取术后辅助治疗方案（辅助化疗/放化疗）。

进展期胃癌应当采取以药物治疗为主的综合性治疗，可考虑予以姑息性化疗、手术、放疗、介入治疗、射频治疗、中医药治疗等方案，同时按升阶梯原则予以镇痛治疗（如口服、贴敷、静脉泵注镇静镇痛药物），置入消化道支架维持消化道通畅，并提供其他最佳的支持性治疗措施。

早期胃癌：对满足ESD绝对和扩大适应证的早期胃癌患者，推荐行ESD治疗；对不满足ESD绝对和扩大适应证的早期胃癌患者，推荐以胃切除术作为标准治疗方案并优先考虑功能保留胃切除术，同时根据胃切除术范围选择适当的淋巴结清扫术。

早期胃癌的治疗方法包括内镜下切除和外科手术。与传统外科手术相比，内镜下切除具有创伤小、并发症少、恢复快、费用低等优点，且两者疗效相当，5年生存率均可超过90%。因此，国内外多项指南及共识均推荐内镜下切除作为早期胃癌的首选治疗方式。

（二）内镜下切除术

早期胃癌内镜下切除术主要包括EMR和ESD。EMR与ESD适应证最大的区别在于两种方法切除的病变大小和浸润深度不同。EMR对整块切除的病变有大小限制且仅能切除黏膜层病灶，而ESD则无大小限制、可切除至SM1层病灶。与EMR相比，ESD治疗早期胃癌的整块切除率和完全切除率更高、局部复发率更低，但出血、穿孔等并发症发生率更高。

1. EMR　EMR指内镜下将黏膜病灶整块或分块切除，用于胃肠道表浅肿瘤诊断和治疗的方法，如图7-25所示。EMR大致可归纳为两种基本类型。

（1）非吸引法：代表有黏膜下注射-切除法（主要用于隆起性病灶切除）、黏膜下注射-抬举-切除法、黏膜下注射-预切-切除法等。

（2）吸引法：代表有透明帽法（EMRC）以及套扎器法（EMRL）。对于>2cm的巨大平坦病变且传统EMR无法一次性完整切除的，可通过内镜下分片黏膜切除术（EPMR），将病灶分几部分多次切除，但这种方法切除的组织标本体外拼接困难，不易评估根治效果，且易导致病变切除不

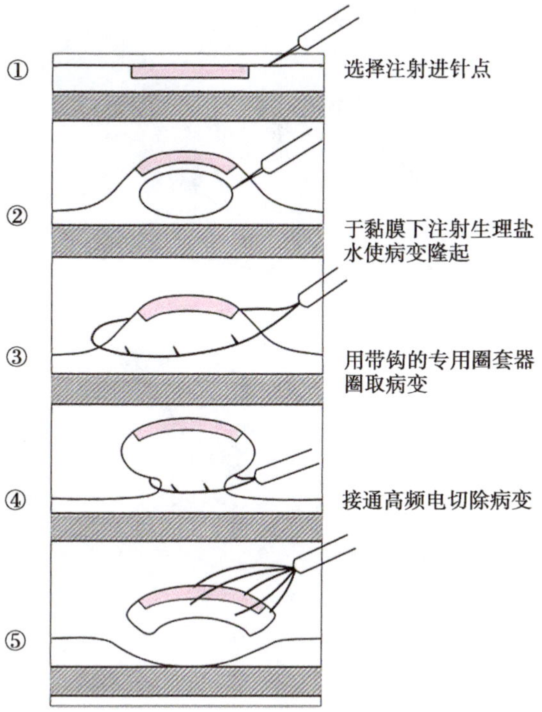

图7-25　注射法EMR原理示意图

完全或复发。

2. ESD　ESD是在EMR基础上发展起来的新技术，根据不同部位、大小、浸润深度的病变，选择专用黏膜电切刀，内镜下逐渐分离黏膜层与固有肌层之间的黏膜下层，最后将病变黏膜与黏膜下层剥离的方法，以达到根治的目的，如图7-26所示。目前推荐ESD为早期胃癌内镜下治疗的标准手术方式。操作步骤大致分为4步：

（1）病灶周围标记。

（2）黏膜下注射，使病灶明显抬起。

（3）环周切开黏膜。

（4）黏膜下剥离，使黏膜与固有肌层完全分离开，一次完整切除病灶。

最后，创面处理：包括创面血管处理与边缘检查。

3. **其他内镜治疗方法**　内镜下其他治疗方法包括激光疗法、氩气刀和微波治疗等，仅能去除肿瘤，不能获得完整病理标本，也不能肯定肿瘤是否完整切除。因此，这些治疗方法多用于胃癌前病变的治疗，治疗后需密切随访，不建议作为早期胃癌的首选治疗方式。

4. **内镜治疗术前评估**　内镜治疗术前需根据以下内容判定是否可行ESD或EMR。

（1）组织学类型：组织病理学类型通常由活

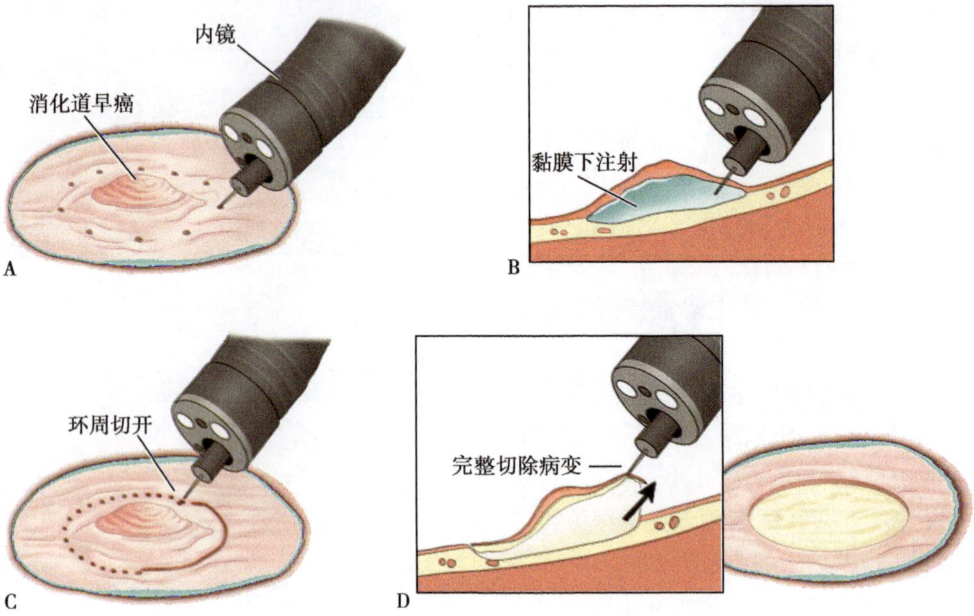

图 7-26 ESD 术原理示意图

检标本的组织病理学检查来确定，虽已有报道指出，组织病理学类型可一定程度通过内镜预测，但尚缺乏充足证据。

（2）大小：采用常规内镜检测方法测量病变大小容易出错，难以准确判断术前病灶大小，因此，一般以切除后组织的测量及病理学检查作为最终检查结果。

（3）是否存在溃疡：注意观察病变是否存在溃疡。如存在，需检查是属于活动性溃疡还是溃疡瘢痕。溃疡组织病理定义为至少 UL-Ⅱ深度的黏膜缺损（比黏膜肌层更深）。术前胃镜中，活动性溃疡一般表现为病变表面覆盖白色渗出物，不包括浅表糜烂。此外，溃疡处在愈合或瘢痕阶段时，黏膜皱襞或褶皱会向一个中心聚合。

（4）浸润深度：目前常规使用内镜检查来判断早期胃癌的侵犯深度，并推荐使用放大内镜辅助判断。当前述方法难以判断浸润深度时，超声内镜可以作为辅助诊断措施，效果明显。

5. 内镜治疗适应证和禁忌证 适应证分为绝对适应证和相对适应证。绝对适应证有充分的证据支持，而相对适应证仅有初步的证据支持，应在有条件的单位开展进一步临床试验来证实。内镜下切除治疗主要用于淋巴结转移风险低且可能完整切除的胃癌病变。

以日本胃癌治疗指南为例：EMR 或 ESD 治疗早期胃癌的绝对适应证为侵犯深度定义为 T1a 期、病灶大小≤2cm 且无溃疡性病灶的分化型腺癌。相对适应证（针对 cT1a 期胃癌，只能使用 ESD 而非 EMR 治疗）包括①无溃疡性病灶、病灶＞2cm 的分化型黏膜内癌；②合并溃疡存在、病灶≤3cm 的分化型黏膜内癌；③无溃疡性病灶、病灶≤2cm 的未分化型黏膜内癌。一般情况下，对于 EMR/ESD 治疗后局部黏膜病灶复发，可完全考虑再行一次 ESD 治疗。但目前缺乏重复 ESD 治疗有效性的证据，因此不推荐将其纳入绝对适应证范围。

目前国内较为公认的早期胃癌内镜切除适应证（表 7-2）为：绝对适应证包括①病灶大小≤2cm、无合并溃疡的分化型黏膜内癌；②胃黏膜 HGIN。相对适应证包括①病灶大小＞2cm、无溃疡的分化型黏膜内癌；②病灶大小≤3cm、有溃疡的分化型黏膜内癌；③病灶大小≤2cm、无溃疡的未分化型黏膜内癌；④病灶大小≤3cm、无溃疡的分化型浅层黏膜下癌；⑤除外以上条件的早期胃癌，伴有一般情况差、外科手术禁忌或拒绝外科手术者可视为 ESD 相对适应证。

国内目前较为公认的内镜切除禁忌证为：①明确淋巴结转移的早期胃癌；②癌症侵犯固有肌层；③患者存在凝血功能障碍。此外，ESD 的相对手术禁忌证还包括抬举征阴性，即病灶基底部的黏膜下层在注射 0.9% NaCl 溶液后局部不能形成隆起，提示病灶基底部的黏膜下层与肌层之

表 7-2 早期胃癌内镜治疗绝对和相对适应证

单位：cm

浸润深度		分化		未分化	
$cT_{1a}(M)$	UL(－)	≤2	>2	≤2	>2
			*		
	UL(＋)	≤3	>3		
		*			
$cT_{1b}(SM)$					

注：绝对适应证；相对适应证；*：仅适用于 ESD。

间已有粘连或肿瘤已浸润肌层。此时行 ESD 治疗，发生穿孔的危险性较高或无法达到治愈性切除，但随着 ESD 操作技术的不断熟练，即使抬举征阴性，无肌层浸润的病灶亦可安全行 ESD。

6. **内镜治疗有关术语及定义**

（1）整块切除（en-bloc resection）：病灶在内镜下被整块切除并获得单块标本。

（2）水平/垂直切缘阳性：内镜下切除的标本固定后每隔 2mm 垂直切片，若标本侧切缘有肿瘤细胞浸润为水平切缘阳性，若基底切缘有肿瘤细胞浸润则称为垂直切缘阳性。

（3）完全切除（complete resection/R0 resection）：整块切除标本水平和垂直切缘均为阴性称为完全切除。

（4）治愈性切除（curative resection）：达到完全切除且无淋巴结转移风险。

（5）非治愈性切除（non curative resection）：存在下列情况之一者。①非完全切除，包括非整块切除和（或）切缘阳性；②存在引起淋巴结转移风险的相关危险因素，如黏膜下侵及深度超过 500μm、脉管浸润、肿瘤分化程度较差等。

（6）局部复发（local recurrence）：指术后 6 个月以上原切除部位及周围 1cm 内发现肿瘤病灶。

（7）残留（residual）：指术后 6 个月内原切除部位及周围 1cm 内病理发现肿瘤病灶。

（8）同时性复发（synchronous recurrence）：指胃癌内镜治疗后 12 个月内发现新的病灶，即内镜治疗时已存在但被遗漏的、术后 12 个月内经内镜发现的继发性病灶。

（9）异时性复发（metachronous recurrence）：指治疗后超过 12 个月发现新的病灶。大部分病灶出现在胃内原发病灶的邻近部位，且病理组织类型相同。

7. **围手术期的处理**

（1）术前准备：评估患者全身状况，排除麻醉及内镜治疗禁忌证。取得患者及家属知情同意后，签署术前知情同意书。

（2）术后处理：术后第 1 天禁食，密切观察生命体征，无异常则术后第 2 天进流质饮食或软食。术后 1 周是否复查内镜尚存争议。术后用药包括两个方面：溃疡治疗方面，内镜下切除早期胃癌后产生的溃疡，可使用质子泵抑制剂（PPI）或 H2 受体拮抗剂（H2RA）进行治疗；抗菌药物使用方面，对于术前评估切除范围大、操作时间长和可能引起消化道穿孔者，可以考虑预防性使用抗菌药物。

（3）术后并发症及处理：ESD 术后常见并发症主要包括出血、穿孔、狭窄、腹痛、感染等。①出血：术中出血推荐直接电凝止血，迟发性出血可用止血夹或电止血钳止血。②穿孔：术中穿孔多数病例可通过金属夹闭裂口进行修补。当穿孔较大时，常难以进行内镜治疗而需要紧急手术。③狭窄：胃腔狭窄或变形发生率较低，主要见于贲门、幽门或胃窦部面积较大的 ESD 术后。内镜柱状水气囊扩张是一种有效的治疗狭窄的方式。

8. **预后评估及随访** 在内镜切除后的治愈性评价方面，现行内镜的治愈性切除和 R0 切除容易混淆。R0 切除意味着阴性切缘，但内镜下的阴性切缘并不意味着治愈性切除。为统一预后评估标准，目前推荐采用 eCura 评价系统（表 7-3），不同 eCura 评价结果的随访方法见表 7-4。eCura C1：在分化型癌中，满足 eCuraA 或 B 的其他条件，但未实现整块切除或 HM0 的局部未能完整切除的病例。可以采用局部治疗，例如再次行 ESD、内镜下消融等；也可以考虑到 ESD 的热

表 7-3 eCura 评价系统

单位：cm

分期	溃疡/深度	分化型		未分化型	
pT1a(M)	UL(-)	≤2	>2	≤2	>2
	UL(+)	≤3	>3		
pT1b(SM)	SM1	≤3	>3		
	SM2				

注：■ eCura A*；■ eCura B*；□ eCura C-2；*：需满足 en-bloc 整块切除，HM0，VM0，ly(-)，v(-)。

表 7-4 不同 eCura 评价结果的随访方法

eCura A	每 6～12 个月进行内镜随访
eCura B	每 6～12 个月进行内镜随访+腹部超声或 CT 随访
eCura C1	建议行补充治疗（手术或非手术）或密切随访
eCura C2	建议手术治疗或充分知情后随访

效应，采取积极随访的办法。eCura C2：病理提示淋巴结转移风险高。虽然存在较高的淋巴结转移风险，但是根据病例具体情况，在充分告知患者淋巴结转移风险后，可以选择 ESD 的方式进行治疗。

值得关注的是，eCura C 患者在选择是否追加手术及手术时机的掌控方面尚存在争论，主要集中在以下 3 个方面。

（1）80% 以上的 eCura C 患者并未出现局部复发或淋巴结转移。

（2）对于脉管浸润、神经侵犯、淋巴结侵犯及水平/垂直切缘等用于评价的危险因素在病变复发中起到的作用及影响尚需进一步细化。

（3）ESD 术后立即追加手术的 eCura C 患者与 ESD 术后发生局部复发再行手术的患者，在预后方面并无显著差异。

综上所述，eCura C 患者是否需要立即追加手术尚需更详细的临床研究数据支持。

（三）手术治疗

手术切除是胃癌的主要治疗手段（图 7-27）。胃癌手术分为根治性手术与非根治性手术。根治性手术应当完整切除原发病灶，并且彻底清扫区域淋巴结，主要包括标准手术、改良手术和扩大手术；非根治性手术主要包括姑息手术和减瘤手术。

（1）根治性手术：①标准手术以根治为目的，要求必须切除 2/3 以上的胃，并且进行 D2 淋巴结清扫；②改良手术主要针对分期较早的肿瘤，要求切除部分胃或全胃，同时进行 D1 或 D1+ 淋巴结清扫；③扩大手术包括联合脏器切除和（或）D2 以上淋巴结清扫。

（2）非根治性手术：①姑息手术主要针对出现肿瘤并发症的患者（出血、梗阻等），主要的手术方式包括胃姑息性切除、胃空肠吻合短路手术和空肠营养管置入术等；②减瘤手术主要针对存在不可切除的肝转移或者腹膜转移等非治愈因素，也没有出现肿瘤并发症所进行的胃切除，目前不推荐开展。

1. 手术切缘及切除范围 手术切除范围主要依据肿瘤部位、分期、大小及周围淋巴结转移来综合考虑。

对于 T_1 肿瘤，应争取 2cm 的切缘；对于 T_2 以上的肿瘤，Borrmann Ⅰ型和Ⅱ型建议至少 3cm 近端切缘，Borrmann Ⅲ型和Ⅳ型建议至少 5cm 近端切缘。当肿瘤边界不清，难以确定切除线时，术前内镜下对肿瘤边界行金属钛夹定位会有帮助，必要时行术中冰冻病理检查以确保切缘阴性。对于食管或幽门侵犯的肿瘤，建议切缘 3～5cm 或冰冻切片检查，争取 R0 切除。

对临床分期为 $cT_1N_0M_0$ 者，根据肿瘤不同部位选择不同缩小或功能保留胃切除术式。主要包括：保留幽门的胃切除术，近端胃切除术及其他术式（局部切除和节段切除等）。

进展期胃下部癌常行远侧胃切除术，胃体部癌常行全胃切除术，食管胃结合部癌常行全胃切除术或近侧胃切除术。如果肿瘤直接侵犯周围器官，在保证 R0 切除前提下可行根治性联合脏器切除。除肿瘤直接侵犯脾脏，不推荐以淋巴结清扫为目的的预防性脾切除术。

进展期胃癌（$>T_3$）标准根治术中，常规可完

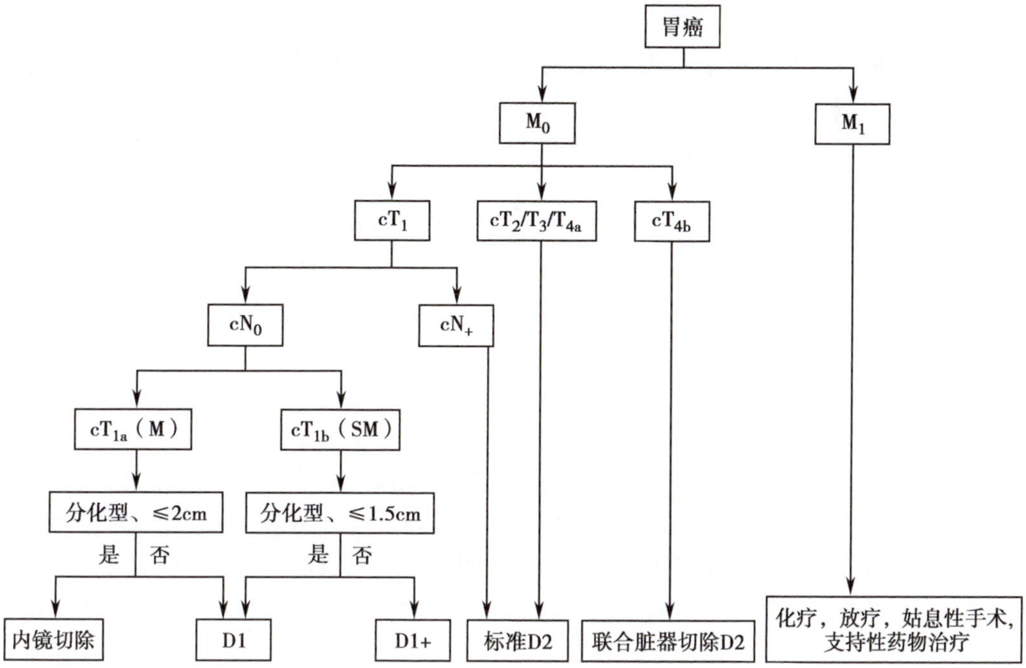

图 7-27　胃癌手术方式选择图

整切除大网膜，而对于 T_1/T_2 肿瘤，可以保留距胃网膜血管弓超过 3cm 的大网膜。

2. **淋巴结清扫范围**　淋巴结清扫范围要依据胃切除范围来确定（表 7-5）。

D1 切除包括切除胃大、小网膜及其包含在贲门左右、胃大、小弯以及胃右动脉旁的幽门上、幽门下淋巴结以及胃左动脉旁淋巴结。对于 $cT_{1a}N_0$ 和 $cT_{1b}N_0$、分化型、直径<1.5cm 的胃癌行 D1 清扫；对于上述以外的 cT_1N_0 胃癌行 D1+清扫。

D2 切除是在 D1 的基础上，再清扫腹腔干、肝总动脉、脾动脉和肝十二指肠韧带的淋巴结。至少清扫 16 枚淋巴结才能保证准确的分期和预后判断，最好送检 30 枚以上淋巴结。对于 $cT_{2\sim4}$ 或者 cN(+)的肿瘤应进行 D2 清扫。

对 D2 淋巴结清扫范围以外转移风险较高的淋巴结，可考虑选择性进行扩大的淋巴结清扫（D2+、D3）。

3. **消化道重建**　不同胃切除方式，消化道重建方式不同。在不影响手术根治性前提下，需考虑消化道重建的安全性及对消化道生理功能的影响。针对不同的胃切除方式，做出如下推荐。

（1）全胃切除术后重建方式：Roux-en-Y 吻合、空肠间置法。

（2）远端胃切除术后重建方式：BillrothⅠ式、BillrothⅡ式联合 Braun 吻合、Roux-en-Y 吻合、空

表 7-5　淋巴结清扫范围

项目	DO	D1	D1+	D2
全胃切除术	<D1	No.1～7	D1+No.8a、9、11p *No.110	D1+No.8a、9、11p、11d、12a *No.19、20、110、111
远端胃切除术	<D1	No.1、3、4sb、4d、5、6、7	D1+No.8a、9	D1+No.8a、9、11p、12a
近端胃切除术	<D1	No.1、2、3a、4sa、4sb、7	D1+No.8a、9、11p *No.110	
保留幽门胃切除术		No.1、3、4sb、4d、6、7	D1+: D1+No.8a、9	

注：*：肿瘤侵及食管。

肠间置法。

（3）保留幽门胃切除术后重建方式：食管胃吻合法。

（4）近端胃切除术后重建方式：食管残胃吻合、空肠间置法。

4. **非根治手术治疗**

（1）姑息手术：无法行根治术者，可行姑息性胃切除术或胃肠吻合等短路手术，以缓解症状；无法耐受手术者，可行内镜下支架置入、经空肠造口或经鼻留置空肠营养管，以改善生活质量。

（2）减瘤手术：减瘤手术指有非治愈因素（如不能切除的肝转移和腹膜转移等），但无严重并发症所行的非根治性胃切除术，旨在减少肿瘤负荷、延迟症状出现和延长生存时间。减量手术改善预后的临床证据并不充分，药物治疗仍是目前Ⅳ期胃癌的标准疗法；对存在单一非治愈因素的胃癌，可考虑联合转移灶行R0或R1手术。

（四）化疗

化疗分为新辅助化疗、辅助化疗、转化治疗和姑息化疗，应当严格掌握临床适应证，排除禁忌证，综合考虑患者的肿瘤分期、年龄、体力状况、治疗风险、生活质量及患者意愿等，避免治疗过度或治疗不足。需及时评估化疗疗效，密切监测及防治不良反应，并酌情调整药物和/或剂量。按照RECIST疗效评价标准评价疗效。

1. **新辅助化疗** 对无远处转移的局部进展期胃癌（$T_{3/4}$、N_+），推荐新辅助化疗（表7-6、表7-7），方案包括氟尿嘧啶类联合铂类或多西他赛的两药联合方案，多西他赛、奥沙利铂、氟尿嘧啶三药联合方案（FLOT方案），不宜单药应用。新辅助化疗的时限一般不超过3个月，应当及时评估疗效，并注意判断不良反应，避免增加手术并发症。

2. **辅助化疗** 辅助化疗适于D2根治术后病理分期为Ⅱ期及Ⅲ期者（见表7-8、表7-9）。方案推荐氟尿嘧啶类药物联合铂类的两药联合方案。对体力状况差、高龄、不耐受联合方案者，采用口服氟尿嘧啶类单药化疗。联合化疗在6个月内完成，单药化疗不宜超过1年。对于Ⅰb期胃癌是否需要进行术后辅助化疗，目前并无充分的循证医学证据，但淋巴结阳性患者（$pT_1N_1M_0$）可考虑辅助化疗，对于$pT_2N_0M_0$的患者，若较年轻（<40岁）、组织学表现为低分化，并存在神经束或血管、淋巴管浸润因素，进行辅助化疗时多采用单药方案，有可能减少复发。对手术未能达到D2淋巴结清扫或R0切除者（非远处转移因素），推荐术后进行放化疗或经MDT讨论后决定治疗方案。

3. **转化治疗** 对于初始不可切除但不伴有远处转移的局部进展期胃癌患者，可考虑化疗，

表7-6 新辅助治疗适应证及推荐方案

分层	优先推荐	一般推荐
非食管胃结合部癌： $cT_{3\sim4a}N_+M_0$，cⅢ期	SOX	DOS FLOT4 XELOX FOLFOX NabP-Fox
食管胃结合部癌： $cT_{3\sim4a}N_+M_0$，cⅢ期	新辅助放化疗：DT45～50.4Gy （同期氟尿嘧啶类、铂类或紫杉类）	XELOX FOLFOX SOX FLOT4 DOS 新辅助放疗（不能耐受化疗者）
cT_{4b}任何NM_0， cⅣA期（无不可切除因素）	MDT讨论个体化治疗方案	新辅助放化疗 SOX DOS 参加临床试验

注：MDT：multi-disciplinary treatment，多学科诊疗。

表 7-7 新辅助化疗常用化疗方案

SOX	奥沙利铂 130mg/m² 静脉滴注，第 1 天 替吉奥 40mg/m² 口服，每日 2 次，第 1～14 天 每 21 天重复
FLOT	多西他赛 50mg/m² 静脉滴注，第 1 天 奥沙利铂 85mg/m² 静脉滴注，第 1 天 四氢叶酸 200mg/m² 静脉滴注，第 1 天 5- 氟尿嘧啶 2 600mg/m² 持续静脉滴注 24h 每 14 天重复
DOS	替吉奥 40mg/m² 口服，每日 2 次，第 1～14 天 奥沙利铂 100mg/m² 静脉滴注，第 1 天 多西他赛 40mg/m² 静脉滴注，第 1 天 每 21 天重复
XELOX	奥沙利铂 130mg/m² 静脉滴注，第 1 天 卡培他滨 1 000mg/m² 口服，每日 2 次，第 1～14 天 每 21 天重复
FOLFOX	奥沙利铂 85mg/m² 静脉滴注，第 1 天 亚叶酸钙 400mg/m² 静脉滴注，第 1 天 或左旋亚叶酸钙 200mg/m² 静脉滴注，第 1 天 5- 氟尿嘧啶 400mg/m² 静脉推注，第 1 天，然后 2 400～3 600mg/m² 持续静脉滴注 46h 每 14 天重复

表 7-8 术后辅助化疗适应证及推荐方案

分层	优先推荐	一般推荐
Ⅱ期： $pT_1N_{2\sim3a}M_0$ $pT_2N_{1\sim2}MC$ $pT_3N_{0\sim1}MC$ $pT_{4a}N_0M_0$ D2、R0 切除	XELOX S-1 单药	XP SOX FLOFOX
Ⅱ期： $pT_1N_{3b}M_0$ $pT_2N_3M_0$ $pT_3N_{2\sim3}M_0$ $pT_{4a}N_{1\sim3}MC$ $pT_{4b}N_{0\sim3}M_0$ D2、R0 切除	XELOX SOX	DS 序贯 S-1 FOLFOX
$pT_{2\sim4}$ 任何 NM_0，R0 切除；未达到 D2	术后放化疗：DT45～50.4Gy （同期氟尿嘧啶类）	MDT 讨论后续治疗方案
$pT_{2\text{-}4}$ 任何 NM_0 R1、R2 切除	术后放化疗：DT45～50.4Gy（同期氟尿嘧啶类）	MDT 讨论后续治疗方案

表 7-9 术后辅助化疗常用化疗方案

XELOX	奥沙利铂 130mg/m² 静脉滴注，第 1 天 卡培他滨 1 000mg/m² 口服，每日 2 次，第 1～14 天 每 21 天重复，共 8 个周期
SOX	奥沙利铂 130mg/m² 静脉滴注，第 1 天 替吉奥 40mg/m² 口服，每日 2 次，第 1～14 天 每 21 天重复，共 8 个周期
XP	顺铂 60mg/m² 静脉滴注，第 1 天 卡培他滨 1 000mg/m² 口服，每日 2 次，第 1～14 天 每 21 天重复，共 8 个周期
FOLFOX	奥沙利铂 85mg/m² 静脉滴注，第 1 天 亚叶酸钙 400mg/m² 静脉滴注，第 1 天 或左旋亚叶酸钙 200mg/m² 静脉滴注，第 1 天 5- 氟尿嘧啶 400mg/m² 静脉推注，第 1 天，然后 2 400～3 600mg/m² 持续静脉滴注 46h 每 14 天重复，共 12 个周期
S-1-DS-S-1	替吉奥按照体表面积给药 ①BSA＜1.25m²：40mg 口服，每日 2 次 ②1.25m²≤BSA＜1.5m²：50mg 口服，每日 2 次 ③BSA≥1.5m²：60mg 口服，每日 2 次 连续给药 14d，休息 7d 多西他赛 40mg/m² 静脉滴注，第 1 天 每 21 天重复，S-1 单药 1 个周期，DS 共 7 个周期，后 S-1 单药至 1 年
替吉奥单药	替吉奥按照体表面积给药 ①BSA＜1.25m²：40mg 口服，每日 2 次 ②1.25m²≤BSA＜1.5m²：50mg 口服，每日 2 次 ③BSA≥1.5m²：60mg 口服，每日 2 次 连续给药 14d，休息 7d 每 21 天重复，共 1 年

注：BSA：body surface area，体表面积。

或同步放化疗，争取肿瘤缩小后转化为可切除。不同于新辅助化疗，转化治疗的循证医学证据更多来源于晚期胃癌的治疗经验，只有肿瘤退缩后才可能实现 R0 切除，故更强调高效缩瘤，在患者能耐受的情况下，可相对积极考虑三药联用化疗方案。单纯化疗参考新辅助化疗方案。

4. **姑息化疗** 姑息化疗适用于全身状况良好、主要脏器功能基本正常的无法切除、晚期转移、术后复发转移或姑息性切除术后的患者。禁忌用于严重器官功能障碍，不可控制的合并疾病及预计生存期不足 3 个月者。化疗方案包括两药联合或三药联合化疗方案。

两药联合化疗方案包括：5- 氟尿嘧啶 / 亚叶酸钙＋顺铂（5-FU/LV+FP）、卡培他滨＋顺铂（XP）、替吉奥＋顺铂（SP）、5- 氟尿嘧啶＋奥沙利铂（FOLFOX）、卡培他滨＋奥沙利铂（XELOX）、替吉奥＋奥沙利铂（SOX）等，剂量参考表 7-9。

三药联合化疗方案适用于体力状况好的晚期胃癌患者，常用方案包括：表柔比星＋顺铂+5- 氟尿嘧啶（ECF）及其衍生方案（EOX、ECX、EOF），多西他赛＋顺铂+5- 氟尿嘧啶（DCF）及其改良方案（FLOT、DOX、DOS）等，剂量参考表 7-10。

对体力状态差、高龄患者，考虑采用口服氟尿嘧啶类药物或紫杉类药物的单药化疗，剂量参考表 7-11。

5. **同步化疗** 与放疗同步的化疗药物为氟尿嘧啶类药物，患者可选择口服替吉奥或卡培他滨，也可选择静脉给药。

（1）替吉奥剂量（以替加氟计）：根据体表面积，用药剂量为＜1.25m² 时 40mg/ 次，1.25～

表 7-10　三药联合化疗常用方案

ECF	表柔比星 50mg/m², 静脉滴注, 第 1 天 顺铂 60mg/m², 静脉滴注, 第 1 天 5-氟尿嘧啶 200mg/(m²·d), 持续静脉滴注 24h, 第 1～21 天 每 21 天重复
EOX	表柔比星 50mg/m², 静脉滴注, 第 1 天 奥沙利铂 130mg/m², 静脉滴注, 第 1 天 卡陪他滨 625mg/m², 口服, 每日 2 次, 第 1～21 天 每 21 天重复
DCF	多西他赛 75mg/m², 静脉滴注, 第 1 天 顺铂 75mg/m², 静脉滴注, 第 1 天 5-氟尿嘧啶 1 000mg/(m²·d), 持续静脉滴注 24h, 第 1～5 天 每 28 天重复
mDCF	多西他赛 60mg/m², 静脉滴注, 第 1 天 顺铂 60mg/m², 静脉滴注, 第 1 天 5-氟尿嘧啶 600mg/(m²·d), 持续静脉滴注 24h, 第 1～5 天 每 14 天重复

表 7-11　单药常用化疗方案

多西他赛单药	多西他赛 75～100mg/m², 静脉滴注, 第 1 天 每 21 天重复
紫杉醇单药	紫杉醇 80mg/m², 静脉滴注, 第 1 天、第 8 天、第 15 天 每 28 天重复 紫杉醇 135～250mg/m², 静脉滴注, 第 1 天 每 21 天重复
伊立替康单药	伊立替康 150～180mg/m², 静脉滴注, 第 1 天 每 14 天重复 伊立替康 125mg/m², 静脉滴注, 第 1 天、第 8 天 每 21 天重复

1.5m² 时 50mg/次，≥1.5m² 时 60mg/次。

（2）卡培他滨剂量：800mg/m² 放疗日口服，每日两次。

（五）靶向与免疫治疗

对 HER2 表达呈阳性（免疫组化染色呈 +++，或免疫组化染色呈 ++ 且 FISH 检测呈阳性）的晚期胃癌患者，推荐在化疗的基础上，联合使用分子靶向治疗药物及免疫治疗。推荐方案包括：曲妥珠单抗（+ 铂类 + 氟尿嘧啶类）、帕博利珠单抗 + 曲妥珠单抗 +XELOX/PF。

对 HER2 表达呈阴性的晚期胃癌患者，除常规两药或三药联合化疗方案，还可考虑的联合治疗方案包括：纳武利尤单抗 +XELOX/FOLFOX、信迪利单抗 +XELOX、替雷利珠单抗 +XELOX。

既往两个化疗方案失败的晚期胃癌患者，身体状况良好情况下，可考虑单药阿帕替尼治疗。

（六）放射治疗

放射治疗简称放疗，包括常规放疗、三维适形放疗、调强放疗、图像引导放疗等。放疗通过对原发肿瘤位置及淋巴引流区的照射可以降低局部区域复发风险。目前美国 NCCN 指南或欧洲 ESMO 指南均在特定情况下推荐对局部晚期胃癌在手术前或手术后实施放化疗的治疗模式。建议使用三维适形放疗或调强放疗等先进技术，以更好地保护周围正常组织如肝、脊髓、肾脏和肠道，降低正常组织毒副作用，提高放疗耐受性。

1. 术前放疗　对于可手术切除或潜在可切除的局部晚期胃癌，术前同步放化疗可获得较高的 R0 手术切除率，使肿瘤显著降期，从而改善长期预后。对于不可手术切除的局部晚期胃癌，术前同步放化疗可显著缩小肿瘤，使部分肿瘤转化为可切除病变，提高R0手术切除率和改善预后。在患者耐受性良好的前提下，可尝试术前同步放化疗联合化疗模式。

2. **术后放疗** ①手术切缘阳性者建议术后放疗。②R0切除且淋巴结清扫<D2范围者：术后病理$T_{3\sim4}$和/或淋巴结转移者建议术后同步放化疗。③R0切除且D2淋巴结清扫范围者：可考虑术后病理淋巴结转移者行术后同步放化疗。

3. **姑息减症放疗** 对远处转移的胃癌，姑息减症放疗可缓解梗阻、压迫、出血或疼痛。

4. **放疗靶区** 对于未手术切除的病变，常规分割剂量放疗范围包括原发肿瘤和转移淋巴结，以及对高危区域淋巴结进行预防照射（表7-12）。术后治疗的放疗范围包括选择性照射瘤床及吻合口，以及对高危淋巴结区域进行预防照射。吻合口及瘤床的照射指征为：若切缘距离肿瘤<3cm，推荐包括相应吻合口；对于T_{4b}期特别是胃后壁病变的患者，推荐术后放疗包括瘤床。

表7-12 高危选择性照射淋巴引流区

原发灶部位	需照射淋巴引流区
近端1/3	7、8、9、11p、16a2、16b1*
中段1/3	7、8、9、11p、12a、13、14#、16a2、16b1*
远端1/3	7、8、9、11p、12a、13、14#、16a2、16b1*

注：#：如6区淋巴结转移，则须包括14区；*：如7～12区淋巴结转移或者N2/3病变，则须包括至16b1。

5. **放疗剂量** 三维适形放疗和调强放疗应用体积剂量定义方式，常规照射则应用等中心点剂量定义模式。同步放化疗中常规放疗总量为45～50Gy，单次剂量为1.8～2.0Gy；根治性放疗剂量推荐同步或序贯加量56～60Gy。

（1）术后放疗剂量：推荐临床靶区DT 45～50.4Gy，每次1.8Gy，共25～28次；有肿瘤和/或残留者，大野照射后局部缩野加量照射DT 5～10Gy。

（2）术前放疗剂量：推荐DT 41.4～45Gy，每次1.8Gy，共23～25次。

（3）根治性放疗剂量：推荐DT 54～60Gy，每次2Gy，共27～30次。

（4）转移灶姑息性放疗剂量：推荐DT 30Gy，每次3Gy，共10次，或DT 40Gy，每次2Gy，共20次。

（七）介入治疗

胃癌介入治疗主要包括针对胃癌、胃癌肝转移、胃癌相关出血以及胃出口梗阻的微创介入治疗。

1. **胃癌的介入治疗** 经导管动脉栓塞（transcatheter arterial embolization，TAE）、经导管动脉化疗栓塞术（TACE）或经导管动脉灌注（transcatheter arterial infusion，TAI）化疗可应用于进展期胃癌和不可根治胃癌的姑息治疗或辅助治疗。

2. **胃癌肝转移的介入治疗** 主要包括消融治疗、TAE、TACE及TAI化疗等。

3. **胃癌相关出血的介入治疗** 介入治疗（如TAE）对于胃癌相关出血（包括胃癌破裂出血、胃癌转移灶出血及胃癌术后出血等）具有独特的优势，通过选择性或超选择性动脉造影明确出血位置，并选用合适的栓塞材料进行封堵，可迅速、高效地完成止血，同时缓解出血相关症状。

4. **胃出口梗阻的介入治疗** 晚期胃癌患者可出现胃出口恶性梗阻相关症状，通过X线引导下支架植入等方式，达到缓解梗阻相关症状、改善患者生活质量的目的。

（八）支持治疗

所有胃癌患者都应全程接受支持/姑息治疗的症状筛查、评估和治疗，这既包括出血、梗阻、疼痛、恶心/呕吐等常见躯体症状，也应包括睡眠障碍、焦虑抑郁等心理问题。给予相应的对症处理及治疗，可缓解症状、减轻痛苦、改善生活质量、提高抗肿瘤治疗的依从性。

胃癌营养不良发病率为87%，恶病质达65%～85%，发病率均占所有肿瘤的第一位。因此，营养治疗贯穿胃癌治疗始终。实施营养治疗应遵循五阶梯原则。首选营养教育，次选肠内、肠外营养；首选肠内，后选肠外营养；首选口服，后选管饲。当目前阶梯不能满足60%目标能量需求3～5d时，应选上一阶梯。手术患者，预计围手术期将有7d以上不能摄食时，即使没有明显营养不足，也应予肠内营养（enteral nutrition，EN）；实际摄入量不足推荐摄入量60%且超过10d，亦应使用EN。具备下列情况之一者，应推迟手术而行术前EN：①6个月内体重丢失>10%；②BMI<18.5kg/m²；③PG-SGA评估C级；④无肝肾功能障碍但白蛋白<30g/L。

二、随访

随访的主要目的是发现尚可接受潜在根治治疗的转移复发，更早地发现肿瘤复发或第二原发胃癌，并及时干预处理，以提高患者的总生存率，改善生活质量。目前尚无高级别循证医学证据来支持何种随访策略是最佳的。随访应按照患者个体情况和肿瘤分期原则进行，如果患者身体状况不允许接受一旦复发而需要的抗癌治疗，则不主张对患者进行常规肿瘤随访。

（一）根据新型胃癌筛查评分系统

1. 胃癌高危人群（17～23分），建议每年1次胃镜检查。

2. 胃癌中危人群（12～16分），建议每2年1次胃镜检查。

3. 胃癌低危人群（0～11分），建议每3年1次胃镜检查。

（二）根据ABC分级

胃癌ABC筛查法是联合检测血清胃蛋白酶原（PG）和Hp，以评估胃癌发生风险。PG分为PGⅠ和PGⅡ，PGⅠ与PGⅡ比值为胃蛋白酶原比值（PGR）。胃癌ABC筛查法，将"PGⅠ≤70μg/L且PGR≤3"界定为PG阳性。具体分级及监测方案如下：

A级：PG（-）、Hp（-）患者可不行内镜检查。

B级：PG（-）、Hp（+）患者至少每3年行1次内镜检查。

C级：PG（+）、Hp（+）患者至少每2年行1次内镜检查。

D级：PG（+）、Hp（-）患者应每年行1次内镜检查。

2021年的一项研究比较了新型胃癌筛查评分系统与PG联合G-17（新ABC法）在胃癌及癌前病变筛查中的价值，并得出两种方法均适用于胃癌及癌前病变筛查，而其中新评分系统在胃癌筛查及癌前病变早期干预方面中可能具有更高价值。

（三）早期胃病变的随访

1. 局限于胃窦或胃体的萎缩性胃炎或肠上皮化生，建议每3年接受1次内镜检查

2. 可操作的与胃癌风险联系的萎缩评估（operative link for gastritis assessment，OLGA）和可操作的与胃癌风险联系的肠上皮化生评估（operative link on gastric intestinal metaplasia assessment，OLGIM）分期Ⅲ级以上的高危慢性萎缩性胃炎或肠上皮化生患者，建议每2年接受1次内镜检查。OLGA和OLGIM是将胃黏膜组织学与胃癌风险联系起来的评价系统，OLGA和OLGIM分期越高，说明萎缩性胃炎或肠上皮化生越严重，发生胃癌的风险越高。一项系统评价与meta分析研究了OLGA及OLGIM分期与胃癌风险的关系，发现OLGA Ⅲ/Ⅳ期患者发生胃癌的风险显著增高（*OR*=2.64，95%*CI*：1.84～3.79），OLGIM Ⅲ/Ⅳ期患者发生胃癌的风险也显著增加（*OR*=3.99，95%*CI*：3.05～5.21）。

（四）胃癌术后患者的随访

胃癌术后的胃镜随访主要目的是在胃镜下发现新生肿瘤或原发肿瘤复发。尽管胃的吻合口局部复发很少发生，胃镜仍可用于观察吻合口情况，并可通过胃的局部组织活检来判断肿瘤复发情况。关于术后内镜随访，国内普遍认可的为治愈性切除后3个月、6个月和12个月各复查1次胃镜，此后每年复查1次胃镜，并行肿瘤指标和相关影像学检查。同时，建议有条件的单位对患者行结肠镜复查，因为早期胃癌患者罹患肠道腺瘤的可能性明显高于正常人群。对于胃癌术后满5年的患者，建议每年随访1次胃镜，目的是及时发现潜在的尚可根治的转移复发胃癌，以便及时干预，从而提高患者总生存期，并改善其生存质量。对于Ⅳ期胃癌、复发胃癌、症状恶化者，应密切观察或每3个月随访一次胃镜。胃癌术后随访的具体方法及频率可详见表7-13所示。

表7-13　胃癌治疗后随访要求及规范

目的	基本策略
早期胃癌根治性术后随访	随访频率： 最初3年每6个月1次，然后每1年1次，至术后5年 随访内容（无特指即为每次）： a. 临床病史

续表

目的	基本策略
	b. 体格检查 c. 血液学检查（CEA 和 CA19-9） d.（KPS）功能状态评分 e. 体重监测 f. 每年 1 次超声或胸、腹 CT 检查（当 CEA 提示异常时）
进展期胃癌根治性术后及不可切除姑息性治疗随访	随访频率： 最初 2 年每 3 个月 1 次，然后 6 个月 1 次至 5 年 随访内容： a. 临床病史 b. 体格检查 c. 血液学检查（CEA 和 CA19-9） d.（PS）功能状态评分 e. 体重监测 f. 每年 6 个月 1 次超声或胸、腹 CT 检查（当 CEA 提示异常时）
症状恶化及新发症状	随时随访

注：CEA：carcinoembryonic antigen，癌胚抗原；CA19-9：carbohydrate antigen 19-9，糖类抗原 19-9。

思考题

1. 胃癌的高危人群有哪些？
2. 胃癌的筛查方式有哪些？
3. 胃癌的具体筛查流程是怎样的？
4. 早期胃癌和进展期胃癌的最大区别是什么？
5. 胃癌的治疗方法包括哪些？

（汤诗杭　王 炯　肖 觉）

参考文献

[1] 中华人民共和国国家卫生健康委员会. 胃癌诊疗规范（2018 年版）[J]. 肿瘤综合治疗电子杂志，2019，5（1）：55-82.

[2] 王爱平，马臻棋. 早期胃癌的诊断及治疗[J]. 世界最新医学信息文摘，2019，19（59）：153-154.

[3] 杜奕奇，蔡全才，廖专，等. 中国早期胃癌筛查流程专家共识意见（草案）（2017 年，上海）[J]. 胃肠病学，2018，23（2）：92-97.

[4] 赫捷，陈万青，李兆申，等. 中国胃癌筛查与早诊早治指南（2022，北京）[J]. 中国肿瘤，2022，31（07）：488-527.

[5] 廖专，孙涛，吴浩，等. 中国早期胃癌筛查及内镜诊治共识意见（2014 年 4 月·长沙）[J]. 胃肠病学，2014，19（7）：408-427.

[6] XU R H, Zhang Y, Pan H, et al. Efficacy and safety of weekly paclitaxel with or without ramucirumab as second-line therapy for the treatment of advanced gastric or gastroesophageal junction adenocarcinoma（RAINBOW-Asia）：a randomised，multicentre，double-blind，phase 3 trial[J]. Lancet Gastroenterol Hepatol. 2021：6（12）：1015-1024.

[7] 刘珊，苏泽琦，刘逍遥，等. 基于 PubMed 和 Web of Science 数据库对中医药治疗慢性萎缩性胃炎现状的文献分析[J]. 中国实验方剂学杂志，2021，27（6）：149-158.

[8] 杨振华，孙波，黄傲霜，等. 慢性萎缩性胃炎中医证候的胃镜及病理特征分析研究[J]. 中国中西医结合消化杂志，2021，29（1）：58-61.

[9] 宋健，袁敏惠，刘争辉等. 基于血清胃蛋白酶原水平对于胃癌前病变高危证候类型的癌变风险相关性研究[J]. 时珍国医国药，2020. 31（7）：1658-1660.

[10] 王静雷，杨一兵，耿云霞，等. 1990—2017 年中国胃癌发病、患病及死亡状况趋势分析[J]. 中国慢性病预防与控制，2020，28（5）：321-325.

[11] 陈宏达，郑荣寿，王乐，等. 2019 年中国肿瘤流行病学研究进展[J]. 中华疾病控制杂志，2020，24（4）：373-379.

[12] 杨洋，瞿先侯，杨敏，等. 慢性萎缩性胃炎患者中医证候分型与癌变风险的相关性[J]. 中医杂志，2020，61（4）：319-324.

[13] 柴宁莉，李惠凯，翟亚奇，等. 胃低级别上皮内瘤变规范化诊治专家共识（2019，北京）[J]. 中华胃肠内镜电子杂志，2019，6（2）：49-56.

[14] SEO S I, PARK C H, YOU S C. et al. Association

between proton pump inhibitor use and gastric cancer: a population-based cohort study using two different types of nationwide databases in Korea[J]. Gut, 2021, 70(11): 2066-2075.

[15] ZHANG L Y, ZHANG J, LI D, et al. Bile reflux is an independent risk factor for precancerous gastric lesions and gastric cancer: An observational cross-sectional study[J]. J Dig Dis, 2021, 22(5): 282-290.

[16] BACK M K, MOON H S, KWON I S, et al. Analysis of factors associated with local recurrence after endoscopic resection of gastric epithelial dysplasia: a retrospective study[J]. BMC Gastroenterol, 2020, 20(1): 148.

[17] LI D, ZHANG J, YAO W Z, et al. The relationship between gastric cancer, its precancerous lesions and bile reflux: A retrospective study[J]. J Dig Dis, 2020, 21(4): 222-229.

[18] SHAH S C, GAWRON A J, MUSTAFA R A, et al. Histologic subtyping of gastric intestinal metaplasia: overview and considerations for clinical practice[J]. Gastroenterology, 2020, 158(3): 745-750.

[19] BANKS M, GRAHAM D, JANSEN M, et al. British Society of Gastroenterology guidelines on the diagnosis and management of patients at risk of gastric adenocarcinoma[J]. Gut, 2019, 68(9): 1545-1575.

[20] DUAN X J, LIAN H W, LI J, et al. Expression of GCRG213p, LINE-1 endonuclease variant, significantly different in gastric complete and incomplete intestinal metaplasia[J]. Diagn Pathol, 2019, 14(1): 61.

[21] 王萍，李鹏，陈萦晅，等. 中国整合胃癌前病变临床管理指南[J]. 中国中西医结合消化杂志，2022，30(3): 163-183.

第八章 乳腺癌筛查与早诊早治

乳腺癌是指起源于乳腺组织上皮细胞的恶性肿瘤，其发病的危险因素包括部分良性乳腺疾病、子宫内膜异位症、高内源性雌激素水平、月经初潮年龄早或绝经年龄晚、未经产或初次生育年龄晚、有乳腺癌家族史、乳腺癌易感基因突变、肥胖、大量吸烟、饮酒、暴露于治疗性电离辐射等。乳腺癌筛查是一种针对无症状女性开展的筛查，通过有效、简便、经济的乳腺检查方法，以期早期发现、早期诊断及早期治疗，从而降低乳腺癌的病死率。

乳腺癌筛查分为群体筛查和机会性筛查。群体筛查是指在辖区或机构有组织、有计划地组织适龄妇女进行筛查；机会性筛查是指医疗保健机构结合门诊常规工作提供乳腺癌筛查服务。机会性筛查一般建议40岁开始，但对于乳腺癌高危人群可将筛查起始年龄提前到40岁以前。

第一节 筛查人群与流程

一、乳腺癌的一般人群及高危人群

（一）乳腺癌的一般人群

乳腺癌一般风险人群即除了乳腺癌高风险人群以外的所有适龄女性。

（二）乳腺癌的高危人群

乳腺癌的高危人群是指符合（1）、（2）、（3）和（4）任一条件的女性。

（1）具有遗传家族史，即具备以下任意一项者：①一级亲属（指母亲、女儿以及姐妹）有乳腺癌或卵巢癌史；②二级亲属（指姑、姨、祖母和外祖母）50岁前，患乳腺癌2人及以上；③二级亲属50岁前，患卵巢癌2人及以上；④至少1位一级亲属携带已知 *BRCA1/BRCA2* 基因致病性遗传突变或自身携带 *BRCA1/BRCA2* 基因致病性遗传突变。

（2）既往诊断为乳腺不典型增生或小叶原位癌。

（3）30岁前接受过胸部放疗。

（4）根据评估对象的年龄、种族、初潮年龄、初产年龄、个人乳腺疾病史、乳腺癌家族史和乳腺活检次数等多个风险因子，利用Gail模型进行罹患乳腺癌风险评估。如果受试者5年内发病风险≥1.67%，则被认为是高风险个体。

二、乳腺癌早筛流程

乳腺癌筛查目标人群首先经过包括人口资料学、生理和生育情况、乳腺相关疾病史和乳腺癌家族史等内容的问卷调查，进行风险评估，确定为一般风险人群或高风险人群，进入相应的筛查流程（图8-1）。

（一）乳腺癌早筛项目

乳腺癌筛查项目应包括：乳腺癌知识宣教、乳腺自我检查（breast self-examination，BSE）、临床乳腺查体（clinical breast examination，CBE）以及乳腺影像检查。

1. **乳腺癌知识宣教** 乳腺癌防治知识的宣教可使公众提高自我保健意识，增强对乳腺癌的认识，从而自觉接受乳腺癌筛查，更好地配合治疗。

2. **乳腺自我检查** 乳腺自我检查（BSE）是指女性自己进行定期的乳腺手诊检查，有利于提高女性的乳腺健康和防癌意识，成本低、易操作，便于大规模推广应用（表8-1）。

3. **临床乳腺查体** 临床乳腺查体（CBE）是指由临床医师对女性进行乳腺和腋窝的视诊及触诊，相比BSE，临床医师进行的查体显然更加全面、细致和精准，是一种较经济且易操作的筛查方式（表8-2）。

4. **乳腺影像检查** 乳腺影像检查则包括乳腺超声、乳腺X线检查以及乳腺MRI，可以提高乳腺癌早期诊断率，并降低乳腺癌病死率。

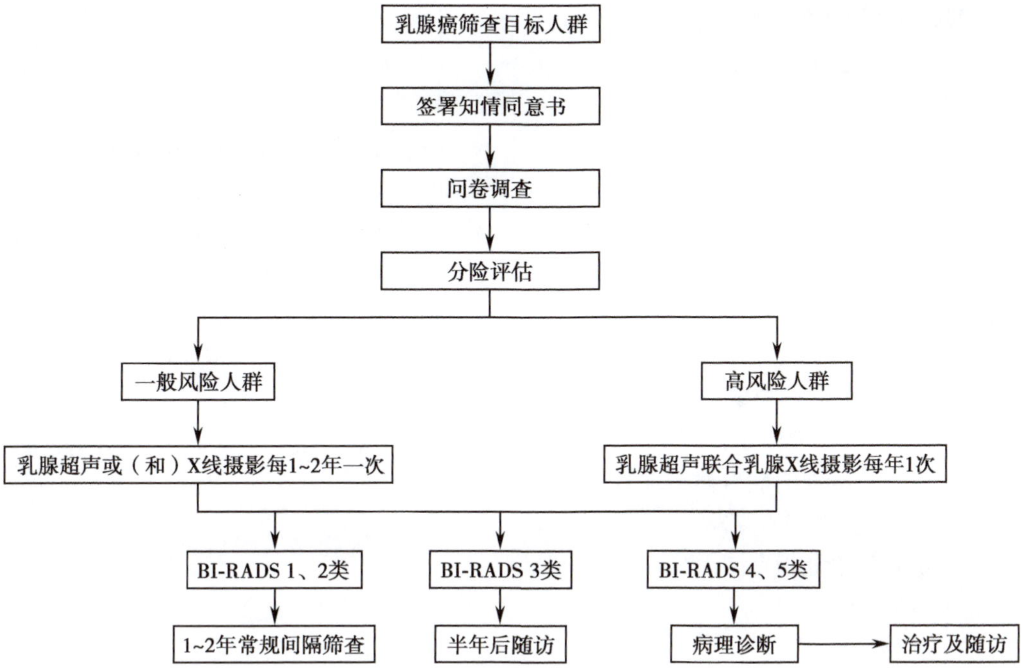

图 8-1　乳腺癌筛查流程图

表 8-1　乳腺自我检查(BSE)的具体方法

步骤	方法	检查内容
看	面对镜子站立，挺直上身，双手放在腰间或双手举高过头顶，各观察一次	观察双侧乳房大小、外形有无差异，表面皮肤有无红肿、皮疹、湿疹、皮肤褶皱、凹陷或“橘皮样变”，乳头是否有抬高、内陷或回缩，双侧腋窝是否有隆起
触	坐位或平卧位，左手抬高至左耳旁，右手四指并拢，平放在左侧乳房上；对侧同理	用指端掌面上下往复检查乳腺和腋窝，做圆周运动，注意是否有肿块、淋巴结肿大等
挤	使用拇指和食指轻轻挤压乳头	观察有无溢液

表 8-2　临床乳腺查体(CBE)的具体方法

检查内容	具体描述	
体位	坐位和仰卧位	
最佳时间	月经正常的妇女，在月经来潮后的第 9～11 天是乳腺检查的最佳时间	
视诊	外形	两侧乳房的位置、大小是否对称，是否有局限性隆起、凹陷
	皮肤	皮肤有无发红、水肿、破溃、“橘皮样变”、“酒窝征”、静脉曲张等
	乳头	两侧乳头是否在同一水平上，乳头是否有回缩、凹陷，乳头、乳晕有无糜烂、脱屑等
触诊	乳房	用指腹轻按乳腺组织于胸壁，按外上、外下、内下、内上象限及中央(乳头乳晕部)5 个区或按以乳头为中心顺时针方向进行全面触诊，需注意乳晕周围和腋尾部 发现乳腺肿块后，应注意肿块的部位、大小、质地、边界是否光滑、活动度如何，是否有疼痛等 检查乳头的活动度，乳头是否与肿块粘连或者固定，轻轻挤压乳头检查乳头有无溢液
	腋窝	右侧腋窝检查时，检查者用右手托起患者的右臂，使胸大肌处于松弛状态，然后用左手触诊，对侧同理；如触及肿大淋巴结，应明确大小、质地、活动度及与周围组织的关系等
	锁骨上窝	检查者站在患者背后，从锁骨头开始向上、向外检查，常见部位是胸锁乳突肌锁骨头外侧缘处

（二）一般风险人群的乳腺癌筛查策略

（1）20～39岁女性筛查策略

1）进行乳腺癌防治知识宣教。

2）1次/月BSE。

3）每1～3年1次CBE。

（2）40～69岁女性筛查策略

1）进行乳腺癌防治知识宣教。

2）1次/月BSE。

3）1次/年CBE。

4）每1～2年1次乳腺影像检查，可根据情况选择乳腺X线或超声检查，对致密型乳腺推荐X线与超声检查联合，必要时联合磁共振检查。

（3）70岁及以上女性筛查策略

1）进行乳腺癌防治知识宣教。

2）1次/月BSE。

3）1次/年CBE。

4）机会性筛查：每1～2年1次乳腺X线（可根据情况选择乳腺X线或超声检查，有症状或可疑体征时进行影像学检查）。

（三）高风险人群乳腺癌筛查策略

1. 携带遗传性乳腺癌相关基因有害突变健康人群筛查策略

（1）携带高外显率基因（*BRCA1*，*BRCA2*，*CDH1*，*PALB2*，*PTEN*和*TP53*）有害突变健康女性的筛查策略如下所述。

1）推荐18岁开始定期进行有自我意识的BSE。

2）推荐25～29岁，在BSE和CBE（每6～12个月1次）的基础上，1次/年乳腺超声检查。

3）推荐30～39岁，在BSE和CBE（每6～12个月1次）的基础上，1～2次/年乳腺超声检查，可考虑1次/年乳腺MRI。

4）推荐40～75岁，在BSE和CBE（每6～12个月1次）的基础上，1～2次/年乳腺超声联合1次/年乳腺X线检查，可选择1次/年乳腺MRI。

5）推荐75岁以上人群考虑个体化筛查。

（2）除高外显率基因以外其他基因突变需结合不同基因以及家族史共同决定，筛查的强度介于携带高外显率易感基因和其他高风险人群之间。

2. 除明确携带遗传性乳腺癌相关基因有害突变的其他高风险人群筛查策略

1）推荐18岁开始定期进行有自我意识的BSE。

2）从确定其高风险开始，在自查的基础上每6～12个月1次CBE。

3）于家族中乳腺癌最小发病年龄提前10年或确定个人为高风险人群（但年龄需≥25岁）开始，在BSE和CBE（每6～12个月1次）的基础上，1次/年乳腺超声检查。

4）40岁以后1次/年乳腺X线联合超声检查，必要时增加乳腺MRI检查。

第二节 筛查与诊断技术

一、乳腺癌的筛查方法

（一）超声检查

超声检查因其简便易行、灵活直观、无创无辐射等特点，适用于所有可疑乳腺病变的人群。常规超声检查可以早期、灵敏地检出乳腺内可疑病变，通过对病变形状、纵横比、边缘、回声类型以及后方回声特征的观察，结合彩色多普勒血流成像、弹性成像、超声造影等特征，初步判断病变性质。

超声检查常用高频线阵探头（7.5～10MHz），若病变位置表浅，可选用更高频率线阵探头，对于腺体致密或有植入硅胶填充物等情况可选用中低频率的探头。患者常规取仰卧位，双手上举，自然置于头部上方或两侧以充分暴露双侧乳腺和腋窝、锁骨下区域。若病灶靠近乳腺外侧可采用侧卧位，乳房较大或乳房下垂明显时，检查者可用手向上托起乳腺以免漏扫，若肿块位置特殊，可采用特殊体位，如直立位或半直立位。正常乳腺组织位于图像中层；高回声结构包括小叶间的结缔组织分隔、乳腺前后筋膜、部分可见的导管壁和皮肤组织；等回声组织主要为脂肪组织、小叶、导管上皮组织（图8-2）。

具体超声检查手法可以采用从上至下、从外向内、横切纵切交替的“十字交叉法”扫查，或由外向中心（乳头）、由中心向外做放射状扫查。对于乳头根部组织则推荐采取探头斜切扫查，即将探头置于乳头旁，使声束斜切向乳头根部后方，以显示乳头深面结构。乳腺超声扫描体位常规取仰卧位，扫描范围自腋窝顶部至双乳下界，包括全乳及腋窝，必要时还需要扫查双锁骨上下区域。

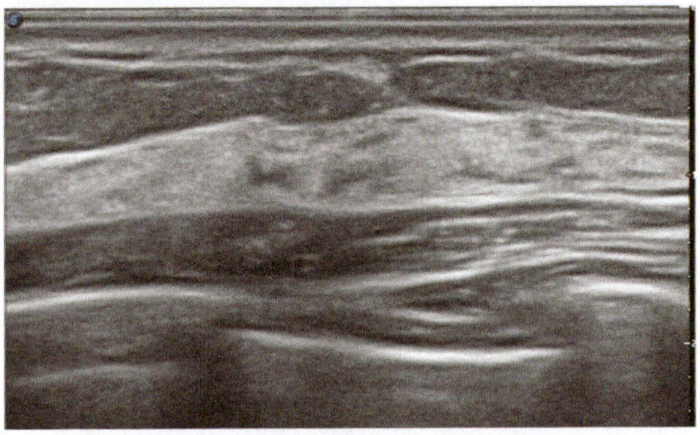

图 8-2　正常乳腺常规超声图像

1. 适应证

（1）乳腺相关症状者：触诊发现乳腺肿物、乳头溢液、乳头内陷、局部皮肤改变等。

（2）评价乳腺 X 线摄影、MRI 等其他影像检查中发现的异常。

（3）针对未满 30 岁的年轻女性、妊娠或哺乳期女性的乳房检查。

（4）乳腺良性病变的随访、乳腺癌术后随访、绝经后激素替代治疗随访等。

（5）介入性超声：超声引导细针/空芯针穿刺活检及术前定位等。

2. **多普勒超声成像**　多普勒超声（Doppler ultrasound）作为功能影像，可非侵入性地分析肿瘤血管形态、血流来源及方向等特性，可与常规超声一起使用，进行乳腺结节良恶性鉴别诊断和乳腺癌治疗后的疗效评价。目前，临床使用的多普勒检查种类有彩色多普勒、脉冲频谱多普勒、连续频谱多普勒、能量多普勒、组织多普勒等。乳腺检查最常使用的是彩色多普勒、脉冲频谱多普勒和能量多普勒。

3. **超声弹性成像**　基于生物组织弹性差异进行成像的方法被称为弹性成像。通常情况下，乳腺癌较周围正常组织或良性肿瘤质地更硬。弹性成像可以通过对组织硬度的检测，判断组织类型。这与通过临床触诊获得的信息相似，但触诊结果受检查者的主观影响，差异较大，此外，对位于深部的小病变灵敏度较低。相比之下，弹性成像避免了人工触诊的局限性，其应用可拓展到人工触诊所不能达到的领域，能更加客观、灵敏地评价组织的硬度，并通过图像或数值直观地显示出来。弹性成像分为应变式弹性成像（strain elastography，SE）及剪切波弹性成像（shear wave elastography，SWE）。

4. **超声造影成像**　超声造影（contrast-enhanced ultrasonography，CEUS）是利用造影剂后使散射回声增强，提高超声诊断的分辨率、敏感性和特异性的技术，超声造影可以显示病灶内微血管分布、走行、血流动力学差异以及病灶与周围正常组织的关系，对于良恶性病灶的鉴别具有一定的意义（图 8-3 和图 8-4）。目前用于评估

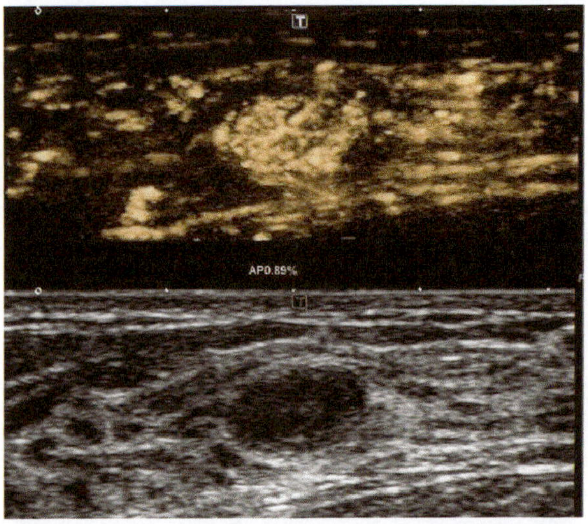

图 8-3　乳腺纤维腺瘤超声造影图像：增强后病灶大小无变化

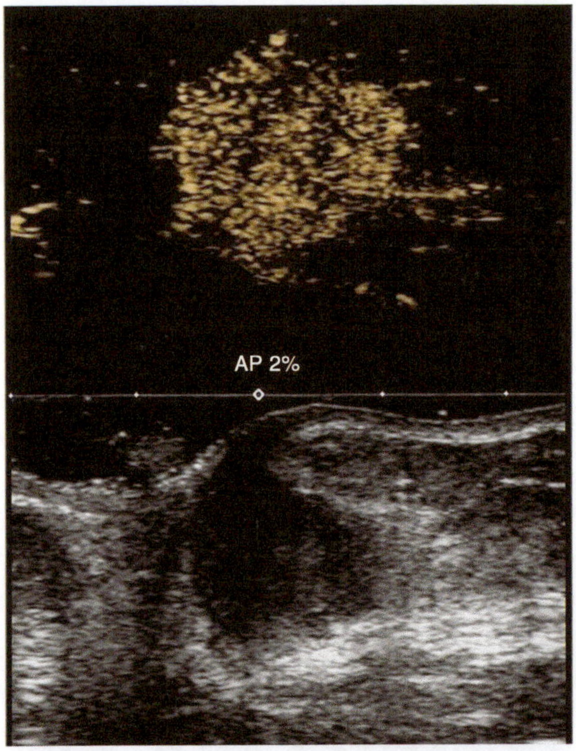

图 8-4　乳腺癌超声造影图像：增强后病灶增大

乳腺肿瘤的超声造影剂有六氟化硫和全氟丁烷，它们的平均粒径相近（六氟化硫约为 2.5μm，全氟丁烷约为 2.1μm），能在 2～10MHz 的超声声束中产生有效的共振，起到强散射体的作用。造影方式包括经静脉造影和经皮造影：经静脉造影中，由于造影剂可以通过肺部的毛细血管网，因此可以经静脉注射到达乳腺肿块；经皮造影则可以通过皮下注射到达淋巴管及淋巴结，这种方法可以在乳腺癌术前对前哨淋巴结进行定性评估。六氟化硫造影剂注射后在体内显影时间长达 5min，全氟丁烷造影剂的显影时间更长。通过使用这些造影剂可以获取更多乳腺肿瘤的血流灌注信息，并可以通过时间 - 强度曲线与增强模式来进行评估。

5. **自动乳腺超声成像**　自动乳腺超声（automated breast ultrasound system，ABUS）是一种新型高分辨率乳腺三维超声成像技术，具有能够获得全乳腺解剖结构成像（包括横断面、矢状面和冠状面）、探头自动扫描以及左右乳腺同屏对比等优点，也可从三维角度、多层面观察乳腺的内部结构，改变了手持式超声（handheld ultrasound，HHUS）对操作者依赖性强、成像面积小和没有冠状面图像等缺点，在乳腺癌筛查及诊断方面均有较高的应用价值。与乳腺 X 线摄影技术比较，ABUS 没有辐射性且对于致密型乳腺成像效果好。

6. **超声报告描述术语**

（1）常规超声描述术语

1）形状

a. 卵圆形：可以有 2 或 3 个起伏，即“浅分叶状”或大的分叶（图 8-5）。

b. 圆形：指球形，类似于球体、环形、球状等，其前后径等于横径；定义一个肿块为圆形，其周长的投影必须为环形。在乳腺超声中，圆形肿块并不常见。

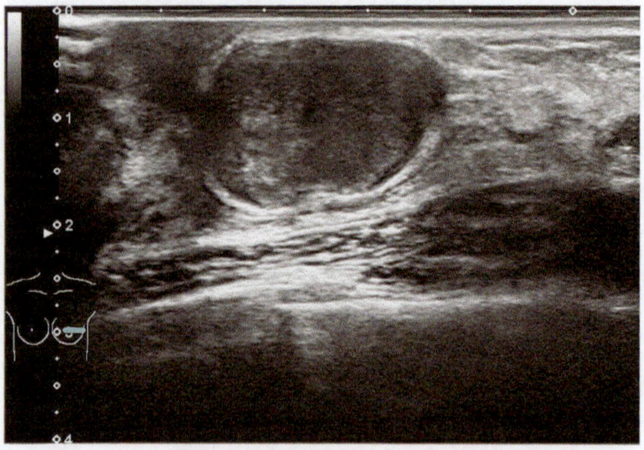

图 8-5　乳腺纤维瘤超声图像：病灶呈卵圆形

c. 不规则形：病灶形状既不是圆形，亦非卵圆形。

2）方位（纵横比）：方位的定义是以皮肤为参照物的。此征象为超声所特有，但方位并不是评估肿物良恶性的一个独立特征。

a. 平行：“长度＞高度”或者“水平的”。

b. 非平行：肿物长轴不平行于皮肤线。

3）边缘

a. 完整：病灶有明确或清晰的边缘，与周围组织有锐利的分界。

b. 不完整：病灶具有以下特征。①模糊：病灶与周围组织无明确的分界（包括恶性声晕）；②成角：病灶边缘部分或全部成角，通常成锐角；③细分叶：病灶边缘呈齿轮状起伏；④毛刺：肿物边缘处可见锐利的放射线向周围延伸（图 8-6）。

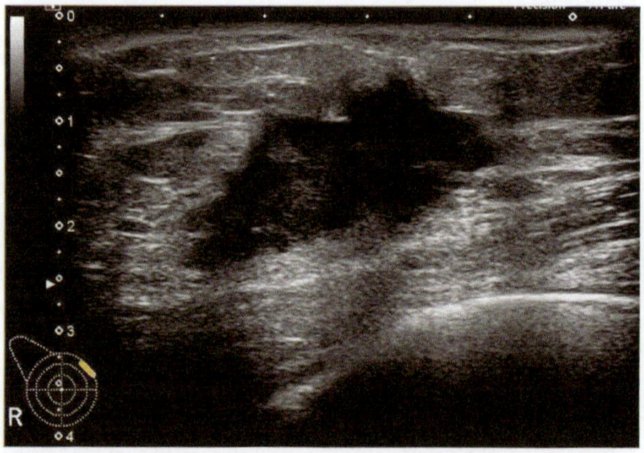

图 8-6　乳腺癌超声图像：病灶边缘模糊，可见成角

4）回声：以皮下脂肪层回声为参考，可描述为无回声、低回声、等回声、高回声以及混合回声。

5）后方回声特征

a. 增强：病灶后方回声高于相同深度的邻近组织。

b. 衰减：病灶后方回声低于相同深度的邻近组织，侧方回声失落不包括在内。

c. 无改变：无衰减或增强，回声与相同深度的邻近组织无差别。

d. 混合特征：病灶后方回声有上述两种或两种以上征象，表明肿块内部成分不均匀。

6）钙化：根据钙化位置分为肿块内、肿块外及导管内（图 8-7）。

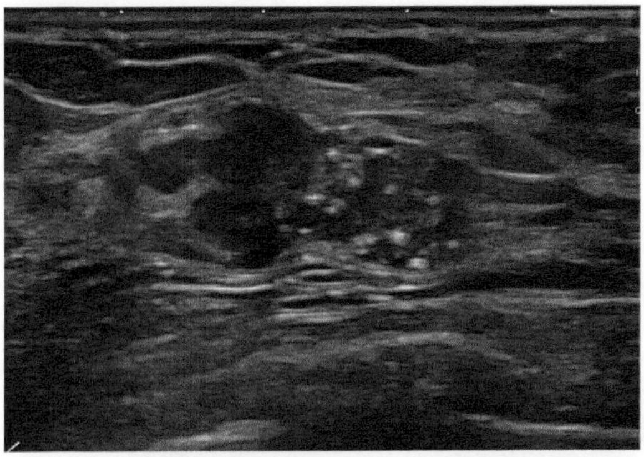

图 8-7 乳腺癌超声图像：可见病灶内钙化

7）伴随特征

a. 导管改变：局部扩张等。

b. Cooper 韧带改变：Cooper 韧带拉伸或中断。

c. 皮肤、皮下脂肪组织改变：皮肤水肿或受累。

（2）超声造影描述术语

1）大小：增强后无变化；增强后病灶范围增大。

2）边缘

a. 完整：病灶有明确或清晰的边缘；

b. 不完整：模糊指增强后病灶与周围组织无明确的分界；蟹足样增强指增强后可见病灶边缘呈放射状向周围延伸。

3）增强水平：与周围正常腺体相比，无增强、低增强、等增强、高增强。

4）增强方式：向心性增强、离心性增强、弥漫性增强。

5）造影剂分布：均匀性增强、不均匀增强。

（3）ABUS 常见征象

1）汇聚征（retraction phenomenon）：是冠状面特征表现，表现为病灶周边放射状分布的条状高回声向病灶中心汇聚，对乳腺恶性肿瘤诊断有较高特异性（图 8-8）。

2）跳跃征（skip sign）：扫描过程中出现的跳跃伪像，由于探头通过乳腺不同硬度的区域或轮廓变化而发生。

3）晕环（halo）：是环绕病灶边缘的一圈高回声或低回声环。高回声晕环与周围受压的纤维组织或炎症反应带有关（图 8-8），低回声晕环与病灶的侧方声影有关，完整的晕环有助于良性的肿块型病变的诊断。

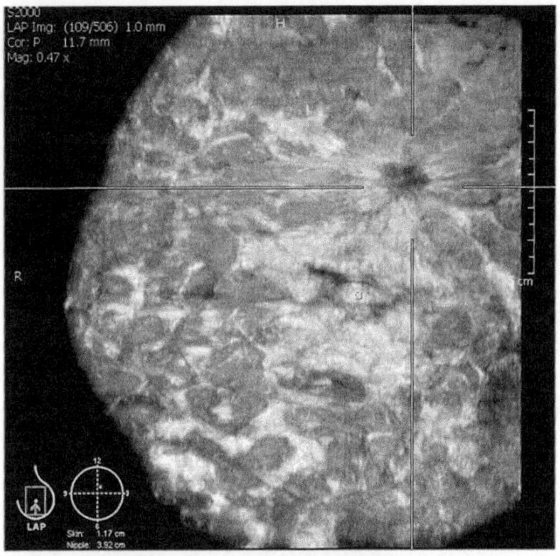

图 8-8 ABUS 冠状面汇聚征及高回声晕环

4）白墙征象（white wall sign）：病变后方出现的高回声区，由后方回声增强引起，多与囊肿有关，但囊实混合回声肿物、部分内部回声均匀的实性良恶性肿瘤（如纤维腺瘤、黏液癌、淋巴瘤等）也可以出现（图 8-9）。

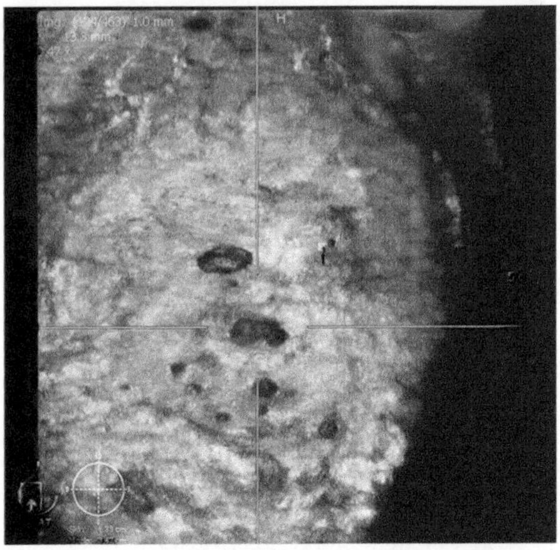

图 8-9 囊肿后方回声增强形成白墙征象

（二）乳腺 X 线摄影

乳腺 X 射线摄影（mammography）是用 X 射线进行的影像检查，是最常见的乳腺癌筛查及诊断技术，是欧美国家乳腺癌筛查的主要推荐手段。与其他影像学方法相比，乳腺X射线摄影在检出钙化方面有无可替代的优势。然而，由于我国女性具有乳房体积小、腺体密度高、乳腺癌发病年龄早等特征，该技术在中国乳腺癌筛查应用中存在一定局限性。乳腺超声筛查比乳腺X射线检查具有更高的成本—效果比。因此，目前我们的做法是，对于致密性乳腺的一般风险人群或高风险人群，推荐使用乳腺X射线检查联合乳腺超声进行筛查。

常规投照体位包括双侧内外侧斜位（mediolateral oblique，MLO）及头尾位（cranio-caudal，CC）。对常规体位显示不佳或未包全乳腺实质者，可根据病灶位置选择补充体位，包括外内侧位、内外侧位、内侧头足轴位、外侧头足轴位、尾叶位、乳沟位。为使病灶显示效果更佳，必要时可开展一些特殊摄影技术，如局部加压摄影、放大摄影或局部加压放大摄影等。内外侧斜位摄影图像中，胸大肌应一直延伸到乳头水平，向前方膨隆，方可评价为标准体位。头尾位中要确认乳腺内侧组织是否完全包括在内（图8-10）。

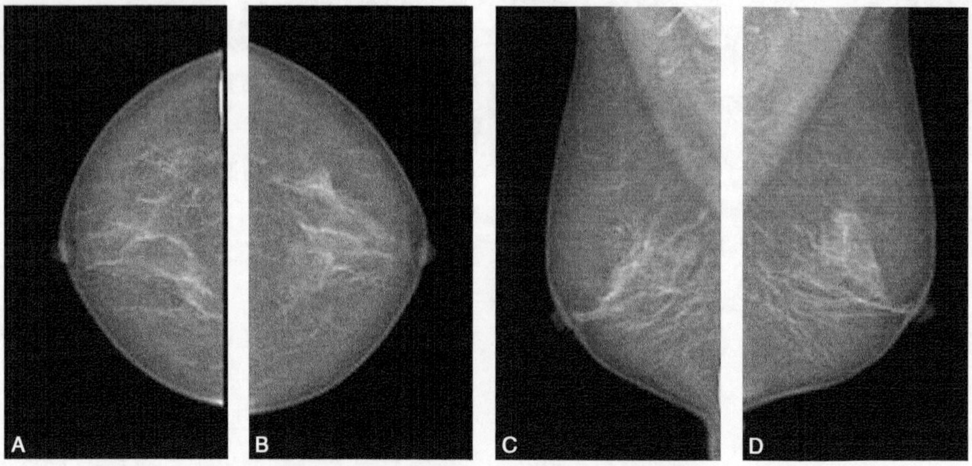

图8-10　乳腺X射线正常双乳头尾位（CC位）和内外斜位（MLO位）图像
A. 右乳CC位；B. 左乳CC位；C. 右乳MLO位；D. 左乳MLO位。

1. **适应证**

（1）无症状人群的筛查；

（2）适龄女性筛查或其他相关检查发现乳腺异常改变；

（3）有乳腺肿块、局部增厚、异常乳头溢液、乳腺皮肤异常、局部疼痛或肿胀症状；

（4）良性病变的短期随诊；

（5）乳腺癌保乳术后的随诊；

（6）乳房修复重建术后；

（7）引导定位及活检等。

对40岁以下、无明确乳腺癌高危因素或临床查体未见异常的妇女，不建议首先进行乳腺X射线检查，且妊娠期女性通常不进行乳腺X射线摄影。

2. **乳腺腺体构成成分简要描述**　乳腺腺体构成成分简要描述主要根据乳腺构成的纤维腺体组织密度高低和分布范围分为4种类型。

（1）a型，几乎全是脂肪组织；

（2）b型，散在纤维腺体密度；

（3）c型，乳腺组织密度不均；

（4）d型，乳腺组织极其致密。

3. **病变定位**

（1）定侧：左侧、右侧或双侧。

（2）部位：包括象限定位或钟面定位。

1）象限定位：外上象限、外下象限、内上象限、内下象限、中央区、尾叶区。

2）钟面定位：以乳头为中心，按时钟位置对乳腺病变进行定位。

（3）深度：将区域与胸壁平行分成3等份，前1/3（前部）、中1/3（中部）、后1/3（后部）。

（4）距离乳头的距离。

4. **重要征象**

（1）肿块：指在2个相互垂直（或近似垂直）的投照位置上均可见的占位性病变（图8-11）。

1）形态

a. 圆形、卵圆形：常为良性征象。

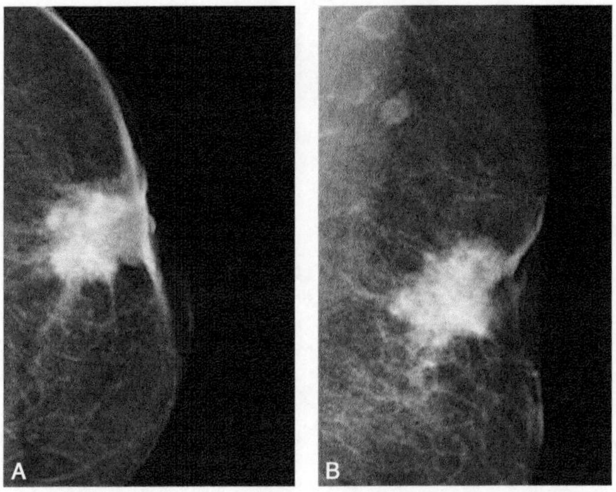

图 8-11　乳腺 X 射线肿块图像

A. 左乳 CC 位；B. 左乳 MLO 位。可见左乳中央区前部不规则肿块影，邻近皮肤增厚，乳头凹陷。

b. 不规则形：常为恶性征象。

2）边缘：对于判断肿块的良、恶性最为重要。可分为边缘清晰、遮蔽状、微分叶、模糊、毛刺状。

3）密度：肿块密度与周围的乳腺实质相比，分为高密度、等密度、低密度、含脂肪密度。

（2）钙化：表现为高密度影（图 8-12）。

1）钙化形态分类

a. 典型良性钙化：可描述为皮肤钙化、血管钙化、粗糙或爆米花样钙化、大杆状钙化、圆形钙化、边缘型钙化、营养不良性钙化、钙乳沉积钙化、缝线钙化。

b. 可疑形态钙化：无定形钙化、粗糙不均质钙化、细小多形性微钙化、细线样或细分支状钙化。

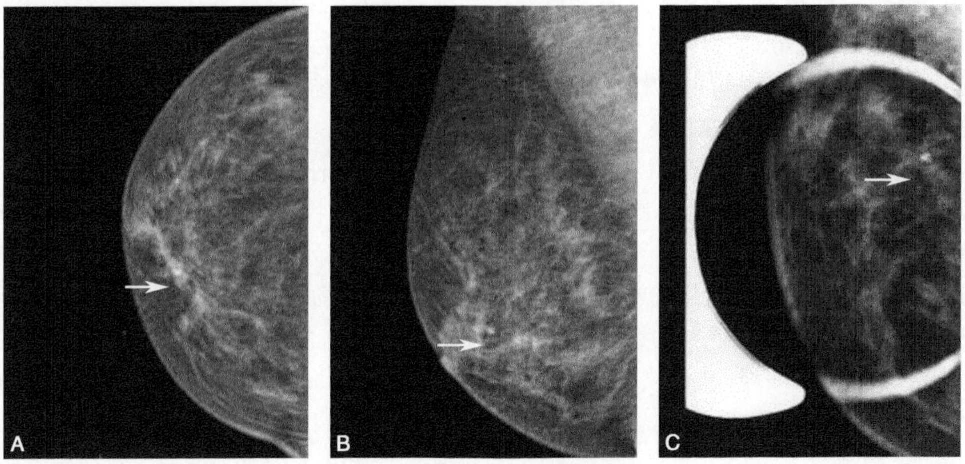

图 8-12　乳腺 X 射线恶性钙化图像

A. 右乳 CC 位；B. 右乳 MLO 位；C. 点压片。右乳内份可见团簇状分布的细多形性钙化；点压片区域可见团簇状分布的细多形性钙化。

2）钙化的分布：可呈弥漫性分布、区域性分布、团簇状分布、线样分布、段样分布等。

（3）结构扭曲：指乳腺纤维腺体组织和纤维小梁结构扭曲、紊乱，密度可有增高，但无明确的肿块；包括从某一点发出的放射状条索影、毛刺影或乳腺实质边缘收缩、变形（图 8-13）。

（4）不对称：乳腺双侧对比时，一侧乳腺某个区域或一侧乳腺密度高于对侧相应纤维腺体组织，这种非对称致密影缺乏肿块的三维轮廓及清楚的边缘（图 8-14）。包括结构、整体、局灶、进展性不对称。

（5）一些其他重要征象

1）内乳淋巴结：典型的乳内淋巴结短径常小于 10mm，正常呈肾形或中央透明的肿块状影。

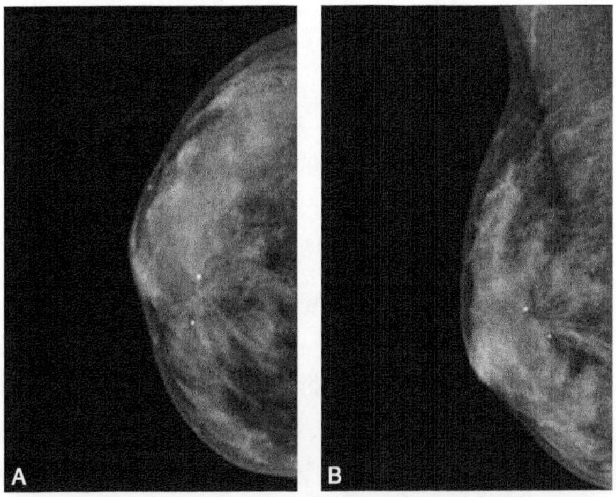

图 8-13　乳腺 X 射线结构扭曲图像

A. 右乳 CC 位；B. 右乳 MLO 位。右乳内上象限中部可见局部结构呈放射状扭曲，其内可见散在圆形钙化灶。

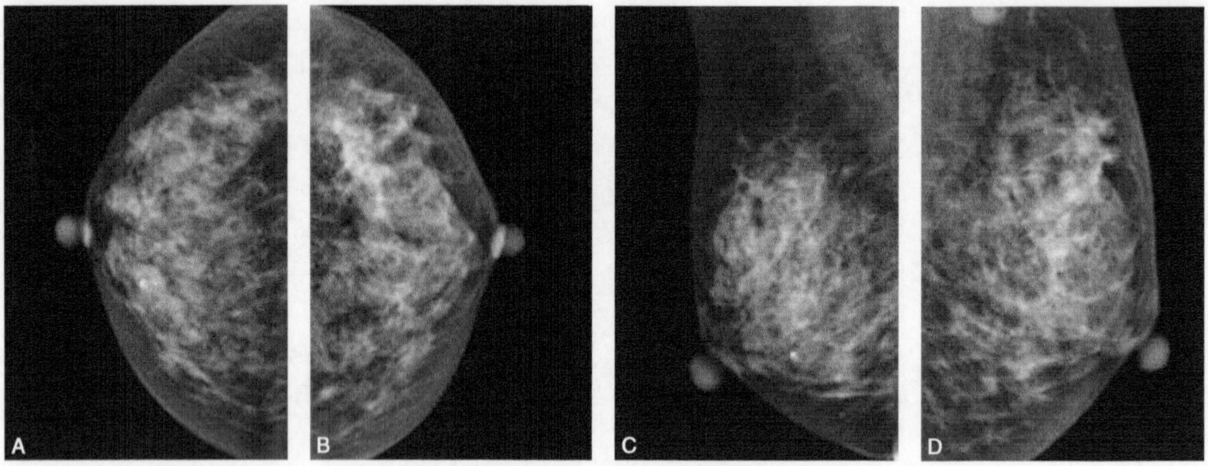

图 8-14　乳腺 X 射线非对称致密影图像

A. 右乳 CC 位；B. 左乳 CC 位；C. 右乳 MLO 位；D. 左乳 MLO 位。左乳外上象限可见非对称致密度影。

即使淋巴结短径≥10mm，如果内部由明显的脂肪组织占据，仍可视为正常。

2）皮肤病变：皮肤病变如果被投照到乳腺组织中，容易被误认为是乳腺内病变，因此应当在报告中描述或 X 射线片上将其标识出来。

3）孤立性导管扩张：表现为单侧管状或分支状结构。

4）相关征象：指与肿块、钙化或非对称性致密影伴随出现的征象，亦可单独作为影像征象使用。包括皮肤回缩、乳头回缩、皮肤增厚、小梁增厚、腋窝淋巴结肿大、结构扭曲、钙化。

（三）磁共振检查

磁共振成像具有较高的软组织分辨率和无电离辐射的特点，能显示多灶性、多中心性病变或双侧乳腺病变，并能同时显示肿瘤与周围组织的关系、淋巴结转移情况等，为制订手术方案提供更可靠的依据。

1. **检查指征**

（1）乳腺癌的诊断或分期。

（2）新辅助治疗后的疗效评估。

（3）腋窝淋巴结转移但原发病灶未明确者。

（4）保留乳房的乳腺癌切除术患者的术前评估以及术后随访。

（5）乳腺成形术后的随访。

（6）乳腺癌高危人群的筛查，主要包括有 *BRCA* 基因携带者或有家族史的患者、有胸部放疗史的患者。

（7）MRI 引导下的乳房病变穿刺活检术。

2. **检查时间**　对于绝经前女性，MRI 检查要尽量在月经结束后的第 2 周进行，已明确诊断的乳腺癌患者无此要求。

3. **扫描序列及参数**　除了只进行假体植入物的评价外，乳腺 MRI 检查均需进行增强扫描。

（1）扫描序列至少包括：T_1 加权成像非脂肪抑制序列（图 8-15）、T_2 加权成像脂肪抑制序列（图 8-16）、动态增强 T_1 加权成像脂肪抑制序列（图 8-17）、弥散加权成像序列（图 8-18）。

（2）增强扫描序列：对比剂选用钆喷酸葡胺注射剂（gadolinium diethylenetriamine pentametric acid，Gd-DTPA），注射剂量 0.1mmol/kg，采用压力注射器以 2～3ml/s 的速率经肘静脉注入，10s 内快速团注，注射完对比剂后以相同速率注入 15ml 生理盐水冲管。注意增强前后的 T_1 加权成像序列最好有脂肪抑制且双侧乳腺同时成像，建议进行减影处理并绘制动态增强曲线。对比剂注射后共采集 5～9 次，扫描延迟时间以 8～10min 为宜。

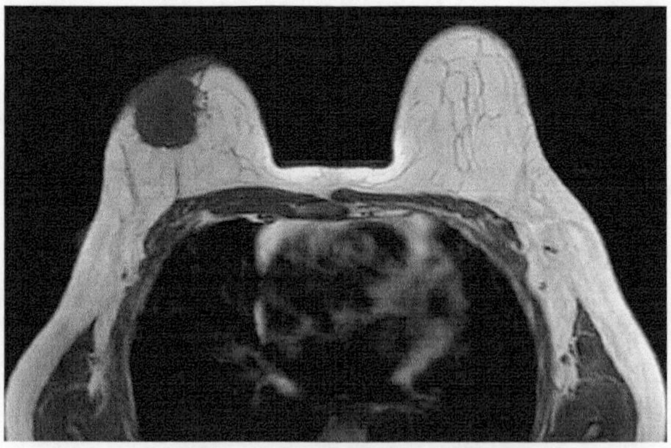

图 8-15　乳腺癌 MRI T_1WI 图像

右乳外份低信号肿块，邻近皮肤增厚、凹陷。

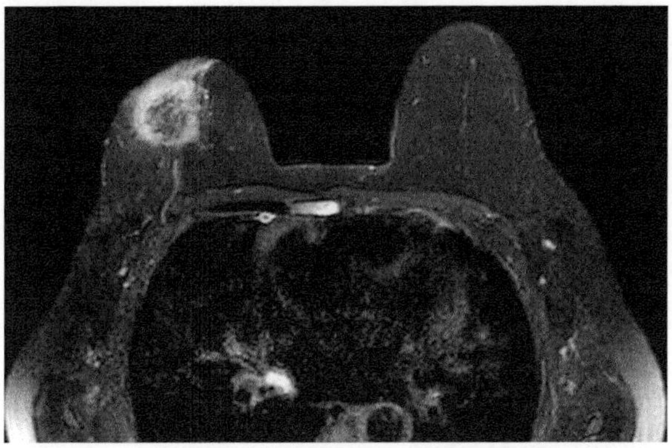

图 8-16 乳腺癌 MRI T_2WI 图像

右乳外份肿块，病变边缘呈稍高信号，中心呈稍低信号，肿块周围可见毛刺，邻近皮肤增厚、凹陷。

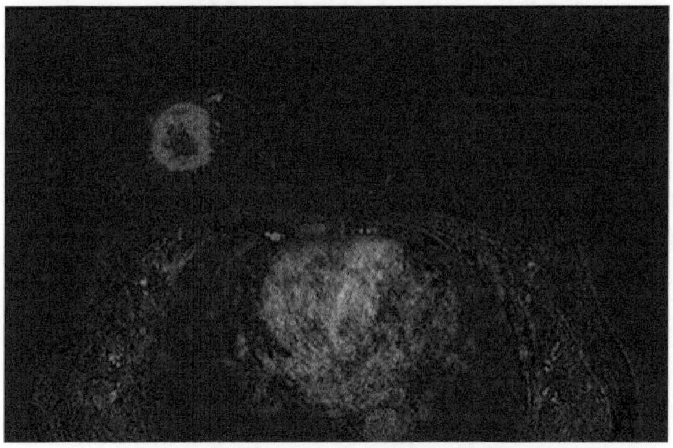

图 8-17 乳腺癌 MRI 增强图像

右乳外份肿块，病变边缘环形强化，中心未见强化。

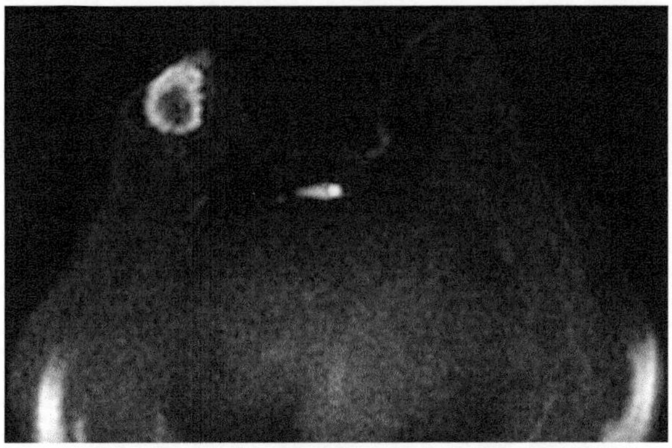

图 8-18 乳腺癌 MRI DWI 图像

右乳外份肿块，病变边缘弥散受限，中心未见弥散受限。

（3）扩散加权成像：一般行抑脂的单次激发平面回波序列轴位扫描，抑制常规使用频率饱和或水激发方式。使用并行采集技术有利于减低磁敏感伪影而提高图像质量，常规并行采集因子为 2～3。扫描一般采用 2 个 b 值，常规使用 0 或 50s/mm^2 和 800s/mm^2 或 1 000s/mm^2。

（4）图像后处理：动态增强扫描序列需要图像后处理并生成时间 - 信号强度曲线（time signal intensity curve，TIC）。注意寻找病灶最大、强化显著的区域放置感兴趣区，应避开出血、液化、坏死及囊变区。主要包括早期（缓慢、中等、快速）及延迟期（渐增型、平台型、流出型）。

4. 乳腺 MRI 诊断报告指南

（1）乳腺纤维腺体组织量描述：需要在非脂肪抑制平扫 T_1 加权成像进行评估。分 4 种类型：a 型，几乎全部为脂肪；b 型，散在分布的纤维腺体组织；c 型，不均匀分布的纤维腺体组织；d 型，致密纤维腺体组织。

（2）乳腺背景实质强化分为 4 种类型：a 型，极少强化；b 型，轻度强化；c 型，中度强化；d 型，重度强化。

（3）征象的描述：采用乳腺 MRI 专业词汇对病灶进行描述。

1）点状强化：点状强化直径小于 5mm，形态和边缘难以清晰描述。T_2WI 图像上信号较低、没有淋巴结门、流出型曲线、动态观察下新发、增大的点状样强化可能是恶性的（图 8-19）。

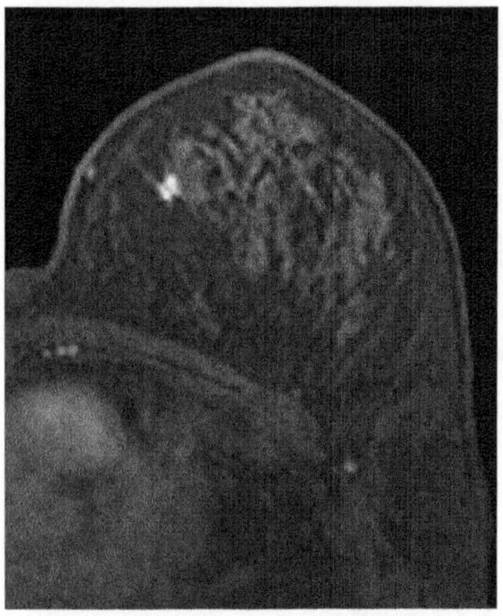

图 8-19 MRI 增强示点状强化病灶

左乳内份单发点状强化。

2）肿块样强化：肿块是一个占据空间的三维结构，具有外凸的轮廓，直径大于 5mm。肿块样强化的描述包括三个方面：形态、边缘和内部强化特点。形态和边缘的评价应在增强后第一期进行，以减少周围腺体组织强化对观察的影响（图 8-20）。

a. 肿块样强化的形态包括：圆形、卵圆形和

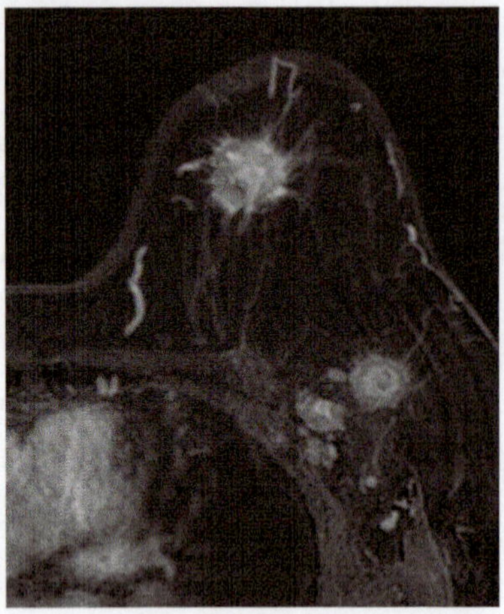

图 8-20 MRI 增强示肿块样强化病灶

左乳内份肿块样强化影，周围可见条索、毛刺及迂曲增粗血管影，左侧腋窝多发淋巴结增大。

不规则形。

b. 肿块样强化的边缘是指病灶的边界，反映肿块边界和周围乳腺组织的关系，包括：清晰、不清晰（不规则和毛刺状）。

c. 肿块样强化的内部强化特点包括：均匀强化、不均质强化、边缘强化、内部暗分隔。

3）非肿块样强化：既不是点状，也不是肿块样的强化，强化特征与周围正常腺体组织有明显差异，异常强化区域的内部可存在点状或小片状正常纤维腺体或脂肪。非肿块样强化的描述包括两个方面：分布和强化特征（图 8-21）。

a. 非肿块样强化的分布可以描述为：局灶分布、线样分布、段样分布、区域分布、多发区域分布、弥漫分布。

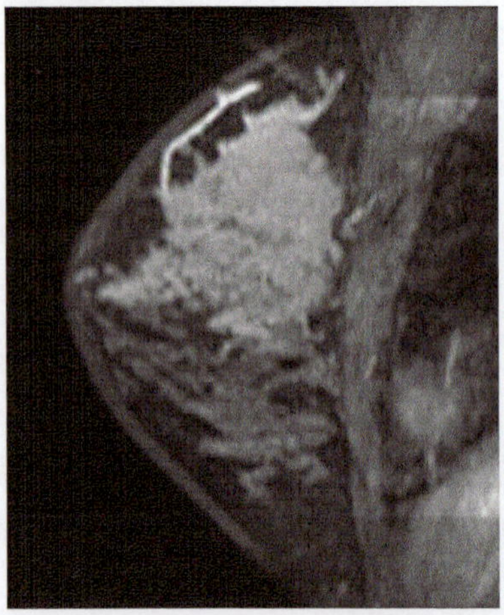

图 8-21 MRI 增强示非肿块样强化病灶

乳腺上份区域性分布的非肿块样强化影，呈均匀强化。

b. 非肿块样强化的强化特征可描述为：均匀强化、不均质强化、集簇状强化、成簇环状强化。

（4）其他征象及伴随征象：乳房内淋巴结、皮肤病变、非强化征象（T_1WI 平扫导管样高信号、囊肿、术后积液积血等）、乳头回缩、乳头受侵、皮肤回缩、皮肤增厚、皮肤受侵、腋窝淋巴结肿大、胸肌受侵、胸壁受侵、结构扭曲、含脂肪病变等。

（5）植入物：假体材料和腔型、假体位置、假体外形异常、硅胶假体囊内异常、囊外硅胶、水滴、假体周围积液。

（6）病灶定位：左侧 / 右侧、象限和钟面定位、病变深度、距乳头的距离。

二、影像引导下的乳腺活检技术

乳腺活检的时机应综合患者病史、体检及影像学检查来共同决定。活检的主要目的是对疑似恶性的乳房肿块及影像学检查的异常发现，获得活检标本，以进行精确的诊断。与外科手术活检相比，影像引导下的经皮穿刺活检已经被证实具有安全性高、准确度高、对乳房外形影响小、创伤小且成本低的优势，成为不可触及乳腺病灶首选的活检方法。

（一）活检设备的选择

1. **细针穿刺活检** 初始进行影像引导下异常病变取样的方法是细针穿刺活检（fine needle aspiration，FNA）。FNA 操作简便、价格低廉、患者耐受性好。但是 FNA 存在明显的局限性，包括取样量少、假阳性率高及诊断准确性差。因此，在乳腺疾病的诊断中，FNA 只用于腋窝淋巴结及位置表浅或靠近胸壁不适合空芯针活检的病变取样。

2. **空芯针穿刺活检** 空芯针穿刺活检（core needle biopsy，CNB）是指使用大口径的可击发穿刺针进行取样。由于使用 CNB 能够获得较多的组织量，所以不仅能进行细胞学诊断还能够得到组织病理学结果，可以区分浸润性癌和原位癌，以及判断肿瘤生物标志物雌激素受体（estrogen receptor，ER）、孕激素受体（progesterone receptor，PR）、人类表皮生长因子受体 2（human epidermal growth factor receptor-2，HER2）、Ki-67 以及组织学分级等状况。实施经皮穿刺活检时，应当选择 14G 或更粗的针，所取得的标本平均质量约为 17mg，与 16/18G 穿刺针相比，其准确率更高。

3. **真空辅助活检** 真空辅助活检（vacuum-

assisted biopsy，VAB）即运用真空辅助乳腺微创旋切系统，对影像学发现的微小病灶进行完全切除。该系统由旋切刀、真空抽吸泵、控制器及相关软件等几部分组成。旋切刀与空芯针相似，由套管针构成，再辅以真空抽吸。它每次切取的标本量较大，并具有特殊的传送装置，在不退出外套针的情况下，通过内套针的运动可将切取的标本不接触穿刺创道而在外套针内运出体外，并进行重复切割。这样，一次穿刺能切取多个标本，确保将病灶完全切除。与 CNB 相比，VAB 可以提高钙化灶的成功取样率、降低组织诊断的低估率，具有微创、准确、美观的特点，是一种安全、有效、准确的乳房微创治疗和诊断方法。

（二）活检引导方法

影像学引导下乳腺活检的引导方法包括超声、X 线立体定位、MRI 检查。每种活检方法都非常重要，各有优势，具体方法的选择是基于哪种方式最能显示乳房异常和肿块位置，医生需根据患者病情制订最适合的个体化手术方式。但一般来说，超声通常是首选，因为它更快、更舒适、更方便操作。

1. **超声引导下的乳腺活检**　超声引导下的乳腺活检主要用于乳腺超声影像提示的可疑实性病灶活检，对可扪及的病灶通常也用超声辅助定位。所有具备超声异常发现的病变应当首选超声引导下的经皮穿刺活检。与 X 线立体定位或 MRI 引导的活检相比，超声引导的活检更加简便、迅速，患者痛苦更少，穿刺途径更多选择，尤其是对于位置更加靠后或中间的病变。除此之外，由于可以实时地监控穿刺针通过目标病灶，因而可以稳定地获取充足的标本。

在超声引导的活检过程中，患者处于仰卧位或侧卧位，患侧上肢上举过头。清洁皮肤后，进行局部浸润麻醉。对患者进行皮肤切口后，穿刺针平行于探头长轴向着目标病变刺入乳房，以保证穿刺针能够被看到。活检针应当在击发前置于目标病变边缘的近端，这样击发后穿刺针可以达到预定活检位置。如果使用非击发的真空辅助活检装置，穿刺针应常规放置于目标病灶深面。穿刺针的角度对其可见度影响较大。穿刺针应当平行于探头及胸壁，以避免造成损伤。

2. **X 线立体定位引导下的乳腺活检**　X 线立体定位引导下的活检可用于钼靶发现的微小钙化灶的取样。其次，该技术也可应用于钼靶发现的肿物、腺体不对称及结构紊乱而超声检查无异常的活检。然而，由于操作过程复杂，对于钼靶检查发现的非钙化病变，只有在仔细全面的超声检查无异常后，才选择进行立体定位引导活检。如果钼靶检查发现的钙化与肿物、腺体增厚相关，可重点对此进行超声检查，以发现相应软组织密度的异常，从而可能做出恶性病变的诊断。

穿刺路径基于病变的位置和/或可视性选择。目标病变中心置于加压感光板上进行扫描拍摄。立体定位需要进行中心线两侧 ±15° 的钼靶摄片。立体定位活检是基于病变可以通过三维进行定位，病变在 x、y、z 轴立体位置的不同而确立。一旦确定了目标病灶，选定框会移动到 x 或 y 轴相应的位置。进行皮肤消毒及麻醉后、活检针刺入乳房到达预定的深度。再次进行立体定位摄片以保证预备激发的活检针到达靶区，接下来就可以进行击发活检。击发活检后的立体定位摄片可以确认活检取样位置。定位的标记夹应当被放置在活检处，并且摄片证实。

3. **MRI 引导下的乳腺活检**　MRI 引导下的乳腺活检一般仅针对只能通过 MRI 检查发现的病灶。通常建议 MRI 表现异常的患者，在进行 MRI 引导下的乳腺活检前，接受二次乳腺超声检查，以明确是否可以在超声引导下进行乳腺活检。这是因为通过超声二次检查的病灶可能会更大、更疑似恶性，且更多被描述为肿块。对于未行超声，仅 MRI 检查发现病灶的患者，诊断为恶性肿瘤的概率为 6%～27%。术前准备应留置静脉通道，同时应注意 MRI 检查的安全性问题，如有无安置心脏起搏器、有无幽闭恐惧症等。活检前请患者俯卧在 MRI 扫描仪上，使用专门的乳腺线圈。通过 MRI 检查可清晰地看到疑似病灶，将病灶锁定在乳腺夹的平行板之间。术前调整好患者的体位防止因出现伪影而导致不确定性。确定病灶位置，局部麻醉后即可活检取材，活检时通常从患者的侧面进针，取 6～12 条组织标本，并在活检位置放置标记。术后复查钼靶 X 线，确定标记是否准确放置及是否与活检位置一致。

（三）活检禁忌证

乳腺活检属于侵入性操作，并且需要在相应的影像学检查引导下进行，因此仍有其禁忌证。

（1）有出血倾向、有凝血功能严重障碍等造血系统疾病者。

（2）有心脑血管、肝脏、肾脏等严重原发性疾病者。

（3）疑为乳腺血管瘤者。

三、乳腺癌的病理样本要求

病理学诊断是乳腺癌诊断的“金标准”，是乳腺癌治疗的依据。规范化的乳腺癌病理诊断报告不仅需要提供准确的病理诊断，还需要为治疗方案选择、疗效预测和预后判断等提供重要依据。进行病理学诊断时，临床医师需提供完整、确切的临床情况，以及合格、足量、完整的组织标本。

（一）标本类型及固定

1. **标本类型**　乳腺癌早期诊断标本类型主要包括空芯针穿刺活检标本、真空辅助微创旋切活检标本和各种手术切除标本（乳腺肿块局部切除术、乳腺病变保乳切除术）等。

2. **标本固定**　穿刺或切除后的乳腺组织应立即固定（不超过30min为宜）。应选择足够的磷酸缓冲液配制的4%中性甲醛固定液。活检标本固定时间6～48h为宜。对于切除标本，应将其每隔5～10mm切开，宜用纱布或滤纸将相邻的组片分隔开，以保障固定液的充分渗透和固定，固定时间12～72h为宜。

（二）取材及大体描述

接受标本后，必须核对标本袋信息及病理检查申请单的信息（包括姓名、性别、年龄、床位号、住院号、标本类型及部位、临床诊断、送检者等）。

1. 空芯针穿刺活检标本

（1）大体检查及记录：标明穿刺组织的数目，每块组织的大小，包括直径和长度。

（2）取材：送检组织全部取材。空芯针穿刺活检标本不宜行术中病理诊断。

2. 真空辅助及乳腺微创旋切活检标本

（1）大体检查及记录：标明活检组织的总大小。

（2）取材：送检组织全部取材。如临床送检组织标记钙化及钙化旁，需记录注明，并将其分别置于不同的包埋盒中。真空辅助活检标本不宜行术中病理诊断。

3. 乳腺肿块切除标本

（1）大体检查及记录：按外科医师的标示确定送检标本的部位。若未标记，应联系外科医师明确切除标本所在的位置。测量标本3个径线的大小；若带皮肤，应测量皮肤的大小。测量肿瘤或可疑病变3个径线的大小。记录肿瘤或可疑病变的部位和外观。记录每块组织所对应的切片总数及编号。

（2）取材

1）术中冰冻取材：沿标本长轴每隔5mm做1个切面，如有明确肿块，在肿块处取材。如为钙化灶，宜对照X线摄片对可疑病变取材或按标记探针位置取材。如无明确肿块，对可疑病变处取材。

2）常规标本取材：若肿块或可疑病变最大径≤5cm，应至少每1cm取材1块，必要时，如导管原位癌（ductal carcinoma in situ，DCIS），宜将病变全部取材后送检。若肿块或可疑病变最大径＞5cm，应每1cm至少取材1块，如6cm的肿块至少取材6块；如已诊断为DCIS，建议将病灶全部取材。乳腺实质的其他异常和皮肤均需取材。

4. 乳腺病变保乳切除标本

（1）大体检查及记录：冰冻另送切缘者需对切缘检查及记录。

1）按外科医师的标示确定送检标本的部位。若未标记，应联系外科医师明确切除标本所在的位置。

2）测量标本3个径线的大小，若附带皮肤，则测量皮肤的大小。

3）根据临床标记，正确放置标本，建议将标本各切缘（表面切缘、基底切缘、上切缘、下切缘、内切缘、外切缘）涂上不同颜色的染料。待色标略干后，吸干多余的染料。

4）按从表面到基底的方向，沿标本长轴每隔3～5mm做1个切面，将标本平行切分为若干块组织，并保持各块组织的正确方向和顺序。

5）仔细查找病灶，并测量肿瘤3个径线的大小；若为局切后标本，则描述残腔大小及有无残留病灶。

6）测量肿瘤、瘤床或残腔距各切缘的距离，观察最近切缘。

7）记录每块组织所对应的切片编号及对应取材内容。

（2）取材

1）切缘取材：保乳标本切缘取材主要有2种方法：垂直切缘放射状取材和切缘离断取材。2种切缘取材方法各有优缺点。无论采取何种取材方法，建议在取材前将6处标本切缘涂上不同颜色的染料，以便在镜下观察时能根据不同颜色对切缘作出准确的定位，并正确测量肿瘤和切缘的距离。保乳标本病理报告中需明确切缘状态（阳性或阴性）。“阳性切缘”是指墨染切缘处有DCIS或浸润性癌侵犯。“阴性切缘”的定义并不一致，但多数指南或共识中将“墨染切缘处无肿瘤”定义为“阴性切缘”。对于切缘阴性者，建议报告切缘与肿瘤的最近距离，应尽量用客观的定量描述，而不建议用主观描述（如距切缘近等）。冰冻已送切缘者则无需对保乳标本进行二次切缘取材。

a. 垂直切缘放射状取材：根据手术医师对保乳标本做出的方位标记，垂直于基底将标本平行切成多个薄片（建议间隔5mm），观察每个切面的情况。描述肿瘤大小、所在位置及肿瘤距各切缘的距离，取材时将大体离肿瘤较近处的切缘与肿瘤一起全部取材，大体离肿瘤较远处的切缘抽样取材，镜下观察时准确测量切缘与肿瘤的距离。垂直切缘放射状取材的优点是能正确测量病变与切缘的距离，缺点是工作量较大，且对大体离肿瘤较远的切缘只能抽样取材。

b. 切缘离断取材：将6处切缘组织离断，离断的切缘组织充分取材，镜下观察切缘的累犯情况。切缘离断取材的优点是取材量相对较少，能通过较少的切片对所有的切缘情况进行镜下观察，缺点是不能准确测量病变与各切缘的距离。

2）肿瘤及周围组织取材

a. 若肿块或可疑病变最大径≤5cm，应沿肿瘤或可疑病变的最大切面至少每1cm取材1块，必要时（如DCIS）宜全部取材后送检。若肿块或可疑病变最大径>5cm，则每1cm至少取材1块；如已诊断为DCIS，建议将病灶全部取材。若为手术残腔，送检代表性的切面，包括可疑的残留病灶。

b. 乳腺实质的其他异常。

c. 皮肤。

3）补充切缘取材：若首次切除时为阳性切缘，需再次送检切缘。补充切缘亦可作为单独的标本同切除组织一同送检。若外科医师已对补充切缘中真正的切缘做了标记，可用染料对真正切缘处进行涂色，并垂直于标记处切缘将标本连续切开并送检。如果标本较小，所有组织应全部送检。

5. **前哨淋巴结活检**　宜将淋巴结每间隔2mm切成若干片组织；仔细检查每片组织上是否存在肉眼可见的转移灶；所有切面均需送组织学评估。

第三节　检查相关并发症与处理

一、术后出血、血肿及皮下瘀斑形成

出血是乳腺活检中最常见的并发症，患者术后可出现切除区域出血、局部形成血肿及皮下瘀斑。形成原因包括：①病灶周围有大的滋养血管损伤；②术后加压包扎移位或不紧；③病灶切除后，残腔内有渗血残留。为了减少出血情况的发生，操作过程中需注意精细操作，尽量避开较大的血管，加强术后护理，避免包扎松动移位，切除后先冲洗残腔后再加压包扎。

二、感染

一般乳腺活检手术切口较小，发生感染的概率低。在操作过程中需严格遵守无菌操作，避免医源性感染发生。

三、血气胸

当肿瘤位于乳腺深部、贴近胸大肌或者操作不当，穿刺弹性射出的针头可能直接穿刺进入胸壁肋间组织，甚至损伤肋间血管，进入胸腔，导致严重的气胸或者血气胸。预防及处理措施：①穿刺枪与胸壁夹角必须<30°，尽量平行于胸壁；②避免粗暴操作。

四、恶性肿瘤针道种植的风险

对可疑恶性肿瘤进行乳腺穿刺活检前，必须设计好穿刺点，确保穿刺点和针道包括在未来手术的切除范围内。对双侧乳腺病灶患者，双侧使用不同旋切刀，以避免肿瘤交叉种植的可能。有保乳要求的，穿刺点尽量选在模拟的保乳手术切口上。操作前应常规检查微创系统的穿刺针运行是否通畅，负压是否正常，避免反复穿刺。

第四节　结果解读与建议

一、乳腺超声BI-RADS评估分类及处理建议

乳腺超声BI-RADS评估分类及处理建议见表8-3。

表 8-3 乳腺超声的诊断评估分类

分类	描述	恶性可能性/%
BI-RADS 0	超声获得的诊断信息不完整，无法评价，需召回患者，建议行其他影像学检查如乳腺 MR1、乳腺 X 线后再评估	–
BI-RADS 1	阴性，超声上无异常发现，乳腺超声显示乳腺结构清晰，无肿块、无皮肤增厚、无微钙化	0
BI-RADS 2	良性病变，包括乳腺良性肿块，肯定的良性钙化，乳腺假体植入等	0
BI-RADS 3	良性可能性大，新发现的纤维腺瘤、囊性腺病、瘤样增生结节等	0<X≤2
BI-RADS 4	可疑恶性，建议行病理学检查以明确诊断	2<X<95
BI-RADS 4A	低度可疑恶性，可扪及的、局部界限清楚的实质性肿块，超声特征提示为纤维腺瘤；可扪及的复杂囊肿或可能的脓肿	2<X≤10
BI-RADS 4B	中度可疑恶性，可表现为边界部分清晰、部分浸润肿块，需要对病理结果和影像表现严格对照	10<X≤50
BI-RADS 4C	高度疑似恶性，但非 5 级典型恶性。如边界不清的不规则实质性肿块或新出现的簇状细小多形性钙化	50<X<95
BI-RADS 5	高度提示恶性的病灶，有典型乳腺癌的影像学特征	X≥95
BI-RADS 6	活检证实恶性，建议在适当时手术	100

注："–"表示不适用，"X"表示恶性可能性。

1. 评估不完全

BI-RADS 0 类：需要进一步影像学评估和/或与既往影像学检查相比较。

2. 评估完全

（1）BI-RADS 1 类：是正常的超声检查结果。乳腺结构回声紊乱是一种正常的超声表现，属于 BI-RADS 1 类。BI-RADS 1 类结果的患者无需处理，只需要进行和年龄相适应的常规筛查。

（2）BI-RADS 2 类：是良性的评估结果，如单纯囊肿、乳房内淋巴结、术后积液、乳腺植入物，或至少经 2 年或 3 年无改变的复杂囊肿/可能的纤维腺瘤。和 BI-RADS 1 类结果相似，BI-RADS 2 类结果的患者也只需进行和年龄相适应的常规筛查。

（3）BI-RADS 3 类：可能良性，指恶性可能 >0 但 ≤2% 的超声发现。①边缘光整的椭圆形平行位生长肿块；②单发的复杂囊肿；③簇状小囊肿；④脂肪坏死；⑤脂肪小叶的边缘产生的折射声影；⑥术后瘢痕所致的结构扭曲。

对于 BI-RADS 3 类的可能良性病灶，初次的短期随访间隔通常是 6 个月。如果在这 6 个月的检查中病灶稳定，再次给予 BI-RADS 3 类的评估，推荐第二次 6 个月内短期随访检查，如第二次随访结果还是 BI-RADS 3 类，则建议将随访的间隔延长至 1 年，如果在 2～3 年的检查中病灶保持稳定，最终的评估等级改为良性（BI-RADS 2 类）。如果肿块完全消失，可评估为 BI-RADS 1 类；如果在 6 个月内直径增加大于 20%，或出现其他可疑的改变，应立刻将评估升为可疑（BI-RADS 4 类），推荐进行活检；在完成上述 BI-RADS 3 类病灶的随访分析之前，如果随访所见无恶性可能，根据阅片者的意见，也可以给病灶良性评估结果，即 BI-RADS 2 类。

（4）BI-RADS 4 类：可疑恶性，BI-RADS 4 类病灶的恶性可能 >2%，但 <95%，因而包含了大范围间距的恶性可能。证明一个良性评估结果的描述词是边缘光整、椭圆形（包括术语：大分叶）和平行位生长，如果肿块的这 3 组特征分类需要用到任何其他的描述词，比如边缘模糊、形态不规则或非平行位，则肿块至少应被评估为 BI-RADS 4 类。

可以将 BI-RADS 4 类病灶分为 BI-RADS 4A（低度可疑恶性，恶性可能 >2% 但 ≤10%）、BI-RADS 4B（中度可疑恶性，恶性可能 >10% 但 ≤50%）和 BI-RADS 4C（高度可疑恶性，恶性可能 >50% 但 <95%）。但超声 BI-RADS 没有提出亚分类的划分原则。对 BI-RADS 4 类病灶建议进行活检。

（5）BI-RADS 5类：高度提示恶性（≥95%）。对于该类病变，如果经皮组织学活检为非恶性，则需要进行再次活检（通常真空辅助或手术活检）。一般将具有非常典型恶性特征的肿块判定为BI-RADS 5类，如果合并有腋窝异常淋巴结，则判定为BI-RADS 5类的证据将更充分。

（6）BI-RADS 6类：活检证实的恶性，指在获得恶性的活检证据后，但是在手术前进行影像学检查的病灶属于BI-RADS 6类。

二、乳腺X线摄影BI-RADS评估分类及处理建议

乳腺X线摄影BI-RADS评估分类及处理建议见表8-4。

表8-4　乳腺X射线摄影的诊断评估分类

分类	描述	恶性可能性/%
BI-RADS 0	现有影像未能完成评价，需要增加其他影像检查，包括加压点片、加压放大、加拍其他体位或行超声检查	–
BI-RADS 1	正常，乳腺X射线摄片无异常发现	0
BI-RADS 2	良性发现，存在明确的良性改变，无恶性征象	0
BI-RADS 3	良性可能大的病灶	0<X≤2
BI-RADS 4	可疑恶性的病灶，但不具备典型的恶性征象	2<X<95
BI-RADS 4A	低度疑似恶性	2<X≤10
BI-RADS 4B	中度疑似恶性	10<X≤50
BI-RADS 4C	高度疑似恶性	50<X<95
BI-RADS 5	高度提示恶性的病灶，有典型乳腺癌的影像学特征	X≥95
BI-RADS 6	活检证实恶性，建议在适当时手术	100

注："–"表示不适用，"X"表示恶性可能性。

1. 评估不完全

BI-RADS 0类：现有影像未能完成评估，需要结合既往片或补充其他影像检查，推荐其他的影像学检查包括：局部加压摄影、放大摄影、加压放大摄影、特殊投照体位或行超声等检查。

2. 评估完全

（1）BI-RADS 1类：阴性，乳腺X射线摄片无异常发现，恶性可能性0，建议常规随诊。

（2）BI-RADS 2类：良性发现，存在明确的良性改变，无恶性征象，恶性可能性0，建议常规随诊。包括钙化的纤维腺瘤、皮肤钙化、多发的分泌性钙化、含脂肪的病变（脂性囊肿、脂肪瘤及混合密度的错构瘤）、乳腺内淋巴结、血管钙化、植入体、有手术史的结构扭曲等。

（3）BI-RADS 3类：良性可能大，恶性可能性0～2%，建议短期随访。期望此病变在短期（小于1年，一般为6个月）随访中稳定或缩小来证实判断。触诊阴性的无钙化边界清楚的肿块、局灶性不对称、孤立集群分布的点状钙化这三种征象被归于此类。常规处理意见：对病侧乳腺进行X射线摄影复查（一般为6个月），第12个月与第24个月时对双侧乳腺进行X射线摄影复查，如果病灶保持稳定2～3年，则将原先的BI-RADS 3类判读为BI-RADS 2类。如果随访后病灶消失或缩小，则改判断为BI-RADS 2类或BI-RADS 1类；若病灶有进展，应考虑活检。

（4）BI-RADS 4类：可疑异常，但不具备典型的恶性征象，恶性可能性2%～95%，应考虑活检。这一类包括了一大类需临床干预的病变，缺乏特征性的乳腺癌形态学改变，但有恶性的可能性。再继分成BI-RADS 4A、BI-RADS 4B、BI-RADS 4C，临床医师和患者可根据其不同的恶性可能性对病变的处理做出最后决定。

1）BI-RADS 4A类：恶性可能性2%～10%。对活检或细胞学检查为良性的结果比较可以信赖，可以常规随访或6个月后随访。可扪及的部分边缘清晰的实性肿块，如超声提示的纤维腺瘤、可扪及的复杂囊肿或可扪及的脓肿均归于

此类。

2）BI-RADS 4B类：恶性可能性10%～50%。需要对病理结果和影像表现严格对照，良性病理结果的决策取决于影像和病理的一致性。对边界部分清晰、部分浸润的肿块穿刺为纤维腺瘤或脂肪坏死的可以接受，并予随访。而对穿刺结果为乳头状瘤或不典型增生的则需要进一步切取活检。

3）BI-RADS 4C类：恶性可能性50%～95%。形态不规则、边缘浸润的实性肿块或新出现的簇状分布的细小多形性钙化可归于此类。此类病变往往为恶性，对于病理结果为良性的病例，需要与病理科协商，进一步分析。

（5）BI-RADS 5类：高度怀疑恶性，恶性可能性≥95%。有典型乳腺癌的影像学特征，临床应采取适当措施。形态不规则、星芒状边缘的高密度肿块、段样或线样分布的细线状和分支状钙化、不规则星芒状肿块伴多形性钙化均归于此类。

（6）BI-RADS 6类：已活检证实为恶性，临床应采取积极的治疗措施。这一分类用于活检已证实为恶性但还未进行治疗的影像评价。主要是评价活检后的影像改变，或监测术前治疗的影像学改变。注意BI-RADS 6类不适合用来对恶性病灶完全切除后的随访。手术后没有肿瘤残余不需要再切除的病例，其最终的评估应该是BI-RADS 3类或BI-RADS 2类。与活检不在同一区域的可疑恶性病变应单独定侧、定位、评估分类及处理建议，其最终的评估应该是BI-RADS 4类或BI-RADS 5类，建议活检。

三、乳腺MRI BI-RADS评估分类及处理建议

乳腺MRI BI-RADS评估分类及处理建议见表8-5。

表8-5 乳腺MRI的诊断评估分类

分类	评价及进一步建议	恶性可能性/%
BI-RADS 0	需要进一步影像学评估和/或与既往检查比较	–
BI-RADS 1	阴性，高危患者继续磁共振筛查	0
BI-RADS 2	良性，高危患者继续磁共振筛查	0
BI-RADS 3	可能良性	0<X≤2
BI-RADS 4	可能恶性，建议行病理学检查	2<X<95
BI-RADS 5	高度怀疑恶性，建议行病理学检查	≥95
BI-RADS 6	穿刺活检证实恶性，建议在适当时手术	100

注："–"表示不适用，"X"表示恶性可能性。

1. **评估不完全** BI-RADS 0类，需要进一步影像检查。

由于乳腺磁共振敏感性较高，所以应尽量给出一个有意义的分类，避免随意给出BI-RADS 0类的诊断。以下情况可以诊断为BI-RADS 0类。

（1）影像采集不满意，需要复查或增加其他磁共振序列。

（2）磁共振检查结果可疑，但根据磁共振检查结果对重点部位进行超声（第二眼超声）或乳腺X线检查，可能提供具有特征性的阴性鉴别诊断，从而避免不必要的穿刺，如炎性淋巴结，脂肪坏死等，这时除了给出BI-RADS 0类的分类，还应该给出具体的进一步检查建议。

2. **评估完全**

（1）BI-RADS 1类 阴性。双侧乳腺对称，无肿块样强化，无结构扭曲或异常强化。

（2）BI-RADS 2类 良性。

1）具有典型良性形态的淋巴结。

2）无强化的导管扩张。

3）植入物。

4）金属异物。

5）形态、强化特征及时间-信号曲线典型的纤维腺瘤。

6）无强化的囊肿。

7）无强化的瘢痕。

8）术后改变。

9）含脂病变。

（3）BI-RADS 3类　可能良性。

1）可疑的不对称背景强化，如果考虑与月经周期相关，可建议短期（2～3个月）复查。

2）可能良性的点状强化：新发的点状强化，形态及时间-信号曲线、弥散特征呈良性特征，但不具有典型囊肿、纤维腺瘤或乳内淋巴结特征。

3）可能良性的肿块样强化：初次发现的肿块样强化，形态及时间-信号曲线、弥散特征呈良性特征，但不能直接确诊为纤维腺瘤或乳内淋巴结。

4）可能良性的非肿块样强化：不伴有典型囊性灶的区域性、多发区域性、弥漫性非肿块样强化，时间-信号曲线及弥散特征呈良性特征。

随诊时间：通常随诊间隔为半年至1年，如随诊中发现任何恶性倾向的变化，如病灶增大，形态或时间-信号曲线发生倾向于恶性的变化，则应升级为BI-RADS 4类病变，建议活检。如随诊2～3年，病灶仍稳定或缩小，则可降级为BI-RADS 2类病变。

（4）BI-RADS 4类　可疑恶性。

具有至少一个可疑恶性征象的病灶，应归为BI-RADS 4类病灶。

1）具有可疑恶性形态或时间-信号曲线的点状强化。

2）可疑恶性形态的肿块样强化，如形态不规则、强化不均匀或环形强化的肿块样强化，时间-信号曲线呈流入型或平台型，弥散分级呈中等弥散。

3）可疑恶性形态的非肿块样强化，如集群样强化，线样强化，段样强化，时间-信号曲线呈流入型或平台型，弥散特征呈中等弥散。

4）倾向良性形态的肿块或非肿块样强化，时间-信号曲线呈流出型。

5）倾向良性形态的肿块或非肿块样强化，弥散分级呈极低或低弥散。

（5）BI-RADS 5类　高度怀疑恶性。

1）可疑恶性形态、强化特点的肿块样强化，时间-信号曲线呈流出型和/或弥散分级呈中等、低、极低弥散。

2）可疑恶性形态、强化特点的非肿块样强化，时间-信号曲线呈流出型和/或弥散分级呈中等、低、极低弥散。

（6）BI-RADS 6类　穿刺活检证实恶性。仅适用于穿刺活检后的患者，不适用于术后患者的随访。

四、乳腺病理活检结果的解读

1. 乳腺导管上皮增生性病变　导管上皮增生性病变包括普通型导管上皮增生（usual ductal hyperplasia，UDH）、柱状细胞病变/平坦上皮不典型增生（columnar cell lesion/flat epithelial atypia，CCL/FEA）、非典型导管增生（atypical ductal hyperplasia，ADH）、导管原位癌（DCIS），其中ADH与DCIS是乳腺癌症筛查重点关注的内容（图8-22）。

（1）普通型导管上皮增生：普通型导管上皮增生是一种主要累及终末导管-小叶单位（terminal ductal lobular units，TDLU），结构上、细胞上和分子特征均有异质性的良性上皮增生。这种病变的特征是“二级”管腔的形成和中央的增生上皮细胞呈流水状排列。“二级”管腔的形成常常表现为不规则形或裂隙状腔隙。增生区细胞从基底膜侧逐渐移向管腔中央形成“极向”（或称为“成熟现象”）：细胞变小，排列更紧密，核变小、深染。少数情况下，UDH可伴微乳头状特征及坏死等。但细胞及核的大小、形状、极性均缺乏一致性，可与非典型导管增生、低级别导管原位癌相鉴别。对单纯UDH女性的长期随访表明，后续乳腺癌风险略有增加，为1.5～2倍。

（2）柱状细胞病变：柱状细胞病变是发生在TDLU的一组克隆性病变，以衬覆柱状上皮细胞的腺泡扩张且呈不同程度的囊状为特征。柱状细胞病变镜下形态细胞核卵圆形，染色质细，核仁不明显，细胞有规律地垂直基底。腺腔内伴有分泌或微小钙化灶。细胞厚度1～2层为柱状细胞变（columnar cell change，CCC），而厚度>2层以上、复杂结构定义为柱状细胞增生（columnar cell hyperplasia，CCH）。

（3）平坦上皮不典型增生：平坦上皮不典型增生以低级别细胞非典型（单形性）为特征。平坦上皮不典型增生的细胞单层或多层，细胞核低级别且大小一致，染色质细，多层细胞排列缺乏极性，可见细胞出芽、细胞簇或细胞丘。

CCL/FEA缺乏筛孔、罗马桥、微乳头等复杂结构。CCL/FEA在影像学上以多发性微小钙化

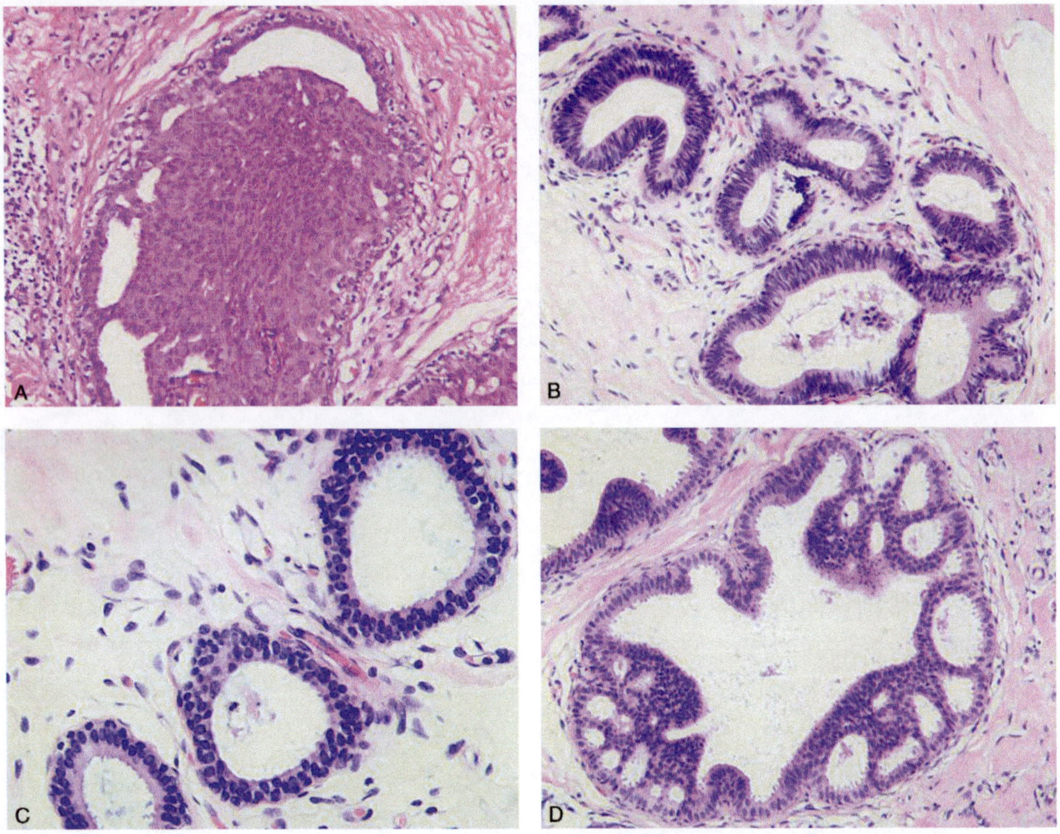

图 8-22 乳腺导管上皮增生性病变

A. 普通型导管上皮增生："二级"管腔的形成和中央的增生上皮细胞呈流水状排列（HE×20）；B. 柱状细胞增生：细胞呈柱状规律地垂直基底（HE×20）；C. 平坦上皮不典型增生：细胞单层或多层，细胞核低级别且大小一致，排列缺乏极性（HE×20）；D. 非典型导管增生：僵直的细胞桥、周围细胞呈极性排列且具有张力的筛孔（HE×20）。

呈现。最近研究表明，与 UDH 相比，CCC、CCH 和 FEA 经常存在染色体 16q 的全臂损失，与低级别乳腺癌（导管原位癌及浸润性癌）相似，被认为可能是其前驱病变。

（4）非典型导管增生：非典型导管增生是一种肿瘤性导管上皮增生性病变，以分布均匀的单形性低级别核的导管细胞为特征，其细胞学和结构特征与低级别导管原位癌相似，但在结构复杂性、TDLU 累及程度及范围方面不及低级别导管原位癌。显微镜下结构特征表现为僵直的细胞桥、微乳头、周围细胞呈极性排列且具有张力的筛孔等，部分区域可保留 UDH 的特点。导管上皮增生的免疫组化鉴别要点详见表 8-6。

鉴别 ADH 与低级别 DCIS 最常用的定量标准目前通用的有 2 个：一个是至少 2 个导管受累，另一个是受累导管尺寸累及≥2mm。值得注意的是，这 2 个标准均不适用于粗针穿刺标本。

表 8-6 导管上皮增生的免疫组化鉴别

	普通型增生	不典型增生/低级别 DCIS
CK5/6，CK14	+	-
ER	异质性	一致性

注：DCIS：ductal carcinoma in situ，导管原位癌；CK：cytokeratin，细胞角蛋白；ER：estrogen receptor，雌激素受体。

（5）导管原位癌：导管原位癌为非浸润性癌，多数发生于 TDLU，也可发生于大导管，是局限于乳腺导管内的原位癌。典型的 DCIS 在乳腺 X 线检查上多表现为不伴肿块的簇状微小钙化灶，恶性钙化还可表现为细小点样、线状、分支状钙化等。在实际工作中，多采用以核分级为基础，兼顾坏死、核分裂象及组织结构的分级模式，将 DCIS 分为 3 级，即低级别、中级别和高级别（表 8-7）。低级别 DCIS 由小的单形性细胞组成，细胞核圆形，大小一致，染色质均匀，核

表 8-7　导管原位癌细胞核分级特点

特征	低级别	中级别	高级别
多形性	单形性	中度多形性	显著多形性
细胞大小	正常红细胞或导管上皮细胞核的 1.5～2 倍	正常红细胞或导管上皮细胞核的 2～2.5 倍	超过正常红细胞或导管上皮细胞核的 2.5 倍
染色质	弥漫，细胞松散	介于中间	泡状核，染色质不规则分布
核仁	罕见核仁	偶见核仁	核仁明显，常为多个
核分裂象	偶见	介于中间	常见
极向性	细胞极性朝向管腔面	一定程度细胞极向	无细胞极性

仁不明显，核分裂象少见。肿瘤细胞排列成僵直搭桥状、微乳头状、筛状或实体状。高级别 DCIS 往往由较大的多形性细胞构成，核仁明显、核分裂象常见。管腔内常出现伴有大量坏死碎屑的粉刺样坏死，但腔内坏死不是诊断高级别 DCIS 的必要条件。中级别 DCIS 结构表现多样，细胞异型性介于高级别和低级别 DCIS 之间（图 8-23）。

DCIS 的病理报告中应该包括核级别（低、中或高级别），并建议报告是否存在坏死（粉刺或点状坏死）、组织学结构、病变大小或范围、切缘状况，以及 ER、PR 和 HER2 表达情况。如果肿瘤组织中有浸润性癌和原位癌 2 种成分，浸润性癌成分的大小应在报告中体现，可注明原位癌的范围和比例等。

2. **小叶原位癌与非典型小叶增生**

（1）小叶原位癌（lobular carcinoma in situ，LCIS）包括多种亚型：经典型、多形性型、旺炽型

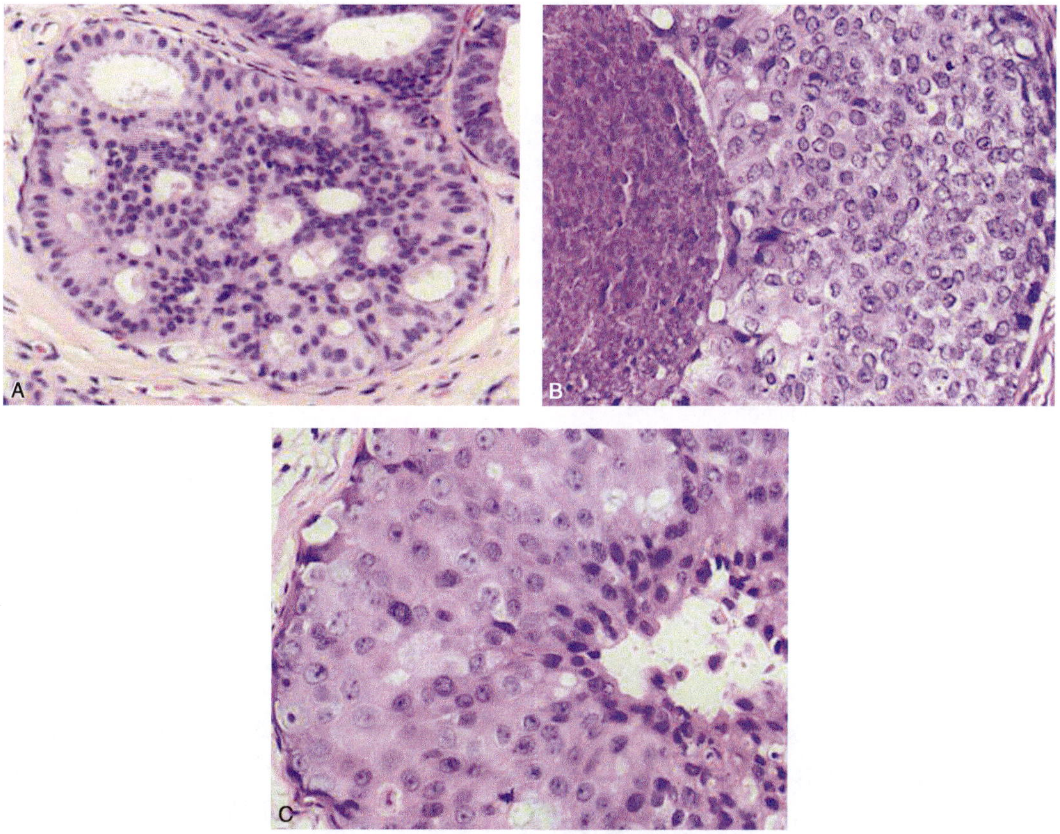

图 8-23　导管原位癌

A. 低级别导管原位癌（HE×20）；B. 中级别导管原位癌（HE×40）；C. 高级别导管原位癌（HE×40）。

等。经典型 LCIS 的小叶内终末导管或腺泡呈实性膨大，其中充满均匀一致的肿瘤细胞。肿瘤细胞体积小而一致，黏附性差。细胞核呈圆形或卵圆形，染色质均匀，核仁不明显。细胞质淡染或淡嗜酸性，可含黏液空泡致细胞核偏位呈印戒细胞样，细胞质也可透亮。多形性 LCIS 中的肿瘤细胞黏附性差，细胞核显著增大，有明显的多形性，可有显著的核仁和核分裂象，有时可见粉刺样坏死或钙化，需与高级别 DCIS 相鉴别。

（2）非典型性小叶增生（atypical lobular hyperplasia，ALH）和 LCIS 在形态学上具有相似之处，但累犯 TDLU 的程度不同。当 TDLU 单位中 ≥50% 的腺泡被诊断性细胞所充满并扩张时可诊断为 LCIS，＜50% 时则诊断为 ALH。

3. 微小浸润癌与浸润性癌

（1）微小浸润癌是指癌细胞突破导管 - 小叶系统的基底膜浸润到周围邻近组织，且浸润灶最大径≤1mm。微小浸润癌可见于任何级别的 DCIS 或 LCIS，表现为单个细胞、小簇实性细胞或形成腺体，出现于原有的导管 - 小叶结构或良性硬化性病变之外的间质内。通过免疫组化标记（如 calponin、p63 与 SMMHC 等）判断肌上皮细胞是否缺失可助于区分假性与真性微小浸润癌，且建议使用一组标志物提高诊断一致性。所有微小浸润癌均应检测 ER、PR 和 HER2 的免疫染色，且单独报告。

（2）浸润性癌的病理报告应包括与患者治疗和预后相关的所有内容，如肿瘤大小、组织学类型（参考 WHO 第 5 版乳腺肿瘤分类）、组织学分级（见表 8-8）、有无并存的 DCIS、有无脉管侵犯、神经侵犯、乳头、切缘和淋巴结情况等，还应包括 ER、PR、HER2、Ki-67 等指标的检测情况。对癌旁良性病变，宜明确报告病变名称或类型。

表 8-8　浸润性乳腺癌 Nottingham 组织学分级半定量评分表

特征		分数
腺管形成比例	＞75%	1
	10%～75%	2
	＜10%	3
核多形性	小而规则、一致	1
	中等大小可略多形	2
	大而多形且核仁明显	3
核分裂象计数	根据显微镜视野大小评分	1～3

注：总分为 3～5 分，组织学分级为Ⅰ级；6～7 分，组织学分级为Ⅱ级；8～9 分，组织学分级为Ⅲ级。

4. 前哨淋巴结活检　乳腺癌前哨淋巴结活检（sentinel lymph node biopsy，SLNB）已逐渐取代传统的腋窝淋巴结清扫来评估早期乳腺癌患者的区域淋巴结情况，SLNB 阴性者可避免腋窝淋巴结清扫。

（1）前哨淋巴结转移灶的定义

1）孤立肿瘤细胞（isolated tumor cells，ITC）：淋巴结中的肿瘤病灶直径≤0.2mm；淋巴结中或单张切片上的肿瘤细胞＜200 个。AJCC 定义其为 pN_0（i+）。目前大部分临床乳腺癌诊疗指南认为 ITC 无临床意义，推荐按腋窝淋巴结阴性处理。

2）微转移：肿瘤转移灶最大径＞0.2mm，但不超过 2mm。AJCC 定义其为 pN_{1mi}。推荐将前哨淋巴结间隔 2mm 切成若干片组织，以最大程度检测出微转移病灶。

3）宏转移：肿瘤转移灶最大径＞2mm。

（2）术中病理评估：前哨淋巴结术中病理评估的主要目的是检测出淋巴结中的转移病灶，从而进行腋窝淋巴结清扫，以避免二次手术。术中病理评估的方法主要包括术中细胞印片和术中冷冻切片。

（3）术后常规石蜡病理评估：术后石蜡切片是前哨淋巴结诊断的“金标准”，可明显减少对微小转移的漏诊。

5. 免疫组织化学染色法和肿瘤分子病理检测及其质量控制　应对所有乳腺癌病例进行 ER、PR、HER2 免疫组织化学染色（immunohistochemistry，IHC），HER2（2+）病例应进一步行原位杂交检测。评估 ER、PR 状态的意义在于确认内分泌治疗获益的患者群体以及预测预后。ER、PR 的规范化病理报告需要报告阳性细胞强度和所占百分比。ER 及 PR 阳性定义：≥1% 的阳性染色肿瘤细胞。2020 年美国临床肿瘤协会（American Society of Clinical Oncology，ASCO）/ 美国病理学家学会（College of American Pathologists，CAP）指南更新中将 ER 低表达病例定义为具有 1%～10%ER 核表达（任何强度）的病例。该指南更新同时也建议在 DCIS 中进行 ER 检测。NSABP B-24 临床试验结果显示，在运用他莫昔芬治疗的

ER+DCIS 患者接受乳房肿瘤切除术和放疗后，浸润性癌的相对风险降低。

评估 HER2 状态的意义在于确认适合 HER2 靶向治疗的患者群体以及预测预后。HER2 阳性定义：经免疫组织化学检测，超过 10% 的细胞出现完整胞膜强着色（3+）和/或原位杂交检测到 HER2 基因扩增（单拷贝 HER2 基因>6 或 HER2/CEP17 比值>2.0）。

Ki-67 增殖指数在乳腺癌治疗方案选择和预后评估上起着越来越重要的作用，应对所有乳腺癌病例进行 Ki-67 检测，并对癌细胞中阳性染色细胞所占的百分比进行报告。

第五节 治疗与随访

一、概述

乳腺癌应采用综合治疗的原则，根据肿瘤的生物学特性、不同的分子分型、TNM 分期和患者自身的身体状况，联合运用多种治疗手段，兼顾局部治疗和全身治疗，以期提高疗效和改善患者的生活质量。

1. **乳腺癌的分子分型** 乳腺癌分子分型的标志物检测和判定见表 8-9。

表 8-9 乳腺癌分子分型的标志物检测和判定

分子分型		基于 IHC[a] 的分子分型			
		ER	PR[b]	HER2	Ki-67[c]
Luminal-A 型		阳性	高表达	阴性	低表达
Luminal-B 型	HER2 阴性	阳性	低表达	阴性	高表达
	HER2 阳性	阳性	任何	阳性	任何
HER2 阳性		阴性	阴性	阳性	任何
三阴性		阴性	阴性	阴性	任何

注：IHC：immunohistochemistry，免疫组织化学染色；[a]：ER、PR 表达及 Ki-67 增殖指数的判定值建议采用报告阳性细胞的百分比；[b]：可考虑将 20% 作为 PR 表达高低的判定界值；[c]：Ki-67 判定值在不同病理实验中心可能不同，可采用 20～30% 或各检测实验室的中位值作为判断 Ki-67 高低的界值。某些不满足 Luminal-A 型条件的激素受体阳性肿瘤（如 ER 阴性且 PR 阳性），可认为是 Luminal-B 型。

2. **多学科诊疗的概念** 多学科诊疗（MDT）是由多学科资深专家以共同讨论的方式，为患者制订个性化诊疗方案的过程。乳腺癌 MDT 主要包括乳腺外科、肿瘤内科、放射肿瘤科、整形外科、影像科、超声科、病理科等专科医师，综合各学科意见后给予患者科学、合理、规范的治疗方案。这种模式以患者为完整个体，发挥各学科优势，综合治疗方法，弥补单独诊疗的不足，给患者制订出一个完整、科学、最适宜的治疗方案，以求达到最好的治疗效果。

3. **乳腺癌规范化综合治疗的理念** 乳腺癌并非单纯局限于乳腺器官的疾病，而是一种全身性的疾病，需要采用规范的综合治疗措施。目前主要治疗措施包括手术、化疗、内分泌治疗、分子靶向治疗以及放疗等。对不同情况的患者，应根据其自身的病情特点，合理选用这些治疗措施，以制订个体化治疗方案。

4. **全程全方位管理的理念** 乳腺癌全程全方位理念提出了一个新的、更具有主动性的跨学科协同管理患者健康的模式，即覆盖乳腺癌从早期预防、筛查，到诊疗（包括手术、放疗、药物治疗等），再到预后恢复的纵贯全过程的治疗模式。同时，它推行单病种、跨学科构建由乳腺癌直接或间接导致的心血管管理、骨安全管理、精神健康管理、内分泌管理等领域的健康管理模式，旨在改善患者后续生存质量。其目的是从疾病治疗开始之前就从患者的整体健康角度着眼，对各种风险予以提前管理和防治，以提高治疗效果，最大限度减少疾病对患者各方面的潜在影响，对于提升患者健康水平和生存质量都有重大意义。

二、治疗方法

（一）手术治疗

外科手术治疗是乳腺癌治疗环节中最重要的一环，作为局部治疗手段，其发展经历了从乳腺癌扩大根治术到乳腺癌改良根治术以及保乳整形术等手术方式的转变，目前乳腺癌主要的手术方式见表 8-10。手术方式的选择应结合患者本人意愿，根据病理分型、疾病分期及辅助治疗的条件而定。对可切除的乳腺癌，手术应达到局部及区域淋巴结最大程度的清除，以提高生存率，然后再考虑外观及功能的保留。

表 8-10　乳腺癌主要的手术方式

部位	手术方式		
乳房	保乳术	全乳切除术	全切后重建术
	常规保乳术	保留胸大/小肌	自体重建
	保乳整形术	保留胸大肌/切除胸小肌	假体重建
	特定情况下保乳术：如新辅后保乳[a]	切除胸大/小肌	自体联合假体重建
区域淋巴结	豁免前哨淋巴结活检	前哨淋巴结活检	区域淋巴结清扫
	—	腋窝活检	腋窝清扫
	—	内乳淋巴结活检	内乳清扫
	—	特定情况下前哨活检：如新辅后前哨	—

注：[a]：与直接保乳手术相比，新辅助治疗后保乳可能增加局部复发风险，但远处复发与死亡率无差异。目前尚无切缘标准，大多数专家推荐按照可手术浸润性癌切缘标准，但是更大的切缘可能更加安全；目前尚无切除范围标准，一般建议对向心性退缩，倾向切除退缩后范围；对散片状退缩，倾向切除原范围。

（二）放射治疗

放射治疗是指利用放射线照射癌变的肿瘤，杀死或破坏癌细胞并抑制其生长、繁殖和扩散，可以减少肿瘤复发和提高患者生存率，是乳腺癌局部治疗的重要手段之一。放射治疗可以应用于乳腺癌保乳术后或术后淋巴结有转移的患者，主要对乳腺、腋窝及锁骨上下、内乳等区域进行照射，其具体照射范围根据患者疾病范围、手术后残留、淋巴结转移情况等来决定。放疗时间较长，通常需要连续数周，可能引起患者出现疲劳、皮肤干燥、红肿、疼痛甚至破溃等副反应。

（三）化学治疗

化疗是指利用化学药物阻止癌细胞的增殖、浸润、转移、扩散，直至杀伤癌细胞的治疗方法，在乳腺癌的治疗中占有重要地位。乳腺癌的化疗药物主要包括蒽环类、紫杉类、氟尿嘧啶、环磷酰胺等，常用的联合化疗方案有 EC（表柔比星+环磷酰胺）、TC（多西他赛+环磷酰胺）、TAC（多西他赛+表柔比星+环磷酰胺）、EC-T（表柔比星+环磷酰胺序贯多西他赛）等。化疗前患者应无明显骨髓抑制及肝功能异常，化疗期间应定期检查血常规及肝、肾功能情况，应用蒽环类药物需要警惕其心脏毒性。

（四）内分泌治疗

乳腺癌内分泌治疗是一种针对激素依赖型乳腺癌患者的治疗方法，这类患者主要表现为病理免疫组化提示 ER 和/或 PR 呈阳性，体内的雌孕激素会通过与 ER 和 PR 的结合激活下游通路促进肿瘤的生长和转移。因此，内分泌治疗主要是通过降低雌激素水平或者干扰雌激素与 ER 的结合而发挥作用的。这类药物主要包括选择性 ER 调节剂、ER 下调剂、芳香化酶抑制剂（aromatase inhibitor，AI）和卵巢功能抑制（ovarian function suppression，OFS）的促性腺激素释放激素类似物（gonadotropin-releasing hormone analogue，GnRH-a）等（表 8-11）。其中最经典的药物他莫昔芬（tamoxifen，TAM）是通过与雌激素竞争结合 ER 而发挥作用的，在绝经期和绝经后患者中均可应用，但 AI 类药物如来曲唑由于是通过抑制芳香化酶活性的，会阻止体内雄激素向雌激素的转化，因此仅能用于绝经后患者。由于 TAM 具有雌激素样作用，会刺激内膜生长，引起子宫内膜以每年 0.75mm 速度增厚，长期使用有导致子宫内膜息肉、子宫内膜增生、不典型增生、子宫内膜癌的风险，因此在开始 TAM 治疗前应进行妇科彩超监测子宫内膜基础病变，服用 TAM 期间需要定期监测子宫内膜。而 AI 和 GnRH-a 可导致骨密度（bone mineral density，BMD）下降或骨质疏松，因此在使用这些药物前常规推荐 BMD 检测，以后在药物使用过程中，每 12 个月监测 1

表 8-11　乳腺癌内分泌治疗的主要常用药物

分类	代表药物	作用机理
ERα 靶点	他莫昔芬 托瑞米芬	与雌二醇竞争结合 ER
AI 类	来曲唑 阿那曲唑 依西美坦	可抑制芳香化酶活性， 降低绝经状态女性的雌激素水平
GnRH-a 类	戈舍瑞林 亮丙瑞林	抑制垂体促黄体生成激素的分泌， 引起女性血清雌二醇下降，达到人工绝经状态

注：AI：aromatase inhibitor，芳香化酶抑制剂；ER：estrogen receptor，雌激素受体；GnRH-a：gonadotropin-releasing hormone analogue，促性腺激素释放激素类似物。

次 BMD，并进行 BMD 评分（T-score）。

此外，由于 Cyclin D1-CDK4/6 与 ER 之间存在多重交互作用，所以在一些复发转移风险较高的患者中可以在内分泌治疗时联合 CDK4/6 抑制剂，这样除了可以通过阻滞细胞周期抑制肿瘤细胞增殖以外，还能够与内分泌治疗起到协同增效作用。

（五）抗 HER2 靶向治疗

乳腺癌的靶向治疗主要是指以 HER-2 为靶点的特异性治疗，仅应用于 HER2 过表达患者。HER2 是一种癌基因，其高表达可以显著促进肿瘤细胞的增殖和侵袭能力。其阳性定义为 IHC 为 3+ 或 IHC 为 2+ 但荧光原位杂交（FISH）结果有 HER-2 基因扩增。目前对早期患者的抗 HER2 治疗主要是通过大分子的单克隆抗体，如曲妥珠单抗、帕妥珠单抗，与 HER2 受体进行特异性结合，从而抑制受体活化。这些抗体可与化疗、内分泌治疗联合应用。

三、治疗方法的选择

在选择上述治疗方法时，需根据患者诊断时的病理类型、分期、分子分型、危险因素以及保乳意愿等多方面因素进行综合考量。

（一）乳腺导管原位癌

对于有保乳意愿的乳腺导管原位癌患者，根据情况可选择保乳手术，若没有保乳意愿，可选择全乳切除或者全乳切除后重建等手术方式，不论是否保乳均可以考虑进行前哨淋巴结活检。此外，进行保乳手术的患者在术后须完成全乳放疗，而 ER 阳性的患者在术后还需进行 5 年的内分泌治疗。

（二）浸润性乳腺癌

浸润性乳腺癌的患者，同样可以根据情况选择保乳术或全乳切除术联合前哨淋巴结活检或者区域淋巴结清扫等手术方式，但根据局部病灶的大小、患者保乳意愿和分子分型的不同，可以选择不同的联合治疗模式。针对早期的患者，多采用先手术，后进行辅助治疗的方式；而对于一些局部晚期的患者，特别是三阴性乳腺癌以及 HER2 过表达伴有腋窝淋巴结转移或者要求保乳的患者，多需要在术前先完成新辅助治疗。

1. **术后辅助治疗**　辅助治疗是指在手术治疗后，根据患者的复发转移风险而采取的全身系统性治疗。治疗方式包括放疗、化疗、内分泌治疗以及靶向治疗等。对于乳腺癌来说，并不是局部手术范围越大，患者获益就会越多，全身性的规范化治疗对于疾病控制和整体预后更为有益。辅助治疗的目的在于消灭局部手术治疗以后可能存在的一些未转移的或者残留的肿瘤细胞，以降低局部复发或者是肿瘤播散的可能性。辅助治疗的具体方案应当依据患者乳腺癌分子分型、药物的可获得性、患者的个体情况进行设计。

（1）术后辅助放疗：乳腺癌术后辅助放疗存在两种情况。第一，保乳术后一定要行全乳放疗，若淋巴结阴性则一般不需要行区域淋巴结放疗，若淋巴结阳性则需要进行区域淋巴结的放疗。第二，对于全乳切除术后，若肿瘤＞5cm 或者切缘＜1mm 则需要行胸壁放疗，若出现淋巴结阳性，则需要进行胸部＋锁骨上下 / 内乳区的放疗。无需辅助化疗的患者一般在术后 8 周内开始放疗，需要辅助化疗者建议在化疗结束后4～8周内开始。内分泌和靶向治疗可以与放疗同期进行。

（2）激素受体阳性患者的术后辅助内分泌治疗策略：辅助内分泌治疗用药根据患者的绝经状态有所不用。对绝经前患者，若复发转移风险评估为低危，仅需要进行5年的TAM治疗；复发转移风险评估为中高危，则推荐进行OFS加他莫昔芬或OFS加AI的治疗，对于中危且没有淋巴结转移的患者来说，是否应用OFS需要综合考虑年龄、组织学分级、有无脉管癌栓、肿瘤大小等多种因素。OFS治疗时间一般为5年。对于复发转移风险评估为高危的患者，根据2023年最新公布的Monarch E临床研究5年随访结果，加用CDK4/6抑制剂阿贝西利将带来无侵袭性疾病生存期（invasive disease-free survival，iDFS）和无远处复发生存期（distant relapse-free survival，DRFS）的持续获益。对于绝经后的患者而言，根据复发转移风险的不同，可以选用TAM、TAM序贯AI或直接AI的治疗方式，同样，高危者也可以加用CDK4/6抑制剂。

（3）HER2阳性患者的术后辅助治疗策略：HER2阳性乳腺癌患者术后的辅助治疗多为化疗联合抗HER2靶向治疗的治疗模式，需根据患者的肿瘤大小、年龄、淋巴结状态、病理分级及有无脉管癌栓等其他危险因素综合评估后制订合理的治疗方案。常用的方案主要有化疗联合单靶：EC-T+H（曲妥珠单抗）、TCb+H（曲妥珠单抗）、TC+H（曲妥珠单抗），以及化疗联合双靶：EC-T+HP（曲妥珠单抗+帕妥珠单抗）、TCb+HP（曲妥珠单抗+帕妥珠单抗）等。目前推荐的抗HER2辅助治疗时间为1年，当化疗结束后需继续抗HER2治疗直至满1年。由于蒽环类药物和曲妥珠单抗均具有心脏毒性，两者联合使用时会对心脏造成累积性的损伤，并且这种毒性具有不可逆性，严重者可能导致心力衰竭的发生，因此不建议联合使用。在治疗前和治疗期间都应该要积极、有效地监测患者的心脏功能变化，临床实践中，要对既往史、体格检查、心电图、超声心动图左心室射血分数（left ventricular ejection fraction，LVEF）基线进行评估后再开始应用曲妥珠单抗，使用期间应该每3个月监测1次心功能。若患者有无症状性心功能不全，监测频率应更高。

（4）三阴性患者的术后辅助治疗策略：三阴性患者由于缺乏特异的治疗靶点，目前仍推荐进行以化疗为主的辅助治疗策略。常用方案有以蒽环类与紫杉类药物的序贯方案EC-T，蒽环类与紫杉类药物联合方案TAC或者是不含蒽环类药物的联合化疗方案TC方案等。

2. **术前新辅助治疗** 新辅助治疗是指对于未发现远处转移的乳腺癌患者，在计划中的手术治疗或手术加放疗的局部治疗前，以全身系统性治疗作为乳腺癌的第一步治疗。治疗方式主要包括新辅助化疗和新辅助靶向治疗。其主要目的是将不可手术的乳腺癌降期为可手术的乳腺癌、将不可保乳的乳腺癌降期为可保乳的乳腺癌以及获得药物敏感性的相关信息，从而指导后续治疗以期改善患者预后。新辅助治疗的具体方案同样应当依据患者乳腺癌分子分型、药物的可获得性、患者的个体情况进行设计。

对于HR阳性/HER2阴性的乳腺癌患者，有降期或保乳等需求的，优先推荐辅助化疗提前到新辅助阶段。可以选择的方案有EC-T、TEC、TCb、TC等。对于HER2阳性乳腺癌患者，由于新辅助治疗期望获得最高的缓解率和最大的降期效果，因此目前推荐采用化疗联合曲妥珠单抗+帕妥珠单抗双靶的治疗方案，优选的化疗配伍为紫杉类药物联合卡铂（TCbHP），而蒽环类药物序贯紫杉类药物也是一种可选的方案（EC-THP）。对于拟新辅助治疗的三阴性乳腺癌患者，推荐含蒽环类和紫杉类药物的常规方案（EC-T、TEC），铂类药物也可作为三阴性患者新辅助治疗方案的一部分（TCb、EC-TCb）。另外，近期KEYNOTE-522研究提示对于部分三阴性乳腺癌患者，化疗联合免疫治疗药物帕博利珠单抗可作为新辅助治疗的选择方案之一。

四、治疗后随访

每一种治疗方式都存在一定毒副作用，定期随访有助于不良反应和伴随疾病的早期发现、及时治疗。并且，乳腺癌在手术后2～3年和7～8年会有两次复发高峰，因此需要定期返院复查。对于早期乳腺癌患者，在治疗后的随访中，建议在术后第1～2年内每3个月随访一次，术后第2～5年每半年随访一次，第5年以后可以每年随访一次。

思考题

1. 乳腺癌的高危人群有哪些？
2. 乳腺癌的筛查方式有哪些？
3. 乳腺癌的具体筛查流程是怎样的？
4. 根据影像学 BI-RADS 分级，乳腺癌的后续随访方案是什么？
5. 乳腺癌的治疗方法有哪些？

（曾晓华　邵　青　罗　丽）

参考文献

[1] 赫捷，陈万青，李霓，等. 中国女性乳腺癌筛查与早诊早治指南（2021，北京）[J]. 中华肿瘤杂志，2021，43（4）：357-382.

[2] 沈松杰，孙强，黄欣，等. 中国女性乳腺癌筛查指南（2022年版）[J]. 中国研究型医院，2022，09(2)：6-13.

[3] 中华预防医学会. 中国女性乳腺癌筛查标准（T/CPMA 014-2020）[J]. 中华疾病控制杂志，2021，25（1）：1-7.

[4] 蒋天安，陈文，罗葆明，等. 乳腺超声若干临床常见问题专家共识（2018 版）[J]. 中国超声医学杂志，2018，34（10）：865-870.

[5] 中国超声医学工程学会仪器工程开发专业委员会，中国抗癌协会肿瘤影像专委会，中华医学会超声医学分会浅表组织与血管学组. 自动乳腺容积超声技术专家共识（2022 版）[J]. 中国超声医学杂志，2022，38（3）：241-247.

[6] 何翠菊. 乳腺磁共振检查及诊断规范专家共识[J]. 肿瘤影像学，2017，26（4）：241-249.

[7] 张毅，罗娅红. MRI 技术在乳腺癌诊断中的应用进展[J]. 现代肿瘤医学，2019，27（4）：710-714.

[8] 中华人民共和国国家卫生健康委员会. 乳腺癌诊疗指南（2022 年版）[J]. 中国合理用药探索，2022，19（10）：1-26.

[9] 中国抗癌协会乳腺癌专业委员会，中华医学会肿瘤学分会乳腺肿瘤学组. 中国抗癌协会乳腺癌诊治指南与规范（2024 年版）[J]. 中国癌症杂志，2023，33（12）：1092-1187.

[10] 黄育北. 中国女性乳腺癌筛查指南[J]. 中国肿瘤临床，2019，46（9）：429-431.

[11] 中国抗癌协会乳腺癌专业委员会. 中国乳腺癌筛查与早期诊断指南[J]. 中国癌症杂志，2022，32（4）：363-372.

第九章　宫颈癌筛查与早诊早治

宫颈癌是常见的妇科恶性肿瘤之一，发病率在我国女性恶性肿瘤中居第二位，在我国女性生殖道恶性肿瘤中居首位。尽管HPV疫苗接种和宫颈癌筛查在我国推行多年，但我国宫颈癌的发病率和死亡率没有下降，仍有上升趋势，新诊断宫颈癌年龄趋于年轻化，防控形势严峻。宫颈癌筛查质量是关键。宫颈癌的高危因素包括HPV感染和其他危险因素，高危型HPV持续感染是导致宫颈癌发生的主要原因。高危型HPV主要包括16、18、31、33、35、39、45、51、52、56、58、59和68，其中HPV-16和HPV-18是最常见的型别，我国52、33型感染率较高，临床上多型别HPV感染亦可见。其他危险因素有：①过早开始性生活；②多个性伴侣；③其男性性伴侣有其他患宫颈癌的性伴侣；④现在或以往有生殖道单纯疱疹病毒等感染的女性，患有其他性传播疾病，尤其是多种性传播疾病混合；⑤人类免疫缺陷病毒感染；⑥营养状况不良，营养失调、微量元素失衡等；⑦正接受免疫抑制剂治疗；⑧吸烟；⑨有宫颈上皮内瘤变（cervical intraepithelial neoplasia，CIN）病史，不及时治疗或随访不到位；⑩口服避孕药。加强健康教育，提高宫颈癌核心知识知晓率、筛查率、早诊率是降低宫颈癌的发病率和死亡率的重要手段。

为此，2019年国务院发布《健康中国行动（2019—2030年）》，明确提出宫颈癌筛查县区覆盖率在2030年达到90%以上；2021年国家卫生健康委印发《宫颈癌筛查工作方案》，提出到2025年底实现适龄妇女宫颈癌筛查率达到50%以上、早诊率达到90%以上的目标，以逐步实现消除宫颈癌。

第一节　筛查人群与管理

宫颈癌筛查旨在通过有效、规范筛查，早期发现子宫颈良性病变、宫颈癌前病变及早期浸润性宫颈癌，以便给予及时治疗，最终达到降低宫颈癌的发病率和死亡率的目的。宫颈癌的筛查包括组织性筛查和机会性筛查，旨在通过对筛查人群的管理尽可能避免过度筛查及过度治疗。为尽早实现2030年“90-70-90”目标，鉴于我国地域辽阔，医疗水平和经济差异大，建议欠发达地区的女性在35～45岁接受一次高质量的宫颈癌筛查，作为有效减少宫颈癌发生的措施。

一、筛查的起始与终止年龄（适用于普通风险人群）

（一）<25岁女性

HPV感染率较高，但多为一过性感染，且宫颈癌的发病率低，故不推荐<25岁女性做宫颈癌筛查。

（二）25～65岁女性

建议25～29岁女性每3年进行1次宫颈细胞学检查；30～65岁女性每3年进行1次宫颈细胞学检查或每5年进行1次高危型HPV（HR-HPV）检测或HR-HPV检测与宫颈细胞学检查的联合。

（三）>65岁女性

（1）如既往有充分筛查阴性记录，并且无CIN史、HPV持续感染以及HPV相关疾病治疗史等高危因素，可终止筛查。充分筛查阴性记录是指10年内有连续3次细胞学筛查或连续2次的HPV筛查或联合筛查，且最近一次筛查在5年内，筛查结果均为正常。

（2）如从未接受过筛查或65岁之前的10年无充分筛查阴性记录或有临床症状者，仍应进行宫颈癌筛查。

（3）如果先前没有足够的阴性筛查记录，需继续筛查直到符合终止标准。

（4）对于预期寿命有限的任何年龄的个体，均可终止宫颈癌筛查。

二、人群筛查与管理

人群筛查是指有组织、有计划地对适龄女性

进行普遍性群体筛查。它适用于无症状的普通风险人群，不论其性生活史或HPV疫苗接种状况如何。人群筛查主要针对有性生活史的适龄女性，筛查对象优先选择35～64岁女性。在条件允许的情况下，筛查可纳入常规体检，单位组织的体检应遵循筛查起始和筛查间隔建议。

HR-HPV通常指WHO确认的14种高危HPV亚型，HR-HPV核酸检测灵敏度高、阴性预测好、容易质控，在我国被广泛采用。通常提到的HPV检测就是指高危型HPV检测。推荐采用HPV16/18分型检测用于高风险人群的分层管理。进行HPV核酸检测可采用临床医生采集的子宫颈样本或受检者自采样，检测主要为定性检测。细胞学检查的特异度和阳性预测值较高，但灵敏度较低，可能受取材或细胞学诊断人为影响。单独宫颈细胞学筛查用于不具备HPV核酸检测条件的地区。推荐采用基于HPV核酸检测的初筛方法。高危型HPV感染根据不同风险，采用不同管理：①高风险：HPV16、18，推荐直接转诊阴道镜；②中等风险：HPV45、33/58、31、52、35/39/68、51，需进行分流，决定是否转诊阴道镜；③低风险：HPV56、59、66，一年后随访。我国一项随机效应模型显示，HPV16/18/58/33/31阳性，具有较高的CIN3+风险，可转诊阴道镜。无论是否存在HPV感染或细胞学异常，对适龄女性均推荐接种HPV疫苗（接种之前无需常规细胞学及HPV检测）。

三、机会性筛查与管理

机会性筛查指对在医疗机构妇科就诊、有性生活的适龄女性进行的宫颈癌筛查。联合筛查仍然是宫颈癌机会性筛查的主要方法。联合筛查是指HPV DNA检测联合子宫颈细胞学检查，两者联合可优势互补，应用于医疗卫生资源充足地区、机会性筛查人群以及部分特殊人群的宫颈癌筛查。

在候诊期间，询问女性就诊者既往宫颈癌筛查情况，对于满足筛查条件但既往未接受筛查者，推荐其进入常规筛查路径。筛查正常者进行定期随访，异常者推荐在本级妇科门诊或转诊至上级临床机构接受后续诊疗服务。

（1）筛查时需明确HR-HPV感染型别，明确是否存在HPV持续感染。HPV持续感染可定义为：间隔6～12个月的2次检测为同种型别HPV阳性。

（2）HR-HPV感染的人群应同时进行阴道微生态检测，了解有无合并阴道炎症。对HR-HPV持续感染人群、高级别鳞状上皮内病变（high-grade squamous intraepithelial lesion，HSIL）人群同时合并阴道炎者，应积极治疗，争取尽快恢复正常的阴道微生态环境。

（3）对于HR-HPV感染的人群可根据妇科检查情况进行支原体、衣原体、淋病奈瑟球菌（neisseria gonorrhoeae）和单纯疱疹病毒2型（HSV-2）的检测，若发现感染应积极治疗。

四、特殊人群的筛查与管理

（一）25岁以下女性

如存在多性伴、过早性生活、感染人类免疫缺陷病毒（HIV），以及吸烟等高危因素，推荐性生活开始后1年内进行筛查，每3～5年定期筛查1次。如筛查结果为阳性或宫颈病变治疗后，应缩短筛查间隔时间，建议与专科医生讨论确定，筛查频次通常为普通人群的2倍。

（二）有妊娠意愿的女性

对从未接受过宫颈癌筛查的女性、未进行规范宫颈癌筛查的女性或到需再次进行宫颈癌筛查的女性，应在孕前检查时询问其1年内是否进行过宫颈癌筛查。建议在孕前检查或者第一次产前检查时进行宫颈癌筛查，筛查方法采用单独细胞学检查或联合筛查。筛查结果若为阴性，可继续备孕。

（三）妊娠妇女

对妊娠期女性进行筛查的目的是排除宫颈癌。妊娠期进行宫颈癌筛查是安全的，不会对母亲和胎儿健康构成威胁。筛查措施的选择与一般风险人群相同。针对筛查阳性的妊娠期妇女，建议采用与未妊娠妇女相同的原则进行管理。对于临床症状和体征不能排除宫颈癌者，应直接转诊阴道镜检查或直接活检，根据病理学结果确诊。

（四）全子宫切除女性

因宫颈癌前病变行全子宫切除的女性，每年进行联合筛查，若联合筛查3次均阴性，延长至每3年一次，持续25年，对于子宫全切术（total hysterectomy）后在近25年中无CIN2及CIN2以上病史者终止筛查；因良性子宫疾病（非宫颈癌前病变）切除子宫的女性阴道癌发病率低，若无可疑临床症状或体征，不推荐常规进行筛查；对于不明确子宫全切术前是否有癌前病变的患者，若有临床可疑症状或体征，建议进行联合筛查。

（五）免疫缺陷人群

1. 普通免疫缺陷人群

（1）患免疫系统疾病者：包括免疫缺陷病、免疫增殖病、自身免疫病3种类型的患者。免疫功能受抑制，发生HPV感染、宫颈癌及癌前病变的风险更高。

（2）因各种疾病应用免疫抑制剂者（包括接受实体器官或干细胞移植者）、有性行为的血液病患者，进行造血干细胞移植（hematopoietic stem cell transplantation，HSCT）前应常规行联合筛查。

（3）其他原因引起免疫缺陷的人群。

2. HIV人群

（1）第1次性生活的女性1年内开始筛查，对于年龄小于30岁者，每12个月行1次细胞学检查，连续3次细胞学正常，可以延长筛查间隔每3年1次。

（2）对于≥30岁，既往连续3次宫颈癌筛查结果正常者，可选择每3年1次的HPV检测或细胞学联合HPV检测或细胞学检查。

（3）筛查结果为阳性或宫颈病变治疗后，应缩短筛查间隔；具体筛查时间应与专科医生讨论确定，通常筛查频次为一般人群的2倍。

3. 其他类型免疫抑制人群则可遵循与HIV感染人群相同的筛查策略。

（六）预防性HPV疫苗接种人群

筛查策略同普通人群，定期接受宫颈癌筛查。不推荐妊娠期女性预防性接种HPV疫苗。若近期准备妊娠，建议推迟至哺乳期后再行接种。若接种后意外妊娠，应停止未完成剂次的接种；已完成接种者，无需干预。慎重推荐哺乳期女性接种HPV疫苗。推荐既往HSIL接受过消融或切除性治疗的适龄女性接种HPV疫苗。优先推荐HIV感染的适龄女性接种HPV疫苗。推荐患有自身免疫性疾病的适龄女性接种HPV疫苗。

（七）长期暴露于己烯雌酚的人群

筛检建议包括妇科检查、每年1次细胞学检查和必要时阴道镜检查等。

第二节　筛查与诊断技术

宫颈癌筛查和诊断技术包括子宫颈细胞学筛查、高危型HPV核酸检测及阴道镜下宫颈活检术和/或宫颈管搔刮术（endocervical curettage，ECC）。

一、子宫颈细胞学检查

（一）巴氏涂片

巴氏涂片法自20世纪50年代开始用于宫颈癌筛查以来，大量流行病学研究证实它作为宫颈癌预防策略可有效降低宫颈癌的发病率和死亡率。巴氏涂片法将宫颈细胞固定在载玻片上，其检查相对简便，但易受取材和涂片方法等因素的影响。多项研究显示，巴氏涂片法用于宫颈癌筛查的敏感性及特异性均较低，易造成部分患者漏诊或误诊，目前仅在少数发展中国家和经济欠发达地区应用。

（二）液基薄层细胞学检查

目前液基薄层细胞学检查（thin-prep cytologic test，TCT）方法已代替巴氏涂片成为宫颈癌筛查的主要手段，其将宫颈细胞放入装有保存液的小瓶中，通过离心过滤获得细胞后进行检查（图9-1）并获得TCT图像（图9-2）。液基薄层细胞学检查方法分为膜式液基薄层细胞制片术和自然沉淀式液基薄层细胞制片术两种，其特有的取材和制作方法可避免因采样造成的漏诊，同时还可确保细胞单层分布，使涂片更清晰，避免因细胞重叠造成的误诊，解决了常规脱落细胞制片术假阴性率高、丢失细胞率高和涂片质量差等问题。此外，液基薄层细胞学检查采用国际通行的宫颈细胞学贝塞斯达报告系统（the Bethesda system for reporting cervical cytology，TBS for reporting cervical cytology），加强了对结果判断的标准化质量控制，提高了细胞学检查筛查方法对宫颈癌及宫颈癌前病变诊断的准确性。尽管液基薄层细胞学检查方法具有上述优点，但宫颈液基薄层细胞

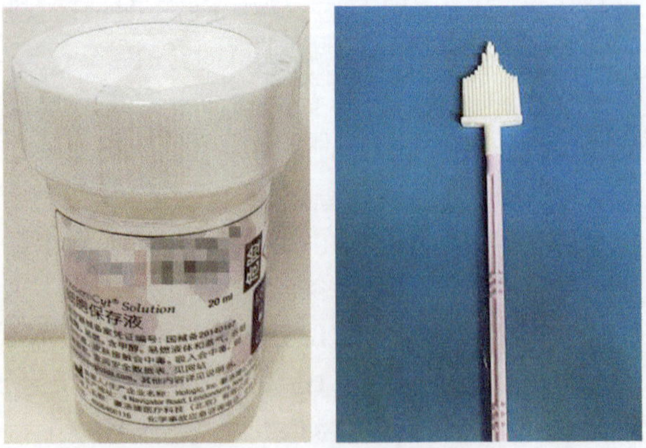

图9-1　TCT检查相关材料

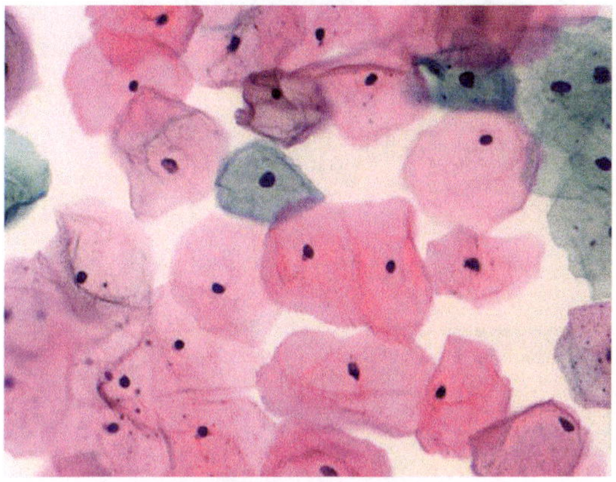

无上皮内病变或恶性病变（NILM）

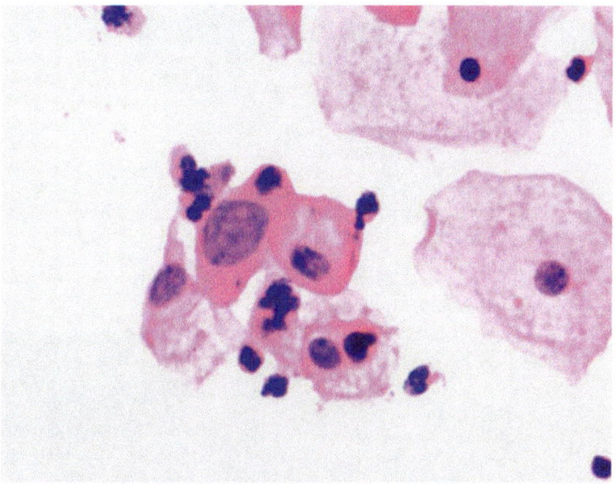

无明确诊断意义的不典型鳞状细胞（ASC-US）

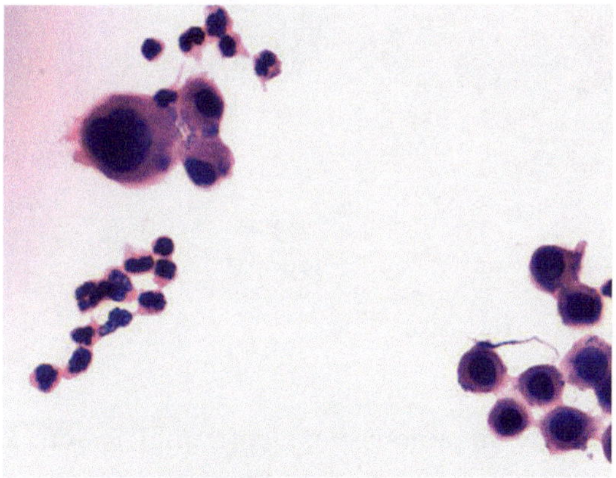

不能排除高级别鳞状上皮内病变的
不典型鳞状细胞（ASC-H）

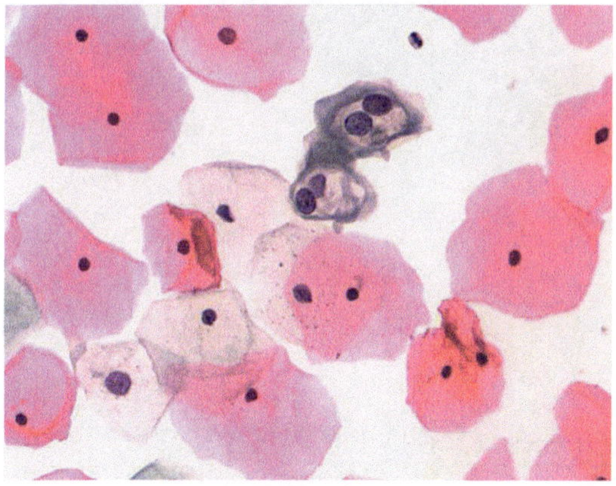

低级别鳞状上皮内病变（LSIL）

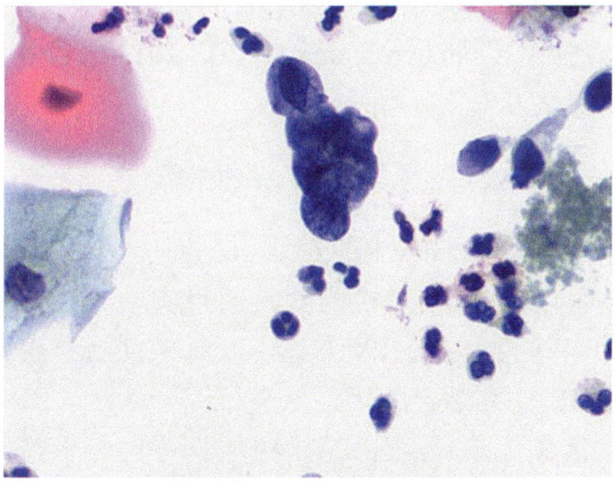

高级别鳞状上皮内病变（HSIL）

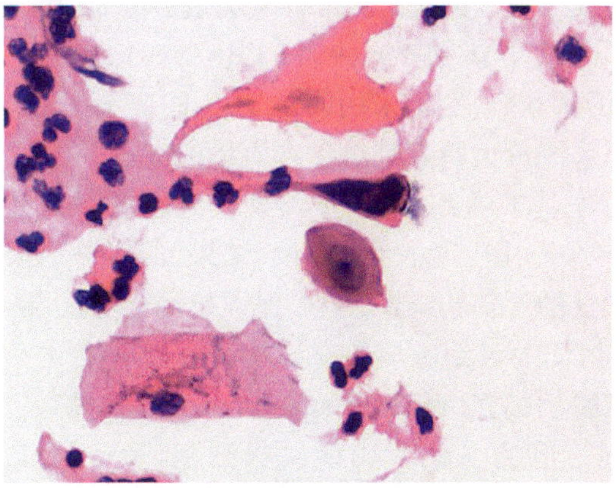

鳞状细胞癌（SCC）

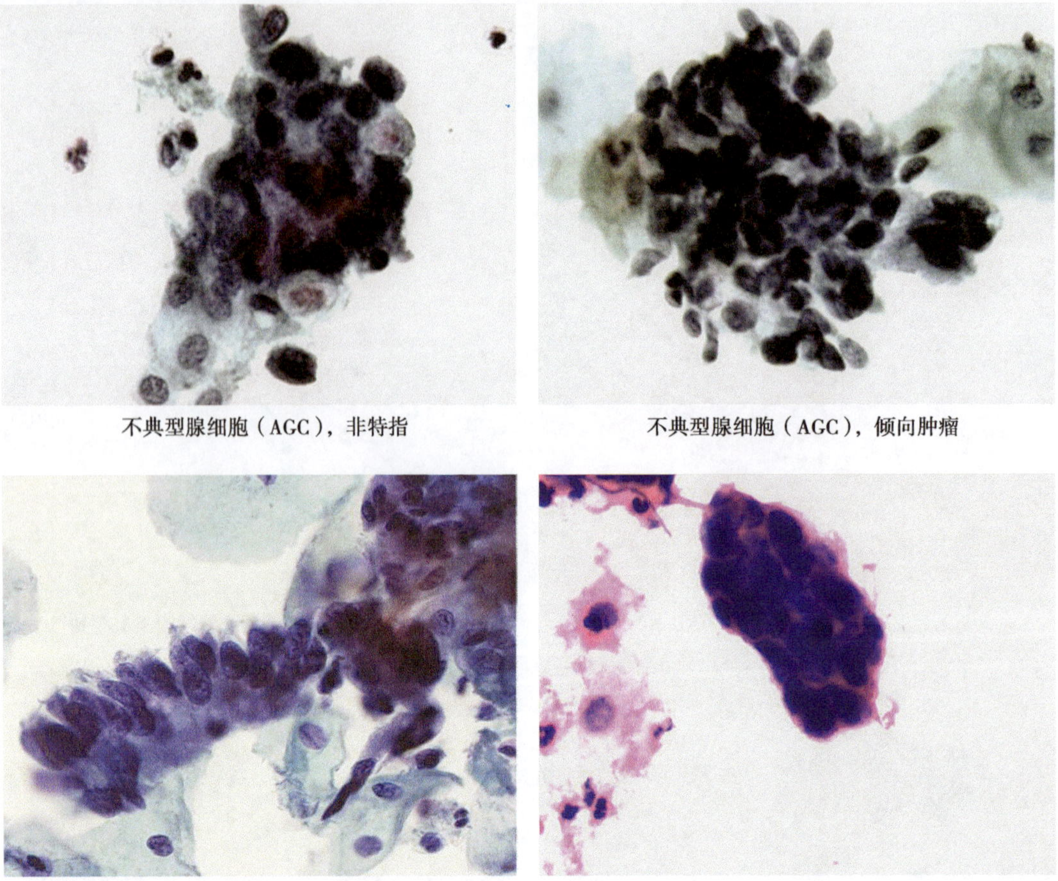

不典型腺细胞（AGC），非特指　　不典型腺细胞（AGC），倾向肿瘤

原位腺癌（AIS）　　腺癌

图 9-2　正常及异常子宫颈 TCT 图像

学检查方法在很大程度上依赖细胞病理医师的经验和技术水平。

（三）宫颈细胞学贝塞斯达报告系统

宫颈细胞学贝塞斯达报告系统始于 1988 年，经过了三次更新（TBS-1991、TBS-2001、TBS-2014）沿用至今，目前采用的是 TBS-2014 报告系统。该系统最大特点是对标本质量的描述，主要包括三项基本内容：①标本类型及满意度评估；②总分类；③描述性命名（判读/结果）。其中，对样本质量的评估与描述，可以保证检测样本的准确性，判读中对细胞学形态异常分为以下描述：不典型鳞状细胞（atypical squamous cell，ASC）、无明确诊断意义的不典型鳞状细胞（atypical squamous cell of undetermined significance，ASC-US）、不能排除高级别鳞状上皮内病变的不典型鳞状细胞（atypical squamous cell-cannot exclude HSIL，ASC-H）、低级别鳞状上皮内病变（low-grade squamous intra-epithelial lesion，LSIL）、高级别鳞状上皮内病变（HSIL）和鳞状细胞癌（squamous cell carcinoma，SCC）、不典型腺细胞（atypical glandular cell，AGC）、原位腺癌（AIS）和腺癌（adenocarcinoma）。TBS-2014 报告具体内容见表 9-1。

二、高危型 HPV 核酸检测

（一）HPV 核酸检测

HPV 核酸检测就是通过实验方法检测人体内是否存在 HPV 核酸，以此来判断是否感染了 HPV，并结合临床症状进行综合诊断。HPV 感染宫颈上皮后，因其基因型别不同、是否持续感染及持续感染时间不同，其致病风险也显著不同。因此，对 HPV 进行分型检测有助于进行风险分层，同时能明确是否存在持续感染，从而采取更积极的措施。

表 9-1 TBS-2014 报告具体内容

<table>
<tr><td>样本类别</td><td colspan="3">标明传统涂片(巴氏涂片)、液基薄层细胞制片或其他类别</td></tr>
<tr><td>样本质量评估</td><td colspan="3">□ 阅片满意(说明有无子宫颈管/TZ 成分及任何其他质量的指标,如部分血涂片、炎症等)
□ 阅片不满意(注明原因)
样本拒收/未进入阅片过程(说明理由)
样本经制片并进行了阅片,但对判读上皮细胞异常不满意(说明原因)</td></tr>
<tr><td>总体分类</td><td colspan="3">□ 无上皮内病变或恶性病变
□ 其他:见判读意见/结果(见于≥45 岁女性)
□ 上皮细胞异常:见判读意见/结果(注明是“鳞状上皮”或“腺上皮”)</td></tr>
<tr><td rowspan="9">判读意见/结果</td><td rowspan="5">NLIM
(若无肿瘤性细胞,需在报告栏的判读意见/结果之上和/或其内的总体分类中表述,不管有无微生物病原体或其他非肿瘤性变化)</td><td rowspan="3">非肿瘤性发现
(是否报告任选)</td><td>非肿瘤性细胞学改变
△ 鳞状细胞化生
△ 角化性改变
△ 输卵管化生
△ 萎缩
△ 妊娠相关性改变</td></tr>
<tr><td>反应性细胞改变与下述相关
△ 炎症(包括典型的修复)
△ 放射治疗
△ IUD</td></tr>
<tr><td>子宫切除后是否有腺细胞</td></tr>
<tr><td>微生物病原体</td><td>△ 滴虫
△ 形态符合白念珠菌
△ 菌群失调,提示细菌性阴道病
△ 形态符合放线菌的细菌
△ 符合单纯疱疹病毒的细胞学改变
△ 符合巨细胞病毒细胞学改变
△ 子宫切除后是否有腺细胞
△ 萎缩</td></tr>
<tr><td>其他</td><td>△ 子宫内膜细胞(见于≥45 岁的女性)(需要特别指出有无鳞状上皮内病变)</td></tr>
<tr><td rowspan="4">上皮细胞异常</td><td>鳞状细胞</td><td>△ ASC
△ ASC-US
△ ASC-H
△ LSIL(包括:HPV/轻度异型增生/CIN1)
△ HSIL(包括:中度及重度异型增生;CIN2 及 CIN3)
△ 具有可能浸润的特点(若疑为浸润)
△ SCC</td></tr>
<tr><td rowspan="3">腺细胞</td><td>子宫颈管/不能明确来源的腺细胞异常分为 4 类
• AGC-NOS
• AGC-FN
• AIS
• 子宫颈腺癌</td></tr>
<tr><td>子宫内膜腺细胞异常仅分为两类
• AGC-NOS
• 子宫内膜腺癌</td></tr>
<tr><td>子宫以外的腺癌</td></tr>
</table>

续表

	其他恶性肿瘤	（需具体说明）：原发子宫颈和子宫体的不常见的肿瘤
	辅助性检测	简要说明检测方法并报告其结果，便于临床医生了解 计算机辅助阅片 若经自动仪器阅片，需要说明仪器类别并报告其结果 教育注释及建议（任选） 建议内容简洁准确并与专业组织出版的临床随访原则相一致，可包括参阅出版的出版物

TZ：transformation zone，转化区；NILM：negative for intraepithelial lesion or malignancy，无上皮内病变或恶性病变；IUD：intrauterine device，宫内节育器；CIN：cervical intraepithelial neoplasia，宫颈上皮内瘤变；ASC：atypical squamous cell，不典型鳞状细胞；ASC-US：atypical squamous cell of undetermined significance，无明确诊断意义的不典型鳞状细胞；HSIL：high-grade squamous intraepithelial lesion，高级别鳞状上皮内病变；ASC-H：atypical squamous cell-cannot exclude HSIL，不能排除高级别鳞状上皮内病变的不典型鳞状细胞；LSIL：low-grade squamous intra-epithelial lesion，低级别鳞状上皮内病变；SCC：squamous cell carcinoma，鳞状细胞癌；AGC-NOS：atypical glandular cells-non-specific，非典型腺细胞无具体指定；AGC-FN：atipical glandular cells favoring neoplasm，非典型腺细胞倾向瘤样变；AIS：adenocarcinoma in situ，原位腺癌。

（二）HPV 核酸检测技术

根据是否对目的基因进行扩增，HPV 核酸检测方法可以分为非扩增法和扩增法。非扩增法：主要基于 HPV 全片段基因利用检测信号放大的原理进行检测，包括杂交捕获法检测（hybrid capture test，HC test）、酶切信号放大法（enzyme digestion signal amplification）等。核酸扩增法：根据扩增的目的基因片段不同，可分为 DNA 扩增和 RNA 扩增；根据扩增的方法不同，可分为聚合酶链反应（polymerase chain reaction，PCR）法和恒温扩增法（thermostatic amplification）等。

1. **非扩增法** 非扩增法是指 HPV 检测中 HPV 的 DNA 未被扩增，而是通过与 HPV NA 结合的化学信号进行放大的方法，这类 HPV 核酸检测主要包括第二代杂交捕获法（hybrid capture 2，HC2）、Care HPV 技术、酶切信号放大法（Cervista HPV）和基于原位杂交法（in situ hybridization，ISH）。

（1）HC2 检测方法是首个获得美国食品药品监督管理总局（Food and Drug Administration，FDA）认证的 HPV 检测方法。HC2 检测是一种采用免疫技术并通过化学发光使信号放大的检测方法，可以检测 13 种 HR-HPV（16、18、31、33、35、39、45、51、52、56、58、59 和 68），不具体区分型别。该试剂在检测宫颈上皮内病变 2 级（CIN2）及以上（CIN2+）时，具有高灵敏度（87%～96%）和高阴性预测值，因此该方法已成为各种 HPV 检测技术的参照试剂。在中国认可度较高，但目前已不作为主流检测方法。

（2）Care HPV 是一种快速 HPV DNA 检测方法，其检测原理为抗体结合顺磁性磁珠技术。该检测方法可检测 14 种高危 HPV 型别（16、18、31、33、35、39、45、51、52、56、58、59、66 和 68）。与传统的 HPV 检测方法相比，该方法的优点在于操作简便易行，对取样人员及实验室条件要求较低，检测时间较短。

（3）Cervista HPV 检测的主要原理是基于 Cleavase 酶切信号放大法检测高危型 HPV。在等温反应下，由 Cleavase 酶特异性识别并切割分子结构，通过分子杂交和化学信号放大，从而直接检测特定的 HPV DNA 序列。该检测包含 Cervista HPV HR 和 Cervista HPV16/18 两种试剂，这两种试剂于 2009 年获得 FDA 批准，可用于宫颈筛查中的 ASC-US 分流和细胞学联合筛查。Cervista HPV 检测方法在中国的认可度较高，被广泛应用于宫颈癌的早期筛查和诊断中。

2. **核酸扩增法** 核酸扩增法主要通过 PCR 扩增结合其他的方法检测核酸，是应用最广泛的一种方法。

（1）通用引物 PCR：大多数通用引物主要针对高度保守且在不同型别中突变频率较低的 L1 区。目前检测试剂的检测方式包括：采用 PGMY09/11 系统进行扩增分型，该方法操作简便、价格低廉，但需要相对较大的 PCR 片段，特别是对于一些断裂的、不易于扩增的 DNA 样本，如甲醛溶液固定的标本和石蜡包埋的标本等；或者通过 SPF10 PCR 体系结合反式杂交法，建立了对 32 种不同型别 HPV 分型的检测试剂。

(2)荧光定量聚合酶链反应技术(fluorescent quantitative polymerase chain reaction, FQ-PCR):该方法采用针对某个HPV基因型的特异引物及探针扩增病毒DNA序列。这种方法的灵敏度和特异度较高,可以进行病毒载量测定,也可以明确HPV的具体型别,不需要进行后续分析,但单通道检测每个反应只能检测1种HPV型别,如需检测多个型别,则要在不同的反应体系中进行,其检测原理是基于特异性PCR荧光探针法的检测试剂,在单个反应中,包含一组针对HPV L1区的特异性引物和人β-球蛋白的基因,可以同时检测14种高危型HPV,包括HPV16、18、其他12种HPV类型(HPV31、33、35、39、45、51、52、56、58、59、66、68),可以对HPV16及18具体分型,而对其他12种HPV类型则不能进行具体分型,人β-球蛋白的基因为内对照(internal control, IC)。该方法已于2014年通过美国FDA的认证,并在中国获得广泛认可,在中国的宫颈癌初筛一线方法中得到广泛应用。

(3)基于PCR的后续分析:该方法先使用针对HPV序列较为保守的位置的通用引物进行PCR扩增,之后再对扩增产物进行后续分析即可确定HPV的基因型别,并且可以同时检测多种HPV基因型。

(4)mRNA扩增技术:研究表明,HPV RNA比HPV DNA能够更加精确地甄别发病高风险人群或宫颈病变的进展,因此高危型HPV的检测也可以针对病毒的mRNA来进行,其中E6/E7 mRNA可能是宫颈癌筛查的有效生物标志物。转录介导的扩增技术(transcription mediated amplification, TMA)即针对于E6/E7的mRNA进行的,于2011年获得美国FDA的批准,是首个获FDA认证的HPV mRNA检测技术。该方法的检出限为24~488cps/ml, S/CO为0.5。由于HPV E6/E7 mRNA检测不是采用宫颈脱落细胞内的保守基因进行内对照的,因此,该方法的HPV检测存在交叉反应。此外,由于RNA的不稳定性,相关标本不宜长期保存。

(5)二代测序(next-generation sequencing, NGS):NGS检测HPV DNA是发展较快的一种技术,可进行全基因组测序或特定区域的序列测定。该技术可提供给每例患者不同的数据,包括感染病毒类型、病毒载量、病毒状态和病毒插入位点等,尤其对于多重感染的样本,能够准确检出低拷贝的HPV亚型。基于NGS平台的HPV分型基因检测技术——SeqHPV,可对14种高危型HPV(16、18、31、33、35、39、45、51、52、56、58、59、66、68型)和2种低危型HPV(6、11型)进行精准的分型检测。

3. 目前有8种FDA获批的HPV联合和分型检测,其可检测的HPV类型及优缺点详见表9-2。

(三)HPV核酸检测技术应用现状

我国自2000年开始使用HPV检测技术,目前在我国主要使用的HPV核酸检测方法为实时荧光聚合酶链反应(real-time fluorescence PCR)法,杂交捕获法及基因芯片法不常用。在众多的HPV检测试剂中如何选择适用的试剂是大家较为关注的问题。国家药品监督管理局(National Medical Products Administration, NMPA)发布的“人乳头瘤病毒(HPV)核酸检测及基因分型试剂技术审查指导原则”以及国际相关研究指出:初筛试剂应选择适当阳性阈值,并在30到60岁筛查人群队列中(包含>60例CIN2+病例)验证其筛查HSIL的灵敏度和特异度(参考值为0.90和0.98)。因此,在选择HPV核酸检测试剂时,确立良好的性能指标并充分理解HPV检测的临床意义,对于此类产品的安全有效性评价至关重要。产品性能如不符合临床需求,可能导致对患者所作的决策错误。总体来说,应与相应的预期用途相结合。同时考虑中国庞大人口的公共卫生需求以及成本效益,可基于卫生资源而选择不同初筛方法。对宫颈癌任何一种单一的筛查方法都有其局限性,理想的筛查方案应是多种筛查技术相结合。

三、细胞学异常高危型HPV阳性的p16/Ki-67检测

p16/Ki-67双重染色(dual stain, DS)是一种基于细胞学的宫颈癌前病变检测方法,其中的一些产品获得了NMPA和FDA的批准,可用于HPV筛查和HPV-细胞学联合检测中阳性检测结果的分流。DS可检测HPV相关癌基因活性标记(p16)和细胞增殖标记(Ki-67),当在同一细胞中检测到这些标记时,它们与前病变发生(CIN3+)相关。如果同一细胞中存在两种染色剂(p16和

表 9-2　HPV 核酸检测技术的特征

化验技术	可检测 HPV 类型	优缺点
Hybridcapture2（HC2）HR HPV	16、18、31、33、35、39、45、51、52、56、58、59 和 68	稳定且相对简单的技术，可进行**半定量**病毒载量评估，与非靶向非致癌型交叉反应，**未获得基因型信息**
CareHPV	16、18、31、33、35、39、45、51、52、56、58、59、66 和 68	不需要复杂的实验室基础设施，灵活的温度范围，易掌握，运行时间 2.5h，价格低廉，**未获得基因型信息**
GeneExpert	16、18、31、33、35、39、45、51、52、56、58、59 和 68（+HPV16、18 和 45 的基因型信息）	结果可在 1～2h 内获得，该检测平台可在许多资源匮乏的国家使用，样品制备非常简单，价格昂贵
CervistaHPV	16、18、31、33、35、39、45、51、52、56、58、59、66 和 68	对低风险类型的交叉反应较少，评估 DNA 含量和完整性的内部控制，**未获得基因型信息**
Abbott	同时进行 16/18 型的个体基因分型及 31、33、35、39、45、51、52、56、58、59、66 和 68 型的混合检测	同时检测 16/18 型，以便进行分流
PreTect HPV	16、18、31、33、45 型 E6/E7 的 mRNA	更能预测可能恶化的病变，基因型检测有限，灵敏度较低，样品储存条件更加严格
Cobas HPVHR	16/18 型的同时个体基因分型及 31、33、35、39、45、51、52、56、58、59、66 和 68 型的混合检测	同时检测 16/18 型，以便进行分流
Aptima HPV	31、33、35、39、45、51、52、56、58、59、66 和 68 型 E6/E7 的 mRNA	更能预测可能恶化的病变，与低风险类型的交叉反应较少，样品储存条件更加严格

注：HPV：人乳头瘤病毒。

Ki-67），则细胞被视为双重染色阳性（DS+）。含有一个或多个 DS+ 细胞的载玻片被视为阳性。近期对《2019 ASCCP 基于风险的异常宫颈癌筛查结果和癌前病变的管理共识指南》（2019 ASCCP Risk-Based Management Consensus Guidelines for Abnormal Cervical Cancer Screening Tests and Cancer Precursors）的更新征求意见稿做出以下推荐：DS 对于 HPV 阳性个体的分层是可以接受的，并根据风险进行管理；DS 和有限基因分型（由 HPV 筛查检测提供）的组合对于 HPV 阳性个体的分层是可以接受的；当 DS 结果不令人满意时，建议重复采样。为了规范该检测技术及为病理科及临床开展该项检测提供指导，中华医学会病理学分会细胞病理学组组织相关专家，发布了《子宫颈细胞学 p16/Ki-67 免疫细胞化学双染检测专家共识》，p16/Ki-67 双重染色应用于我国宫颈癌筛查，特别是 HPV 阳性分流管理。

四、阴道镜检查及质控

阴道镜检查已经成为宫颈癌防治三阶梯程序“宫颈癌筛查——阴道镜检查——组织学诊断”中的重要环节。阴道镜检查通过充分照明及局部放大，进行实时可视化评估，全面观察评估下生殖道、肛周上皮和表面血管的改变，尤其转化区（transformation zone，TZ），以定位异常上皮和血管，并引导活检取材可疑部位，提高下生殖道和肛周上皮内病变和浸润性癌诊断的准确性。同时，阴道镜检查在下生殖道癌前病变的治疗和随访中都具有不可替代的重要作用。阴道镜下宫颈图像见图 9-3，阴道镜下外阴、阴道、肛周图像见图 9-4。

（一）阴道镜检查

1. 阴道镜检查指征　异常或不确定的宫颈癌筛查结果；症状或体征提示可疑宫颈癌、下生殖道异常出血、反复性交后出血或不明原因的阴道排液；下生殖道的癌前病变治疗后的随访结果。

2. 阴道镜检查禁忌证　无绝对禁忌证。患有急性生殖道感染时应纠正炎症后再行检查。月经周期的任何时间可进行阴道镜检查，但通常无特殊情况下不建议在月经期进行。

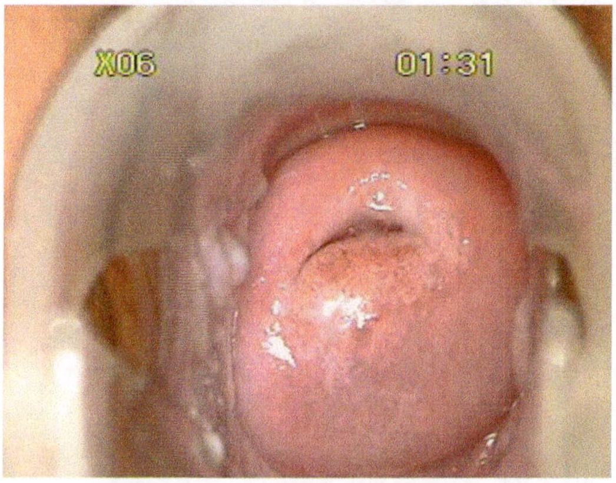

LSIL

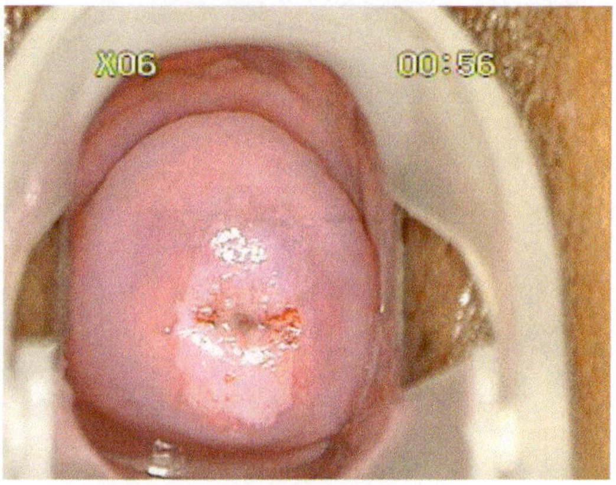

HSIL

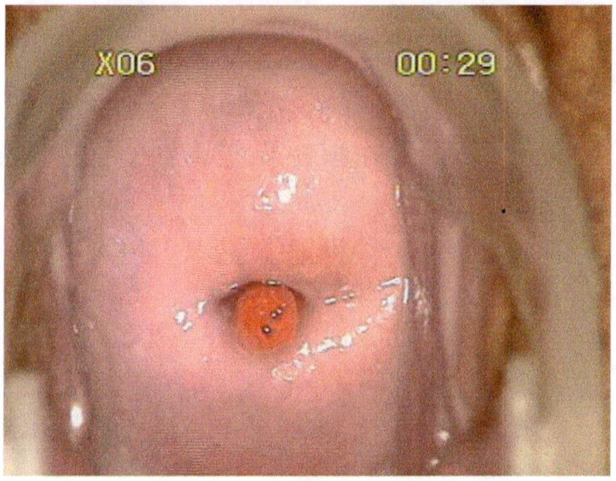

宫颈息肉

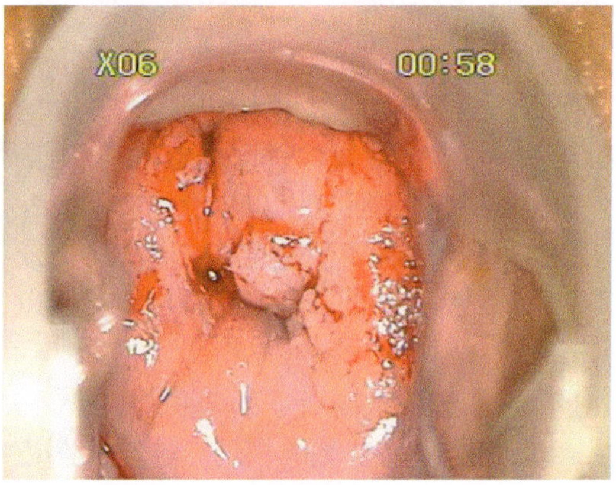

宫颈癌

图 9-3　阴道镜下宫颈图像

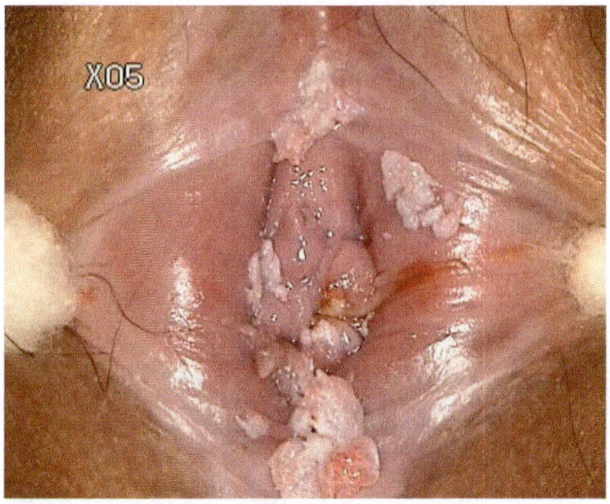

外阴湿疣样病变

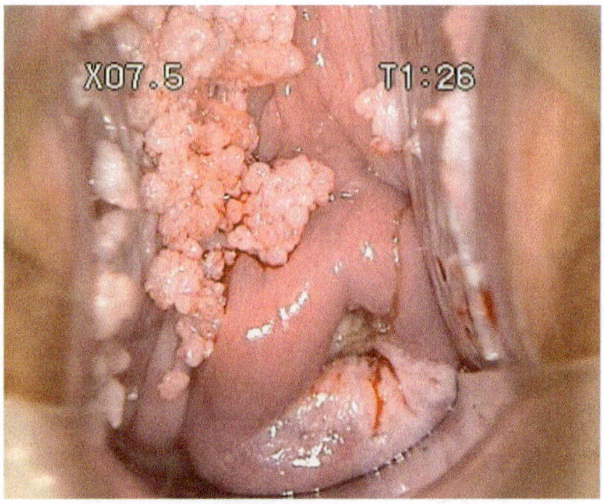

阴道湿疣样病变

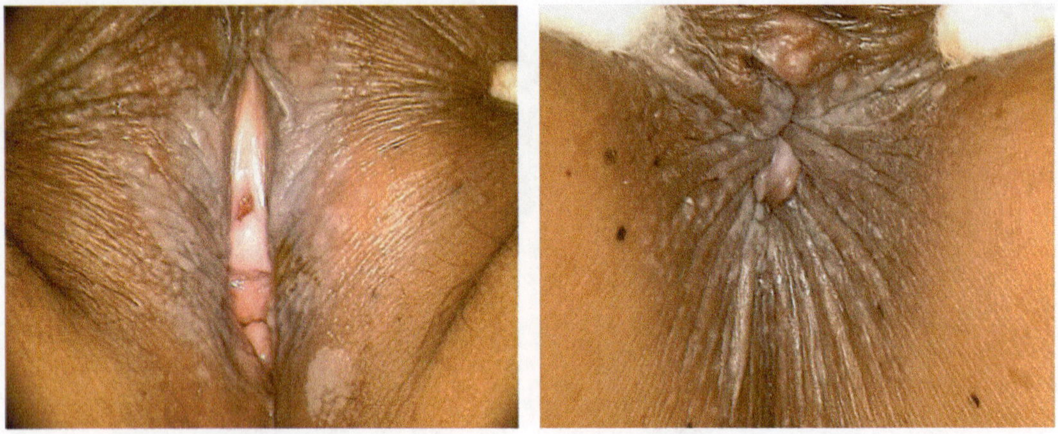

外阴病变　　　　肛周病变

图 9-4 阴道镜下外阴、阴道、肛周图像

3. **阴道镜检查前准备工作**

（1）告知患者阴道镜检查前准备：48h 内避免性生活、阴道冲洗及阴道用药。围绝经期女性或雌激素水平下降导致下生殖道上皮萎缩性改变者，可于检查前 2～3 周阴道内局部应用雌激素以改善阴道镜检查质量。

（2）完善阴道镜检查所需试剂和物品准备：0.9% 生理盐水、3%～5% 醋酸、复方碘溶液、阴道镜、阴道窥器、长镊、子宫颈搔刮勺、活检钳、干棉球、长棉签、用于压迫止血的纱布卷或带线棉球、装有甲醛溶液的标本容器等。

（3）除了明确阴道镜检查指征外，还需全面收集病史，包括初次性生活年龄、性伴数、妊娠孕产史、避孕措施、末次月经、吸烟史、HIV 感染史、HPV 疫苗接种史、既往子宫颈细胞学和高危型 HPV 检测结果、阴道镜检查和病理报告结果、既往手术治疗史及病理报告结果、妊娠状态、绝经状态、肿瘤家族史等，并在与患者沟通后签署知情同意书。

4. **阴道镜检查的基本步骤** 2017 年 ASCCP 发布简版和全面版阴道镜检查程序，提出 6 项主要内容：术前评估、阴道镜检查、辅助物的使用、结果记录、活检取样和术后常规。

（1）询问病史和既往辅助检查资料，患者签署知情同意书。

（2）阴道镜检查前检查试剂和物品准备是否齐全。

（3）患者取膀胱截石位，全面检查外阴和肛周区域上皮，必要时 3%～5% 醋酸染色 3min 后观察是否存在醋白反应阳性病灶和表面血管改变。

（4）置入大小合适的阴道窥器，观察子宫颈和阴道外观和分泌物是否异常。用 0.9% 生理盐水轻轻擦拭子宫颈及阴道，清除黏液或其他分泌物后，观察是否存在子宫颈和阴道外观异常、黏膜白斑以及表面血管异常等，必要时采用（蓝或绿）滤镜观察表面血管。

（5）将 3%～5% 醋酸棉球覆盖湿敷至少 60s 后，从低倍镜到高倍镜的多个放大倍数下，白光及（蓝或绿）滤镜全面检查子宫颈上皮的变化，尤其注意鳞 - 柱交界部转化区内的异常变化，评估阴道镜检查是否充分；判断宫颈转化区类型，如鳞 - 柱交界部未见或部分可见，可用颈管扩张器或棉棒等，协助观察颈管内鳞 - 柱交界部和转化区上界；观察宫颈是否有醋白上皮；观察是否有异常血管；判断病变部位、大小、程度、性质，并评估病变是否向子宫颈管延伸，病变最典型处绿色滤光放大采图；观察病变出现快慢、持续时间，平均每 30s 采图，观察 3～5min，并依次采集好相关图像。轻柔移动阴道窥器，使阴道前后及两侧壁上皮完全可见，判断阴道壁是否有病变，如有病变判断病变部位、大小、程度、性质，采集好相关图像。如有需要，可重复使用醋酸染色。

（6）必要时辅助复方碘试验。

（7）在阴道镜引导下取材最严重的子宫颈和阴道壁的异常区域进行 2～4 点活检。

（8）必要时行 ECC、外阴和肛周区域活检取材。

（9）填塞用于压迫止血的纱布卷或带线棉球，常规 24h 内取出。

（10）填写阴道镜报告和记录，告知术后用药和后续管理计划等。

5. 阴道镜检查下活检指征 当筛查结果是高风险的 HSIL、ASC-H、AGC、HPV16 或 HPV18 阳性，或阴道镜检查子宫颈呈轻度或半透明的醋酸白改变（即考虑为鳞状上皮化生或低度病变）时，即应进行活检。在异常阴道镜检查的范畴内，厚醋白改变面积大、出现快消失慢、病变边界锐利、粗点状血管、粗镶嵌、袖口状腺体开口、嵴样隆起，以及芥末黄的复方碘染色，均为 HSIL 的最具预测性的征象，并且这些区域也常为活检取材部位。

（1）ECC 指征

1）细胞学为 AGC、ASC-H、HSIL 或癌等。

2）细胞学 p16/Ki-67 双重染色阳性。

3）高危型 HPV16/18 感染。

4）既往子宫颈病变治疗史复查阴道镜时。

5）鳞-柱交界部不可见或病变向颈管延伸，无法评估隐藏的子宫颈管内病变。

6）年龄大于 40 岁的阴道镜检查者。

（2）下列情况可以不进行 ECC

1）后续准备行切除性治疗。

2）器械无法进入子宫颈管内。

3）年龄小于 30 岁的未生育女性，细胞学为 ASC-US/LSIL，无论鳞-柱交界部是否可见。

4）妊娠期为 ECC 禁忌证。

6. 阴道镜标准报告和记录

（1）2017 年 ASCCP 阴道镜报告的综合标准：子宫颈可见性（完全可见/不完全可见）；鳞-柱交界部可见性（完全可见/不完全可见）；醋白改变（是/否）；病灶存在（是/否），如果有病变，记录病变的延伸范围、可见性、病灶大小和部位，并进行描述（包括颜色、轮廓、边界、血管变化）；阴道镜印象（正常或良性病变、低级别病变、高级别病变、癌）。

（2）最低标准：鳞-柱交界部可见性（完全可见/不完全可见）、醋白改变（是/否）、病灶存在（是/否）、阴道镜印象（正常或良性病变、低级别病变、高级别病变、癌）。2017 ASCCP 阴道镜操作的宫颈专业术语见表 9-3～表 9-5。

7. 阴道镜检查一般记录内容

（1）人口信息：包括门诊号、姓名、年龄、联系方式、地址等。

（2）阴道镜检查指征：既往异常或不确定的宫颈癌筛查结果、提示可疑宫颈癌的症状或体征、既往子宫颈病史等。

（3）子宫颈和鳞-柱交界部可见性或 TZ 类型。

（4）病变边界可见性和部位、是否向颈管延伸。

（5）阴道镜征象。

（6）阴道镜印象或诊断。

（7）记录阴道镜下活检的部位和数目。

（8）是否行 ECC，如果取材，记录用的是刷子还是宫颈管搔刮勺，或者两者均使用。

（9）阴道镜检查后的建议和后续管理计划。

（10）至少 2～4 张典型阴道镜图像。

（二）阴道镜检查质量的评价指标

（1）至少 80% 的阴道镜检查具有指征。

（2）至少 80% 的病理检查标本（点活检或切除性活检）符合病理检查的需要。

（3）对组织学确诊的 HSIL（CIN2 及以上）的阳性预测值不低于 65%。

（4）至少 80% 符合阴道镜检查报告具备的基本要素。同时需要定期总结阴道镜印象或诊断与组织病理学诊断的符合率，即定期将组织病理学诊断与阴道镜印象或诊断进行对比，对于 HSIL+、二者符合率≥60%、两者不一致的病例应及时分析原因。阴道镜检查的质量控制标准见表 9-6。

表 9-3 2017 ASCCP 阴道镜操作的宫颈专业术语

类别	特征/标准	细节
一般评估	子宫颈的可见性	完全可见或不完全可见（说明原因）
	鳞-柱交界部的可见性	完全可见或不完全可见
醋白变化	应用 3%～5% 醋酸后任何程度的变白	是/否
正常阴道镜检查结果	原始鳞状上皮：成熟、萎缩；柱状上皮异位或外翻；化生鳞状上皮；宫颈腺囊肿；腺开口隐窝；妊娠期蜕膜；黏膜下血管分支	
异常阴道镜检查结果	存在病变（醋白或其他）	是/否
	每个病灶的位置	时钟位置，在鳞-柱交界部（是/否）
		病变可见性（完全/不完全可见）
		卫星病灶
	每个病灶的大小	病灶所属宫颈的象限，病灶占 TZ 面积的百分比
	低级别病变特征	醋酸白：薄或半透明，迅速消退
		血管形态：细小镶嵌，细点状血管
		边界或边缘：不规则或地图样边界，湿疣样或隆起样或乳头样，扁平样
	高级别病变特征	醋酸白：厚或致密，醋酸白出现快或消退慢；袖口状腺开口隐窝；红白交杂
		血管形态：粗大镶嵌，粗点状血管
		边界：边界锐利，内部边界标志，嵴样隆起标志，边界剥离
		轮廓：扁平，融合乳头突起
	可疑浸润癌	不典型血管，脆性血管
		不规则表面，外生病灶，坏死，溃疡，肿瘤或新生物
		可疑病变无醋酸白
	非特异性	黏膜白斑
		糜烂
		接触性出血
		质脆组织
	复方碘溶液染色	未用
		着色
		部分着色
		不着色
其他结果	息肉（子宫颈阴道部或子宫颈管）、炎症，狭窄，先天性 TZ，先天性发育异常，治疗后改变（瘢痕），子宫内膜异位症	
阴道镜诊断	正常或良性病变；低级别病变；高级别病变；癌	

表 9-4　2017 ASCCP 阴道镜操作的阴道专业术语

类别	特征/标准	细节
正常阴道镜检查结果	鳞状上皮：成熟、萎缩	是/否
异常阴道镜检查结果	存在病变（醋白或其他）	是/否
	病灶的位置	上 1/3 或下 2/3
		前壁/后壁/侧壁（右或左）
	低级别病变特征	薄醋白上皮
		细点状血管
		细镶嵌
	高级别病变特征	厚醋白上皮
		粗点状血管
		粗镶嵌
	可疑浸润癌	非典型血管，其他征象：脆性血管
		表面不规则、外生型病变、坏死、溃疡（坏死的）、肿瘤/肉眼可见肿瘤
其他结果	非特异性	柱状上皮（腺病）
		复方碘染色（染色/不染色）
		白斑
	其他	糜烂（创伤造成）、湿疣、息肉、囊肿、子宫内膜异位症、炎症、阴道狭窄、先天性转化区
阴道镜诊断	正常或良性病变；低级别病变；高级别病变；癌	

表 9-5　2017 ASCCP 阴道镜操作的外阴、会阴体、肛周专业术语

类别	特征/标准	细节
正常阴道镜检查结果	鳞状上皮：成熟、萎缩、皮肤色素	是/否
异常阴道镜检查结果	存在病变（醋白或其他）	是/否
	病灶的位置	外阴部位或肛周时钟位置
	低级别病变特征	薄醋白上皮
		细点状血管
		细镶嵌
	高级别病变特征	厚醋白上皮
		粗点状血管
		粗镶嵌
		界限清晰的醋酸白上皮环绕着苔藓化的、扁平隆起的色素性斑块
其他结果	可疑浸润癌	非典型血管，其他征象：脆性血管
		表面不规则、外生型病变、坏死、溃疡（坏死的）、肿瘤/肉眼可见肿瘤
	其他	外阴白色病变、糜烂（创伤造成）、湿疣、息肉、囊肿、炎症
阴道镜诊断	正常或良性病变；低级别病变；高级别病变；癌	

表 9-6　阴道镜检查的质量控制标准

序号	质量控制标准的具体内容	最低标准/%
1	记录阴道镜检查前的评估内容（子宫颈细胞学检查、HR-HPV 检测等）	70～90
2	记录子宫颈的可见性（全部可见或不能全部暴露）	90
3	记录鳞-柱交界部的可见性及 TZ 类型	90
4	记录是否有任何程度的醋酸白变化（有或无）	90
5	记录病变的累及范围	70
6	记录阴道镜检查的充分性	80
7	记录阴道镜诊断	70～80
8	记录对醋酸白变化区域的活检或子宫颈管搔刮	80
9	阴道镜报告中附 2～4 张图像	80
10	记录阴道镜检查后的具体处理建议	90
11	应对可疑宫颈癌患者联系，嘱其 2 周内到医院就诊	60
12	对于细胞学检查有高级别病变（包括 HSIL、ASC-H、AGC）可能的患者，尽可能 4 周内取病理报告并就诊	60

HR-HPV：高危型 HPV；HSIL：高级别鳞状上皮内病变；ASC-H：不除外高度病变的不典型鳞状上皮细胞；AGC：非典型腺细胞。

第三节　HPV 阳性和细胞学异常的管理

一、HPV 初筛阳性分流管理

1. 对适龄女性采用 HPV 核酸检测进行初筛，阴性者间隔 5 年后再次进行检测。

2. 对 HPV 初筛阳性者采用细胞学检查分流和 HPV 基因分型

（1）细胞学检查分流：细胞学阴性者 12 个月后再次进行 HPV 核酸检测，细胞学阳性者直接转诊阴道镜检查。

（2）HPV16/18 分型检测及细胞学检查分流：HPV16/18 阳性者阴道镜检查；HPV16/18 阴性 + 细胞学阴性者 12 个月后复查；细胞学≥ASC-US 者行阴道镜检查（图 9-5）。

3. HR-HPV 检测的适应证主要包括以下内容

（1）对细胞学检查结果为 ASC-US 的妇女进行分流，以确定阴道镜检查的必要性。

（2）与细胞学检查联合，用于≥30 岁妇女的宫颈癌联合筛查。

（3）≥25 岁妇女的宫颈癌初筛。

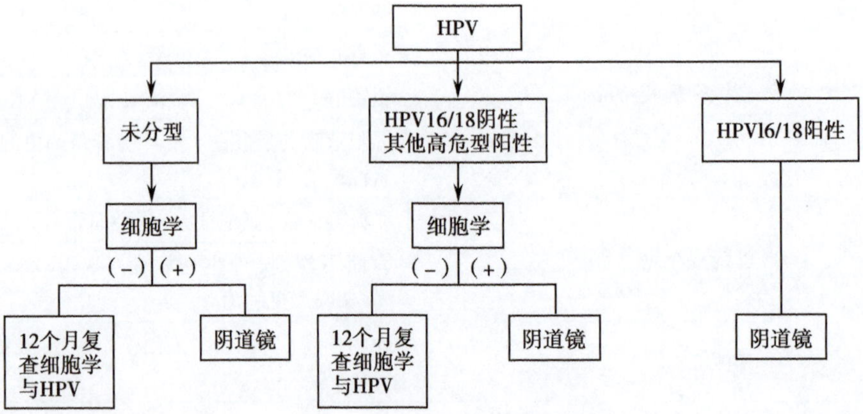

图 9-5　HPV 阳性筛查流程

（4）用于HSIL治疗后的随访。

4. HR-HPV核酸检测阳性者，遵循“同等风险，同等管理”的原则进行分层管理。即高风险：HPV16、18，推荐直接转诊阴道镜；中等风险：HPV45、33/58、31、52/35/39/68、51，需进行分流，决定是否转诊阴道镜；低风险：HPV56、59、66，一年后随访。

5. HR-HPV持续感染者，发生宫颈癌前病变及宫颈癌的风险增加，即使细胞学阴性也应转诊阴道镜检查。

二、细胞学初筛异常的分流管理

（一）细胞学初筛异常的分流

1. ASC-US是最常见的分流，建议如下。

（1）首选HPV核酸检测，HPV阳性者建议转诊阴道镜检查；HPV阴性者建议复查，如果是高质量的细胞学检查，HPV阴性者的ASC-US患CIN2+的风险低于细胞学检查阴性妇女，推荐筛查间隔为3年，对于细胞学医生以及细胞学质控相对不足地区，复查间隔可为每12个月，没有随访条件的可直接转诊阴道镜检查。

（2）6个月复查细胞学检查。

（3）无随访条件，可进行阴道镜检查。

2. 细胞学为LSIL，无论HPV结果如何，均应行阴道镜检查并根据结果进一步处理。

（1）对于可能隐藏有HISL风险的LSIL处理应慎重，必要时应行诊断性宫颈锥切术明确。

（2）对于21～24岁年轻女性，其患宫颈癌风险较低（年发生率1.4/10万），多表现为HPV感染，CIN病灶常自然消退，故异常管理应相对保守。

（3）对于妊娠期女性，宫颈低级别病变的管理中应排除子宫颈浸润癌，管理中应特别对待。

3. 对于细胞学检查结果异常的ASC-H、HSIL、AGC，均应转诊阴道镜检查，并建议进行多点活检及ECC。对于存在高危因素者（年龄大于40岁，细胞学检查结果为ASC-H、HSIL、AGC及HPV16/18阳性），应更加重视，进行多点活检及ECC。

4. 当细胞学检查结果为SCC或腺上皮细胞异常（AGC、AIS和腺癌）时，均应进一步检查，检查方法包括阴道镜下宫颈活检+ECC和影像学检查等。当疑似有子宫内膜癌风险时，应通过子宫内膜诊刮取子宫内膜活检送病理学检查（图9-6）。

（二）联合筛查异常的分流管理

对于联合筛查结果异常者的管理以单独细胞学筛查发生CIN3及以上病变的风险为参考依据，采用同等风险同等管理的方案指导临床，如果是高质量的细胞学检查，HPV阴性者的ASC-US患CIN2+的风险低于细胞学检查阴性妇女，推荐筛查间隔为3年，对于细胞学医生以及细胞学质控相对不足地区，复查间隔可为每12个月，没有随访条件的可直接转诊阴道镜检查（图9-7）。

三、HPV及细胞学无异常的分流

累计风险很低，可以选择更长的筛查间隔时间（5年），不建议行无目标活检。

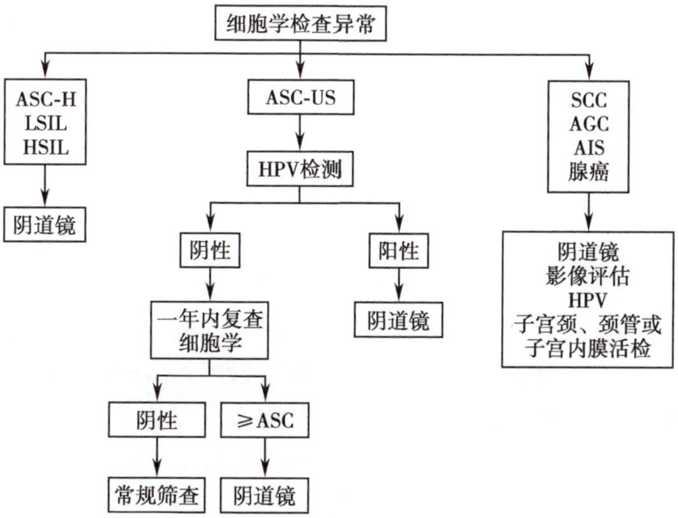

图9-6　细胞学异常筛查流程

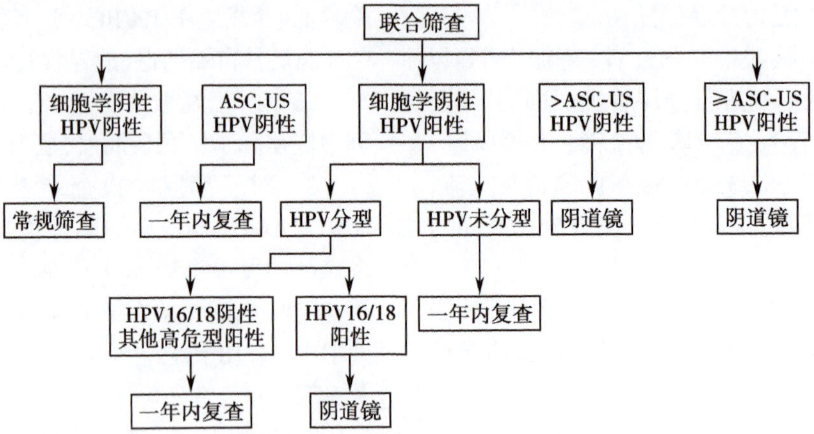

图 9-7 联合筛查管理

第四节 筛查结果判读与管理

一、分类管理

（一）对不同人群进行分类

（1）筛查结果异常人群分层管理：见第九章第一节。

（2）宫颈癌筛查结果异常人群术后管理包括：HSIL 治疗后的管理和组织病理学确诊为 AIS 的管理。所有切除性治疗必须有完整规范记录，应记录切除性治疗的类型（1 型、2 型、3 型）、切除物长度（length，从最远端/外界至近端/内界）、厚度（thickness，从间质边缘至切除标本的表面）及周径（circumstance，切除标本的周长）。切除标本应进行标记以便于病理医师识别，标本能满足 12 点连续病理切片要求。对于术后病理证实为浸润癌者，应转诊妇科肿瘤医师进行进一步管理。宫颈癌前病变的管理应根据患者年龄、生育要求、随诊条件、医疗资源、阴道镜图像特点及治疗者的经验等决定，治疗应遵循个性化的原则并征得患者的知情同意。无论哪种治疗方式，未来妊娠后早产、胎膜早破、低出生体重儿、剖宫产概率都有所增加。切除性治疗对未来产生不良影响的风险高于消融性治疗，应遵循适应证选择最佳的治疗方式。即便全部去除病灶，未来依然存在病变复发或进展为浸润癌可能，并且多发生于手术后 3 年内，故治疗后的病变也应长期随诊。

（二）转诊管理

1. 上转转诊指征

（1）细胞学提示 SCC 或腺上皮细胞异常需进一步检查者，建议转诊至上级医院由有经验的专科医生进行检查。

（2）子宫切除术后、宫颈锥切术后细胞学检查提示细胞学异常和/或 HPV 阳性。

（3）妊娠期妇女和 21～24 岁女性宫颈癌筛查结果异常者。

（4）细胞学提示鳞状细胞异常和/或 HPV 阳性需行阴道镜检查，因设备或技术原因无法在基层医疗机构进行检查者。

（5）组织病理学确诊为宫颈癌前病变或宫颈癌，因技术原因无法在基层医疗机构进行手术，需进一步治疗者。

2. 下转转诊指征

（1）阴道镜检查未发现宫颈癌前病变或宫颈癌不需要手术治疗者，可转回基层医疗机构随访。

（2）组织病理学确诊为 LSIL 或 HSIL 的患者在上级医院接受治疗后，术后 6 个月基于 HPV 检测复查阴性后，可转回基层医疗机构进行管理，定期随访。

二、大数据管理

HPV 核酸检测的信息化管理推动大数据、互联网等新一代信息技术与 HPV 核酸检测和宫颈癌筛查服务深度融合，推进电子病历、智慧服务、智慧管理的信息标准化建设。搭建宫颈癌综合防控信息共享服务平台，通过加强肿瘤登记系统、疫苗预防接种服务系统和癌症筛查管理服务系统等数据库的对接交换，不仅有助于开展 HPV 疫苗接种和宫颈癌筛查的实时动态监测，实现筛查、分流、治疗、随访的全程统一管理，避免重复筛查，而且能通过监测 HPV 感染和宫颈癌负担的变化趋势，科学评估 HPV 疫苗接种和宫颈癌筛查的效果。

宫颈癌综合防控信息网络的功能涵盖了基于个案的 HPV 疫苗接种、宫颈癌筛查、诊断、治疗与随访全疾病周期信息的收集和管理。该网络针对宫颈癌防控信息平台不同使用对象设置相应权限的功能端，支持健康宣教、HPV 疫苗接种预约及不良反应监测、宫颈癌筛查预约及异常人群管理、疾病诊疗意见决策及各级医疗机构绿色通道定向转诊机制等功能。此外，它还具备评价功能如数据分类汇总、数理统计和分析，能够依托大数据建设科学评估指标体系等。

要实现宫颈癌综合防控信息网络的上述功能，可采用建设或完善区域内宫颈癌综合防控信息平台和促进相关医疗机构已有信息系统的数据共享和交互两种方法。①建立整合宫颈癌综合防控信息平台：实现特定区域内适龄女性宫颈癌综合防控全周期信息的采集、整合、分析、反馈和管理。②基于现有各级各类医疗机构信息系统进行数据共享和交互：联通疾病预防控制中心、妇幼保健机构、临床医疗机构及社区卫生服务中心等机构的现有信息平台，实现机构间的数据互联互通。不同机构的数据链接可依托信息系统外部接口实现，并基于目标人群的唯一识别码（如身份证号码）进行个案信息的联系。应建立统一的数据交互服务技术规范，统一各机构信息系统中涉及个人信息、预防接种、疾病报卡、门诊摘要和随访报告等接口的建设规范，以保障数据通过接口进行共享和交互的安全性、及时性、有效性和一致性。上述两种策略的实现均需涉及的目标人群全疾病周期防控的关键变量，包括基础信息（一般人口学特征和危险因素等）、HPV 疫苗接种信息（疫苗采购、接种疫苗类型、剂次、接种时间和不良反应监测等）、宫颈癌筛查信息（筛查时间、方法、结果及随访管理等）和临床诊疗信息（诊疗时间、方法效果及随访监测）等。同时，应注意收集方法和质量要求标准（包括编码标准和数据核查标准等），以确保数据质量。应对宫颈癌流行状况、HPV 疫苗接种、筛查服务等情况进行常规监测。此外，要推动实现以患者为中心的信息和服务的闭环管理，完善宫颈癌筛查个案登记制度，逐步实现在线随访管理、预约转诊等服务。还要逐步推动妇女 HPV 疫苗接种、宫颈癌筛查、电子病历、慢病监测、肿瘤登记、死因监测、电子健康档案等信息数据的互联共享。

第五节　宫颈上皮内瘤变分类及ⅠA1 期宫颈癌的治疗

一、宫颈上皮内瘤变分类及ⅠA1 期宫颈癌的定义

宫颈上皮内瘤变依据 WHO《女性生殖器官肿瘤分类》第 5 版，分为低级别鳞状上皮内病变（LSIL），包括宫颈上皮内瘤变 1 级（CIN1）；高级别鳞状上皮内病变（HSIL），包括宫颈上皮内瘤变 2 级或 3 级（CIN2，CIN3）。

ⅠA1 期宫颈癌指显微镜下间质浸润深度 ≤3mm 的微小浸润癌。

二、治疗方法

（一）物理治疗

子宫颈物理治疗也就是采用各种物理的方法，将子宫颈表面异常的上皮破坏后，上皮坏死脱落，新生正常上皮再生修复，从而达到治疗目的。目前常用的方法包括子宫颈冷冻、激光、电凝、冷凝治疗等，上述方法操作简单、疗效明确。物理治疗的适应证如下：

（1）鳞-柱交界部完全可见，病变全部局限于子宫颈表面，不超过子宫颈表面 75%，未扩展至子宫颈管内的 HSIL（CIN2）。

（2）细胞学及组织病理学结果间无明显差异。

（3）细胞学、阴道镜及组织病理学检查无子宫颈浸润证据。

（4）细胞学及组织病理学检查未提示子宫颈腺体的不典型增生或腺上皮病变。

（5）子宫颈管诊断性刮宫病理结果阴性。

（二）宫颈锥切术

1. 宫颈锥切分类

（1）宫颈冷刀锥切术（cold knife conization of cervix，CKC）是传统术式，采用手术刀片锥形切除部分宫颈组织，该术式用于诊断及治疗宫颈病变已有上百年历史。CKC 的优点是一次性切除

足够大的、完整的宫颈标本，用于组织病理学诊断，边缘病变的切净率较高，切缘组织不受破坏。缺点是操作相对复杂，需要麻醉，需要在手术室进行，术后易出血，并发症较多。

（2）宫颈环形电切术（loop electrosurgical excision procedure of cervix，LEEP）的优点是操作相对简单，在门诊就可以进行，一般局部麻醉。LEEP 刀是采用高频无线电刀通 LOOP 金属丝由电极尖端产生 3.8MHz 的超高频（微波）电波，在接触身体组织的瞬间，由组织本身产生阻抗，吸收电波产生高热，使细胞内水分形成蒸汽波来完成各种切割、止血等手术目的，对切口边缘组织的病理学检查影响小。它具有出血少、手术时间短等优点。

2. **宫颈锥切标本的送检流程与质控**　宫颈锥切标本可分为 CKC 和 LEEP 标本两类。病理科工作人员接收标本后，应仔细核对患者姓名、年龄、门诊号和 / 或住院号、临床诊断、标本名称及取材部位等信息。样本离体后应尽快（以 30min 以内最佳，不得超过 1h）以 3.7% 中性甲醛溶液固定，固定液体积应为送检样本体积的 4～10 倍，固定时间为 6～48h，以确保固定液对组织学标本的充分渗透。对较大而完整的宫颈锥切标本，最好在离体后将其从宫颈 12 点处（建议以缝线或涂墨标记定位）沿子宫颈管纵向剖开固定，避免子宫颈管黏膜面固定不充分发生自溶现象。

宫颈锥切标本的病理诊断是否明确、充分，与手术切除标本的完整性密切相关。手术医师应尽可能保持标本的完整形状送至病理科，避免出现病理诊断报告中无法描述肿瘤定位的精确信息等情况，并建议行 ECC 送检。

病理医师在观察宫颈锥切标本时，应仔细测量并记录其长度（锥高），宫颈外口（锥底）切缘最大径以及子宫颈管外口直径（精确到 mm）。建议病理医师在取材前先用墨汁或其他特殊染料标记宫颈内口切缘（锥顶）、基底切缘（锥面）及外口（锥底）切缘，待染料稍干后，仔细检查所有可疑的病变部位（尤其是鳞 - 柱交界部）。重点观察内容包括宫颈黏膜颜色、质地，有无新生物、糜烂、囊肿等。以锥顶为中心，垂直于管腔黏膜面间隔约 3mm、纵向连续切取子宫颈管壁全层组织，确保每片组织均含有从宫颈内口至外口的全部黏膜。以顺时针 1～12 点方向依次标记取材，按相同方向置于包埋盒内。对于未能完整切除的不规则 LEEP 标本，应描述和记录送检组织的数量、颜色、质地和病变情况，并分别记录每一块标本的肉眼观察所见。由于在取材时可能无法对标本进行准确定位，可垂直于每一块组织的黏膜面或鳞 - 柱交界部间隔 3mm 切开，同向置于包埋盒内进行后续固定、脱水、包埋和制片。

3. **宫颈锥切标本的病理诊断报告规范化格式**　宫颈锥切标本的病理诊断报告应包括患者的基本信息、样本信息、检查项目、检查结果和病理诊断意见等内容。中华医学会病理学分会女性生殖系统疾病学组牵头发表的《宫颈癌及癌前病变病理诊断规范》，推荐宫颈锥切标本的病理诊断报告规范化格式如下：

（1）大体检查：注明标本类型，描述送检标本取材部位、块数、大小、颜色、质地和病变情况。

（2）镜下特征：建议文字描述及代表性区域采图 1～2 张（图 9-8）。

（3）病理诊断意见包括的内容：病变部位、肿瘤大小、组织学类型及组织学分级（CIN1、CIN2、CIN3；高分化、中分化、低分化）、是否间质浸润（浸润深度）、有无脉管癌栓、手术切缘情况、有无其他病理学改变（如炎症，挖空细胞）等。辅助检查结果包括免疫组织化学等检查结果，并根据需要可添加备注信息。

鳞状细胞癌的浸润深度一般从 HSIL 发生部位开始测量，即以 HSIL（宫颈鳞状上皮发生的 HSIL 或 HSIL 累及腺体）的基底层到浸润灶的最深点距离为浸润深度。如果浸润性病灶与 HSIL 上皮不连续，浸润深度应以肿瘤浸润的最深处到最近的 HSIL 基底部距离进行计算。如果以浸润性癌为主，未见邻近部位的 HSIL 病变，浸润深度以肿瘤浸润的最深处到最近的表面上皮基底层距离进行计算。如果鳞状细胞癌完全或主要为外生性生长，即使未见明确的间质浸润性生长，也不应被视为原位非浸润性病变，应在病理诊断报告中提供肿瘤厚度（从肿瘤表面到垂直向下的最大距离），并对无法提供肿瘤浸润深度进一步说明。此外在某些分化好的腺癌中难以确定浸润深度时，可以测量肿瘤厚度，并在病理报告中明确说明原因。在最新的 2018 版宫颈癌国际妇产科联盟（International Federation of Gynecology and Obstetrics，FIGO）分期系统中，不再要求提供肿

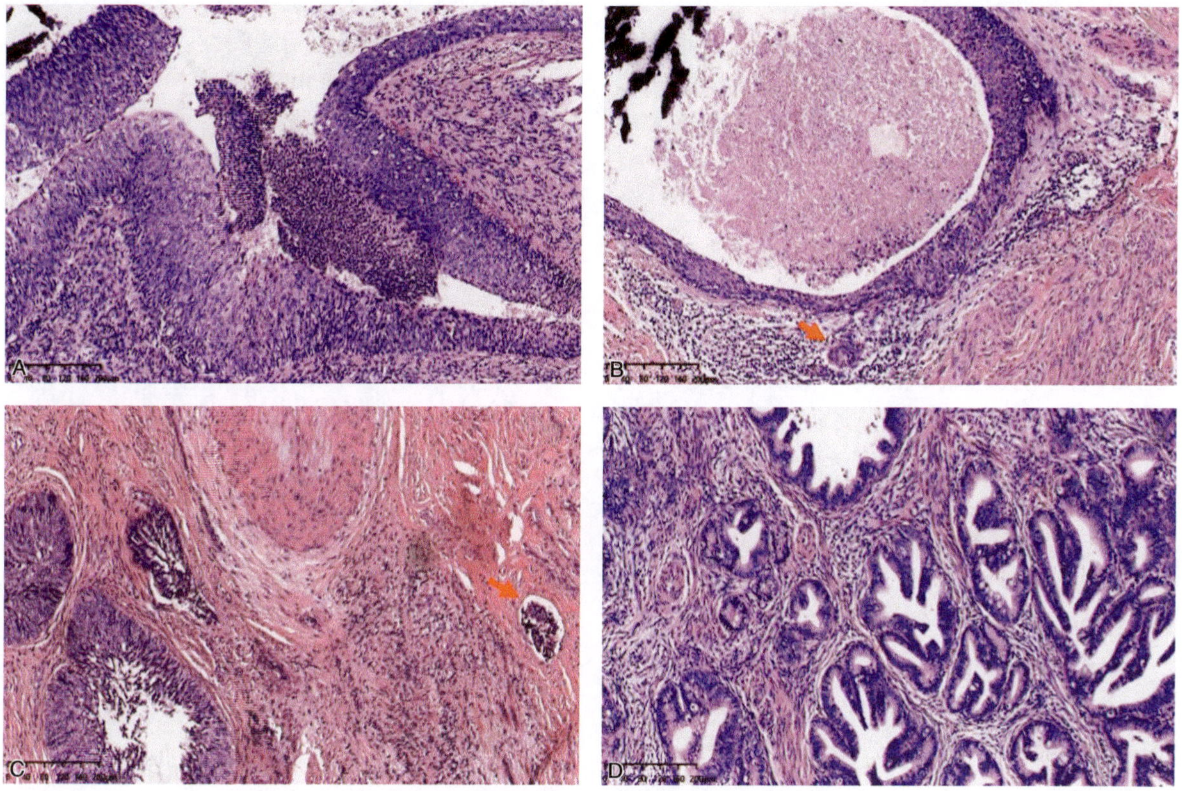

图 9-8　宫颈病变示例

A. 宫颈 HSIL（HE×100）；B. 宫颈微浸润性鳞状细胞癌　红色箭头示浸润灶（HE×100）；C. 宫颈鳞状细胞癌伴脉管内癌栓（红色箭头所示）（HE×100）；D. 宫颈 HPV 相关腺癌（HE×100）。

瘤浸润的宽度。

根据《中国宫颈癌整合诊治指南》的要求，针对无需保留生育功能的ⅠA1 期宫颈癌患者，可以选择宫颈锥切后观察或进行全子宫切除术。

（三）宫颈切除

子宫颈锥切术相比子宫全切术创伤小，拥有诊断和治疗双重优势，占据子宫颈 HSIL 治疗的主导地位。对于宫颈 HSIL，一开始就采用子宫全切术的主要弊端是术后可能意外发现浸润癌，导致手术范围不足，需要再次后续治疗，给后续治疗增加复杂性或不良预后风险。特别是绝经后妇女，她们是发展为浸润癌的高危人群。因宫颈 HSIL 直接选择全子宫切除时，如果术后诊断为浸润癌，可能由于手术范围不足而需要再次手术或放疗，这种情况应尽量避免。

（四）全子宫切除

对于已经接受宫颈锥切术者，若出现以下情况也可以考虑补充进行全子宫切除。

（1）HSIL 病灶残留或复发，再次实施锥切手术困难。

（2）锥切术后内切缘阳性，年龄＞50 岁或已绝经且再次实施锥切手术不可行的持续/复发者，可以接受子宫全切术。

（3）诊断性锥切排除浸润癌后，如合并其他具有全子宫切除手术指征的妇科良性疾病。

（4）HSIL 复发且合并免疫功能下降或抑制者。

（5）锥切术后随访困难且绝经或无生育要求者。

三、治疗方法的选择

（一）LSIL 的治疗方法

约 60% 的 LSIL 会自然消退。

（1）若细胞学检查结果为 LSIL 或更轻微的病变，阴道镜检查满意，可观察随访，12 个月后重复宫颈 TCT 和 HPV 联合筛查。

（2）若细胞学检查结果为 LSIL 或更轻微的病变，阴道镜检查不满意，需结合 ECC 结果；若 ECC 结果为 LSIL 或更轻微的病变，可严密随访，12 个月后重复宫颈 TCT 和 HPV 联合筛查；若

ECC 检查结果重于 LSIL，推荐行宫颈锥切术。

（3）若细胞学检查结果重于 LSIL，阴道镜满意，建议复核细胞学、组织病理学以及阴道镜检查结果，按照复核修订后的诊断进行管理；若阴道镜不满意，可行宫颈锥切术。

（二）HSIL 的治疗方法

HSIL 的治疗方法包括子宫颈切除性治疗或消融治疗。由于 HSIL（CIN3）进展为浸润癌的风险较高，所以首选子宫颈切除性治疗。HSIL（CIN2）者若阴道镜转化区为 1 型或者 2 型，可行子宫颈切除性治疗，或在排除早期浸润癌及腺上皮病变的前提下，谨慎评估后选择消融性治疗；阴道镜检查 TZ3 者，应选择子宫颈切除性治疗。子宫颈切除性治疗主要有冷刀锥切术和子宫颈环形电切除术/转化区大环形切除术，二者疗效相当。

（三）宫颈癌 IA1 期的治疗方法

1. 无淋巴脉管间隙浸润 先行宫颈锥切，根据 2023 年 NCCN 建议加做 ECC。锥切切缘阴性是指距离病灶至少 1mm 处无浸润性病变或高度鳞状上皮内病变。

（1）不保留生育功能：锥切切缘阴性并有手术禁忌证者，观察随访。无手术禁忌证者建议行筋膜外子宫全切术。切缘阳性者（包括 HSIL 或癌）应再次行锥切以评估浸润深度并排除IA2/IB1 期宫颈癌。不能再次锥切直接手术的，切缘为 HSIL 者行筋膜外全子宫切除，切缘为癌者行次广泛性子宫切除术+盆腔淋巴结切除术 ± 腹主动脉旁淋巴结取样术，可考虑行前哨淋巴结显影。

（2）保留生育功能：如切缘阴性，术后观察随访。如切缘阳性，再次行锥切或宫颈切除术。强烈建议锥切术后进行持续性异常宫颈细胞学检查或 HPV 感染患者在完成生育后切除子宫。不支持小细胞神经内分泌肿瘤、肠型腺癌或微偏腺癌等病理类型及伴有高危和中危因素患者保留生育功能。

2. 伴淋巴脉管间隙浸润

（1）不保留生育功能者按IA2 处理，可选择：次广泛性子宫切除+盆腔淋巴结清扫术 ± 主动脉旁淋巴结切除，<45 岁的鳞癌患者可保留卵巢；有手术禁忌者可行盆腔外照射+近距离放疗。

（2）保留生育功能者可选择：锥切+盆腔淋巴结清扫术 ± 主动脉旁淋巴结切除。可考虑行前哨淋巴结显影。锥切切缘阴性者术后随访观察。锥切切缘阳性者，再次锥切或行宫颈切除术；直接行广泛性宫颈切除术+盆腔淋巴结清扫术 ± 主动脉旁淋巴结切除。可考虑行前哨淋巴结显影。完成生育后对于持续性 HPV 阳性或细胞学异常或有手术意愿的患者可行子宫全切术，<45 岁的早期鳞癌患者可保留卵巢。

第六节 筛查与治疗并发症与处理

一、宫颈癌筛查出血

在宫颈癌筛查过程中，TCT、HPV 检查使用的专用细胞刷表面有软毛刺，在检查时要刮取转化区和子宫颈管内的细胞，而子宫颈管内细胞多为柱状上皮，毛细血管丰富，因此在刮取上皮细胞时容易出血，这并非医生检查手法粗暴所导致。检查后出血通常不会太多，而且检查完后医生会进行相应的压迫止血，一般 1～2 天能自然止血，无需特殊处理。需注意的是，检查后的 3～5 天，为避免感染，最好不要同房、盆浴、游泳等；若超过 3 天未止血甚至出血增多，建议及时前往医院就诊。

二、宫颈锥切出血与处理

宫颈锥切术后，通常出血时间在术后 2 周脱痂期，一般不会超过 2 周，如果超过 2 周，则认为属于异常情况。因为宫颈锥切虽然创面不大，但一般要求宫颈锥切锥底宽度在 2～2.5cm（碘染后超出病变范围 0.5cm），高度在 1.5～2cm（1 型 TZ 0.7～1cm，2 型 TZ 1～1.5cm，3 型 TZ 1.5～2.5cm）。由于宫颈局部血运较丰富，如果术后愈合不良，易导致出血延长或者引发局部感染。若出血量少，一般不需要处理；但若出血达到或超过平常月经量，需及时就诊，必要时可采取阴道填塞纱布压迫止血、电凝止血或宫颈缝合止血等措施。

三、术后感染

宫颈锥切术后阴道出血时间较长，感染风险较大，术前阴道上药、术中消毒及严格无菌操作、术后预防性使用抗生素均会降低感染风险。若出现发热，阴道排液增多、有脓臭味，应及时就诊。

（一）颈管粘连

宫颈锥切术后，颈管粘连的发生率有所上升，其临床发生率为1%～10.2%。这与外科医生的经验和技巧、雌激素水平降低、术后宫颈瘢痕挛缩，特别是术后长时间出血、合并感染等因素有关。术中应尽量减少能量器械的使用，避免长时间大范围的电凝操作，尤其不要对子宫颈管黏膜进行电凝止血。缝合止血要使切面解剖对位，避开宫颈黏膜面。手术时间选择在月经结束后3～7d内，术前做好阴道的消毒，避免因感染引起子宫颈管粘连狭窄。围绝经期排除用药禁忌，低剂量雌激素围手术期阴道局部补充治疗有助于预防宫颈粘连并促进愈合。

（二）流产

宫颈锥切术后，由于部分宫颈组织的切除，会破坏宫颈的完整性，可能导致宫颈机能不全，进而导致晚期流产、早产和低体重儿。宫颈锥切术后宫颈黏膜的缺失会造成宫颈黏液分泌减少，使天然的抗感染屏障减弱，增加了上行感染的风险，易导致胎膜早破和羊膜腔感染。可能避免宫颈锥切术后不良妊娠结局的措施有：①适龄女性尽早接种HPV疫苗；②延长宫颈锥切术与妊娠的间隔时间；③加强孕期监测。

第七节　宫颈上皮内瘤变治疗后随访与管理

一、随访内容与频率

（一）LSIL随访

（1）LSIL随访目的是及时发现病情进展或高级别病变漏诊者。应根据诊断前的细胞学结果进行分层管理。

1）细胞学检查为ASC-US、LSIL，经组织学诊断为CIN1，阴道镜鳞-柱交界部完全可见时，建议12个月后重复细胞学检查和HPV检测。

2）细胞学检查为HSIL，经组织学诊断为CIN1，建议复核细胞学、组织学、阴道镜结果，按照复核修订后的诊断进行管理，或对鳞状交界和病变上界完全可见，ECC组织学≤CIN1，可行6～12个月随访；或行子宫颈诊断性锥切术。

3）细胞学检查为ASC-H，经组织学诊断为CIN1，建议复核细胞学、组织学、阴道镜结果，按照复核修订后的诊断进行管理，或对鳞状交界和病变上界完全可见，ECC组织学≤CIN1，推荐1年后行基于HPV检测的复查，不建议行子宫颈诊断性锥切术。

4）细胞学检查为AGC-NOS，建议排除子宫内膜病变后第1年及第2年进行细胞学联合HPV检测。

5）细胞学检查为AGC-FN或AIS，建议行子宫颈诊断性锥切术。年龄小于25岁的管理应相对保守。

（2）基于HPV（联合筛查或者单独HPV检测）的检测手段是子宫颈切除性治疗后最主要的随访手段。HPV核酸检测用于HSIL包括CIN2、CIN3、AIS及浸润癌切除性治疗后的风险评估。

（3）妊娠女性若无浸润癌证据，可每12周复查细胞学及阴道镜，产后6～8周复查。

（4）对于既往感染过HPV或子宫颈LSIL的患者，预防性HPV疫苗对其相应型别也有较高的保护效力。

（5）子宫颈锥切术后首次随访时间推荐为术后第6个月。对于存在HSIL残留/复发高风险的患者，如锥切标本切缘阳性（尤其是内切缘阳性）、锥切后ECC阳性、锥切后细胞学或HPV阳性，应转诊阴道镜，尤其是高龄（>50岁）女性。

（二）子宫颈HSIL（CIN2和CIN3）切除性治疗后的随访管理

推荐治疗6个月后行基于HPV的单独检测或联合细胞学检测。

（1）HPV检测阴性，推荐间隔12个月再检测；连续3次阴性，则间隔3年、持续至少25年随访。超过65岁并且已完成25年的随访，只要健康条件允许可继续接受间隔为3年的随访。

（2）HPV检测阳性者，需阴道镜检查有条件行p16/Ki-67细胞学染色检测分流。

（3）随访过程中组织学检查确诊为HSIL，建议行重复性切除，不能再次重复性切除者可考虑行子宫全切术。年龄>50岁且内切缘阳性者，优先选择再次行子宫颈切除性手术。有HSIL病灶残留的证据，但无法实施重复子宫颈的切除者，可以接受子宫全切术。对于全子宫切除的患者，若既往存在HSIL，建议术后前3年每年行细胞学联合HPV核酸检测，结果均阴性者可将随访间隔延长至每3年1次，持续25年。术后仍应定期进行细胞学联合HPV检测，以便及时发现下生殖道其他部位的HPV相关病变。

（三）AIS子宫颈切除性治疗后保留生育功能的随访管理

（1）AIS切除性标本切缘阳性者，必须再次实施切除性手术以期获得阴性切缘。对于重复切除后切缘仍阳性者，不建议进行保留生育的管理。

（2）切除性标本切缘阴性者，推荐治疗后间隔6个月的子宫颈联合筛查和颈管取样，至少持续3年，然后每年1次、持续至少2年。对于连续5年的随访结果均为阴性者，可接受每3年1次长期的筛查随访。

（3）妊娠者在监测期间HPV检测和子宫颈内取样结果持续阴性，分娩后如有保留生育的意愿可以继续监测。否则，优先选择在分娩结束后行全子宫切除。

（4）如果既往行保留生育功能治疗并已完成分娩，若随访期间主要HPV检测持续阴性，可选择子宫全切术或持续筛查；若随访期间主要HPV检测结果为阳性，则首选分娩后行子宫全切术。

二、子宫颈病变治疗后HPV疫苗接种

HPV自然感染所产生的抗体不足以预防相同型别HPV的再次感染，无论基线HPV血清学和HPV DNA状态如何，推荐适龄、无禁忌证、因子宫颈HSIL（CIN2、CIN3）接受治疗后的女性预防性接种HPV疫苗，可显著降低治疗后病变的持续/复发率。研究显示，HSIL患者子宫颈锥切术后，HPV疫苗对既往疫苗型别HPV再感染的女性和新获得疫苗型别HPV感染的女性均具有显著保护效力。

三、高危型性HPV再感染处理

高危型HPV的再感染也可能是复发原因。同一型别HR-HPV未转阴称HPV持续性感染；转阴后再次复阳称特定HPV亚型再次感染；随访中发现新的HR-HPV亚型感染称新获得HPV感染。HPV持续性感染发生病变残留或复发的风险增高。子宫颈锥切术后6个月首次随访，推荐进行基于HPV的检测，即HPV检测或HPV和细胞学联合检测。

（1）如果首次随访结果为阴性，则每年进行基于HPV的检测，若连续3次阴性，则每3年进行基于HPV的检测。另外，即使年龄超过65岁仍需坚持随访至少25年。

（2）如果首次随访结果为阳性，切忌盲目治疗，建议采用阴道镜检查和适当的活检，必要时行宫颈管搔刮术。阴道镜检查时要进行子宫颈、阴道和外阴的全面评估，依据充分评估后的组织学诊断结果进行规范化处理。

第八节 癌前病变及宫颈癌的健康管理

HPV疫苗接种、筛查和治疗三级预防策略的有效衔接和互联互通，是推动宫颈癌疾病全周期管理、提升综合防控服务能力的关键举措。当前，我国宫颈癌三级预防服务实施层面仍面临适龄女性HPV疫苗接种和筛查覆盖率低、筛查诊治能力参差不齐等现实问题。加强对公众的癌前病变及宫颈癌的健康管理势在必行。

一、健康教育

健康教育旨在基于卫生机构、社区、公共场所、学校及家庭等不同场所，有针对性地应用大众传播、人际传播和组织传播等形式，开展宫颈癌防控知识的政策倡导及健康宣教，最终实现提高大众健康素养、降低危险因素暴露风险的目标，使大众自觉采取有益于健康的行为生活方式。

针对宫颈癌健康教育行动传播的核心知识应紧密围绕宫颈癌三级预防措施，涵盖宫颈癌的可防可治性、常见的危险因素、HPV疫苗接种（如目标人群、接种程序、禁忌证、预约接种流程及异常反应处置）、筛查（如目标人群、筛查流程、禁忌证）及宫颈癌前病变和宫颈癌的诊断治疗（如常见症状和体征、手术及放化疗注意事项、随访管理的重要性及心理疏导）等内容。健康教育形式以个体化健康教育为主，辅以举办健康教育知识讲座、发放健康教育资料等，保证宫颈癌筛查结果异常者均能接受到专业的健康教育指导。

二、HPV疫苗接种

在发生性行为前接种HPV疫苗能够有效阻

断HPV感染，这是预防宫颈癌最根本且最有效的手段。WHO推荐将9～14岁女孩作为首要接种对象，且采用2剂次接种程序，男性或≥15岁女性为次要接种人群。HPV疫苗临床应用中国专家共识优先推荐9～26岁女性接种HPV疫苗，特别是17岁之前的女性；同时推荐27～45岁有条件的女性接种HPV疫苗。

目前，我国已获批上市5种HPV疫苗，其中进口双价疫苗、四价疫苗及九价疫苗分别于2016年、2017年及2018年获得我国药品监督管理局批准得以在中国大陆上市，3种疫苗分别能够预防2种（HPV16/18）、4种（HPV6/11/16/18）和9种（HPV6/11/16/18/31/33/45/52/58）基因型别引起的HPV相关疾病。此外，我国自主研发的两种双价疫苗也分别于2019年及2022年在中国上市。具体接种方法及免疫程序见表9-7。

表9-7　我国国家药品监督管理局批准上市的HPV疫苗特点和接种程序

疫苗种类	国产双价HPV疫苗	双价HPV吸附疫苗	四价HPV疫苗	九价HPV疫苗
中国上市时间	2019年	2016年	2017年	2018年
预防HPV型别	16/18	16/18	6/11/16/18	6/11/16/18/31/33/45/52/58
中国女性适宜接种年龄	9～45岁	9～45岁	9～45岁	9～45岁
预防HPV感染相关疾病（中国批准）	宫颈癌、CIN1级、CIN2/3级、AIS、HPV16/18感染	宫颈癌、CIN1级、CIN2/3级、AIS	宫颈癌、CIN1级、CIN2/3级、AIS	宫颈癌、CIN1级、CIN2/3级、AIS，9种HPV相关亚型感染
接种方法和部位	肌内注射，首选上臂三角肌	肌内注射，首选上臂三角肌	肌内注射，首选上臂三角肌	肌内注射，首选上臂三角肌
免疫程序（接种方案）	第0、1、6个月，9～14岁接种2剂	第0、1、6个月	第0、2、6个月	第0、2、6个月

HPV：人乳头瘤病毒；CIN：宫颈上皮内瘤变；AIS：原位腺癌。

思考题

1. 宫颈癌筛查技术包括哪些？
2. 阴道镜检查的指征是什么？
3. 高危型HPV包括哪些？
4. HPV初筛阳性患者的管理流程是什么？
5. 细胞学异常包括哪些？
6. 细胞学异常患者的管理流程是怎样的？
7. 宫颈上皮内瘤变如何分类及治疗？

（周　琦　邹冬玲　李　蓉）

参考文献

[1] SUNG H, FERLAY J, SIEGEL R L, et al. Global cancer statistics 2020: GLOBOCAN estimates of incidence and mortality worldwide for 36 cancers in 185 countries[J]. CA Cancer J Clin, 2021, 71(3): 209-249.

[2] 吴小华. 中国肿瘤整合诊治指南：妇科肿瘤[M]. 天津：天津科学技术出版社，2022.

[3] 周琦，盛修贵，王莉，等. 子宫颈癌诊断与治疗指南（2021年版）[J]. 中国癌症杂志，2021，31(6)：474-489.

[4] World Health Organization. Global strategy to accelerate the elimination of cervical cancer as apublic health problem[Z]. 2020.

[5] 赵方辉，陈号，夏昌发，等. 中国女性宫颈癌负担快速上升的原因及其应对措施[J]. 中华流行病学杂志，2022，43(5)：761-765.

[6] ZHANG M, ZHONG Y, WANG L, et al. Cervical Cancer Screening Coverage-China, 2018-2019[J]. China CDC Wkly, 2022, 4(48): 1077-1082.

[7] 魏丽惠，赵昀，沈丹华，等. 中国子宫颈癌筛查及异常管理相关问题专家共识（一）[J]. 中国妇产科临床杂志，2017，18(2)：190-192.

[8] 杜丽芳，马智静，靳玉琴，等. 中国大陆女性人群人乳头瘤病毒感染的回顾性分析[J]. 中华微生物学和免疫学杂志，2021，41(12)：954-961.

[9] BRUNI L, ALBERO G, SERRANO B, et al. Human papillomavirus and related diseases in the world[R]. Barcelona: ICO/IARC Information Centre on HPV and Cancer(HPV Information Centre). 2023.

[10] BAO H L, JIN C, WANG S, et al. Prevalence of cervicovaginal human papillomavirus infection and genotypes in the pre-vaccine era in China: a nationwide population-based study[J]. J Infect, 2021, 82(4): 75-83.

[11] 魏丽惠，沈丹华，赵方辉，等. 中国子宫颈癌筛查及异常管理相关问题专家共识(二)[J]. 中国妇产科临床杂志，2017，18(3)：286-288.

[12] 赵方辉，崔巍，毕蕙. 人乳头状瘤病毒核酸检测用于宫颈癌筛查中国专家共识(2022)[J]. 中华医学杂志，2023，103(16)：1184-1195.

[13] 廖秦平，魏丽惠，乔友林，等. 高危型人乳头瘤病毒与女性下生殖道感染联合检测专家共识[J]. 中国实用妇科与产科杂志，2022，38(5)：524-528.

[14] 郎景和，曾强，陈飞，等. HPV DNA 检测应用于健康体检人群子宫颈癌初筛的专家共识[J]. 中华健康管理学杂志，2022，16(10)：665-672.

[15] 中国优生科学协会阴道镜和子宫颈病理学分会，中华医学会妇科肿瘤学分会，中国抗癌协会妇科肿瘤专业委员会，等. 中国子宫颈癌筛查指南(一)[J]. 肿瘤综合治疗电子杂志，2023，9(3)：41-48.

[16] 孔北华，马丁，魏丽惠. 中国子宫颈癌筛查指南(一)[J]. 现代妇产科进展，2023，32(7)：481-487.

[17] NAYAR R, WILBUR D C. 子宫颈细胞学 Bethesda 报告系统：第 3 版[M]. 陈小槐，译. 北京：科学出版社，2018.

[18] 严蓉蓉，袁江静，王玉东. 2020 年美国癌症协会普通风险人群的宫颈癌筛查建议解读[J]. 中国实用妇科与产科杂志，2020，36(12)：1177-1183.

[19] 魏丽惠，李明珠，王悦.《世界卫生组织子宫颈癌癌前病变筛查和治疗指南(第 2 版)》解读[J]. 中国医学前沿杂志：电子版，2021，13(9)：44-48.

[20] 张静，沈丹华，刘爱军. 宫颈癌及癌前病变病理诊断规范[J]. 中华病理学杂志，2019，48(4)：265-269.

[21] 陈飞，尤志学，隋龙，等. 阴道镜应用的中国专家共识[J]. 中华妇产科杂志，2020，55(7)：443-449.

[22] 王丹波，张晶. 子宫颈锥切术后高危型人乳头瘤病毒阳性者规范化管理的专家共识[J]. 中国实用妇科与产科杂志，2021，37(6)：650-653.

[23] 中国医师协会全科医师分会，北京妇产学会社区与基层分会. 子宫颈癌筛查结果异常人群社区管理专家建议[J]. 中国全科医学，2021，24(17)：2117-2126.

[24] 赵方辉，王华庆，王临虹. 中国子宫颈癌综合防控路径建设专家共识[J]. 中国预防医学杂志，2022，23(10)：721-726.

[25] SCHMELER K M, PAREJA R, LOPEZ BLANCO A, et al. ConCerv: a prospective trial of conservative surgery for low-risk early-stage cervical cancer[J]. Int J Gynecol Cancer, 2021, 31(10): 1317-1325.

[26] PIVER M S, RUTLEDGE F, SMITH J P, et al. Five classes of extended hysterectomy for women with cervical cancer[J]. Obstet Gynecol, 1974, 44(2): 265-272.

[27] SMITH A L, FRUMOVITZ M, SCHMELER K M, et al. Conservative surgery in early-stage cervical cancer: what percentage of patients may be eligible for conization and lymphadenectomy? [J]. Gynecol Oncol, 2010, 119(2): 183-186.

[28] BHATLA N, BEREK J S, CUELLO FREDES M, et al. Revised FIGO staging for carcinoma of the cervix uteri[J]. Int J Gynaecol Obstet, 2019, 145(1): 129-135.

[29] 毕蕙，李明珠，赵超，等. 子宫颈低级别鳞状上皮内病变管理的中国专家共识[J]. 中国妇产科临床杂志，2022，23(4)：443-445.

[30] 王建东，张师前，吴喜梅，等. 绝经后宫颈上皮内病变诊治的中国专家共识(2022 年版)[J]. 癌症进展，2022，20(14)：1405-1411.

[31] 中国子宫颈癌综合防控路径建设专家共识编写组中华预防医学会肿瘤预防与控制专业委员会. 中国子宫颈癌综合防控路径建设专家共识[J]. 中国预防医学杂志，2022，23(10)：721-726.

[32] 赵超，毕蕙，赵昀，等. 子宫颈高级别上皮内病变管理的中国专家共识[J]. 中国妇产科临床杂志，2022，23(2)：220-224.

[33] 李双，李明珠，丛青，等. 人乳头瘤病毒疫苗临床应用中国专家共识[J]. 现代妇产科进展，2021，30(2)：81-91.

第十章　鼻咽癌筛查与早诊早治

鼻咽癌（nasopharyngeal carcinoma，NPC）是起源于鼻咽黏膜上皮的恶性肿瘤，是我国头颈部癌中发病率最高的恶性肿瘤。有别于其他头颈部癌，鼻咽癌有其独特的流行病学特征，并因为这些特点而对其筛查及防治产生影响。鼻咽癌具有较明显的区域聚集性，分布极不均衡，全球约70%病例分布在我国及东南亚国家，其中我国约占世界新发病例的一半，欧美等西方国家很少。在国内，鼻咽癌主要分布在广东、广西、湖南、福建和江西等地及周边地区，中西部次之，北方地区发病率低，南北方发病率差异高达20～50倍。此外，鼻咽癌还具有较明显的种族易感性及家族遗传特点，如高发区人群移民到低发区，其发病率明显高于当地，若家族中存在鼻咽癌患者，则其直系亲属的发病率为普通人群的4～10倍。

基于这些流行病学特征，鼻咽癌的组织性筛查通常在高发区开展，在非高发区以机会性筛查为主，但两者的筛查方案可通用。组织性筛查是指在高发区有组织、有计划地组织普遍人群进行的规模筛查，力争早期发现，早期治疗，以获得更好的结局。机会性筛查是指医疗保健机构结合门诊常规工作提供鼻咽癌筛查服务。鼻咽癌的筛查年龄通常建议从30岁开始，但对于高危人群，如直系亲属有鼻咽癌病史，可将筛查起始年龄适当提前。

第一节　筛查人群与流程

一、筛查人群

（一）筛查区域

我国的鼻咽癌主要分布在广东、广西及其周边几个地区（福建、湖南、江西），中西部次之，北方少见，因此，我国鼻咽癌组织性筛查研究主要是在这些高发区域开展，相关筛查方案也是源于这些研究结果，不过，其他非高发地区的筛查方案也可直接参考应用，各区域可根据当地流行情况进行群体或个体筛查活动。

（二）筛查年龄

在不同发病率地区，鼻咽癌的高发年龄有一定差异。在高发区，鼻咽癌的发病率从30岁后逐步上升，在45～54岁间达到高峰，60岁后逐渐下降，虽然其他地区的发病高峰年龄段有一定差别，但考虑到鼻咽癌的流行病学特点等因素，我们仍推荐鼻咽癌的筛查年龄为30～69岁，对于有高危因素的人群，可适当将筛查年龄提前，如鼻咽癌家族史等。

（三）高危因素

（1）遗传易感性，家族中若有鼻咽癌史，则后代罹患鼻咽癌的风险较高，系鼻咽癌的高危因素。

（2）过早、长期食用腌制食物，如咸鱼，被认为是鼻咽癌的高危因素。

（3）吸烟及接触化学粉尘等，这也是包括鼻咽癌在内的多个恶性肿瘤的高危因素。

（4）EB病毒（EBV）感染与鼻咽癌发生、发展关系密切，研究发现其在鼻咽癌的发病过程中扮演了重要的角色，不仅如此，EB病毒抗体还在鼻咽癌疾病风险程度评估、治疗效果评价、复发和转移监测上发挥重要的作用，是鼻咽癌少有的肿瘤标志物之一。不过，由于该病毒在人群中感染率高，因此，鼻咽癌与EB病毒虽密切关联，但不能认为感染EB病毒就会罹患鼻咽癌，病毒感染尚不是决定因素。

高危因素是鼻咽癌筛查的重要指示靶标，若存在多个危险因素，则鼻咽癌的发病风险更高，筛查必要性也更高，在组织性筛查的基本信息登记中，需要特别问询这些高危因素。

二、筛查流程

鼻咽癌筛查的人群包括组织性筛查和机会性筛查，筛查流程主要是：签署知情同意书，建立筛查档案，开展临床筛查。也可简化程序，将鼻咽癌的筛查做成个体体检套餐，灵活安排。鼻咽癌的筛查流程图如图10-1。

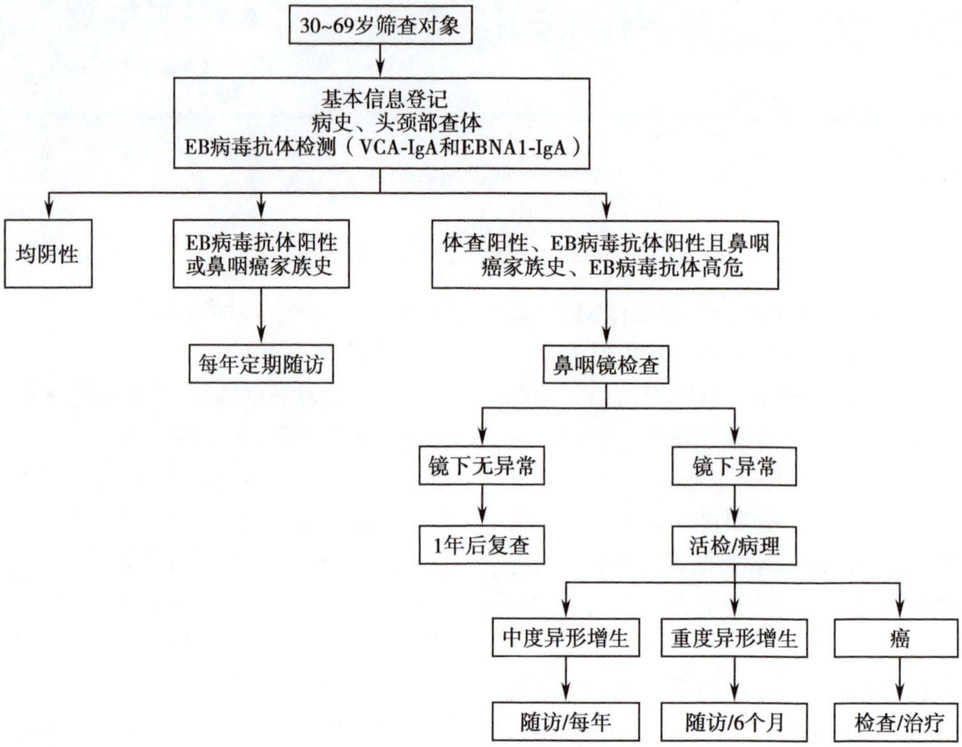

图 10-1　鼻咽癌筛查流程图

（一）基本信息登记

接受鼻咽癌筛查的人群，需登记基本信息，包括姓名、性别、出生年月、出生地、长期居住地（是否长期居住在高发区，尤其是直系家属）、饮食习惯（有无腌制食物，尤其是咸鱼的长期食用）、吸烟、饮酒、家族史、有毒有害物质接触史、个人健康史等，尤其家族史需仔细问询。

（二）病史询问

鼻咽癌症状和体征均不典型，易与其他耳鼻喉疾病混淆，难以鉴别。常见临床表现包括：颈部肿块（尤其是上颈部无痛性，进行性增大的肿块）；回吸涕血、鼻衄、鼻塞；耳闷胀感、耳鸣、听力下降、反复中耳炎；头痛，多为持续单侧偏头痛；脑神经损伤相关表现，如面部麻木、眼球歪斜、复视等（表 10-1），普通人群也可参考该表进行自我检查，若存在类似病情，可咨询专业医务人员寻求专业解答。

（三）EB 病毒抗体检测

EB 病毒抗体反映了机体感染 EB 病毒后的不同状态，其中多个抗体指标在筛查鼻咽癌高危人群及早期癌变中具有重要意义，尤其是血清抗 EB 病毒衣壳抗原 -IgA（EB viral capsid antigen，VCA-IgA）和抗 EB 病毒核抗原 1-IgA（EB nuclear antigen 1，EBNA1-IgA），检测标本为静脉血的血清，采用的是酶联免疫吸附测定法（enzyme-linked immunosorbent assay，ELISA），检测结果的

表 10-1　临床病史询问内容及自查内容

检查内容	具体表现
症状	涕血，主要指回吸涕血，晨起意义更甚
	鼻塞、鼻衄，常发生于擤鼻后，若为单侧，意义更甚
	耳鸣、耳闷胀感和听力下降，多为单侧，部分可表现为反复中耳炎
	头痛，多为持续性单侧偏头痛，部分可表现为枕部或颈部疼痛
	面部麻木、复视、眼球歪斜，严重者可有面部歪斜，吞咽不畅、呛咳等神经损伤表现
体征	颈部肿块，尤其是上颈部，无痛性肿块，若进行性增大，意义更甚

判读需依据相应的检测试剂。

（四）内镜检查

鼻咽镜是发现鼻咽癌的重要手段，是鼻咽癌诊疗中最常用和最重要的检查技术之一，也是筛查的重要项目，对于初筛高危患者建议进行鼻咽镜筛查。除此之外，鼻咽镜也是获取鼻咽病灶活组织的重要方法。

（五）影像学检查

影像学检查主要用于初筛高危人群，或存在鼻咽癌相关症状、体征（上颈部肿块、涕血、鼻衄、耳鸣、耳闷胀、头痛、面部麻木、复视等）人群的进一步精准筛查。主要包括 MRI 和 CT 检查。MRI 具有极好的组织分辨率，可清晰显示鼻咽黏膜及其周围组织的层次结构，有助于判读鼻咽部病情并确定分期，还可弥补鼻咽镜难以发现的黏膜下病灶，发现查体无法触及的颈深部淋巴结。对于 MRI 检查有禁忌的人群，CT 可作为备选。

（六）病理检查

对于影像学上发现的疑似鼻咽癌患者，需要进行组织学检查来确定是否患有鼻咽癌。活检的方法主要有钳取和穿刺。

第二节　筛查与诊断技术

一、鼻咽癌的筛查技术

鼻咽癌的筛查技术主要包括两个内容，即体液检测和影像学检查，其中影像学检查也是诊断、分期的必要检查。

（一）体液检测

体液检测是鼻咽癌初步筛查中，除病史询问和临床查体外的主要方法，包括血液学检测和分泌物检测，其中以血液学检测较为成熟，分泌物检测尚处于开发阶段。鼻咽癌的发生、发展与 EB 病毒关系密切，围绕 EB 病毒的检测也为鼻咽癌的筛查提供了较好基础。

1. **EB 病毒抗体检测**　血液 EB 病毒抗体检测主要指应用 ELISA 法进行血清 EB 病毒 VCA-IgA 和 EBNA1-IgA 的联合检测。EB 病毒抗体存在于血清中，因此，每个筛查个体需至少抽取 2ml 静脉血，用于 EB 病毒相关抗体的检测。

EB 病毒与鼻咽癌的发生、发展相关，通过 EB 病毒抗体筛查鼻咽癌由来已久，已开发出多个针对 EBV 不同蛋白组分的抗体，包括 EB 病毒衣壳抗原（VCA）IgM 抗体、IgG 抗体及 IgA 抗体，EB 病毒早期抗原（EA）IgA 抗体，EB 病毒核抗原（NA）IgG 抗体和 IgA 抗体，Rta 蛋白 IgG 抗体，Zta 蛋白 IgG 抗体和 IgA 抗体及特异性 DNA 酶抗体等，多个指标经过大量临床实践，已被证明在鼻咽癌诊断中的有效性（表 10-2）。

（1）EB 病毒衣壳抗原（VCA）是 EB 病毒感染后最晚产生的抗原，EB 病毒 VCA-IgM 表示 EB 病毒早期感染，用于急性感染的诊断，3～4 周后达峰，随后逐渐下降，在体内持续 4～8 周，具有较高的敏感性和特异性。但该指标存在反应延迟或者持续缺失的可能。VCA-IgG 亦为 EB 病毒感染早期出现的抗体，多在 VCA-IgM 产生后出现，该抗体可在病毒感染后长期维持较高水平，甚至持续终生，在人群中阳性率高，导致其对鼻咽癌的诊断特异度低，临床上多用于流行病学调查，不推荐 EB 病毒 VCA-IgG 作为鼻咽癌筛查及诊断的单独检测指标。EB 病毒 VCA-IgA 在原发

表 10-2　EB 病毒抗体分类及结果

抗原类别	抗体类别	结果判读
EBV-VCA	IgM	急性期 EBV 感染标志物，主用于 EBV 感染早期诊断
	IgG	EBV 感染后阳性率高，鼻咽癌诊断特异度低，主用于流行病学调查
	IgA	人群检出率高，敏感度高，但特异性低，不推荐单独作为鼻咽癌筛查指标
EBV-EA	IgA	EBV 感染活跃标志，特异度高，灵敏度差，需联合其他抗体指标判读
EBV-NA	IgG	既往 EBV 感染标志，动态观察滴度变化对鼻咽癌疗效监测和预后判断有一定价值
	IgA	反映 EBV 增殖期，抗体滴度反映病毒复制量，对诊断鼻咽癌具有较高价值
Rta 蛋白 Zta 蛋白	IgG IgG	出现在 EBV 感染早期，是调节 EBV 进入复制状态的关键，对鼻咽癌诊断具有较高灵敏度和特异度，对鼻咽癌疗效监测和预后判断有一定价值

性 EB 病毒感染的早期即可检测到，是应用最广泛的 EB 病毒抗体，因 VCA 抗原具有较强的免疫原性，多数鼻咽癌患者可表现出 VCA-IgA 阳性，故 VCA-IgA 对诊断鼻咽癌具有较高的灵敏度。但需要注意的是，VCA-IgA 在健康人群中亦有较高的检出率，且抗体滴度水平会随着病情的发展或恢复而变化，特异度欠佳，临床上常联合其他指标一起对鼻咽癌进行筛查和辅助诊断。

（2）EB 病毒早期抗原 IgA 抗体（EA-IgA）多出现在 EB 病毒感染早期，是 EB 病毒近期感染或 EB 病毒活跃增殖的标志，特异度较高。研究显示 EA-IgA 单独应用特异度最高达 95%，故常用于鼻咽癌筛查及早期诊断。因其灵敏度差，且抗体滴度低，限制了其在鼻咽癌诊断中的单独应用，临床上多与其他抗体联合应用，以提高检测灵敏度。VCA-IgA 和 EA-IgA 抗体的定量检测均可用于鼻咽癌的诊断，临床研究显示，二者联合检测时，鼻咽癌筛查的灵敏度达到 92%，特异度达到 91%。如果患者 VCA-IgA 或 EA-IgA 阳性，且有肿瘤家族史，则患鼻咽的风险较高，建议进一步完善鼻咽镜等影像学筛查。

（3）EB 病毒核抗原 IgG 抗体和 IgA 抗体可持续终生，是 EB 病毒既往感染的标志，诊断鼻咽癌敏感度和特异度均较高，分别为 92.7% 和 85.8%，适合用于鼻咽癌筛查及早期诊断，其与 EB 病毒增殖感染期所产生的抗体联合，可覆盖检测 EB 病毒感染整个免疫应答过程，对提高诊断的特异度和灵敏度具有更高价值。

EB 病毒 VCA-IgA 和 EBNA1-IgA 双抗联合检测被广泛证实了效能。在国内高发区开展的随机对照规模人群筛查试验，试验组约 13 万人，对照组约 14 万人，通过联合检测血清 EB 病毒 VCA-IgA 和 EBNA1-IgA，灵敏度和特异度达到 95.3% 和 94.1%，阳性预测值为 4.8%，阴性预测值为 99.98%，可将鼻咽癌的早诊率从约 21% 提高至 79%，并继而提高鼻咽癌的总体疗效，使鼻咽癌患者的五年总体生存率由 64.5% 提高至 95.7%，效果显著。根据《中国癌症筛查及早诊早治指南》及相关研究成果，推荐的体液检测方法为基于 ELISA 的 EB 病毒 VCA-IgA 和 EBNA1-IgA 联合检测。检测所需的试剂已开发，多个产品获得国家药品监督管理局批准，市面上可便捷购买，相应的检测仪器也是大部分医院基本配置，该筛查技术属于常规检测技术，但相关单位在购买试剂盒时需注意自身检测设备与检测试剂盒的配套。

2. **EB 病毒 DNA 检测** 血浆 EB 病毒 DNA 检测主要指应用实时荧光定量聚合酶链反应（real-time fluorescence quantitative PCR）法检测血浆游离 EB 病毒 DNA 的方法，临床常表达为 EB 病毒 DNA 拷贝数。血浆 EB 病毒 DNA 被发现主要来源于鼻咽癌细胞，因此被认为是罹患鼻咽癌与否的敏感指标。目前多个规模临床研究证实其在鼻咽癌筛查中的效能，国内高发区开展的一项纳入约 2 万人的规模筛查研究中，定义间隔约 4 周的两次血浆 EB 病毒 DNA 均阳性者为检测阳性（阳性阈值为 20cps/ml），经 1 年随访，在 2 万余名参与者中有 309 例（1.5%）初筛阳性，其中 34 例在 1 年内诊断鼻咽癌，而阴性者仅 1 例确诊鼻咽癌，血浆 EB 病毒 DNA 筛查鼻咽癌的灵敏度和特异度达到 97.1% 和 98.6%，阳性预测值为 11.0%，阴性预测值为 99.99%，将鼻咽癌的早诊率从 20% 提高至 71%，进而提高鼻咽癌的总体疗效，3 年无进展生存时间由 70% 提高至 97%，其在鼻咽癌诊疗中的作用明显。根据相关研究结果，推荐的检测方法是基于 PCR 法的血浆 EB 病毒 DNA 检测，对于结果的判读需根据检测试剂盒的灵敏度解读。

尽管 EB 病毒 DNA 检测所需的实时定量 PCR 技术是大部分医院开展的常规技术，检测试剂盒也是常规检测产品，较易获得，但 EB 病毒 DNA 检测结果对检测设备及操作条件较敏感，同一标本也极易在不同实验室间出现明显差异，各单位间的检测灵敏度差异较大，较难达到检测质量的同质化，造成对结果判读的差异。为减少各单位间血浆 EB 病毒 DNA 检测的差异，可参考世界卫生组织 EB 病毒 DNA 扩增技术国际标准以及硬件要求，以下是该检测技术的要求及流程，仅供参考，各单位需根据自身实际条件以及国家相关标准执行。

（1）实验室资质：开展血浆 EB 病毒 DNA 检测的实验室应具备省或市级临床检验资质，主要符合《医疗机构临床基因扩增检验实验室管理办法》有关规定。

（2）实验室分区：应设置试剂准备区、标本制备区和扩增区，各区域在物理空间上应完全相互独立。试剂准备区主要用于试剂的配制和储存，以及实验相关耗材的存储。标本制备区主要用于核酸的提取以及将样本加入扩增试管等。扩增区即核酸的扩增以及检测结果的分析。各实验室可在规定要求下，结合实际情况，适当地予以调整。

（3）样本采集：样本类型为外周静脉血，约2ml，抽取至含有EDTA抗凝剂的采血管中，随即轻轻颠倒数次以混匀。样本采集后在室温下放置建议不超过6h，若置于2～8℃环境下，也不应超过24h，因此，样本采集后，需及时送至实验室，以免影响样本质量进而影响检测结果。若需要长期保存或长途运输，则需行血浆分离，然后放置于-20℃以下，如此可稳定存储约1年。若样本出现保存超时或污染，则需弃之，重新采集样本。

完成以上工作后，可行EB病毒DNA检测，检测流程包括：

（1）检测试剂准备：检测试剂需为国家药品监督管理局批准的合规试剂，推荐选择灵敏度高的，如定量≤500cps/ml。试剂的配制及使用细节参见相应试剂说明书。

（2）核酸提取：为提高核酸纯度和提取效率，提取试剂和设备需配套，优先选择磁珠法和过柱法，不建议使用浓缩裂解法；将盛有血样本的试管于4℃下3 500r/min离心3min，然后吸取上清液进行后续步骤，单次采样体积参考相应检测试剂盒；血浆分离后需尽快进行核酸提取，以及加样，不可于室温下停留过长时间以免影响检测结果。

（3）加样完成后，予以充分混匀并离心，然后进行上机扩增检测，扩增时需严格核对扩增程序以及扩增时间。

（4）报告解读：报告内容应包括患者姓名、性别、年龄、病案号等基本信息，以及临床诊断、标本类型、检测结果及结果参考值等。若检测结果为0cps/ml，表示该样本未检测出EB病毒DNA；若结果为0到检测参考下限值之间，提示样本EB病毒DNA浓度极低或假阳性，可重新抽血检测；若检测结果超过试剂检测上限，表示样本中EB病毒DNA浓度高。

（二）内镜检查

1. **鼻咽镜检查**　鼻咽镜检查包括前鼻镜、间接鼻咽镜及纤维（电子）鼻咽镜，首选纤维（电子）鼻咽镜。鼻咽镜检查时患者可取坐位或仰卧位，用2%麻黄碱和1%～2%丁卡因作用于双侧鼻腔以收缩鼻甲、微小血管，并表面麻醉，如此可扩大检查通道、减小患者检查中的不适感和预防并发症，便于顺利完成检查；此外，局部麻醉后，还可减轻鼻咽病灶活检时的疼痛不适。

鼻咽镜检查能很好地直观观察鼻咽部黏膜病情以及鼻咽周围组织结构的变化，取组织活检，是鼻咽癌诊疗中最常用和最重要的技术之一，也是鼻咽癌初步筛查的重要检查。鼻咽镜观察内容包括鼻咽部全腔状况（图10-2、图10-3），如结构是否完整、对称，主要是咽隐窝有无变浅、变窄、是否对称，咽侧壁吞咽时两侧是否对称等；黏膜色泽是否异常，有无鼻咽各壁黏膜的增厚或隆起或新生物；还要观察后鼻孔、鼻中隔、鼻腔及口咽有无黏膜异常或新生物。若发现明显肿瘤，除观察其侵犯范围外，还需重点观察肿瘤有无溃疡、坏死及出血。对于早期病灶的发现，在普通白

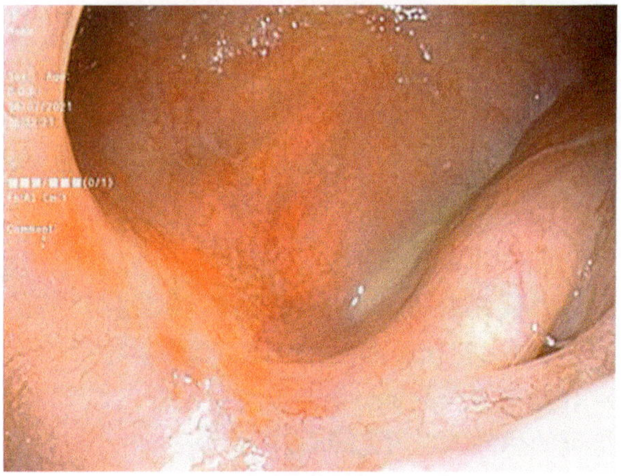

图10-2　鼻咽镜下鼻咽部黏膜异常病变表现

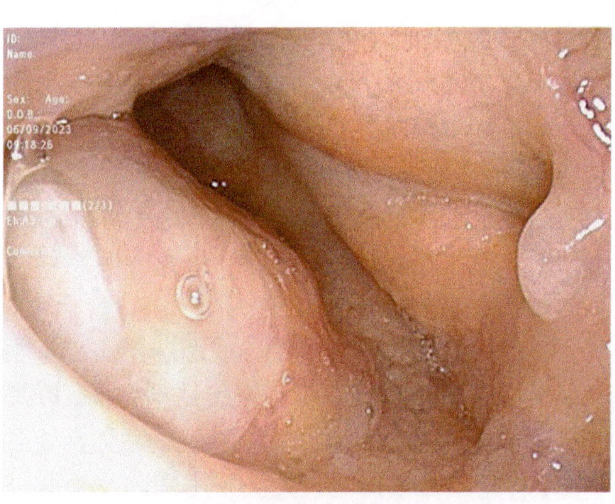

图10-3　鼻咽镜下鼻咽部新生物

光模式下，时常难以鉴别，若具备窄带成像技术更佳。

2. **窄带成像技术**（NBI）　该技术是一种特殊的内镜显像技术，它通过滤光器将内镜光源发出的红蓝绿光波中的宽带光谱过滤掉，仅留下窄带光谱，通常为415nm的蓝色光波和540nm的绿色光波。因为这些光波的波长较短，组织穿透性低，所以能较好地显示表浅层血管，加之这些光波的波长与血红蛋白的峰值吸收区重合，窄带成像能够增加黏膜上皮和黏膜下血管的对比度和清晰度。窄带成像技术对于黏膜下微细结构和黏膜下血管的显示较传统白光模式更清楚，立体感更明显，能更好地发现隐匿病灶。因其表现出黏膜染色的特点，也被称为电子染色内镜。窄带成像模式下可见异常黏膜表面散布棕色斑点，或扭曲的似蛇形/蚯蚓形的棕色线条，这些都是异常的微血管，血管外形多清晰可见，分布紊乱，呈棕色或褐色，而正常黏膜上皮则不存在上述表现。窄带成像除了能更好地提高异常黏膜病变的发现率，对于隐匿的黏膜下病变观察也更具优势（图10-4）。

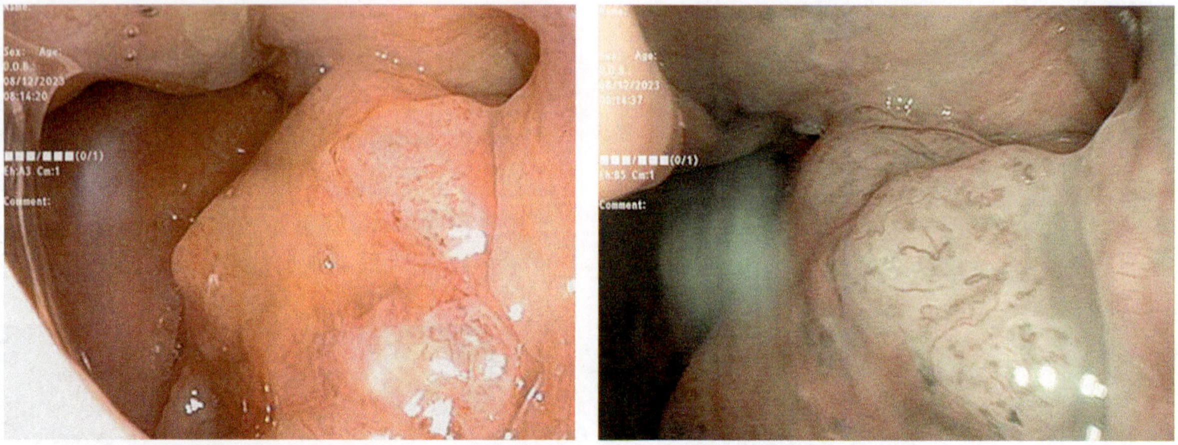

图10-4　鼻咽癌内镜下及NBI下表现

（三）影像学检查

影像学检查是鼻咽癌筛查、诊断和分期的重要组成，包括鼻咽MRI和CT等，其中鼻咽部MRI是筛查及局部分期的最重要检查，对于MRI检查禁忌的人群可选择CT。选择MRI是因为鼻咽病灶位置深，周围组织结构多且复杂，常规临床查体难以触及，普通X线检查甚至CT检查也不能很好显示，而MRI有着极好的组织分辨率，能清晰显示鼻咽及其周围组织结构，与鼻咽镜的结合能更好地判断鼻咽部病情。

1. **MRI检查**　MRI因具有极佳的组织分辨率，能清晰地显示鼻咽及其周围组织结构，有助于判断鼻咽部病情并确定分期，是鼻咽癌诊疗中最常用和最重要的技术之一。

（1）MRI检查准备工作：线圈选择头部+颈部以覆盖颅底和整个颈部，若条件不允许，可头部和颈部分开扫描，但需注意两个影像交界处需重叠，避免图像数据的缺失。采用仰卧及头先进的体位，头部居中，避免歪斜，头部扫描的中心定位于鼻咽颅底而非脑组织，若为联合线圈，则取中心以保证信号覆盖。

扫描序列：要求包括轴位、冠状位和矢状位三个位相。平扫序列建议包括轴位和矢状位T_1WI，轴位和冠状位T_2WI及T_2WI脂肪抑制序列，轴位DWI序列。增强扫描需加脂肪抑制序列以减小脂肪信号的干扰，临床常采用T_1WI序列进行增强扫描，包括轴位、矢状位和冠状位。各序列扫描时，尤其是同位相下，要求扫描定位、层数和扫描范围保持一致，使同一层面解剖图像在各个序列上相同，以便更好地辨别病变性质和侵犯范围。矢状位扫描基线取正中矢状线，冠状位扫描时，通常以第3颈椎前缘为中心，尽量与其平行。对于条件允许的，建议薄层扫描（≤3mm）。

（2）鼻咽部的组织结构MRI表现：肌肉，T_1WI上表现为等信号或T_2WI稍低信号；颅底骨、骨皮质在各个序列均为低信号，成人骨松质因含脂肪在非压脂序列为高信号；脂肪在非压脂序列均为高信号；血管在非增强序列表现为流空信号，增强后明显高信号；正常鼻咽黏膜常厚薄均匀，信号均匀，左右对称，与周围脂肪间隙及骨骼、肌肉界限清晰；咽隐窝、咽鼓管开口通畅，左右对称，黏膜清晰；周围脂肪间隙、骨骼及肌肉信号清晰。

（3）鼻咽癌 MRI 表现：早期鼻咽癌在 MRI 影像上可见鼻咽黏膜局部或广泛增厚，咽隐窝变浅，左右不对称，或形成新生物，表现为突出于鼻咽黏膜表面的新生物凸起，若肿瘤进一步生长，则会对周围组织结构形成侵犯，表现为鼻咽腔肿物、咽旁脂肪间隙变窄、肌肉和筋膜等中断。对于筛查来说，早期鼻咽癌占大部分，因此鼻咽癌的早期识别较为重要，尤其需要注意一些不典型的鼻咽原发灶病变，图 10-5、图 10-6 为早期鼻咽癌在各个 MRI 序列及位相上的表现。从图可知，鼻咽部黏膜增厚，右侧为甚，致鼻咽部左右不对称，也即右侧鼻咽变浅，该异常表现在各个序列的 MRI 图像上均存在，冠状位上尤为明显；肿瘤表现为等高信号，T_1WI 增强压脂及 T_2WI 压脂相上肿瘤显像尤为明显，并可见肿瘤对邻近肌肉浸润，但腭帆张肌尚清晰，咽旁间隙未侵犯，颅底骨质未见浸润，也未沿着颅底孔道、间隙向远处蔓延，是典型的早期鼻咽癌 MRI 表现。

除此之外，部分早期鼻咽癌患者仅表现为黏膜的局限增厚，病灶较表浅，MRI 影像学上常不易发现，需结合鼻咽镜综合判断。同理，临床也存在部分患者病灶发生于咽隐窝，且局限于咽隐窝深部，而鼻咽各壁黏膜尚未出现异常表现，此时在鼻咽镜下难以观察到异常，需结合 MRI 或 PET 才能发现（图 10-7）。对于此类患者，若常规筛查指标已提示高危或高度疑似，建议进一步完善 MRI 检查以防漏诊。

随着肿瘤进一步发展，鼻咽癌会侵犯到更远的地方，或对周围颅底骨质浸润，表现为骨信号的不连续，髓内信号改变等。除观察到鼻咽腔黏膜明显增厚、强化外，在 T_1WI 及 T_2WI 序列上可见斜坡髓腔高信号消失，代之以软组织信号，且

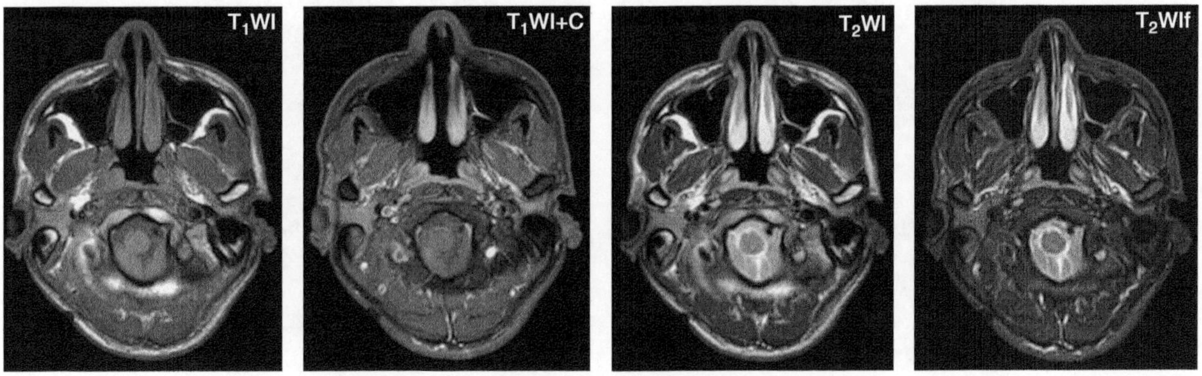

图 10-5　早期鼻咽癌在 MRI 各序列上的表现（轴位）

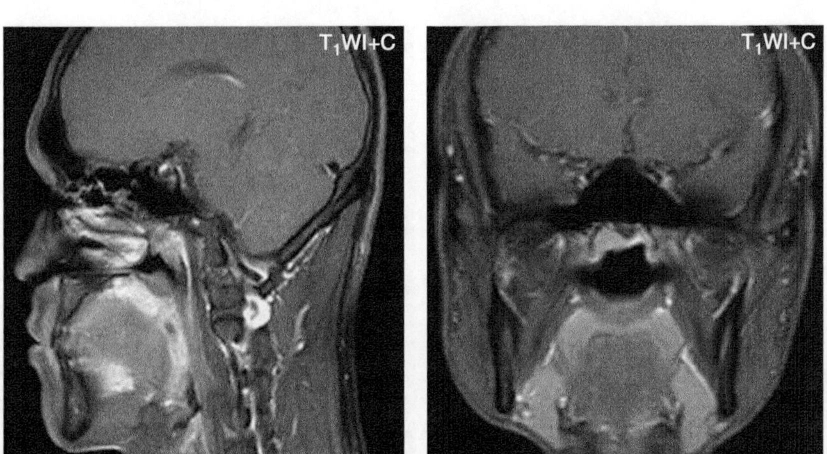

图 10-6　早期鼻咽癌在增强 MRI 矢状位和冠状位的表现

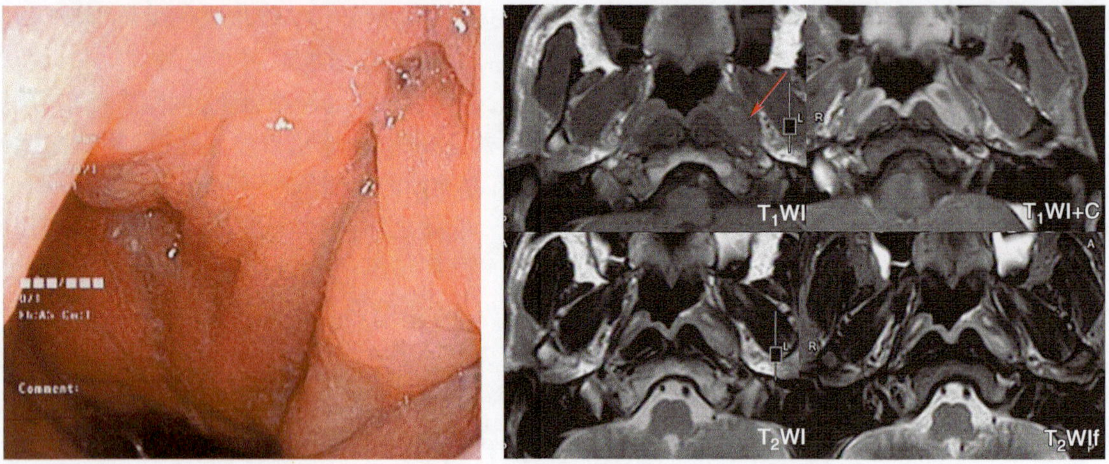

图 10-7　隐匿性鼻咽癌在鼻咽镜及 MRI 下的表现

病灶与鼻咽腔病灶相延续，增强后，可见该软组织块影明显强化，脂肪抑制后，信号不减低，符合鼻咽癌征象（图 10-8）。

当肿瘤继续生长，则会对周围更多组织造成更严重的破坏，或侵犯到更远的地方，如颅内可见海绵窦增宽，脑膜增厚、强化，右侧颞叶受压，形态改变，增强后，病灶明显强化（图 10-9）。

（4）鼻咽癌影像学表现常较典型，较易发现

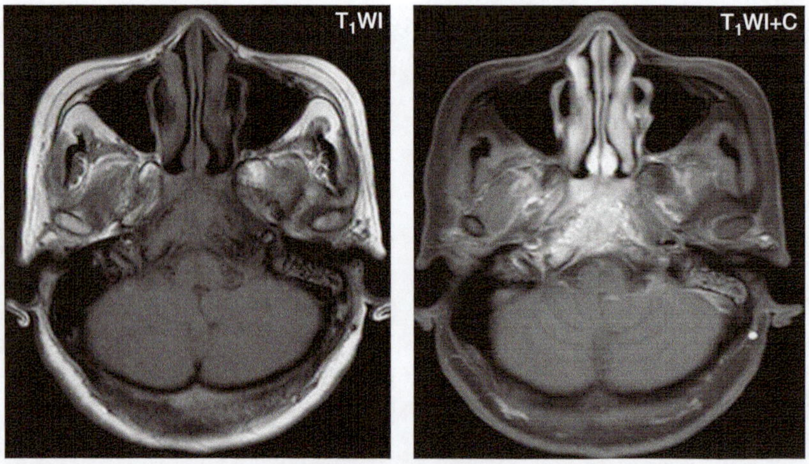

图 10-8　鼻咽癌颅底骨质侵犯的 MRI 表现

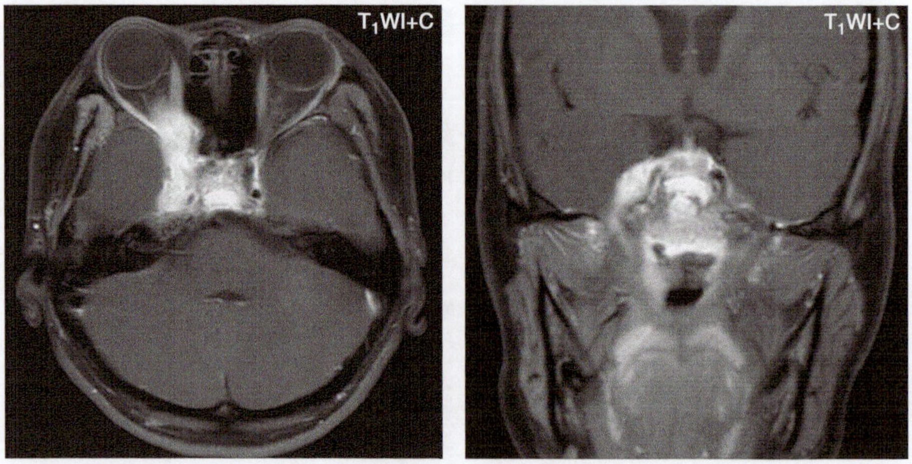

图 10-9　鼻咽癌颅内侵犯的 MRI 表现

及鉴别，总体上表现为长 T_1、长 T_2 信号，在 T_2WI 脂肪抑制序列上表现为高信号，T_1WI 增强扫描时肿瘤明显强化，增强压脂后能更好地显示肿瘤。颈部转移淋巴结表现为 T_1WI 中等信号、T_2WI 稍高信号，强化明显。尽管如此，影像学上，鼻咽癌也常需要和鼻咽慢性炎症、鼻咽血管纤维瘤、鼻咽淋巴瘤等进行鉴别。

鼻咽慢性炎症，MRI 显示鼻咽黏膜常表现为均匀性增厚，呈 T_1 稍低信号、T_2 稍高信号，与周围组织界限多清晰，无侵犯表现，增强时黏膜呈均匀明显强化。临床上，患者也多有慢性咽炎等疾病的症状。

鼻咽血管纤维瘤，好发于男性青年，为鼻咽部致密纤维组织，内含丰富血管，但血管壁薄、缺乏弹性、不易修复、易大出血，临床上患者多因鼻血、鼻塞就诊，活检时尤需注意大出血。MRI 表现与肿瘤大小相关，主要表现为不规则块影，边界多清晰，病灶较大时与周围组织多难以分辨；肿瘤总体呈等或稍高信号，T_2WI 表现为明显高信号，肿瘤较大时，肿瘤信号不均匀，因瘤内血管丰富，可见较典型的血管流空征象，T_1WI 增强扫描时明显强化。

鼻咽淋巴瘤，以非霍奇金淋巴瘤常见，好发于青少年，常表现为鼻塞、鼻衄、听力障碍等。MRI 上表现为鼻咽占位，肿瘤常较大，充满整个鼻咽腔，但与周围组织边界多清晰，较少浸润；肿瘤信号较均匀，T_1WI 呈等信号，T_2WI 表现为高信号，当合并坏死等时会表现出不均匀异常信号。结合淋巴瘤常合并韦氏环及颈部淋巴结广泛肿大，较易鉴别。

2. **CT 检查** CT 在观察鼻咽癌上也很重要，虽然不能像 MRI 那样清晰地、层次分明地显示鼻咽癌病灶及其浸润范围，但是 CT 对于明显的病变也能较好显示，如鼻咽黏膜的增厚，鼻咽结构的不对称，咽隐窝的变浅，咽旁间隙的明显浸润、变窄，颅底骨质破坏及颅内侵犯等，增强扫描时显示更明显（图 10-10）。由于 CT 能够进行薄层图像重建，以及具备对骨组织的天然显示优势，CT 能直观、清楚地显示颅底骨质破坏情况，还能发现早期骨皮质浸润，尤其是骨皮质的较细微改变，如骨皮质中断、虫噬样缺损或骨质硬化等，而 MRI 在骨皮质浸润上常不易观察。增强扫描时，CT 对颈部转移淋巴结的观察也很清楚，在颈部

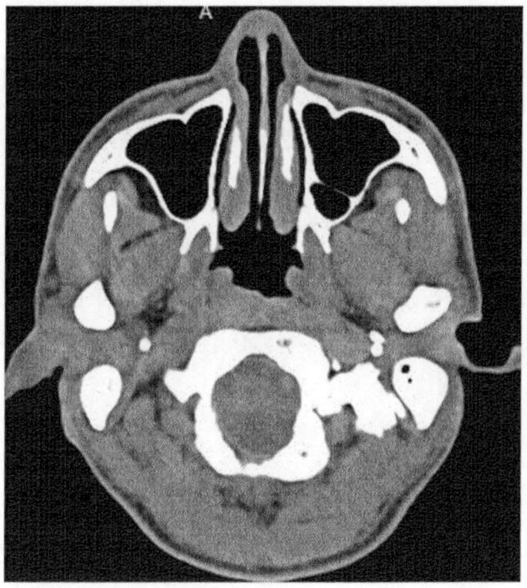

图 10-10 鼻咽癌 CT 表现

转移淋巴结的诊断上，两者并无太大差别。尽管 CT 在鼻咽癌诊断上具有一定的价值，但考虑到筛查的成本效益，结合 CT 在鼻咽癌诊断上的局限性，CT 不作为鼻咽癌筛查的首选方案，仅用于 MRI 检查禁忌时使用，以及确诊鼻咽癌后，观察颅底骨浸润。

MRI 相较于 CT 的优势：①MRI 可清晰显示黏膜、肌肉及脂肪间隙，能很好地分辨是否存在侵犯；②MRI 相较 CT 能更好地对鼻旁窦黏膜增厚及积液进行辨别；③MRI 能更好地显示颅底各重要孔隙是否存在侵犯；④MRI 还能更好地发现咽后小淋巴结；⑤在淋巴结包膜外侵及邻近组织侵犯范围的辨别上，MRI 更具优势。两者在颈部淋巴结发现及鉴别上无显著差异，可互换。

3. **核医学检查**

（1）PET 检查：PET 是功能显像，虽灵敏度高，但组织分辨率差，通常须联合 CT 或 MRI 开展。PET 在鼻咽癌检查上具有较高的敏感性和特异性，尤其是在颈部转移淋巴结的发现上。由于 CT 或 MRI 对于颈部转移淋巴结的诊断主要依据大小、形态和一些典型恶性征象，如坏死、包膜外侵等，对于一些早期的转移淋巴结诊断存在一定假阴性率，而 PET 为功能显像，受这些条件的影响较小。因此，对于 PET 提示的阳性淋巴结，即使其他条件未达到 CT 或 MRI 的诊断标准，仍应将其评估为转移淋巴结。另外，对于治疗后原发灶残留或复发的鉴别上，PET 也具备一定的优势，联合 MRI 检查，可更好地与坏死、炎症等病变进行鉴别。此外，PET 能对全身进行显像，免去了较烦琐的其他部位的分别检查，如胸部、腹

部及骨等，但因其价格昂贵且有电离辐射，未推荐所有人群进行检查，而对于有条件的中晚期患者或经济条件允许的患者可推荐采用。

（2）ECT 检查：ECT 检查主要是骨显像，由于鼻咽癌具有较高的远处转移率，而骨是最常见的远转器官，因此，对于中晚期患者，常规推荐行 ECT 检查。对于筛查的人群，核医学检查不是常规筛查项目。

4. **多普勒超声** 超声对于实质脏器的显示具有独特的优势，加之该检查简便、易行、经济，常用于腹部的检查及监测治疗效果等。此外，超声还常用于初筛颈部肿块，用于判断良、恶性，对于淋巴结转移癌，在以下几个方面常观察到变化。

（1）淋巴结大小和形态：阳性转移淋巴结通常短径大于 1cm，短径越长（由椭圆形变为圆形），阳性率越高；其次是长短径比值，通常小于 2，若该比值变小，如≤1.5，往往预示着阳性转移淋巴结；再者，若多个淋巴结融合成团，往往表示阳性转移淋巴结。

（2）淋巴结皮髓质改变：阳性淋巴结通常表现为皮质局限性增厚、隆起，或弥漫性增厚，若淋巴结皮质穿破，与周围淋巴结融合或组织粘连，通常表示阳性淋巴结；髓质常表现为偏心、变形或消失。

（3）淋巴结内部回声：阳性淋巴结通常可见淋巴结门部消失，内部回声不均匀、杂乱；若合并液化、坏死，可表现出低回声暗区。这一现象对于识别阳性转移淋巴结具有重要意义。

（4）内部血流信号：阳性淋巴结通常表现为血流信号紊乱、血流速度加快，血流分布形式多表现为边缘型或混合型。

二、病理诊断

鼻咽部恶性肿瘤包括鳞癌、淋巴瘤及其他少见肿瘤，如腺癌和涎腺来源的癌。鼻咽鳞癌占鼻咽恶性肿瘤的 80%～95%，故通常所称的鼻咽癌即指鼻咽鳞癌。鼻咽癌的确诊包括病理诊断和临床诊断。病理诊断是确诊鼻咽癌的"金标准"，而临床诊断主要用于无法完成病理诊断的病例，应用较少。鼻咽原发灶的活组织病理检查是优先推荐的，若多次鼻咽活检阴性或影像检查鼻咽部阴性，则可考虑行颈部转移淋巴结活检。原发灶的活检主要是通过鼻咽镜直视下取材，部分取材困难者，如黏膜下病变，需手术取材。

（一）鼻咽癌活检技术规范

1. **病理组织学活检检查** 通过鼻咽镜于病变区多点钳取活检（尽量避开坏死区），活检标本应及时浸没入固定液（容器应为广口、平底有盖的透明小瓶），固定液一般使用 4% 多聚甲醛，固定液与标本体积比＞10：1，固定时长 3～4h。充分固定后的标本经常规取材描述、脱水、包埋、制片后行苏木精 - 伊红染色（HE 染色），由病理医师出具组织病理诊断报告。

2. **颈部肿物细针穿刺细胞学检查** 颈部肿物细针穿刺活检阳性率与鼻咽镜活检相近，是一种简便、易行、安全、经济、高效的肿瘤诊断方法。细针穿刺细胞学检查可使用 22～27 号细胞穿刺针，最常用的是 27 号细胞穿刺针，采用 5～10ml 针筒，穿刺病理医师需经专业培训上岗。穿刺样本制片方式最常用的有基础涂片法及液基薄层涂片法两种，涂片完成后最为常用的固定方法是 95% 乙醇作为固定液的湿固定法，即涂片制备完后，趁标本新鲜而又湿润，立即放入盛有 95% 乙醇的固定容器内固定至少 15～30min，但通常不超过一周。如果细胞涂片需要送至另一实验室或邮寄他处染色，可以在固定 15min 后，把涂片取出立即放入密封的容器中或者使用甘油防止涂片干燥。无论是固定前还是固定后的涂片，如果发生干燥都会影响染色的效果。常规染色法包括：巴氏染色、苏木精 - 伊红染色（HE 染色）、迪夫快速染色法（Diff-Quik 染色法、快速 HE 染色法）。制片完成后由细胞学诊断医师出具细胞病理诊断报告。但需注意，只有多次鼻咽活检病理阴性或鼻咽镜未见原发灶时才考虑颈部淋巴结活检，且应尽量取单个的、估计能完整切除的，尽量不在一个大的转移淋巴结上反复穿刺活检或切取活检。

3. **细胞块制备技术** 细针穿刺样本获取量较多时，可采用细胞块制备技术，细胞块是针吸细胞学标本制备技术中的又一个选择。在体液和针吸样品中，细胞块制备是一个很重要的样品制备技术。细胞块制作的基本原理是，液体中的样品通过离心，细胞被高度浓缩变成块状，用石蜡包埋之，再做成"组织"切片。当然针吸时偶尔也有较大块组织碎片，可以直接送到组织学室去包埋做切片。经过浓缩压紧，细胞和碎片随机成组织学的模式。这种细胞碎片还原成的组织切片在某种程度上确实具有组织切片的特点。细胞块的组织切片一方面可以在显微镜下观察形态学变化，另一方面可以做特殊染色及免疫组化协助诊断。细胞块的制片需要组织学技术室的帮助。细胞学室应做的工作简述如下：①用 4% 中性缓冲甲醛（10% 中性福尔马林）固定液固定；②离心，除去上清液；③将沉淀物放在样品袋中，或用擦镜纸包裹；④放进一个垫有海绵的有孔塑料包埋盒中，盖紧后注明患者姓名、病例号等，送到组织学技术室做固定、脱水、包埋切片，制片后行苏木精-伊红染色（HE 染色），由病理医师出具组织病理诊断报告。

（二）鼻咽癌的病理诊断

1. 鼻咽癌病理分类 WHO 将鼻咽癌的病理分为：非角化性鳞状细胞癌、角化性鳞状细胞癌以及基底细胞样鳞状细胞癌三类，以非角化性鳞状细胞癌为主，其次是角化性鳞状细胞癌；角化性鳞状细胞癌在非流行地区更常见，非角化性鳞状细胞癌占鼻咽癌大多数，与 EBV 感染有关。鼻咽癌的肉眼形态分为：结节型、菜花型、溃疡型和黏膜下浸润型。鼻咽癌的癌前病变包括：指上皮的中度异型增生、重度异型增生/原位癌。

（1）非角化性鳞状细胞癌：非角化性鳞状细胞癌是最常见的鼻咽癌病理类型（图 10-11），主要分布在流行区，占鼻咽癌大多数，与 EBV 感染有关。光镜下，其表现为无明显的角化和细胞间桥等鳞状细胞分化特点，包括分化型和未分化型，未分化型更常见。分化型的组织学形态主要表现为肿瘤细胞呈复层和铺路石状排列，常呈丛状生长，类似膀胱移行上皮癌。细胞界限非常清楚，可出现模糊的细胞间桥，偶见角化细胞。肿瘤细胞常较小，核质比低，细胞核内染色质丰富，核仁通常不明显，核分裂象增多，与周围组织分界较清，坏死导致的囊性改变多见。未分化型的组织学形态主要表现为肿瘤细胞呈大的合体样，细胞界限不清，核圆形或椭圆形泡状，大核仁位于中央，有时泡状核并不明显，可见核分裂象增多，染色质丰富，细胞质少，呈双染性或嗜酸性。肿瘤细胞常常排列密集甚至重叠，可呈梭形及束状，可见较多非肿瘤性淋巴间质成分，缺乏典型的促结缔组织增生反应及浸润。两型的划分主要是依据显微镜下的表现，在临床表现及预后上无明显差异。有的病例间质内可见明显的嗜酸性粒细胞、嗜中性粒细胞浸润及类上皮细胞肉芽肿形成，纤维组织增生性间质不明显。在颈部淋巴结转移性病灶中，瘤细胞可以和淋巴组织混合，有时在炎症背景下，瘤细胞类似于霍奇金淋巴瘤的 R-S 细胞。免疫组化标记：CK、CK5/6、34βE12、p53、Ki-67 强阳性，部分病例 p63、p40 阳性，CAM5.2，EMA，CgA 和 Syn 可灶性阳性，CK7、CK20、LCA、p16、CEA 一般为阴性。EB 病毒检测：用原位杂交检测 EBV 编码的早期 RNA（EBER），它明显地表达于被 EBV 潜在感染的细胞。高级别异型增生和鼻咽癌细胞中发现有迟发 EBV，但在正常上皮细胞或低级别异型增生中无，未分化型可以少数阴性。此外，在鼻咽癌流行区，非角化未分化鳞状细胞癌中还存在一定比例的 p16 阳性和 HPV 表达（RNA 探针检测 13 种高风险和 5 种低风险 HPV 类型）。

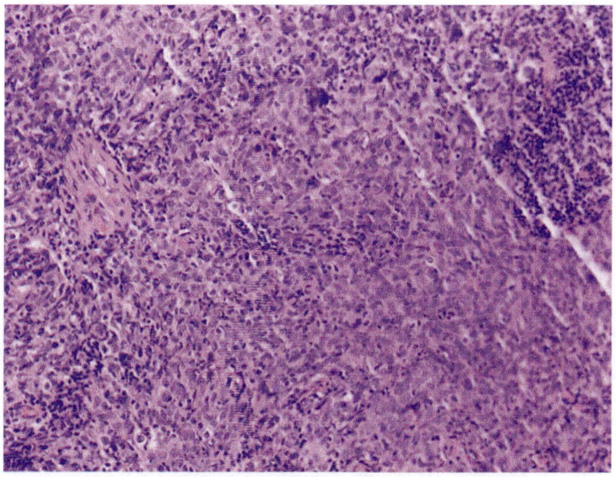

图 10-11 鼻咽非角化性鳞状细胞癌，HE×400

（2）角化性鳞状细胞癌：角化性鳞状细胞癌是一种有明显鳞状细胞分化的浸润性癌，在光镜下大部分肿瘤可明显观察到细胞间桥和/或角化物（图 10-12）。根据分化程度可分为高分化、中分化和低分化。肿瘤呈典型的不规则巢状，伴有丰富的结缔组织间质和不同程度的淋巴细胞、浆细胞、中性粒细胞和嗜酸性粒细胞等的浸润。肿瘤细胞有多形性及复层排列，细胞界清由细胞间桥隔开，细胞内可见角化，偶见角化珠形成。细胞核染色质增多，核的多形性中到重度，被覆上皮常见受累，表现为原位癌。角化性鳞状细胞癌可能是非角化性鳞状细胞癌放疗数年后出现的新

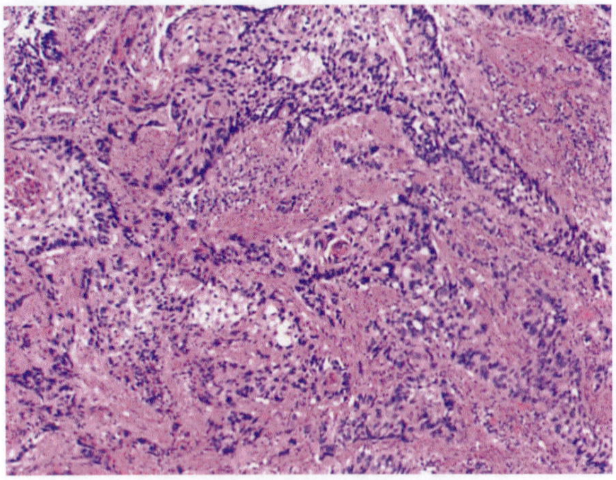

图 10-12 鼻咽角化性鳞状细胞癌（高分化），HE×400

的与放疗有关的癌。与非角化性鳞状细胞癌相比，角化性鳞状细胞癌表现出较高比率的局灶性浸润和低的淋巴结转移率。相较非角化鳞状细胞癌，该类型与其他头颈部鳞癌在形态和生物学行为更相近，在治疗敏感性上较非角化性稍差。该类型在高发区占比不高，在非高发区占比稍高。免疫组化标记：几乎全部肿瘤细胞 p63、CK 和高分子量角蛋白（CK5/6，34βE12）强阳性，但 CAM5.2 及 EMA 等弱阳性或小灶状阳性，CK7、K20 及 p16 不表达。角化性鳞癌与非角化性鳞癌比较、所携带的 EBV 拷贝数少。原位杂交显示细胞核中的 EBER 信号通常局限于分化较差的细胞（围绕肿瘤细胞巢的基底细胞）、鳞状细胞分化明显的细胞则不表达。

（3）基底细胞样鳞状细胞癌：基底细胞样鳞状细胞癌较罕见，是一种侵袭性的、高级别的鳞状细胞癌的亚型，同时具有基底细胞样和鳞状细胞的成分。基底细胞样鳞状细胞癌由两部分组成，即基底细胞样细胞和鳞状细胞。肿瘤细胞排列呈实性、小叶状、梁状、条索样、腺状或囊状。基底细胞样细胞小，缺乏多形性，核浓染，没有核仁，胞质少，排列紧密，分叶状实性生长。在一些病例中，周边细胞呈栅栏状排列，多见粉刺样坏死。基底细胞样鳞状细胞癌独特的特点是含有 PAS 和阿尔辛蓝阳性的玻璃样小球。基底细胞样鳞状细胞癌常伴有鳞状细胞癌的成分，这些成分可以是原位癌，可以是侵袭性角化性鳞状细胞癌，也可能表现为基底细胞样癌巢中的鳞状细胞分化病灶。基底细胞样鳞状细胞癌也可伴有梭形细胞成分。转移灶可表现为基底细胞样癌或鳞状细胞癌或二者兼有。当通过病变的形态特征无法确定为鼻咽癌时，需要加做免疫组化检测或原位杂交（如 EBER）以辅助诊断（见图 10-13）。免疫组化标记：CK、CK5/6、34βE12、Ki-67 强阳性，部分病例 p63、p40 阳性，可见散在 S-100 阳性的树突状细胞，波形蛋白（vimentin）、钙调理蛋白（calponin）、SMA、CD10 等肌上皮标记与 Syn、CgA、CD56 等神经内分泌标记均阴性。EB 病毒检测：原位杂交检测 EB 病毒可为阴性。

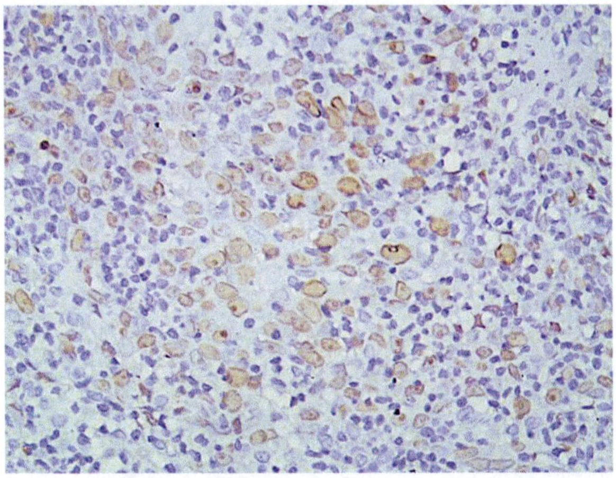

图 10-13 EB 病毒原位杂交（EBER）×400，阳性

2. **鼻咽脱落细胞检查** 鼻咽脱落细胞涂片阳性率超过 90%，可作为鼻咽癌普查和追踪的手段，也是鼻咽癌重要的辅助诊断方法之一。

3. **细针穿刺细胞学或粗针穿刺组织学检查** 当患者以颈部肿物为首发症状，同时鼻咽镜及 MRI 检查未发现明确鼻咽部以及头颈部病变时，可选择颈部肿物细针穿刺细胞学或粗针穿刺组织学检查，明确是否为隐匿性鼻咽癌颈部淋巴结转移。其检查阳性率与鼻咽镜活检相近，是一种简便、易行、安全、经济、高效的肿瘤诊断方法。若检查结果仍为阴性，临床高度怀疑恶性时，也可选择手术切除活检。

4. **其他辅助检查** 包括免疫组化及原位杂交（EBER）检测。免疫组化染色：角蛋白（AE1/AE3、CAM5.2、CK5/6）强阳性，p40、p63 弥漫性核阳性，p53、EMA、MUC-1 阳性，EBV 潜在膜蛋白 1 阳性（但敏感性较低），p16 一般阴性。原位杂交（EBER）检测鼻咽癌组织中 EBV 编码的 RNAs 鉴定 EBV。高级别异型增生和鼻咽癌细胞中发现有迟发 EBV，但在正常上皮细胞或低级别异型增生中无表达。鼻咽癌流行区，非角化性未分化癌中 p16 阳性和 HPV 表达高达 8%，较 EBV 表达者预后较好。

5. **鼻咽腺癌**　鼻咽腺癌包括鼻咽乳头状腺癌、普通型腺癌和涎腺型腺癌。鼻咽乳头状腺癌是一种呈叶状、乳头状和腺样结构以外生性生长为特征的低级别腺癌，通常只局限在鼻咽部。肿瘤由微小的树状分支的乳头状小叶和密集的腺体构成。肿瘤组织的柱状或假复层上皮细胞含有温和的圆形或卵圆形的细胞核和小的核仁。核分裂象很少见，局部可能会找到坏死灶。一些病例可见砂粒体。肿瘤组织无包膜，并且浸润周围间质。免疫组织：CK、CK5/6、CK7、EMA 呈强阳性，部分病例 CK19 及 TTF1 阳性可称其为甲状腺样低级别鼻咽部乳头状腺癌，但其 TG 及 PAX-8 阴性。无 EB 病毒表达。普通型腺癌分为高分化、中分化及低分化腺癌。涎腺型腺癌中最常见的是腺样囊性癌，其次是黏液表皮样癌，组织学形态及免疫组化与原发于涎腺者相同。

6. **EBV 抗体阳性者**　头颈部检查疑似鼻咽癌且 EB 病毒抗体阳性检测为高危的患者，应进行鼻咽镜检查并对可疑部位活检以进行病理学诊断。鼻咽镜检查未见异常，或病理学诊断为中度异型增生以下病变者，应每年进行随访复查。抗体检测阳性或有鼻咽癌家族史者应连续随访两年。鼻咽癌有明显的种族和家族聚集性，高发病率的家族成员需要定期进行鼻咽癌筛查，以早期发现鼻咽癌，早治疗以提高生存率。鼻咽癌活检规范性病理报告模板见表 10-3。

表 10-3　鼻咽癌活检规范性病理报告模板

鼻咽癌活检规范性病理报告模板
标本部位：□ 鼻咽部　□ 口咽部　□ 喉咽部　□ 其他
标本类型：□ 活检　□ 手术切除　□ 其他
标本大小：____cm×____cm×____cm
组织学镜下形态描述：______________
组织学类型：
鳞状细胞癌：□ 角化性鳞状细胞癌：□ 高分化　□ 中分化　□ 低分化
□ 非角化性鳞状细胞癌：□ 分化型　□ 未分化型
□ 基底细胞样鳞状细胞癌
□ 乳头状鳞状细胞癌
□ 疣状癌
□ 梭形细胞鳞状细胞癌
□ 其他 _______
腺癌：□ 鼻咽乳头状腺癌　□ 涎腺型腺癌　□ 腺癌（NOS：□ 高分化　□ 中分化　□ 低分化）
其他类型肿瘤：
免疫组化结果：
原位杂交（EBER）检测结果：
分子检测结果：
备注：

（三）鼻咽癌的鉴别诊断

1. **口咽部非角化性鳞状细胞癌**　扁桃体和舌根部的癌症可能出现与鼻咽非角化性鳞状细胞癌类似的症状，组织学形态难以区别，前者中 p16 阳性、EB 病毒阴性，而且淋巴结转移的口咽非角化性鳞状细胞癌中同样 p16 阳性而 EB 病毒阴性。因此，对于和鼻咽癌表现类似的淋巴结转移的肿瘤，不论分化型还是未分化型，都应该检测

p16的染色和EB病毒。

2. **淋巴瘤**　非角化性未分化癌，尤其是泡状核细胞癌要与伴免疫母细胞样改变的淋巴瘤区别。泡状核细胞癌CK和EMA阳性，LCA阴性，且鼻咽癌常以颈部淋巴结转移为首发症状。

3. **黏膜恶性黑色素瘤**　非角化性鳞状细胞癌未分化型与恶性黑色素瘤二者在组织学形态上存在部分重叠。免疫组化标记恶性黑色素瘤表达S-100、HMB-45、Melan-A、酪氨酸酶等黑色素瘤标志物，CK和EB病毒阴性。

4. **横纹肌肉瘤**　SMA、Desmin、MyoD1、Myogenin等肌源性标志物阳性可明确横纹肌肉瘤组织来源；细胞角蛋白和EB病毒阴性。

5. **腺样囊性癌**　基底细胞样鳞状细胞癌与腺样囊性癌均缺乏肿瘤细胞的多形性，均可呈筛孔状排列，但腺样囊性癌无鳞状细胞癌成分，且伴肌上皮免疫标记表达。

三、新兴筛查技术

鼻咽癌发生是多因素作用的结果，精准的筛查策略应综合考虑遗传、环境等危险因素，筛选出不同的风险人群，进而制订个体、精准的筛查方案。中山大学联合国内多个高校构建了包含12个遗传位点的“鼻咽癌发病风险预测的多基因风险评分（polygenic risk score，PRS）体系”。约3万例人群近10年的随访表明，该体系可精准识别筛查获益人群。例如，PRS评分较低者（PRS≤20%），利用EB病毒抗体筛查，约40个阳性者才发现1例鼻咽癌；而PRS评分高者（PRS≥95%），平均筛查8个阳性者即可发现1例。如此，既可帮助低风险人群减少不必要的筛查，减轻人群心理负担，还能甄别高风险人群，尤其是预警EB病毒抗体筛查漏诊的个体，进而提高筛查的阳性率和效率。此外，该体系还能提高筛查年龄精准性。例如，目前建议高发区男性从30岁开始筛查，但该体系发现，对于PRS≥90%的男性，筛查年龄应提早到23岁；而PRS≤10%的男性，起始筛查年龄可放宽至41岁，进而提高了筛查的成本效益。

EB病毒基因编码蛋白超过80种，其中鼻咽癌患者体内约有20种EB病毒蛋白抗体升高，表明其中必定存在与鼻咽癌密切关联的蛋白。厦门大学联合国内多个科研院所及机构在前期研究基础上，开发了一个全新的鼻咽癌筛查试剂P85-Ab，针对BNLF2b基因编码的蛋白（P85）的血清抗体（Ab）。通过在2.5万余人中与传统EB病毒双抗筛查方案的前瞻性对比发现，该试剂极大地提高了鼻咽癌的筛查灵敏度，由传统EB病毒双抗的72.3%提高至97.9%，尤其是对早期（Ⅰ/Ⅱ期）鼻咽癌的灵敏度更高，将早诊率提高了22%，明显提高了鼻咽癌的筛查效能，进一步将鼻咽癌的筛查提前。此外，其特异性也更高，相比传统EB病毒双抗筛查方案，阳性预测值从4.3%提高至10.0%，提高了1倍以上。不仅如此，两者联合可进一步提高筛查效能。对于P85-Ab阳性人群行传统EB病毒双抗检测，若双抗提示中高危或高危，则行鼻咽镜检查，阳性预测值可提高至29.6%～44.6%，效果显著。

第三节　检查相关并发症与处理

鼻咽癌的筛查技术主要有鼻咽镜（包括活检）、MRI和CT，以及血液检测EB病毒抗体和EB病毒DNA。筛查相关并发症除检查本身外，还涉及检查相关内容，如局部麻醉、出血、造影剂及核素药物等，可能出现的并发症及处理原则如下。

1. **MRI检查相关并发症及处理**　该检查需被检查者单独静卧于较狭窄的空间，检查时间较长，约15～30min，且检查时设备运行声音较大，患有幽闭恐惧症或不能长时间平躺者，不宜行该检查，可予CT代替。此外，MRI检查室内有高强度磁场存在，检查前需充分评估患者有无心脏植入式电子设备、人工耳蜗、骨科植入物、外科和介入所用器材、输液泵和留置导管、牙科植入物等金属物质，依据其材料评估是否可以行MRI检查。MRI检查并发症重在预防，检查前须仔细询问患者是否存在检查禁忌证，若检查中发生不适，需立即停止检查并联系相关科室进行相应处理。

2. **CT检查相关并发症及处理**　鼻咽CT检查是MRI检查的重要替代手段，尤其是对存在MRI检查禁忌的患者，不过，CT是基于X射线的检查，有辐射，对于备孕或怀孕的人群需慎重。CT检查安全性高，但检查中若发生不适，需立即停止检查并联系相关科室进行相应对症处理。

3. **对比剂应用相关并发症及处理**　使用对比剂增强扫描能更好地鉴别病灶性质及病灶与

周围组织的关系，但存在对比剂过敏和外渗的风险。对比剂主要通过肾脏代谢，使用前，还需询问有无肾脏病史，近期有无使用肾代谢药物，如二甲双胍、24h内有无使用其他对比剂等，部分患者甚至还需评估肾功能。此外，还需明确是否存在甲状腺相关疾病，尤其是甲状腺功能亢进。

若既往存在轻度过敏反应，检查前可预防性使用抗过敏处理；若为中、重度反应，不推荐使用。若检查后出现不同程度的过敏反应，需据病情予吸氧、抗组胺（H1）药物（如苯海拉明）、皮质醇类固醇类药物（如地塞米松、泼尼松龙）、肾上腺素等对症支持治疗；若出现严重喉头水肿，需紧急联系麻醉科、ICU等相关科室处理。对于注射处药物外渗，会造成局部疼痛、肿胀，若处理不及时，存在局部组织坏死风险。轻微外渗，常无需处理，可随访观察；疼痛明显者，可局部冷湿敷；中、重度外渗者，抬高患肢、促进血液回流，并使用50%硫酸镁或地塞米松湿敷，严重者需专科进一步处理。

4. **局部麻醉相关并发症及处理**　鼻咽镜检查时，部分患者反应明显，局麻药可减轻该反应，此外，还可减轻病灶活检时的疼痛。使用麻药后可能会出现鼻咽喉不适、疼痛，甚至吞咽困难，上述症状通常不重，不用特殊处理，待麻药代谢后即可恢复。但建议检查后2h内禁食、禁水，以防呛咳、误吸，恢复进食后也先予温冷流质饮食，并在3天内保持清淡、偏软饮食。部分患者会对麻药过敏，出现胸闷、呼吸不畅等反应，严重者还需紧急抢救，因此，检查前需详细询问患者的麻药过敏史，并确保检查室备有相关抢救设施等。

5. **出血相关并发症及处理**　鼻咽镜检查及活检时均存在出血风险，尤其钳取或穿刺活检时会损伤黏膜血管，出血更甚，因此，鼻咽镜检查前，尤其是活检者，需完善血常规、凝血象等检查以评估凝血功能。对于出血者，若量小，无需特别处理，平缓情绪、静卧休息，出血常可自行停止；若出血量大，需局部填塞、冰敷，以及使用止血药物等。

6. **抽血相关副反应及处理**　抽血后若按压不当会出现进针处淤青、皮下血肿等，可以干燥的无菌棉签纵向按压穿刺处5～10min，按压时不能揉搓。若出现局部淤血，轻微者，可观察，多自行消散，或24h后热毛巾湿敷促进吸收。部分患者会晕血，表现为头晕、眼花、乏力等，应立即平卧休息，可饮少量糖水，待症状缓解后再行离开。

第四节　结果解读与建议

一、EB病毒抗体检测结果解读及建议

EB病毒感染后会产生多种抗体，根据抗体的不同表达可判断感染状态或鼻咽癌发病风险。由于EB病毒感染率高，大部分人群会出现一个或多个抗体阳性，临床分析时，还需结合其他检查结果，以及临床症状、体征及家族史（表10-4）。若EB病毒VCA-IgA和EBNA1-IgA均阳性，鼻咽癌发病风险高，建议进一步行鼻咽镜或MRI检查，若检查结果阴性，则定期监测EB病毒抗体。

临床研究中，研究者根据EBVCA-IgA与EBNA1-IgA的结果估算LogitP值，根据该值对筛查结果进行风险程度分类，进而施以不同的筛查策略，但考虑到各个单位采用的EB病毒抗体检测试剂盒不同，结果的判读也存在一定的差异，建议各单位可根据自身试剂盒进行相应的筛查判

表10-4　EB病毒抗体结果解读

抗EB病毒抗体			结果解读
VCA-IgM	VCA-IgG	NA-IgG	
-	-	-	无EB病毒免疫反应，未感染
+	-	-	急性感染或非特异反应
+	+	-	急性感染
-	+	+	既往感染
-	+	-	急性感染或既往感染
+	+	+	原发感染晚期或再激活
-	-	+	既往感染或非特异反应

定标准公式建立并解读。

$$\text{LogitP}=-3.934+2.203\times\text{EBVCA-IgA 值}+4.797\times\text{EBNA1-IgA 值}$$

LogitP＜0.65 为阴性；0.65≤LogitP＜0.98 为阳性；LogitP≥0.98 为高危。

二、EB 病毒 DNA 拷贝数结果解读及建议

血浆 EB 病毒 DNA 主要来源于鼻咽癌细胞，与鼻咽癌的诊断、分期及预后关系密切。目前各单位在 EB 病毒 DNA 的检测上存在一定的差异，对结果的判读也不一，因此，在结果判读上，各单位需根据自身检测条件进行合理解读。总体上来说，对于 EB 病毒 DNA 检测为阳性者，建议 1 个月后复查，持续阳性则安排鼻咽镜或 MRI 检查；检测阴性者，安排定期随访。

三、临床检查结果解读及建议

鼻咽癌颈部淋巴结转移率高，以上颈部最多见，若患者以颈部包块就医，特别是上颈部包块，需考虑鼻咽癌的可能。患者若以涕血、鼻衄、耳鸣、耳闷胀、头痛、面麻、复视等病情就诊，也需认真研判是否系鼻咽癌所致。对于以上症状、体征，可安排鼻咽镜检查，直观地观察鼻腔、鼻咽形态、结构及外观是否异常，如形态结构是否对称，黏膜是否增厚、糜烂，有无新生物等。若异常，可活检可疑部位，送检病理，明确诊断。

四、影像学检查结果解读及建议

鼻咽癌在 MRI/CT 影像的主要表现为黏膜增厚，咽隐窝变浅，鼻咽结构不对称，肿瘤进一步增大，可形成局部包块，周围组织浸润，甚至骨质破坏；鼻咽癌淋巴结转移概率高，还需仔细审视咽后、颈部，尤其是上颈部淋巴结是否转移（表 10-5）。肺部、肝脏、骨骼是鼻咽癌的常见转移部位，有无远处转移，以及转移的数量对鼻咽癌的预后和治疗策略影响较大，因此鼻咽癌确诊后、治疗前分期检查需要完善相关检查明确是否有远处转移。

表 10-5　鼻咽癌检查方式推荐及相关检查结果判读

部位	检查方式	结果判读
原发灶	鼻咽镜	黏膜局限或广泛增厚，粗糙，糜烂或溃疡，鼻咽结构不对称或消失；鼻咽新生物形成等
	MRI	黏膜局限或广泛增厚，新生物形成；鼻咽结构不对称，咽隐窝变浅或消失；邻近肌肉和脂肪间隙侵犯时会信号改变，连续性中断或消失；颅底骨质破坏时表现为脂肪信号消失；颅内侵犯时海绵窦不对称，增厚，脑膜强化，脑组织受压变形或侵犯等
	CT	黏膜增厚，鼻咽结构不对称或消失，咽旁间隙消失，软组织块影形成，颅底骨质中断、破坏或硬化，海绵窦增厚、不对称，脑组织受压变形或侵犯等
颈部淋巴结	MRI/CT	淋巴结增大，变圆，长、短径比变小；内部出现液化坏死时可见低密度或低信号区；包膜外侵时周围脂肪间隙或肌肉模糊，与邻近淋巴结融合等
	超声	淋巴结增大，变圆，长、短径比变小，门部消失，内部回声杂乱，血流速度加快；出现液化坏死时可见低回声区

五、病理结果

若鼻咽活检组织 / 细胞发现癌细胞，即可确诊鼻咽癌。若组织 / 细胞提示上皮内瘤变、不典型增生等，并且组织标本足够，可加做免疫组化以进一步判断，或可再次进行活检。

第五节　治疗与随访

鼻咽癌的治疗主要包括两方面内容，即分期和治疗。目前，国内外鼻咽癌的临床分期参考 UICC/AJCC TNM 分期系统的第 8 版。

一、TNM 分期（第 8 版）

鼻咽癌不同分期的治疗方案差异明显，如早期鼻咽癌，单纯放疗即可，而中期、局部晚期及晚期鼻咽癌需放化疗综合治疗。因此，为保证各期患者得到精准的治疗，在实施治疗前，需对患者病情进行准确的分期。鼻咽癌 TNM 分期系统由鼻咽原发肿瘤、区域淋巴结及远处器官

三部分组成，分别代表原发肿瘤的侵犯范围、区域淋巴结的扩散程度，远处器官的转移状态（表10-6）。该分期系统同样适用于复发及远处转移患者。

表 10-6 鼻咽癌 TNM 分期

原发灶 T 分期	
T_x	原发肿瘤无法评估
T_0	无原发肿瘤证据，但 EB 病毒阳性且颈部淋巴结转移阳性
T_{is}	原位癌
T_1	肿瘤局限于鼻咽，或侵犯口咽和/或鼻腔，无咽旁间隙侵犯
T_2	肿瘤侵犯咽旁间隙和/或邻近软组织（翼内肌、翼外肌、椎前肌）
T_3	肿瘤侵犯颅底骨质、颈椎、翼状结构和/或鼻旁窦
T_4	肿瘤侵犯颅内，侵犯脑神经、下咽、眼眶、腮腺和/或超过翼外肌外侧缘的广泛软组织浸润
区域淋巴结 N 分期	
N_x	无法评估区域淋巴结
N_0	无区域淋巴结转移
N_1	单侧颈部和/或咽后淋巴结转移（不论单双侧），最大径≤6cm，且位于环状软骨下缘以上区域
N_2	双侧颈部淋巴结转移，最大径≤6cm，位于环状软骨下缘以上区域
N_3	颈部淋巴结转移（不论单双侧），最大径＞6cm 和/或位于环状软骨下缘以下区域
远处器官 M 分期	
M_0	无远处转移
M_1	有远处转移

总体分期预后组
0 期：$T_{is}N_0M_0$
Ⅰ期：$T_1N_0M_0$
Ⅱ期：$T_{0\sim1}N_1M_0$，$T_2N_{0\sim1}M_0$
Ⅲ期：$T_{0\sim2}N_2M_0$，$T_3N_{0\sim2}M_0$
ⅣA 期：$T_{0\sim3}N_3M_0$，$T_4N_{0\sim3}M_0$
ⅣB 期：任何 T，任何 N 和 M_1

除 TNM 分期外，大量研究也发掘了鼻咽癌的其他风险预后因素，其中比较公认的标志物是血浆 EB 病毒 DNA 拷贝数，该指标与鼻咽癌病情严重程度关联，联合 TNM 分期可提高对患者预后的判断，治疗中及治疗后还可用于疗效监测和进展预测。此外，研究还发现数十种与鼻咽癌预后关联的指标，因缺乏高级别循证证据，其预测效能目前尚未形成共识。

二、治疗原则

鼻咽癌（NPC）对放疗及化疗敏感，总体治疗原则是以放射治疗为主，根据肿瘤浸润及转移病情，辅以化疗、靶向治疗、免疫治疗及手术等综合治疗手段。

Ⅰ期 NPC（$T_1N_0M_0$）患者，采用单纯根治性放疗的方法即可获得较好的治疗效果，常不需联合其他治疗。

Ⅱ期 NPC（$T_{0\text{-}2}N_{0\text{-}1}M_0$）患者，采用以放疗为基础的治疗模式，根据病情严重程度决定是否联合同步化疗或其他治疗。

Ⅲ-ⅣA 期局部晚期 NPC 患者，是目前鼻咽癌主要群体，目前推荐采用诱导化疗联合同步放化疗的综合治疗，高危患者在放疗后继续卡培他滨维持化疗（每日节拍化疗或常规服用方案）。对于未采用诱导化疗的患者，可选择同步放化疗后辅助化疗的模式。

对于复发/转移鼻咽癌，目前推荐免疫治疗联合化疗，大量的临床研究也在探索更多更好的方案，期待研究结果会带来更佳效果。

对于局部晚期及复发/转移、合并严重治疗副反应（放疗、化疗及手术）等疑难危重患者，推荐鼻咽癌多学科诊疗（MDT）讨论，且贯穿患者诊疗始终。MDT团队通常包括放疗科、肿瘤内科、头颈/耳鼻咽喉外科、放射科，根据病情还可邀请病理科、核医学科、营养科、心理科等科室参与。

（一）鼻咽癌的放射治疗

放疗是目前鼻咽癌的唯一可能根治手段。当前主要采用调强适形放射治疗（IMRT）技术，IMRT能够保证精确照射病灶同时减小周围正常组织的照射范围和程度，提高了放疗效果。放疗涉及多个环节，需层层质控，主要包括体位固定、模拟定位扫描、图像融合、靶区勾画、计划设计和评估、计划验证、位置验证、放射治疗等。国家已发布了每个环节相应的操作标准规范。

1. 放疗体位要求及定位　放疗体位要求重复性和舒适性好。患者需留短发，取下假发、义齿、助听器等各种穿戴物品。取仰卧位，使头、颈及体中线成一直线。头颈部置于合适枕垫上，如个体化发泡胶、真空袋、标准树脂头枕或水活化固定枕，根据各单位实际情况选择。使用头颈肩热塑膜固定头颈部及肩部，使热塑膜与头颈部外轮廓如鼻梁、下颌、肩膀等部位贴合。将患者姓名等基本信息记录在膜上。

CT模拟定位扫描为正位头先进，扫描中心常在治疗靶区中心附近，在正中及两侧放置金属标记点；扫描层厚不大于3mm，平扫±增强；扫描范围从头顶到胸骨切迹下2cm，若下颈淋巴结阳性，下界到气管分叉水平。有条件的单位，推荐使用MRI进行定位。

2. 放疗靶区勾画　靶区勾画包括肿瘤靶区勾画及危及器官勾画。肿瘤靶区包括大体肿瘤靶区（gross tumor volume，GTV），临床肿瘤靶区（clinical target volume，CTV），计划靶区（planning target volume，PTV）和危及器官计划靶区（planning organ at risk volume，PRV）。GTV是以临床查体、影像学检查及内镜检查所显示的肿瘤侵犯范围，根据肿瘤部位分为鼻咽原发灶和咽后淋巴结（统称为GTVp）及颈部转移淋巴结（GTVn）。咽后淋巴结转移的诊断标准为短径≥5mm；颈部淋巴结转移的诊断标准为短径≥1cm，或淋巴结中心液化坏死、周边环形强化以及细胞学诊断为阳性，以及高危区3个及以上淋巴结融合且有短径≥ 8mm淋巴结。CTV是根据肿瘤生物学行为及病情确定的范围，根据侵犯风险高低，分为高危亚临床靶区（包括原发灶的CTVp1和转移淋巴结的CTVn1）和低危亚临床靶区（CTV2）。PTV是为保证所有靶区都能接受处方剂量照射设定的范围，包括放疗中可能出现的任何误差，如摆位误差、机械误差等，各单位根据自身质控数据确定。PRV则是危及器官的外扩范围。

3. 放疗剂量及危及器官限量　放疗除需考虑肿瘤控制外，还需考虑放射治疗的近期及远期并发症。鼻咽癌的放疗剂量推荐如下：

GTVp：处方剂量70Gy，分割次数32～35次，单次剂量2.0～2.2Gy，7周内完成（每天1次，每周5次）。目前常用模式为6996cGy/33f/7w（早期单纯根治放疗可适当降低至6660cGy），2.12Gy/f。

GTVn：6600～6996cGy/33f/7w

CTVp1和CTVn1：6006cGy/33f/7w

CTV2：5412～5610cGy/33f/7w

对于采用诱导化疗+同步放化疗模式的患者，若诱导化疗后达完全缓解（complete response，CR），有研究表明照射剂量可适当降低，但未形成指南、共识，可根据病情适度降低4～6Gy，若诱导化疗后原发灶局部残留，可适当增加4～6Gy。对于放疗中肿瘤退缩明显的，可根据肿瘤退缩情况适度调整靶区及放疗剂量。

危及器官剂量限制：危及器官剂量限制主要参考国家癌症中心/国家肿瘤质控中心2021年发布的《鼻咽癌靶区勾画和计划设计指南》。

（二）鼻咽癌的化疗

化疗是早期高危和局部晚期患者的重要治疗手段，可进一步提高局部控制，减少远处转移，提高疗效。常用的策略包括同步化疗、诱导化疗和辅助化疗等，其中同步化疗常采用单药，后两者则以联合化疗为主。诱导、辅助化疗常选择的方案包括：GP（吉西他滨+铂类）、TPF（紫杉类+5-氟尿嘧啶+铂类)、TP(紫杉类+铂类)和PF(5-氟尿嘧啶+铂类)。诱导化疗通常进行2～3个周期，而辅助化疗常选择4个周期。同步化疗通常采用顺铂，也有研究显示奈达铂、洛铂、卡铂及奥沙利铂等药物的效果不劣于顺铂，但副反应各异，可根据病情选择；若无法耐受或不愿行化疗者，可考虑联合尼妥珠单抗或西妥昔单抗等靶向药物。不同模式化疗方案选择，参考最新版《中国临床肿瘤学会(CSCO)鼻咽癌诊疗指南》。

(三)分子靶向治疗

靶向治疗主要针对鼻咽癌细胞的一个或多个靶点发挥作用，如靶向表皮生长因子受体(epidermal growth factor receptor，EGFR)、靶向血管内皮生长因子(vascular endothelial growth factor，VEGF)、血管内皮生长因子受体(vascular endothelial growth factor receptor，VEGFR)以及其他信号通路或靶点，前者代表药物有西妥昔单抗和尼妥珠单抗。抗血管生成治疗主要包括三类：针对VEGF的单克隆抗体，贝伐珠单抗；针对VEGFR多靶点的酪氨酸激酶抑制剂，包括索拉菲尼、阿帕替尼及安罗替尼等；通过抑制血管的内皮细胞迁移的重组人血管内皮生长抑制素。因抗血管生成治疗类药物有一定大出血风险，应用时需严格把握适应证和禁忌证，如肿瘤侵犯血管时禁忌使用。靶向治疗可与放疗、化疗联合应用，提高治疗效果。

(四)免疫治疗

鼻咽癌的免疫治疗包括免疫检查点抑制剂、肿瘤疫苗、过继性免疫细胞治疗及免疫调节剂，目前临床常用的是针对PD-1或PD-L1单抗的免疫检查点抑制剂。相关研究显示，多个药物表现出良好效果且安全性高，联合化疗时效果更好，总体副反应仍可耐受。另外，鉴于免疫治疗在复发转移病例的高效低毒性，目前已开展多项局部晚期鼻咽癌免疫治疗的临床试验，期待最终结果公布，也期待更多其他药物的试验结果。

三、治疗后随访

随访是鼻咽癌完整诊疗流程中非常重要的环节，建议每个患者都需要进行定期随访，其目的在于及时处理治疗后副反应，制订后期功能康复方案，提高生活质量；更重要的是及时评估前期治疗效果，早期发现复发以及转移。考虑到随访的长期性，以及时间、经济成本，鼻咽癌的随访计划需充分兼顾随访频率和检查项目。根据鼻咽癌治疗后的失败模式，以及一些回顾性探索研究发现，鼻咽癌患者治疗后的肿瘤风险主要是复发和转移，较少死于治疗副反应，在发生时间上，患者治疗5年后的肿瘤疾病风险较小，主要集中在前5年，尤其是前3年复发、转移所占比例较大。因此，对于随访频率，在治疗后的前3年，建议每3～6个月复查一次；第4～5年，建议每6～12个月复查一次；5年后，可每年复查一次(表10-7)。

随访内容上，复发和远处转移是复查的主要内容。复发主要包括鼻咽及颈部区域淋巴结复发，远处转移则涉及全身。针对复发，除常规病史问询和临床查体外，鼻咽镜、鼻咽及颈部MRI是常规检查。鼻咽镜对于鼻咽及其周围黏膜病变的发现较敏感，而且该检查简便易行，接受度高。不过鼻咽镜只能观察黏膜表面，无法观察咽旁间隙、颅底等部位，所以需要结合MRI检查，以便更好地发现咽旁、颅底甚至颅内的复发病灶。

鼻咽癌转移率较高，尽管目前治疗技术明显进步，但远处转移率似乎并未显著下降，远处转移仍是目前鼻咽癌治疗的主要失败原因。因此，在随访计划中，远处转移的复查尤为重要。对鼻咽癌复发模式的研究发现，骨、肝、肺和纵隔及腹腔淋巴结占远处转移的绝大部分，所以复查项目主要集中于此。主要复查手段包括PET/CT、ECT、胸部CT、腹部CT(也可行彩超)。研究还发现，在影像学检查发现复发或转移前，血浆EB病毒DNA拷贝数已出现升高，最长可达数月之久，因此建议常规复查血浆EB病毒DNA。

除此之外，还需要监测治疗相关远期副反应及可能发生的第二原发肿瘤，如肺癌、甲状腺癌等。远期相关毒副反应包括甲状腺功能减退、垂体功能下降、听力下降及牙齿功能减退等，部分患者还需警惕视力、吞咽及营养问题。

表 10-7 鼻咽癌的随访

时间	推荐随访项目
第1～3年 每3～6个月	病史问询及体格检查(包括治疗相关副反应) 电子纤维鼻咽镜检查 外周血检查：甲状腺功能，血浆 EB 病毒 DNA 检测 鼻咽及颈部 MRI 胸部 CT 腹部 CT 或腹部彩超 全身骨显像
第4～5年 每6～12个月	病史问询及体格检查(包括治疗相关副反应) 电子纤维鼻咽镜检查 外周血检查：甲状腺功能，血浆 EB 病毒 DNA 检测 鼻咽及颈部 MRI 胸部 CT 腹部 CT 或腹部彩超 全身骨显像
5年以上 每年	病史问询及体格检查(包括治疗相关副反应) 电子(纤维)鼻咽镜检查 外周血检查：甲状腺功能，血浆 EB 病毒 DNA 检测 鼻咽及颈部 MRI 胸部 CT 腹部 CT 或腹部彩超 全身骨显像

注：①对于核磁共振检查禁忌的可选择鼻咽和颈部 CT；②条件允许的可选择全身 PET/CT 检查代替胸、腹部 CT 及全身骨显像；③治疗相关副反应评估内容主要包括口腔、视力、听力、吞咽及营养。

思考题

1. 鼻咽癌流行病学特点是什么？
2. 鼻咽癌筛查的高危人群有哪些？
3. 鼻咽癌的筛查流程是什么？
4. 鼻咽癌的主要筛查项目是什么？
5. 鼻咽癌的治疗原则是什么？
6. 鼻咽癌的随访策略是什么？

(吴永忠 王 颖 舒小镭)

参考文献

[1] SUNG H, FERLAY J, SIEGEL R L, et al. Global cancer statistics 2020: GLOBOCAN estimates of incidence and mortality worldwide for 36 cancers in 185 countries[J]. CA Cancer J Clin., 2021, 71(3): 209-249.

[2] CHEN Y P, CHAN A T C, Le Q T, et al. Nasopharyngeal carcinoma[J]. Lancet, 2019, 394(10192): 64-80.

[3] CHANG E T, YE W, ZENG Y X, et al. The evolving epidemiology of nasopharyngeal carcinoma[J]. Cancer Epidemiol Biomarkers Prev, 2021, 30(6): 1035-1047.

[4] LIU Z, CHANG E T, LIU Q, et al. Quantification of familial risk of nasopharyngeal carcinoma in a high-incidence area[J]. Cancer, 2017, 123(14): 2716-2725.

[5] JI M F, SHENG W, CHENG W M, et al. Incidence and mortality of nasopharyngeal carcinoma: interim analysis of a cluster randomized controlled screening trial (PRO-NPC-001) in southern China[J]. Ann Oncol, 2019, 30(10): 1630-1637.

[6] LIU W, LI H, SHENG H, et al. A randomized controlled trial on evaluation of plasma epstein-barr virus biomarker for early diagnosis in patients with nasopharyngeal carcinoma[J]. Adv Ther, 2020, 37(10): 4280-4290.

[7] KING A D, WOO J K S, AI Q Y, et al. Complementary roles of MRI and endoscopic examination in the early detection of nasopharyngeal carcinoma[J]. Ann Oncol, 2019, 30(6): 977-982.

[8] LIU W, CHEN G, GONG X, et al. The diagnostic value of EBV-DNA and EBV-related antibodies detection for nasopharyngeal carcinoma: a meta-analysis[J]. Cancer Cell Int, 2021, 21(1): 164.

[9] LIU Y, HUANG Q, LIU W, et al. Establishment of VCA and EBNA1 IgA-based combination by enzyme-linked immunosorbent assay as preferred screening method for nasopharyngeal carcinoma: a two-stage design with a preliminary performance study and a mass screening in southern China[J]. Int J Cancer, 2012, 131(2): 406-416.

[10] CHAN K C A, WOO J K S, KING A, et al. Analysis of plasma epstein-barr virus DNA to screen for nasopharyngeal cancer[J]. N Engl J Med, 2017, 377(6): 513-522.

[11] LE Q T, ZHANG Q, CAO H, et al. An international collaboration to harmonize the quantitative plasma Epstein-Barr virus DNA assay for future biomarker-guided trials in nasopharyngeal carcinoma[J]. Clin Cancer Res, 2013, 19(8): 2208-2215.

[12] 中国抗癌协会肿瘤标志专业委员会鼻咽癌标志物专家委员会. 鼻咽癌标志物临床应用专家共识[J]. 中国癌症防治杂志, 2019, 11(3): 183-193.

[13] HE Y Q, WANG T M, JI M, et al. A polygenic risk score for nasopharyngeal carcinoma shows potential for risk stratification and personalized screening[J]. Nat Commun, 2022, 13(1): 1966.

[14] TANG L L, CHEN Y P, CHEN C B, et al. The Chinese Society of Clinical Oncology (CSCO) clinical guidelines for the diagnosis and treatment of nasopharyngeal carcinoma[J]. Cancer Commun (Lond), 2021, 41(11): 1195-1227.

[15] CHEN Y P, ISMAILA N, CHUA M L K, et al. Chemotherapy in combination with radiotherapy for definitive-Intent treatment of stage Ⅱ-ⅣA nasopharyngeal carcinoma: CSCO and ASCO guideline[J]. J Clin Oncol, 2021, 39(7): 840-859.

[16] RIBASSIN-MAJED L, MARGUET S, LEE A W M, et al. What is the best treatment of locally advanced nasopharyngeal carcinoma? an individual patient data network meta-analysis[J]. J Clin Oncol, 2017, 35(5): 498-505.

[17] LEECH M, COFFEY M, MAST M, et al. ESTRO ACROP guidelines for positioning, immobilisation and position verification of head and neck patients for radiation therapists[J]. Tech Innov Patient Support Radiat Oncol, 2017, 1: 1-7.

[18] 中国医师协会放射肿瘤治疗医师分会，中华医学会放射肿瘤治疗学分会. 中国鼻咽癌放射治疗指南(2020版)[J]. 中华肿瘤防治杂志，2021，28(3)：10.

[19] LEE A W, NG W T, PAN J J, et al. International Guideline on Dose Prioritization and Acceptance Criteria in Radiation Therapy Planning for Nasopharyngeal Carcinoma[J]. Int J Radiat Oncol Biol Phys, 2019, 105(3): 567-580.

[20] LEE A W, NG W T, PAN J J, et al. International guideline for the delineation of the clinical target volumes (CTV) for nasopharyngeal carcinoma[J]. Radiother Oncol, 2018, 126(1): 25-36.

[21] SUN Y, YU X L, LUO W, et al. Recommendation for a contouring method and atlas of organs at risk in nasopharyngeal carcinoma patients receiving intensity-modulated radiotherapy[J]. Radiother Oncol, 2014, 110(3): 390-397.

[22] ALMOBARAK A A, JEBREEL A B, ABU-ZAID A. Molecular Targeted Therapy in the Management of Recurrent and Metastatic Nasopharyngeal Carcinoma: A Comprehensive Literature Review[J]. Cureus, 2019, 11(3): e4210.

[23] CHAN A T, LEUNG S F, NGAN R K, et al. Overall survival after concurrent cisplatin-radiotherapy compared with radiotherapy alone in locoregionally advanced nasopharyngeal carcinoma[J]. J Natl Cancer Inst, 2005, 97(7): 536-539.

[24] CHEN Y P, LIU X, ZHOU Q, et al. Metronomic capecitabine as adjuvant therapy in locoregionally advanced nasopharyngeal carcinoma: a multicentre, open-label, parallel-group, randomised, controlled, phase 3 trial[J]. Lancet, 2021, 398(10297): 303-313.

[25] LIU Y P, WEN Y H, TANG J, et al. Endoscopic surgery compared with intensity-modulated radiotherapy in resectable locally recurrent nasopharyngeal carcinoma: a multicentre, open-label, randomised, controlled, phase 3 trial[J]. Lancet Oncol, 2021, 22(3): 381-390.

[26] YANG Y, QU S, LI J, et al. Camrelizumab versus placebo in combination with gemcitabine and cisplatin as first-line treatment for recurrent or metastatic nasopharyngeal carcinoma (CAPTAIN-1st): a multicentre, randomised, double-blind, phase 3 trial[J]. The Lancet Oncology, 2021, 22(8): 1162-1174.

[27] MAI H Q, CHEN Q Y, CHEN D, et al. Toripalimab or placebo plus chemotherapy as first-line treatment in advanced nasopharyngeal carcinoma: a multicenter randomized phase 3 trial[J]. Nat Med, 2021, 27(9): 1536-1543.

[28] 李金高，陈晓钟，林少俊，等. 鼻咽癌复发，转移诊断专家共识[J]. 中华放射肿瘤学杂志，2018，27(1)：7-15.

[29] 林少俊，陈晓钟，李金高，等. 复发鼻咽癌治疗专家共识[J]. 中华放射肿瘤学杂志，2018，27(1)：16-22.

第十一章　前列腺癌筛查与早诊早治

前列腺癌是全球第4大常见癌症和男性第2大常见癌症，占男性癌症死亡的第5位。早期前列腺癌治疗效果肯定，多数患者可达到治愈。以美国为例，根据美国癌症研究所（the Surveillance，Epidemiology，and End Results，SEER）数据库的统计，在初诊前列腺癌患者中，临床局限性病例占80%左右，区域淋巴结转移病例占12%，远处转移病例仅占4%，而美国前列腺癌患者的总体5年生存率高达98%。我国前列腺癌患者中，有超过2/3的人在初诊时已经是晚期，错失了治疗的最佳时机，5年生存率仅在30%～40%之间。为了能够早期检出前列腺癌，特别是那些有临床意义的前列腺癌，进行前列腺癌筛查至关重要。早期筛查、早期诊断、早期治疗是提高前列腺癌患者5年生存率的有效方法之一。

第一节　筛查人群及流程

一、前列腺癌筛查

前列腺癌筛查是指对前列腺癌高风险人群的系统检查，其主要目标是降低前列腺癌死亡率和维持生活质量，其主要方法是前列腺特异性抗原（PSA）检测。PSA是一种由前列腺组织产生的蛋白质，前列腺癌细胞通常会比良性细胞产生更多的PSA，导致血液中的PSA水平升高。前列腺癌筛查可通过检测血液中的PSA水平，来评估男性是否有患前列腺癌的风险。由于直肠指检（digital rectal examination，DRE）的特异性和敏感性不高，不推荐单独使用直肠指检进行前列腺癌筛查，直肠指检在PSA初检阳性时可作为辅助检查。除此之外，还有多种手段可用于确定是否需要活检来诊断前列腺癌，包括MRI等。尿液和血清生物标志物以及组织生物标志物等已被初步用于前列腺癌的检测和风险分层，从而避免了不必要的活检。但目前的数据和证据有限，还不能将这些标志物实施到常规筛查方案中，故其作用仍有待进一步验证。

二、筛查人群

哪些人群应该参与前列腺癌筛查、筛查频率以及何时停止筛查，需要根据参与筛查的个体罹患前列腺癌风险高低来决定。前列腺癌的发生与年龄有关，40岁以下发病率较低，40～59岁发病率开始上升，60岁后发病率快速上升。我国肿瘤防治研究办公室/中国肿瘤登记中心收集的全国72个登记处的数据显示，44岁及以下年龄段男性患前列腺癌的可能性仅为0.01%，45～59岁年龄段升高至0.34%，60～74岁年龄段升高至2.42%，而75岁及以上年龄段高达3.24%。前列腺癌家族史和乳腺癌家族史是前列腺癌的危险因素，林奇综合征遗传病家族人群和携带乳腺癌易感基因（breast cancer susceptibility gene，*BRCA*）突变者发生前列腺癌的风险高于普通人群。吸烟和肥胖也是前列腺癌的危险因素。前列腺炎和良性前列腺增生可能会增加前列腺癌发病风险，过多摄入牛奶或相关乳制品、钙、锌可能与前列腺癌的发病风险有关。根据前列腺癌发病风险的高低，将男性人群分为高风险人群和一般风险人群。

高风险人群的定义：一般认为，年龄＞50岁的男性；年龄＞45岁且有前列腺癌家族史的男性；年龄＞40岁时PSA＞1ng/ml的男性；年龄＞40岁且携带*BRCA2*基因突变的男性。一般风险人群是指上述高风险人群以外的所有男性。

三、前列腺癌筛查流程

前列腺癌筛查前需让参与者签署书面的知情同意书，说明前列腺癌筛查的目的、方法、风险和获益，以及筛查结果的管理和后续处理。签署知情同意书是进行前列腺癌筛查的前提条件，旨在保护受试者的知情权、选择权和同意权，以及维护医患双方的合法权益。

前列腺癌筛查的目的是早发现前列腺癌，提高治疗效果和预后。前列腺癌筛查的主要方法是PSA检测，筛查也存在一些风险和局限性，例如假阳性、假阴性、过度诊断、过度治疗等，可能给受试者带来不必要的心理、生理和经济负担。因此，前列腺癌筛查应根据个体的风险因素、预期寿命、健康状况和个人偏好等综合考虑，在受试者充分知情同意的前提下开展。

筛查过程中建议按照统一的格式和标准记录受试者的信息，包括受试者的姓名、年龄、联系方式、家庭住址等个人信息；既往病史、家族史、药物史、手术史、放化疗史等病史信息；前列腺癌相关症状、体征、生活习惯等临床信息；血清PSA值等筛查信息；筛查结果的反馈、后续处理、随访计划等管理信息。

对于高风险人群，预期寿命10年以上的，应在充分知晓筛查获益和风险后进行PSA筛查。建议每2年进行1次PSA筛查，若PSA≥4.0ng/ml，复查PSA仍≥4.0ng/ml，需行直肠指检、超声检查、多参数磁共振检查等进一步评估，根据结果决定是否行前列腺穿刺活检以明确诊断；若PSA<4ng/ml，可暂不行进一步检查，以后每2年随访1次PSA。年龄≥75岁或预期寿命<10年的男性，结合个人健康状况可考虑停止筛查。

对于一般风险人群，不建议开展无选择性的大规模组织性筛查。但若受试者在充分知晓筛查潜在的获益和风险后决定进行筛查的，推荐每2年检测1次血清PSA，若PSA≥4.0ng/ml，复查PSA仍≥4.0ng/ml，需进一步检查评估。前列腺癌筛查流程图见图11-1。

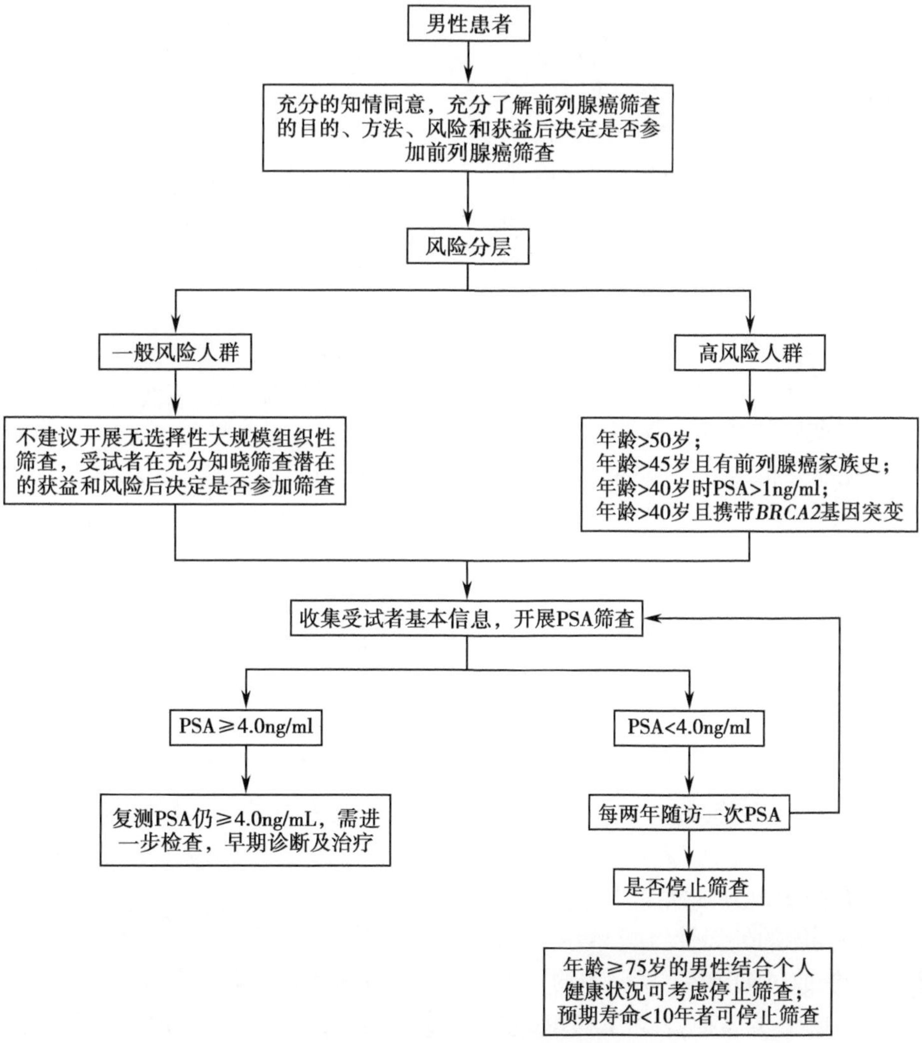

图11-1　前列腺癌筛查流程图

第二节 前列腺癌筛查与诊断技术

一、PSA 检测

PSA 是一种由前列腺上皮细胞分泌的丝氨酸蛋白酶。它在生物学上主要参与液化精液，提高精子的活动性。在正常情况下，PSA 的水平在血液中相对较低。但在患前列腺癌或其他前列腺疾病（如前列腺炎、前列腺增生）的情况下，PSA 水平会上升。前列腺癌的细胞增生导致 PSA 的分泌增加，这是 PSA 水平升高的主要原因之一。此外，癌变的前列腺细胞可能会破坏前列腺和血管之间的屏障，使更多的 PSA 进入血液。因此，通过测量血液中 PSA 水平可评估男性是否有患前列腺癌的风险。

PSA 检测可通过酶联免疫吸附测定法（ELISA）和化学发光免疫分析法测定。ELISA 是利用抗体特异性地结合 PSA，并通过一系列酶促反应产生可检测的信号，从而定量地测定血液样本中的 PSA 水平。ELISA 的优点是灵敏度高、特异性强。化学发光免疫分析是另一种用于 PSA 检测的常用实验室技术，这种方法结合了免疫分析的特异性和化学发光的高灵敏度。在这个过程中，标记有发光化学物质的抗体与 PSA 结合，然后通过检测发光强度来量化血液样本中的 PSA 水平。化学发光免疫分析法较 ELISA 有更高的灵敏度和更快的检测速度，尤其适用于急需快速出结果的临床情境。

二、直肠指检

DRE 是一种通过肛门用手指触摸前列腺的检查方法，可以了解前列腺的大小、形状、质地、压痛等情况。DRE 可以发现一些前列腺癌的异常表现，如结节、硬化、不对称等。

DRE 的优点是简单、无创、廉价，且可以同时检查直肠是否有肿瘤或其他病变。大多数的前列腺癌起源于前列腺的外周带组织，当肿瘤体积≥0.2ml 时就可能通过 DRE 发现。大约 18% 的前列腺癌因单纯 DRE 异常而被检出。DRE 异常也是穿刺活检的指征之一，并与更高的病理分级分组相关。由于 DRE 可能影响 PSA 值，应在抽血检查 PSA 后进行 DRE。DRE 也存在一些局限性，主要表现在：DRE 的灵敏度和特异度均不足 60%，既不能有效地区分有无前列腺癌，也不能有效地区分前列腺癌的严重程度；DRE 的观察者间变异性大，不同的医生对同一例患者的 DRE 结果可能有不同的判断，导致诊断的不一致。因此，不推荐单独使用 DRE 筛查前列腺癌，而应结合其他的筛查方法，如 PSA 检测，以提高筛查的准确性和有效性。

三、超声检查

前列腺超声检查是一种利用超声波对前列腺进行影像诊断的方法，可以观察前列腺的大小、形态、质地、血流、回声等情况。前列腺超声检查是一种无创、安全、可重复的检查方法，是前列腺疾病诊断的重要手段，也可以引导前列腺穿刺活检，提高活检的准确性和安全性。前列腺超声检查主要有以下几种类型。

（一）经直肠超声

经直肠超声（transrectal ultrasound，TRUS）是一种通过在直肠内放置超声探头以获得前列腺影像的检查手段，是目前前列腺癌初筛最常用的方法之一。TRUS 可以显示前列腺的大小、形态、回声、边界、内外腺分界、包膜、血流等特征，以及前列腺癌的可能部位和范围。

（二）剪切波弹性成像

剪切波弹性成像（SWE）是一种基于超声的新型弹性成像技术，可以测量组织的弹性模量，反映组织的硬度。SWE 可以显示前列腺癌病灶的弹性分布，以及与周围正常组织的弹性对比。

（三）超声造影

超声造影（CEUS）是一种利用微泡对比剂增强超声信号的技术，可以显示前列腺的血流灌注和血流动力学特征。CEUS 可以显示前列腺癌病灶的增强模式、时间 - 强度曲线、灌注缺损区、血流分布等参数，以及与周围正常组织的血流对比，从而提高前列腺癌诊断的敏感性及特异性。

四、多参数磁共振成像

多参数磁共振成像（multiparameter magnetic resonance imaging，mpMRI）检查因软组织分辨率高，可进行多参数、多序列成像，拥有其他检查手段无法替代的优势，现成为前列腺疾病的主要检查手段之一。近些年来，磁共振成像技术的不断更新、发展，使得 mpMRI 在前列腺癌的诊断、分级、术后评估及后期随访中发挥着至关重要的作用。

2012 年欧洲泌尿生殖放射协会（European Society of Urogenital Radiology，ESUR）建议前列腺的 MRI 检查采用多参数扫描，至少包含一个轴位高分辨率 T_2WI 成像和两个功能成像，即扩散加权成像和动态增强扫描成像。国内专家学者也在前列腺癌 MRI 检查和诊断认识方面达成了一致，认为 mpMRI 是目前诊断前列腺癌的最佳影像学检查手段，它包括 T_2 加权成像、弥散加权成像（DWI）和动态对比增强磁共振成像（DCE-MRI）。

结合前列腺的形态及解剖位置，常规的 T_1WI、T_2WI 扫描多采用小视野扫描，T_1WI 可显示出前列腺的大体形态及其与周围组织的关系，T_2WI 可清晰地显示出前列腺的内部结构。T_1WI 上前列腺肿瘤组织呈等信号，与正常腺体无明显对比，而 T_2WI 对于外周带癌的检出则具有一定的价值。正常前列腺外周带在 T_2WI 扫描序列上呈较均匀的高信号，出现前列腺癌时，典型的病灶在 T_2WI 上呈现明显的局限性低信号。T_2WI 上的低信号对于检出外周带肿瘤组织的敏感性比较高，但前列腺其他病变，如钙化、增生、炎症等也可在 T_2WI 上呈现为局限性的低信号，故 T_2WI 序列对于外周带前列腺癌的诊断敏感性高，但特异性差。

DWI 的成像基础是通过检测人体组织内水分子扩散运动受限制的方向和程度，间接反映组织细胞内微观结构的变化，水分子扩散受限制的程度决定了信号增高的程度，如果水分子在体内扩散不受限，则呈低信号。表观扩散系数（apparent diffusion coefficient，ADC）是反映水分子扩散运动的定量参数，它的值反映了单位时间内水分子扩散运动的面积，值越大表明水分子扩散越自由；相反，值越小表明水分子扩散运动受限制程度越高。ADC 图是在 DWI 检查以后，应用后处理软件得到的反映 ADC 值高低的黑白灰阶图像。计算出 ADC 值需要利用两个及以上不同的 b 值。DWI 及其 ADC 值可以提供组织细胞内水分子扩散受限程度的有效信息，目前已经在前列腺癌的诊断中得到了广泛应用。

针对不同良恶性病变组织的微血管特性的差异，DCE-MRI 利用对比剂进入前列腺不同良恶性病变组织内的时间和浓度不同，形成不同的强化方式。DCE-MRI 通过测量前列腺腺体组织内的血流动力学变化，可将部分血流动力学的变化进行量化分析，来进行对前列腺组织内微血管特性的有效评估，从而达到对良恶性前列腺病变进行诊断及鉴别的目的。前列腺癌由于其新生血管的增多，通常会表现为速升速降的时间 - 信号强度曲线。DCE-MRI 使用的对比剂主要是钆喷酸葡胺（Gd-DTPA），它采用快速 T_1WI 序列对前列腺组织进行连续动态、多期重复扫描。

mpMRI 联合应用即常规 MRI 平扫、DWI、DCE-MRI 的联合应用，从解剖形态、水分子扩散运动、微循环血流灌注等多方面联合评价，准确性高。以 T_2WI+DWI 序列诊断前列腺癌的价值最佳，其影像学表现最简单、直观、明确，最容易获得正确的诊断结果。

基于 mpMRI 在前列腺病变诊断中的应用，2014 年，欧洲泌尿生殖放射协会（ESUR）、美国放射学会（American College of Radiology，ACR）和 AdMe Tech 基金会共同发布了第 2 版前列腺影像报告和数据系统（PI-RADS V2）。PI-RADS V2 是在 PI-RADS 临床应用后，对发现的不足进行修改、删减与完善后的版本。PI-RADS V2 对 MRI 检查设备和技术要求提出了指导性建议，对检查要求、评估分类标准、技术规范及扫描参数进行了重新规范。在我国前列腺疾病的诊疗中，PI-RADS V2 也得到了很好的应用，国内专家就前列腺 MRI 检查和诊断共识提出了 mpMRI 扫描方案，在实际临床工作中根据需要，选择最佳的参数，可以有效提高前列腺疾病的检出率及前列腺癌诊断的准确性。

五、正电子发射计算机体层显像仪（PET/CT）

前列腺癌诊断中最有价值的 PET/CT 是 PSMA PET/CT。PSMA 是一种在前列腺癌细胞表面过度表达的蛋白，它可以与特定的放射性药物（如 ^{68}Ga 或 ^{18}F）结合，从而使前列腺癌细胞发出信号。PET 是一种可以检测放射性信号的仪器，它可以显示前列腺癌细胞的分布和代谢。CT 是一种可以显示人体结构的仪器，它可以显示前列腺癌细胞的形态和位置。PSMA PET/CT 检查就是将 PET 和 CT 的图像进行融合，从而得到更全面和准确的前列腺癌信息。

PSMA PET/CT 检查是一种先进的前列腺癌影像学检查，它可以提供比 MRI 检查更多的前列腺癌信息，从而有利于前列腺癌的诊断和治疗。PSMA PET/CT 检查可以用于初诊前列腺癌的分期，也可以用于监测治疗效果和复发情况。根据前列腺癌细胞的放射性信号的强度和分布，可以判断前列腺癌的分期、转移、复发和治疗反应。一般来说，放射性信号越强，说明前列腺癌细胞越多或越活跃，反之则相反。PSMA PET/CT 检查的优点是可以提高对前列腺癌的敏感度和特异度，尤其是对于淋巴结和骨转移的检测。

六、前列腺穿刺活检

尽管 PSA 血液检测、直肠指检、多参数 MRI 和 PSMA PET/CT 检查能提示前列腺癌风险的大小，但最终诊断还是依赖于前列腺组织的活检。前列腺穿刺活检是确立前列腺癌诊断的关键检查，通过超声引导下经直肠或经会阴行前列腺穿刺活检，取得的组织样本行病理检查。这种活检过程不仅能够确认是否患有前列腺癌，还能进一步分析癌症的类型和恶性程度，从而为患者的后续治疗方案制订提供至关重要的信息。

（一）前列腺穿刺活检适应证

（1）直肠指检发现前列腺可疑结节，任何 PSA 值。

（2）经直肠前列腺超声或 MRI 发现可疑病灶，任何 PSA 值。

（3）PSA 大于 10ng/ml。

（4）PSA 在 4～10ng/ml 之间，游离/总前列腺特异性抗原比（f/t PSA）小于 0.16 或前列腺特异性抗原密度（prostate-specific antigen density，PSAD）大于 0.15。

（二）前列腺穿刺活检禁忌证

（1）处于急性感染期、发热期。

（2）有高血压危象。

（3）处于心脏功能不全失代偿期。

（4）有严重出血倾向的疾病。

（5）处于糖尿病血糖不稳定期。

（6）有严重的内、外痔，肛周或直肠病变。

（三）经直肠穿刺的步骤

（1）穿刺前常规检查血、尿、大便常规和凝血功能，有肝肾功能异常者复查肝肾功能，如需 MRI 评估分期，应在穿刺前进行。

（2）穿刺前常规口服或静脉预防性应用喹诺酮类抗生素，穿刺后的严重感染多与喹诺酮类药物耐药有关。

（3）穿刺前清洁肠道，可用开塞露代替灌肠，穿刺前碘伏清洁肠道。

（4）穿刺前停用抗凝血类药物，阿司匹林及其他非甾体抗炎药应停用 3～5d，氯吡格雷应停用 7d，噻氯匹定应停用 14d，双香豆素建议停用 4～5d。

（5）患者采用左侧卧位，臀部朝向术者（图 11-2），常规直肠消毒，铺巾，将肛门镜插入肛门、拔下内芯，以碘伏棉球消毒直肠壁，注入丁卡因胶浆对进针部位肠壁黏膜做局部麻醉，如患者疼痛不耐受，可选择超声引导下前列腺周围神经阻滞麻醉。

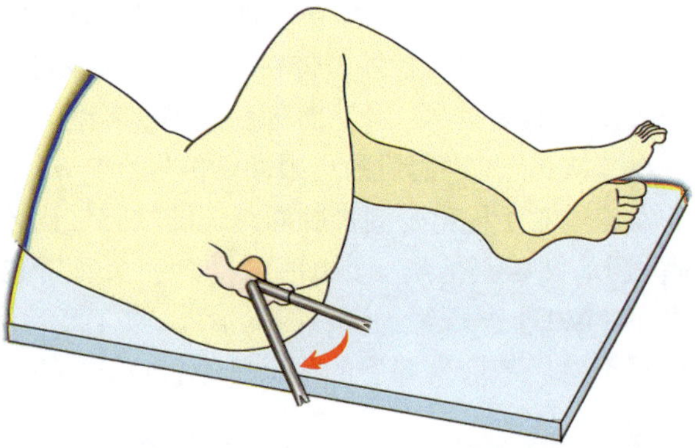

图 11-2　经直肠前列腺穿刺活检体位

（6）超声探头涂上耦合剂后套上超声隔离膜，涂抹适量的耦合剂，缓慢插入直肠，测量前列腺各径线长度，观察前列腺的形态、回声、血流等情况，标记可疑病灶的位置。

（7）如有超声或磁共振提示可疑的肿瘤部位，在超声引导下先行 2～3 针的靶向穿刺，之后再行系统穿刺。系统穿刺位点在双侧叶的外周带尖部、中部和底部各穿刺一针，双侧叶靠近中线（避开尿道）的尖部、中部和底部各穿刺一针，共 10～12 针（图 11-3A，图 11-3B）。

（8）从穿刺枪上取下活检标本，对标本末端进行染色，以区分标本头端和尾端，然后将标本放入含 4% 甲醛溶液的标本瓶中。

（9）穿刺完毕后取出探头，插入肛门镜，以

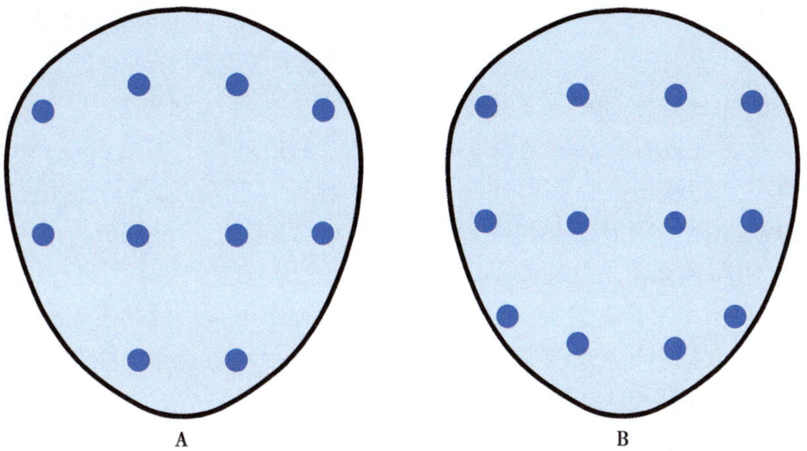

图 11-3 A. 经直肠前列腺穿刺位点（10 针）；B. 经直肠前列腺穿刺位点（12 针）

碘伏棉球消毒直肠。观察直肠壁，如有明确出血点，首选压迫止血。待直肠壁无明确出血后，塞入无菌干燥纱布，4～6h 后取出，观察纱布表面有无明显血染。

（10）填写病理申请单，需标明穿刺组织标本中每条组织对应的穿刺部位，然后再送检。

（四）经会阴穿刺的步骤

（1）穿刺前常规检查血、尿、大便常规和凝血功能，有肝肾功能异常者复查肝肾功能，如需 MRI 评估分期，应在穿刺前进行。

（2）穿刺前不需要预防性应用抗生素。

（3）穿刺前排空大便。

（4）穿刺前停用抗凝血类药物，阿司匹林应停用 3～5d，氯吡格雷应停用 7d，噻氯匹定应停用 14d，双香豆素建议停用 4～5d。

（5）患者采用截石位，向上牵拉阴囊暴露会阴部（图 11-4）。常规会阴消毒，铺巾，以肛门为中心斜向上 45°，距肛门 1.5cm 处为麻醉进针点，使用 1% 利多卡因，以该点为中心行直径约 3cm 的皮肤及皮下麻醉，在超声引导下行两侧叶血管神经束周围、肛提肌的局部浸润麻醉。

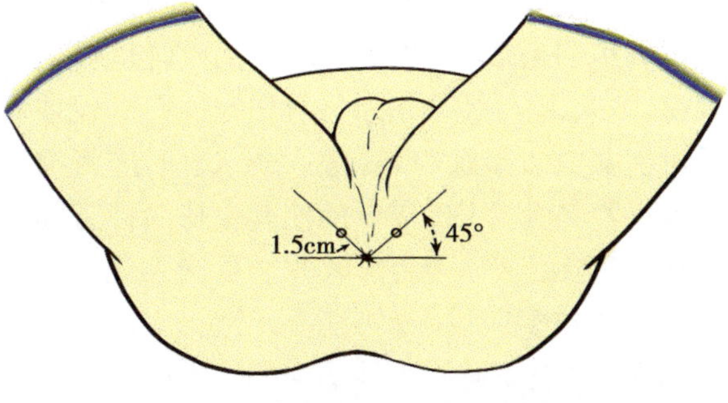

图 11-4 经会阴前列腺穿刺体位

（6）超声探头涂抹耦合剂，套上超声隔离膜，涂抹适量的耦合剂，缓慢插入直肠，测量前列腺各径线长度，观察前列腺的形态、回声、血流等情况，标记可疑病灶的位置。

（7）在直肠内双平面超声定位下通过穿刺模板进行前列腺穿刺，对前列腺双侧叶外周及靠近中线区域（避开尿道）上、中、下各穿刺一针，穿刺总针数为 10～12 针。以前列腺最大横断面为示意图，在会阴部的投影图穿刺位点如图 11-5。

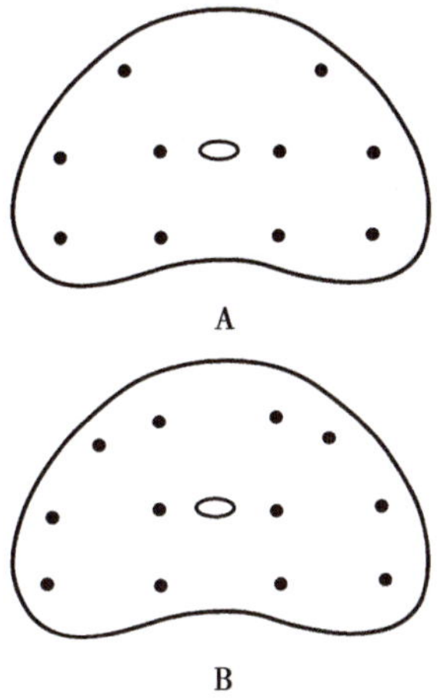

图 11-5 经会阴前列腺穿刺位点示意图

A. 10 针穿刺活检；B. 12 针穿刺活检。

（8）从穿刺枪上取下活检标本，对标本末端进行染色，以区分标本头端和尾端，然后将标本放入标本瓶中。

（9）穿刺完毕后消毒，按压穿刺点确认无出血后，无菌敷料覆盖穿刺区域。

（10）填写病理申请单，需标明穿刺组织标本中每条组织对应的穿刺部位，然后再送检。

七、靶向穿刺

靶向穿刺是对超声、磁共振、PET/CT等检查所发现的前列腺可疑病灶进行穿刺的方法。靶向穿刺的临床价值在于能够提高穿刺阳性率和临床有意义前列腺癌检出率。靶向穿刺可经直肠和经会阴路径，经会阴路径无论是总检出率还是临床显著性前列腺癌检出率都具有优势。靶向穿刺的穿刺方式有：MRI直接引导靶向穿刺、MRI/TRUS影像软件融合靶向穿刺和认知融合穿刺。

（一）MRI直接引导靶向穿刺

这种技术是在MRI机内直接进行前列腺穿刺活检，利用MRI的高分辨率和多参数功能成像来精确定位病灶，并实时监测穿刺针的位置和方向。这种技术的优点是可以避免MRI和TRUS图像的配准误差，提高穿刺的准确性和安全性；缺点是操作复杂，需要特殊的MRI兼容的穿刺设备和专业的操作人员，而且MRI机的使用成本高，穿刺耗时长。

（二）MRI/TRUS影像软件融合靶向穿刺

这种技术是在术前进行MRI检查，对前列腺和病灶进行分割和标记，然后将MRI图像导入到专用的融合平台，与术中的TRUS图像进行配准和融合，从而在TRUS图像上显示出病灶的位置和范围，引导穿刺针进针和取样。这种技术的优点是操作方便，可以在常规的超声设备上进行，无需特殊的MRI兼容的穿刺设备，而且穿刺时间短，费用低；缺点是需要专业的图像处理软件和探头跟踪系统，而且MRI和TRUS图像的配准误差可能影响穿刺的精确性。

（三）MRI/TRUS影像认知融合穿刺

这种技术是在术前进行MRI检查，对病灶的位置和形态进行记忆，然后在术中进行TRUS检查，根据医生的经验和判断，将MRI和TRUS图像在脑海中进行融合，从而选择合适的穿刺路径和目标。这种技术的优点是无需特殊的硬件设备和软件，操作简单，费用低；缺点是需要操作者有丰富的专业知识和经验，而且受主观影响较大，穿刺的准确性和重复性较差。

八、重复穿刺指征

当第1次前列腺穿刺结果为阴性，但直肠指检、复查PSA或其他衍生物水平提示可疑前列腺癌时，可考虑再次行前列腺穿刺。如具有以下情况需要重复穿刺。

（1）首次穿刺病理发现非典型性增生或高级别前列腺上内瘤（prostatic intraepithelial neoplasia，PIN），尤其是多针病理结果如上。

（2）复查PSA＞10ng/ml。

（3）复查PSA为4～10ng/ml，f/t PSA、PSAD、DRE或影像学表现异常，如TRUS或MRI检查提示可疑癌灶，可在影像融合技术下靶向穿刺。

（4）PSA为4～10ng/ml，f/t PSA、PSAD、DRE、影像学表现均正常的情况下，每3个月复查PSA。如PSA连续2次＞10ng/ml，或前列腺特异性抗原速率（prostate-specific antigen velocity，PSAV）＞0.75ng/（ml·a），需要重复穿刺。

重复穿刺前除常规检查外，推荐行多参数MRI检查，基于多参数MRI的靶向穿刺可显著提高重复穿刺阳性率并避免漏诊高危前列腺癌。关于重复穿刺的时机，两次穿刺间隔时间尚有争议，建议3个月或更长，以待组织结构完全恢复。

九、前列腺病理检查

组织病理学诊断是前列腺癌确诊的最主要手段，免疫组织化学染色是判断腺泡周围基底细胞是否缺失，以及鉴别非前列腺来源肿瘤的主要辅助技术。所有可疑前列腺癌患者初诊均需经病理组织学明确诊断。病理诊断须与临床证据相结合，全面了解患者的临床、血PSA和影像学检查等信息。

（一）前列腺穿刺活检标本处置规范

1. **标本处理要点**　4%中性缓冲甲醛（10%中性福尔马林）固定液固定6～24h。

2. **标本取材要点**　分别描述不同穿刺部位标本的组织条数量、长度和色泽，分别包埋、全部取材，10%中性缓冲福尔马林固定。每个包埋盒尽可能只放1条组织条，放入脱水盒时应将组织条放入泡沫薄片中，尽可能使其保持为伸直和平坦状态，避免破损为组织碎片。若同一包埋盒内的组织条过多或过碎，可能导致组织无法充分暴露和切片，进而遗漏小灶的前列腺癌或致前列腺癌的肿瘤负荷评估误差。

（二）前列腺癌病理诊断规范

1. **病理报告模板**　病理诊断报告应具备患者的一般信息，包括姓名、性别、年龄等，若为住院患者还需填写住院号、科室名称、床位等信息。前列腺穿刺活检病理诊断格式化报告模板见表11-1。

表11-1　前列腺穿刺活检标本病理诊断格式化报告推荐模板

部位：前列腺穿刺活检标本

组织学类型：

腺癌（腺泡性____，变异型____）

其他类型：特殊说明____

组织学分级：

Gleason评分：主要组织学类型+最高组织学类型

WHO/ISUP分级分组：1～5组

Gleason4级的比例（若有，其比例）：____%

是否存在筛状型Gleason4级的组织学类型：是____，否____

肿瘤的范围：

阳性穿刺组织条/总穿刺组织条的比例：______

癌组织的最大线性范围/该穿刺组织条长度：______mm/mm

或癌组织线性范围占该穿刺组织条长度的比例：______%

有无神经周侵犯：有____，无____

有无淋巴管血管浸润：有____，无____

有无导管内癌：有____，无____；若有备注其临床病理意义：导管内癌常与高级别、高分期和较大体积的前列腺癌有关，无论其单独存在还是与浸润性前列腺癌伴发存在，通常提示患者预后可能较差

其他良性组织学特征：特殊说明

2. **病理组织学类型**　报告中需注明标本类型为前列腺穿刺活检标本，根据送检记录注明具体穿刺部位，对不同穿刺部位标本的前列腺癌首先需分别描述组织学类型。前列腺癌常见组织学类型见表11-2。

3. **Gleason评分**　对适合行Gleason评分的前列腺癌类型，每个部位的穿刺组织均进行Gleason评分，评分标准见表11-3。

表11-2　前列腺癌组织学类型

腺泡性腺癌	导管腺癌
非特殊类型	筛状
特殊变异型	乳头状
萎缩型	实性
假增生型	尿路上皮癌[a]
微囊型	腺鳞癌[b]
泡沫腺型	鳞状细胞癌[a]
黏液（胶样）	腺样囊性癌[a]
印戒样细胞型	神经内分泌肿瘤
多形性巨细胞型	腺癌伴神经内分泌分化[b]
肉瘤样	高分化神经内分泌肿瘤[a]
导管内癌，非特殊类型	大细胞神经内分泌癌[a]
	小细胞神经内分泌癌[a]

注：[a]：Gleason评分不适用于这些癌；[b]：仅对腺癌成分进行Gleason评分。

表11-3　前列腺癌Gleason评分标准

评分	组织学特征
1分[a]	单个分化良好的腺体密集排列，形成界限清楚结节
2分[a]	单个分化良好的腺体较疏松排列，形成界限较清楚结节（可伴微小浸润）
3分	分散、独立的分化良好的腺体
4分	分化不良、融合的、肾小球样结构或筛状的腺体
5分	缺乏腺性分化（片状、条索状、线状、实性、单个细胞）和/或坏死（乳头/筛状/实性伴坏死）

注：[a]：不存在于粗针穿刺活检标本中，经尿道切除和根治切除标本中罕见。

4. **前列腺癌分级分组系统**　根据Gleason总评分和疾病危险度的不同将前列腺癌分为5个不同的组别。Gleason评分是肿瘤主要成分和次要成分（≥5%）的分级总和，如果没有次要成分存在，双倍主要成分分级就是Gleason评分。除Gleason评分外，主要、次要成分分级都要报告，例如，Gleason评分：3+4=7分或4+3=7分；前列腺癌Gleason评分特殊情况详见病理诊断包括的内容。这有助于指导治疗选择和评估预后，前列腺癌的分级分组见表11-4。

表 11-4 WHO 前列腺癌的分级分组

分级分组	组织学构型
分级分组 1 级（Gleason 评分：≤6）	完全由单个、相互分离的、腺腔结构完整的腺体构成
分级分组 2 级（Gleason 评分：3+4=7）	以腺腔结构完整的腺体为主，伴有少部分融合的/筛状/腺腔结构不完整的腺体
分级分组 3 级（Gleason 评分：4+3=7）	以融合的/筛状/腺腔结构不完整的腺体为主，伴有少部分腺腔结构完整的腺体[a]
分级分组 4 级（Gleason 评分：8，包括 Gleason 4+4，Gleason 3+5 以及 Gleason 5+3）	完全由融合的/筛状/腺腔结构不完整的腺体构成；或者以腺腔结构完整的腺体构成为主伴有少部分无腺体结构的成分[b]；或者以无腺体结构的成分构成为主伴有少部分腺腔结构完整的腺体[b]
分级分组 5 级（Gleason 评分：9 和 10，包括 Gleason 4+5，5+4 以及 5+5）	无腺体结构形成/坏死伴或不伴融合的/筛状/腺腔结构不完整的腺体[a]

注：[a]：在根治切除或穿刺活检标本中，若 95% 以上为融合的筛状（腺腔结构不完整的腺体或无腺体结构形成的成分），少于 5% 的为腺腔结构完整的腺体成分，后者不计算在分级系统之内；[b]：让融合的筛状/腺腔结构不完整的腺体可为第三比例的构成部分。

5. **内分泌治疗反应** 如果患者已行内分泌治疗，应对治疗反应进行评估，评估标准为如表 11-5。

表 11-5 前列腺癌内分泌治疗后治疗反应评估分级

分级	肿瘤反应
0	瘤床肿瘤细胞无减少或减少＜10%
1	瘤床肿瘤细胞减少 10%～30%
2	瘤床肿瘤细胞减少＞30%～90%
3	瘤床肿瘤细胞减少＞90%
4	瘤床无肿瘤细胞存活或残留

（1）前列腺癌对内分泌治疗反应的形态学特征：肿瘤性腺体减少，挤压或塌陷萎缩的小腺体或单个细胞，癌细胞胞质透亮或空泡形成，核固缩、核仁不明显，间质纤维性增生伴慢性炎及泡沫样组织细胞聚集。

（2）前列腺癌内分泌治疗反应分级：分级为 0 级和 1 级提示治疗不敏感，诊断为前列腺癌伴局灶或无治疗反应，可给予参考的 Gleason 评分和预后分级分组；分级为 2 级和 3 级提示治疗敏感，诊断为前列腺癌伴内分泌治疗反应，但不进行 Gleason 评分和预后分级分组；分级为 4 级提示病理学完全缓解。

6. **Gleason 评分特殊情况**

（1）若肿瘤成分为 2 种且次要成分的肿瘤比例＜5%，且①次要成分为较低分级，Gleason 评分＝主要成分分级＋主要成分分级，如：肿瘤具有 98% 4 分、2% 3 分，Gleason 评分为 4+4=8 分；②次要成分为较高分级，Gleason 评分＝主要成分分级＋次要成分分级，例如：肿瘤具有 98% 4 分、2%5 分，Gleason 评分为 4+5=9 分。

（2）若肿瘤成分为超过 2 种的分级形式，Gleason 评分＝主要成分分级＋最高级别分级。如：肿瘤具有 60% 3 分、30% 4 分、10% 5 分成分，Gleason 评分为 3+5=8 分。

（3）报告 Gleason 4 级前列腺癌的比例：在 Gleason 评分为 3+4=7 和 4+3=7 的穿刺组织中应报告 Gleason 4 级成分的比例，推荐报告为＜5%、＜10%，再以 10% 作为增量报告比例；或者报告为＜5%、5%～10%、11%～25%、26%～50%、51%～75%、＞75%。同样是 Gleason 总评分为 7 分，Gleason 4 级的比例不同将可能明显影响肿瘤的预后以及临床的决策。如 Gleason 评分为 3+4=7 分，但仅有＜5% 的 Gleason 4 级成分，在无其他高危因素的情况下，其生物学行为更接近于 Gleason 评分 3+3=6 分的前列腺癌；但在 Gleason 评分为 4+3=7 分，而有 90% 的 Gleason 4 级成分时，其生物学行为则可能更接近于 Gleason 评分 4+4=8 分的前列腺癌。在穿刺组织条中，当仅有微小灶（或＜10% 比例）的腺癌 Gleason 总评分为 7 分时，Gleason 4 级比例的评估存在明显的观察者间差异，因此在这种情况下可不予以评估

Gleason 4 级的比例。

（4）前列腺癌在 Gleason 总评分为 7 分或 8 分且存在 Gleason 4 级成分时，除了报告 Gleason 4 级癌的比例之外，还需要报告是否存在筛状型 Gleason 4 级的癌。多项研究表明，相比较于腺腔不完整、肾小球样结构以及腺体融合等 Gleason 4 级组织学构型，存在筛状型 Gleason 4 级构型的癌具有明显较差的预后。

7. 对系统性穿刺活检，不同的穿刺活检部位（无论穿刺组织条数）需要给予单独的 Gleason 评分，而不需对每个穿刺组织条都进行 Gleason 评分，也不需强制性地对所有的穿刺活检组织再进行总体的 Gleason 评分。对于磁共振检查高度可疑为癌（PI-RADS 4～5 分）的靶向穿刺活检标本，如镜下证实为前列腺癌，需要对每个磁共振检查可疑的病灶部位的前列腺癌给予总的 Gleason 评分。

8. 记录受累阳性组织穿刺条占穿刺条数的比例，并对肿瘤进行定量，定量可选以下任一方式：肿瘤组织占该针前列腺穿刺组织的比例（%）或者肿瘤组织长度/该针前列腺穿刺组织的长度（mm/mm）。对同一穿刺组织中的不连续癌灶进行定量评估时，应将其中的良性前列腺组织也包括在癌灶范围内进行测量和评估（图 11-6）。

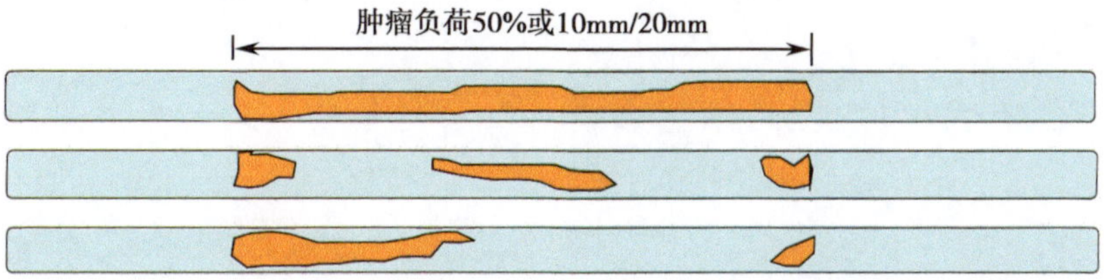

图 11-6　同一穿刺组织中的不连续癌灶测量方法

前列腺穿刺活检标本中，对同一穿刺组织中的不连续癌灶（如图黄色区域）进行定量评估时，应将其中的良性前列腺组织（如图蓝色区域）也包括在癌灶范围内进行测量和评估。

9. 是否存在前列腺导管内癌（intraductal carcinoma of prostate，IDC-P），IDC-P 定义为恶性肿瘤细胞填充前列腺导管或腺泡，并伴有以下特征：①实性或密集的筛状结构（凿除状规则的空腔不超过腺腔面积的 50%；②疏松的筛状结构伴有明显的核异型性（肿瘤细胞核面积至少超过邻近的良性腺体细胞核面积的 6 倍）或非局灶性的粉刺样坏死。IDC-P 的诊断通常需要结合组织学特征以及行基底细胞染色（如 p63、CK34βE12、CK5/6 等）予以证实，其主要鉴别诊断为浸润性筛状腺癌，如图 11-7。IDC-P 常与高级别、高分期和较大体积的前列腺癌有关，无论其单独存在还是与浸润性前列腺癌伴发存在，通常提示患者预后可能较差。穿刺活检标本中如果仅发现孤立性的、无浸润性癌伴随的 IDC-P，不需要进行 Gleason 分级，但需要在报告中备注其提示的临床病理意义并建议立即重取活检，对于组织学类似于所谓的"筛状型高级别前列腺上皮内瘤（high-grade prostatic intraepithelial neoplasia）"，但结构和细胞异型性均不足以诊断为 IDC-P 的病变，推荐诊断为"非典型导管内增生（atypical intraductal proliferation，AIP）"。穿刺活检标本中与浸润性癌伴随的 IDC-P 需要整合入前列腺癌线性范围、比例评估以及 Gleason 评分中，其中筛状型 IDC-P 分级为 Gleason 4 级，实体型或伴有粉刺性坏死的 IDC-P 分级为 Gleason 5 级。同时在病理报告中也需要指出存在 IDC-P 并备注其可能预示的高度侵袭性生物学行为的临床意义。

10. **其他病理改变**　对于 MRI 检查高度可疑为癌（PI-RADS 4～5 分）的靶向穿刺活检标本，如镜下观察未发现癌，需要报告特殊的良性组织学特征，以便于临床、影像学和病理互相结合并分析原因。

11. **辅助检查结果**　免疫组织化学染色及其他检查。

12. **备注**　根据需要。

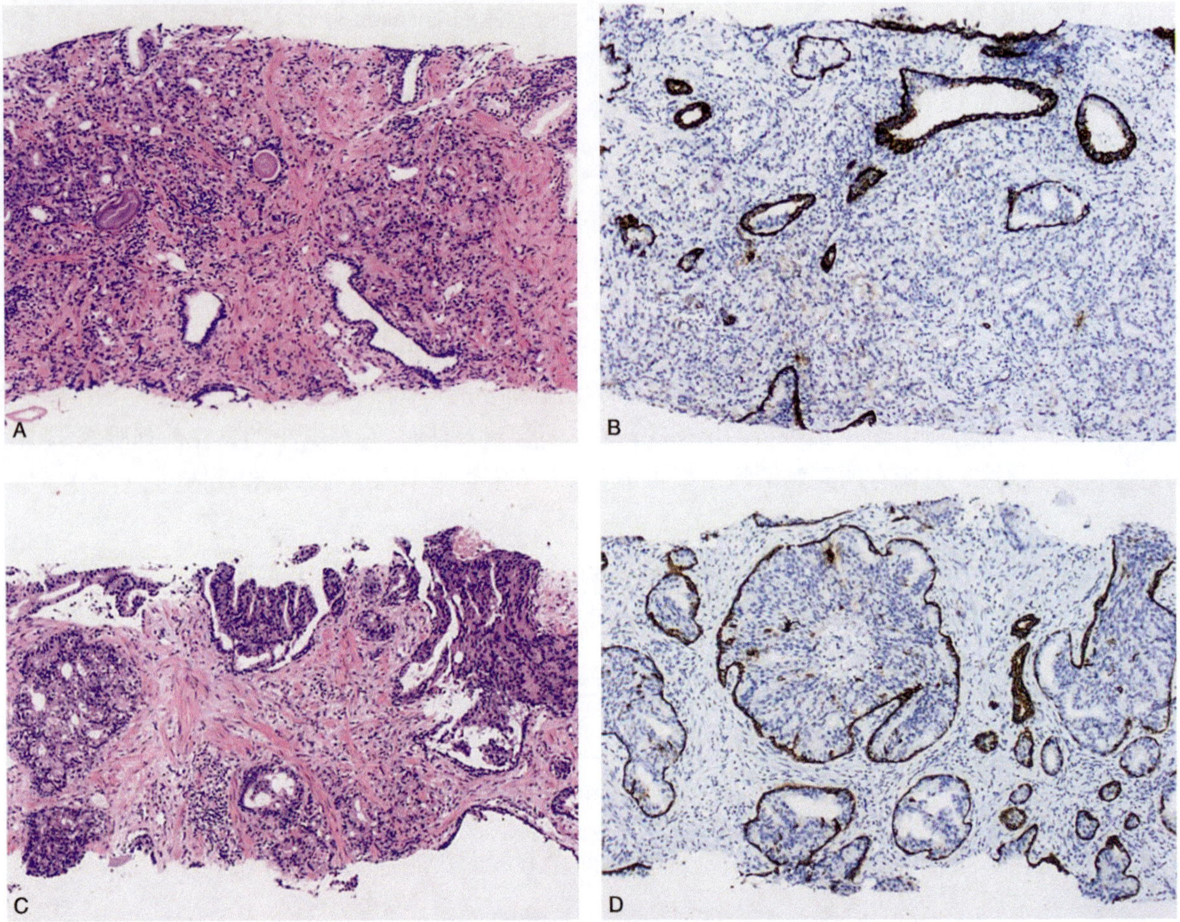

图 11-7 前列腺腺泡腺癌与导管内癌的病理表现

A. 前列腺穿刺活检标本，Gleason 评分：4+4=8 分；B. 免疫组化标记显示异型腺泡周围 CK34βE12 阴性，提示基底细胞缺失；C. 前列腺穿刺活检标本，前列腺导管内癌，呈密集筛状结构，细胞核大深染；D. 前列腺穿刺活检标本，免疫组化标记显示筛状结构周围 CK34βE12 阳性，提示基底细胞存在。

第三节 检查相关并发症与处理

前列腺穿刺活检是一种有创操作，可能引起一些并发症，如出血、感染、尿潴留、迷走神经反射等。为了减少并发症的发生和降低其严重程度，以下是一些预防和处理的建议。

1. **出血** 前列腺穿刺术后出血是最常见的并发症，表现为血尿、血便、会阴部血肿及血精等。在穿刺过程中注意避开尿道、精囊腺、膀胱，对于严重痔疮或直肠壁有迂曲血管的患者尽量采用经会阴穿刺途径并在穿刺过程中避免损伤直肠壁。前列腺穿刺术后常规用手指或棉球压迫穿刺点，确认无活动性出血再结束手术，可减少穿刺术后出血的发生。穿刺术后出现轻度血尿，嘱患者多饮水，血尿一般在穿刺次日消失。血尿严重者可留置导尿管或三腔尿管持续膀胱冲洗。对于少数合并痔疮或凝血功能障碍的患者，可能引起较严重的血便，应酌情应用止血药物。

2. **感染** 前列腺穿刺术后感染发生率为 0.1%～7.0%，一般在穿刺术后当天出现低热，体温不超过 38℃，次日多可恢复正常。极少数患者，主要是年老体弱者，穿刺后可能出现严重感染，应及时调整治疗方案或选用敏感抗生素。经直肠前列腺穿刺前 30min 常规给予喹诺酮类、磷霉素氨丁三醇散或第二代头孢菌素类等药物以预防感染，可有效减少感染的发生率。经直肠穿刺时注意在直视下直肠黏膜碘伏消毒，经会阴穿刺时注意直肠内探头表面附带的肠黏液不要污染穿刺区域。经会阴穿刺途径感染发生率低于经直肠途径，有条件的单位建议优先选择经会阴途径前列腺穿刺活检。

3. 尿潴留　前列腺穿刺术后约有6%～25%的患者会发生急性尿潴留，有排尿困难病史或大体积前列腺的患者更易发生。一旦发生，可留置尿管并口服α受体阻滞剂以缓解症状。

4. 迷走神经反射　前列腺穿刺时迷走神经反射发生率约为1.4%～5.3%，主要表现为血压急剧下降、心率减缓、恶心呕吐、晕厥，严重者甚至危及生命安全。该并发症主要发生在年龄较大、合并高血压、穿刺时间较长、穿刺针数较多、疼痛评分较高、前列腺体积较大的患者。对于年龄较大、合并高血压的患者，要关注他们穿刺前的身体状况和生命体征，并进行充分沟通，尽可能缓解其心理紧张感，提高对疼痛的耐受性。禁食时间长容易引起患者迷走神经反射并发症发生，需提醒患者在穿刺前正常饮食和饮水，避免患者因为饥饿引起迷走神经反射。应按规范做好局部麻醉，以减少因为疼痛或者是麻醉因素引起的迷走神经反射并发症。出现迷走神经反射时，应立刻停止穿刺操作，并将患者调整为头低脚高位，及时给予静脉补液对症治疗。

第四节　结果解读与建议

一、PSA结果解读

PSA是一种由前列腺上皮细胞分泌的特异性蛋白酶，主要存在于前列腺液和精液中，也有少量进入血液循环。PSA及PSA衍生的指标是前列腺癌最重要的标志物，也是目前前列腺癌辅助诊断和监测疗效的最好指标。

（一）PSA水平

PSA正常范围因人而异，一般认为小于4ng/ml为正常，大于10ng/ml为异常，4～10ng/ml为灰色区域。PSA水平受多种因素的影响，如年龄、前列腺大小、前列腺炎、前列腺穿刺、尿路感染、尿潴留、性生活、直肠指检、经尿道操作等，因此，PSA水平并不是前列腺癌所特异的，也不能单独用于诊断前列腺癌。

（二）前列腺特异性抗原密度（PSAD）

PSAD是血清总PSA值与前列腺体积的比值，正常值应该小于0.15，这个值能够对前列腺增生和前列腺癌引起的PSA增高进行一定的区别。当患者PSA在正常值高限或轻度增高时，PSAD可指导医师决定是否进行活检或随访。

（三）前列腺特异性抗原速率（PSAV）

PSAV这里是指PSA变化的速度，也就是在一定时间内监测PSA值，了解PSA变化的速度是否正常，这个检查适合PSA值较低的年轻患者。其正常值为≤0.75ng/（ml·a）。如果PSAV＞0.75ng/（ml·a），应怀疑前列腺癌的可能。

（四）游离/总前列腺特异性抗原比（f/t PSA）

f/t PSA就是游离PSA和总PSA的比值，总PSA处于4～10ng/ml灰色区域时，游离比可以更好地判断是否是前列腺癌。一般认为，游离比越低，前列腺癌的可能性越高。

PSA水平可以反映前列腺癌的可能性，PSA水平越高，前列腺癌的风险越大，但也不能完全排除低PSA水平的前列腺癌。PSA水平可以反映前列腺癌的严重程度，PSA水平与前列腺癌的TNM分期、Gleason评分和临床显著性有一定的相关性，PSA水平越高，前列腺癌的分期越高，Gleason评分越高，临床显著性越高，预后越差。PSA水平还可以反映前列腺癌的治疗效果，可用于评估前列腺癌的治疗反应和复发情况。

二、直肠指检的结果解读及建议

前列腺直肠指检是一种通过肛门用手指触摸前列腺的检查方法，可以发现前列腺的大小、形态、质地、有无结节、压痛等情况，以及有无前列腺癌、前列腺增生、前列腺炎等疾病。前列腺直肠指检的结果主要根据以下几个方面来判断。

（一）前列腺的大小

正常的前列腺大小约为3cm×4cm×2cm，重量约为20g，形状像一颗栗子，可以触及中间沟。如果前列腺增大，可能是前列腺增生或前列腺癌的表现。

（二）前列腺的形态

正常的前列腺对称、边缘清楚、表面光滑。如果前列腺不对称、边缘模糊、表面凹凸不平，可能是前列腺癌或前列腺炎的表现。

（三）前列腺的质地

正常的前列腺质地韧、有弹性。如果前列腺质地坚硬或有结节，可能是前列腺癌的表现；如果前列腺质地软、松弛、有波动感，可能是前列腺脓肿的表现。

（四）前列腺的压痛

正常的前列腺无压痛。如果前列腺有压痛，可能是前列腺炎的表现。如果直肠指检发现前列腺异常，需要结合其他指标和检查方法进一步检查，以排除或确诊前列腺疾病。

三、超声检查的结果解读及建议

（一）经直肠超声（TRUS）

患者取仰卧位，双腿屈曲。将探头轻柔放入患者直肠腔内，选择前列腺模式，调节扫查深度及增益，选择横断面扫描模式，从前列腺底部到尖部依次扫查，再切换纵断面扫描模式，从右到左依次扫查。正常前列腺表现为移行带及外周带显示清晰，前列腺包膜为强回声，前列腺尿道为低回声。前列腺癌灶破坏正常的腺体结构，以小腺体结构或无定形的结构取而代之，这些恶性组织一般呈低回声改变，可表现为：①“奶酪”样低回声，低回声区内呈网格样改变；②“结节”样低回声，形态规则、边界清楚的低回声；③混合回声，病灶内呈高、低不等混杂回声；④“污渍”样低回声，低回声病灶与周围正常组织分界不清，回声斑驳不均匀，伴或不伴有微钙化灶；⑤伴有衰减的低回声，低回声病灶内有衰减，且无确切衰减源。但约30%前列腺癌表现为高回声或等回声，所以单纯用TRUS来诊断前列腺癌时，敏感性和特异性相对较低。

（二）超声造影（CEUS）

CEUS是一种相对较新的技术，利用静脉注射微气泡增强血管信号。这些气泡的直径约为2.5μm，与红细胞的直径接近，可以通过毛细血管流动。微气泡是一种血池性对比剂，能严格保留在血管内，通过在气泡表面反射声波，使血液回声增加，显著提高血液的信噪比，使得CEUS可以动态观察人体组织的微循环过程。注射对比剂后，CEUS可以对人体组织从早期动脉期到晚期静脉期连续动态成像，通过观察对比剂的流入和流出，区分良性组织和癌性病变。血管生成是前列腺癌进展的一个重要过程，肿瘤血管会表现为多种结构和功能异常，例如灌注改变、弯曲度增加、细胞增殖和微血管密度增加等。与正常组织相比，前列腺癌的主要特征是对比剂的快速流入和/或最大增强强度的增加。峰值强度代表CEUS剂的最大增强强度，前列腺癌患者高于非前列腺癌患者。对于前列腺良、恶性病变的诊断，CEUS灌注分析有助于识别具有侵袭性的前列腺癌，并通过参数生成的彩色编码图像，提供活检重点区域。

（三）超声弹性成像

超声弹性成像的基础是检测前列腺癌组织与周围前列腺组织的弹性差异。在大多数前列腺癌组织中，由于细胞密度的增加，腺体组织结构的减少，以及在肿瘤周围基质的胶原沉积增加，导致其比正常前列腺组织更硬，弹性更小，这种硬度的改变可以通过经直肠超声弹性成像技术检测到。在临床实践中最常应用的是实时剪切波弹性成像，该成像技术无需手动压迫前列腺，就消除了来自操作人员的影响，并且操作简便，可重复性强，可定量测定组织的硬度，显示每个测量区域的平均硬度值。在没有前列腺疾病的患者中，外周带和移行带呈均匀蓝色，而前列腺癌病变因质地较硬呈红色。

虽然这些超声检查方法有助于早期诊断前列腺癌，但超声成像技术对前列腺癌的检出率受前列腺体积、肿瘤大小、肿瘤位置、肿瘤性质、PSA水平以及Gleason评分的影响，通常需要结合PSA水平、病史、体检、MRI和可能的活检结果来综合判断。在发现上述异常信号时，建议进行进一步检查。

四、多参数磁共振结果解读及建议

多参数磁共振检查是一种利用磁场和射频波对前列腺进行影像诊断的方法，可以观察前列腺的大小、形态、质地、血流、代谢等情况，以及有无前列腺癌、前列腺增生、前列腺炎等疾病。多参数磁共振检查是一种无创、安全、可重复的检查方法，可以作为前列腺癌诊断的重要手段，也可以引导前列腺穿刺活检，提高活检的准确性和安全性。

PI-RADS2评分是前列腺影像报告和数据系统的第2版，是一种根据多参数磁共振检查的结果，对前列腺癌的可能性进行评分的方法，可以指导临床的诊断和治疗。PI-RADS2评分的依据是多参数磁共振检查的各个序列的表现，其中，对于外周带的病变，弥散加权成像和动态对比增强成像是首要和最基本的序列，T_2加权成像和磁共振波谱成像是次要和辅助的序列；对于移行带的病变，T_2加权成像和弥散加权成像是首要和最基本的序列，动态对比增强成像和磁共振波谱成像是次要和辅助的序列。PI-RADS2 评分分为1～5 分，分数越高，前列腺癌的可能性越大，具体的评分标准如下：

1 分：非常低，不可能为有临床意义的前列腺癌，无需进一步检查或治疗。

2 分：低，不太可能为有临床意义的前列腺癌，无需进一步检查或治疗。

3 分：中等，有可能为有临床意义的前列腺癌，需要进一步检查或治疗。

4 分：高，很有可能为有临床意义的前列腺癌，需要进一步检查或治疗。

5 分：非常高，极有可能为有临床意义的前列腺癌，需要进一步检查或治疗。

五、前列腺穿刺活检结果解读及建议

在前列腺穿刺病理报告中，需重点关注病理类型，Gleason 评分，肿瘤占比等关键信息。

（一）常见病理类型

1. **腺泡腺癌**　是最常见的前列腺癌类型，通常起源于前列腺的外周带。它的特征包括不规则的腺体结构和细胞异型性。Gleason 评分系统是评估腺泡腺癌分化程度的重要工具，分数越高，癌症通常越有侵袭性。

2. IDC-P　是一种罕见的前列腺癌，其特征是肿瘤细胞在前列腺导管和腺泡内的扩张性增殖，主要是实心或致密的筛状生长，累及＞50%的腺腔。IDC-P 是一个独立的不良预后因素，与更高的复发风险和较差的生存率相关。

3. **导管腺癌**　是一种涉及前列腺的导管和腺体的罕见癌症。它可能表现为乳头状、筛状或实心生长模式，并且可能与更有侵袭性的行为相关。

4. **神经内分泌肿瘤**　包括典型的小细胞神经内分泌癌和大细胞神经内分泌癌，以及治疗相关性神经内分泌前列腺癌。治疗相关性神经内分泌前列腺癌是一个新的分类，定义为在雄激素剥夺治疗后表现出完全或部分神经内分泌分化并伴有腺癌的肿瘤。这些肿瘤通常对传统的雄激素剥夺治疗不敏感，并且可能需要更激进的治疗方法。

5. **腺样囊性癌**　这种癌症通常表现为囊性结构，并且可能与基底细胞增生有关。

（二）筛状结构

筛状结构的存在是患者预后不良的独立因素。在 Gleason 评分为 7 或 8 分的情况下，病理报告中是否存在筛状结构及其比例是重要的诊断考虑因素。

（三）分级分组

前列腺癌分级分组（grading groups）系统可以确定肿瘤恶性程度，见表 11-4。

（四）肿瘤占比

病理报告中前列腺穿刺标本中每针肿瘤占比可以评估肿瘤的分布和严重程度。可以用百分比或肿瘤的线性长度详细描述每针中肿瘤组织的比例。

第五节　前列腺癌治疗与随访

一、前列腺癌临床分期及预后分组

在开始前列腺癌治疗之前，首先需要根据前期检查结果行肿瘤分期分级。一般采用美国肿瘤分期联合委员会 2017 年更新的第 8 版标准行肿瘤 TNM 分期（表 11-6）及预后分组（表 11-7）。

二、局限性前列腺癌治疗

（一）观察等待与主动监测

观察等待包括前列腺癌病程的监测，以期在症状出现、检查结果改变或 PSA 提示即将出现症状时能及时提供姑息性治疗。因此，观察不同于主动监测。观察的目的是在前列腺癌不太可能导致死亡或显著发病时，通过避免非治愈性治疗来维持患者的生活质量。观察等待的主要优势是避免前列腺癌治疗可能引起的副作用，一般适用于预期寿命小于 10 年的各期患者。

主动监测包括对疾病进程的主动动态监测，以期在发现肿瘤进展时能及时采取以根治为目的的干预措施，主要适用于预期寿命 10 年以上的低危前列腺癌患者，目的是在不影响总生存时间的前提下，推迟可能的治愈性治疗从而减少治疗可能引起的副作用。由于这类患者有着更长的预期寿命，因此应当对他们进行密切随访，包括 DRE、PSA、mpMRI 以及重复穿刺等，一旦发现肿瘤进展，应立即开始治疗以免错过治愈机会。主动监

表 11-6 美国肿瘤分期联合委员会前列腺癌 TNM 分期系统(2017 年第 8 版)

临床	病理(pT)
(1)原发性肿瘤(T)	
临床	病理(pT)
T_x:原发肿瘤无法评估	
T_0:没有原发肿瘤证据	
T_1:不能被扪及和影像无法发现的临床隐匿性肿瘤 T_{1a}:在 5% 或更少的切除组织中偶然的肿瘤病理发现 T_{1b}:在 5% 以上的切除组织中偶然的肿瘤病理发现 T_{1c}:穿刺活检证实的肿瘤(如由于 PSA 升高),累及单侧或者双侧叶,但不可扪及	没有病理学 T_1 分类
T_2:肿瘤可扪及,局限于前列腺之内 T_{2a}:肿瘤限于单侧叶的二分之一或更少 T_{2b}:肿瘤侵犯超过单侧叶的二分之一,但仅限于一叶 T_{2c}:肿瘤侵犯两叶	pT_2:局限于器官内
T_3:肿瘤侵犯包膜外,但未固定也未侵犯邻近结构 T_{3a}:包膜外侵犯(单侧或双侧) T_{3b}:肿瘤侵犯精囊(单侧或双侧)	pT_3:前列腺包膜外受侵 pT_{3a}:前列腺外侵犯(单侧或双侧),或显微镜下可见侵及膀胱颈 pT_{3b}:侵犯精囊
T_4:肿瘤固定或侵犯除精囊外的其他邻近组织结构,如外括约肌、直肠、膀胱、肛提肌和/或盆壁	pT_4:肿瘤固定或侵犯除精囊外的其他邻近组织结构
(2)区域淋巴结(N)	
临床	病理(pN)
N_x:区域淋巴结无法评估	pN_x:无区域淋巴结取材标本
N_0:无区域淋巴结转移	pN_0:无区域淋巴结转移
N_1:区域淋巴结转移	pN_1:区域淋巴结转移
(3)远处转移(M)	
M_x:远处转移无法评估	
M_0:无远处转移	
M_1:远处转移* M_{1a}:非区域淋巴结的转移 M_{1b}:骨转移 M_{1c}:其他部位转移,有或无骨转移	

注:*:如果存在一处以上的转移,则按最晚期分类,最晚期为 M_{1c}。

表 11-7 前列腺癌预后分组

分组	T 分期	N 分期	M 分期	PSA 水平/($ng \cdot ml^{-1}$)	WHO/ISUP 分级
I	cT_{1a-c}	N_0	M_0	PSA<10	1
	cT_{2a}	N_0	M_0	PSA<10	1
	pT_2	N_0	M_0	PSA<10	1

续表

分组	T分期	N分期	M分期	PSA水平/(ng·ml^{-1})	WHO/ISUP分级
ⅡA	$cT_{1a\text{-}c}$	N_0	M_0	10≤PSA<20	1
	cT_{2a}	N_0	M_0	10≤PSA<20	1
	pT_2	N_0	M_0	10≤PSA<20	1
	cT_{2b}	N_0	M_0	PSA<20	1
	cT_{2c}	N_0	M_0	PSA<20	1
ⅡB	$T_{1\text{-}2}$	N_0	M_0	PSA<20	2
ⅡC	$T_{1\text{-}2}$	N_0	M_0	PSA<20	3
	$T_{1\text{-}2}$	N_0	M_0	PSA<20	4
ⅢA	$T_{1\text{-}2}$	N_0	M_0	PSA≥20	1～4
ⅢB	$T_{3\text{-}4}$	N_0	M_0	任何PSA	1～4
ⅢC	任何T	N_0	M_0	任何PSA	5
ⅣA	任何T	N_1	M_0	任何PSA	任何
ⅣB	任何T	任何	M_1	任何PSA	任何

注：PSA：prostate specific antigen，前列腺特异性抗原。

测适用于以下患者：预期寿命10年以上、肿瘤分期cT_1或cT_2、PSA≤10ng/ml、活检Gleason评分≤6、阳性针数≤2个、每个穿刺标本中肿瘤所占比例≤50%的患者。对这类患者实施主动监测前，要与患者充分沟通根治性手术和根治性放疗的优缺点，告知患者在未来的某个阶段可能要接受根治性的手术或者放疗。随访过程中至少每半年复查1次PSA，至少每年要进行1次DRE、mpMRI，至少每3～5年进行1次重复穿刺。当重复活检后的病理发生变化时，如Gleason评分、阳性针数或者肿瘤所占体积，以及T分期进展，应将主动监测调整为积极治疗。在选择观察等待及主动监测前，应充分告知可能的获益及风险，得到患者及家属的理解和配合。

（二）根治性前列腺切除术

根治性前列腺切除术（radical prostatectomy）的目的是彻底清除肿瘤，同时保留控尿功能，尽可能保留勃起功能。手术可以采用开放、腹腔镜以及机器人辅助腹腔镜等方式。机器人辅助腹腔镜根治性前列腺切除术可以缩短手术时间，减少术中失血。

1. **低危前列腺癌**　根治性前列腺切除术应用于预期寿命10年以上的患者。接受根治性前列腺切除术患者的15年前列腺癌特异性死亡率低至12%，而低危患者仅为5%。低危前列腺癌患者盆腔淋巴结阳性率小于5%，手术中不建议常规进行盆腔淋巴结清扫术。

2. **中危前列腺癌**　中危前列腺癌淋巴结阳性的比率约为3.7%～20.1%。如果评估淋巴结阳性风险超过5%，在根治性前列腺切除术的同时应进行扩大淋巴结清扫。

3. **高危前列腺癌**　高危前列腺癌的治疗尚无统一的标准方案，对于肿瘤没有固定盆壁，或者肿瘤未侵犯尿道括约肌的患者，根治性前列腺切除术仍是一个合理的选择。这类患者行前列腺癌根治术后出现PSA复发、需要第二种治疗方案、疾病转移进展以及死亡的风险较高。由于高危前列腺癌盆腔淋巴结阳性的可能性为15%～40%，对于所有这类患者，根治性手术同时都应同时实行扩大淋巴结清扫术。

4. **淋巴结清扫术**　淋巴结清扫术可以提供明确的病理分期以及预后的数据，建议使用在纪念斯隆-凯特琳癌症中心开发的列线图来预测淋巴结转移的风险，包括治疗前PSA、临床分期和Gleason评分。是否实施淋巴结清扫术应按淋巴结转移的概率来决定，可应用5%作为淋巴结清扫术的临界点。

5. **根治性前列腺切术后辅助治疗** 对于包膜外侵犯 pT_3，Gleason 评分>7 分，以及切缘阳性（R1）的患者，术后 5 年局部复发的概率高达 50%。对于 pT_3N_0，术后 PSA 水平<0.1ng/ml 的患者，由于切缘阳性（最重要的因素）、包膜外侵犯和/或侵犯精囊而引起局部复发的风险较高，目前有 2 种选择可供患者选择：

（1）在排尿功能恢复后即刻对手术区域进行辅助放疗。

（2）密切随访，在 PSA 超过 0.1ng/ml 时开始进行挽救性放疗。

对于 pN1 的患者，根治术后早期联合辅助内分泌治疗，术后辅助放疗可能获益。受益程度主要取决于肿瘤的特点，如 3～4 个以下阳性淋巴结，Gleason 评分 7～10 分，$pT_{3\sim4}$ 期，以及切缘阳性术后辅助放疗有生存获益趋势。对于 1～2 个镜下淋巴结转移的患者，PSA<0.1ng/ml 并且无结外受侵，术后辅助放疗无生存获益。

（三）外放射治疗

根治性外放射治疗（external beam radiation therapy，EBRT）与根治性前列腺切除术疗效相似，是前列腺癌患者最重要的治愈性治疗手段之一。它主要有三维适形放射治疗（three-dimensional conformal radiotherapy，3DCRT）和调强适形放射治疗（IMRT）、图像引导放疗（image guide radiation therapy，IGRT）等技术，目前已成为放射治疗的主流。EBRT 具有疗效好、适应证广、并发症及不良反应轻微等优点。对于低危前列腺癌患者，它能达到与根治性手术治疗相似的疗效。根据放疗目的不同，EBRT 分为三类：作为局限性和局部进展期前列腺癌患者的根治性治疗手段之一的根治性放疗；术后辅助和术后挽救性放疗；以减轻症状、改善生活质量为主的转移性癌的姑息性放疗。

根治性 EBRT 的适应证：

（1）低危患者（$T_{1\sim2a}$，Gleason 评分 2～6 分、PSA<10ng/ml），EBRT 和根治性前列腺切除术均为首选方法，高龄患者首选根治性 EBRT。

（2）中危患者（T_{2b} 或 Gleason 评分 7 分或 PSA 10～20ng/ml），放疗和手术均为首选方法，高龄患者建议首选根治性 EBRT，可选择联合短程新辅助/同期/辅助内分泌治疗 4～6 个月。

（3）高危患者（$\geqslant T_{2c}$ 或 Gleason 评分≥8 分或 PSA>20ng/ml），EBRT，需联合长程新辅助/同期/辅助内分泌治疗（2～3 年），但部分患者仍可选择手术治疗。

（4）局部进展期前列腺癌（$T_{3\sim4}N_0M_0$）：根治性 EBRT 联合长程新辅助/同期/辅助内分泌治疗（2～3 年）。手术、放疗以及内分泌治疗等治疗方法是局部进展期前列腺癌多种方法综合治疗的不同手段，需根据患者病情做出选择。

（四）近距离放射治疗

近距离放射治疗（brachytherapy）是一种治疗局限性前列腺癌的技术手段，通过三维治疗计划系统的准确定位，将放射性粒子植入前列腺内，提高前列腺的局部剂量，减少直肠和膀胱的放射剂量，其疗效肯定、创伤小，尤其适合不能耐受根治性前列腺切除术的高龄前列腺癌患者。

（五）局限性前列腺癌的其他治疗

对于局限性前列腺癌，除了上述提到的治疗方法以外，还相继出现了多种其他方法。目前比较成熟而且有一定数据支持的方法主要是前列腺冷冻消融（focal cryosurgical ablation of the prostate，CSAP）和高能聚焦超声（high-intensity focused ultrasound，HIFU）。CSAP 通过局部冷冻来破坏肿瘤组织。低危患者经过冷冻治疗后 5 年无生化复发率为 65%～92%。冷冻治疗和根治性前列腺切除术对于前列腺癌具有类似的肿瘤治疗结果。HIFU 是利用超声波，通过机械作用和热作用来损伤肿瘤组织，达到治疗作用。目前 HIFU 已经用于前列腺癌的初始治疗以及放疗后复发的治疗。其他新兴的局部疗法，如血管靶向光动力学（vascular targeting photodynamics，VTP）治疗和前列腺不可逆电穿孔等，需进一步完善长期随访数据。

三、转移性前列腺癌的治疗

（一）雄激素剥夺治疗

雄激素剥夺治疗（androgen-depri-vation therapy，ADT）可采用手术去势（双侧睾丸切除术）或药物去势。目前国际上公认的去势水平的定义是睾酮<50ng/dl（1.735nmol/L），现有的 PSA 检验方法证实手术去势后睾酮的平均水平是 15ng/dl，因此睾酮<20ng/dl（0.694nmol/l）应该是比较合理的去势水平。

（二）ADT与其他药物的联合

1. **联合化疗** 去势联合多西他赛化疗可作为高肿瘤负荷患者的标准治疗方案选择之一。

2. **联合阿比特龙** 去势联合阿比特龙加泼尼松应作为转移性前列腺癌患者的标准治疗方式选择之一。

3. **联合恩扎卢胺、阿帕他胺、瑞维鲁胺、达罗他胺** 去势治疗联合上述雄激素受体阻断剂，可以显著改善影像学无疾病进展患者的生存条件，延长患者总生存时间。

4. **联合比卡鲁胺或者氟他胺** 目前国内仍把这种联合治疗作为转移性前列腺癌患者的可选治疗方案之一。

（三）原发灶及转移灶的局部治疗

对于年轻且一般状态好、低瘤负荷转移性激素敏感性前列腺癌患者，接受原发灶局部放射治疗有生存获益。

四、前列腺癌的随访

前列腺癌根治性治疗后仍存在复发风险，如生化复发、局部复发及远处转移。治疗后需定期复查以评估肿瘤状态、监测治疗反应、干预并发症并评价生活质量和心理状况。基于随访结果，可调整治疗策略，确保及时发现和处理问题，提高治疗效果。

（一）根治性手术治疗后随访

1. **PSA监测** 作为前列腺癌的关键指标，PSA升高预示复发或转移。血清PSA变化为随访核心内容，PSA检测有助于早期发现生化复发。一般在术后6周PSA应下降到<0.1ng/ml。如术后6周PSA<0.1ng/ml，以后可以每3个月复查1次；如术后6周PSA≥0.1ng/ml，建议每月复查1次PSA直至下降到<0.1ng/ml，以后可以改为每3个月复查1次，至术后1年。第2～3年，每6个月随访1次PSA；3年后，每年随访1次PSA。

2. DRE 不推荐常规DRE，但当PSA升高或怀疑肿瘤复发时，建议进行。

3. **影像学评估** 在PSA持续上升或存在转移症状时可采用，如经直肠超声、骨扫描、mpMRI或PSMA PET/CT等。

4. **并发症评估** 监测术后恢复和并发症，如尿失禁、勃起功能障碍等，可采用勃起功能评分、尿控评分进行随访。

（二）药物治疗后随访

1. **内分泌治疗后** PSA和血清睾酮监测：每3个月随访1次，了解治疗效果，但患者病情不稳定时需每月甚至更短时间随访。血液常规和生化检查了解肾、肝功能和骨转移。代谢并发症监测：心血管疾病、血脂异常、糖尿病风险评估。特定药物不良反应的监测：如服用阿帕他胺期间监测有无皮疹，服用阿比特龙期间注意监测血钾和水肿情况，服用恩扎卢胺期间注意监测有无癫痫和乏力等。影像学评估：根据患者病情决定随访频率，一般建议每年进行一次骨扫描、前列腺MRI、胸腹部CT检查。

2. **化疗后** 化疗方案根据患者耐受性和既往治疗情况制订，常用药物为多西他赛、卡铂、顺铂、依托泊苷等，其常见的不良反应是过敏反应、胃肠道反应及血液学毒性。在化疗前注意给予激素预处理以预防过敏反应，患者出院后也需自我观察有无过敏反应。化疗后3天及1周，复查血常规、肝功能、肾功能，监测化疗副作用。

3. **靶向治疗后** 前列腺癌可发生*BRCA1/2*、*ATM*、*PTEN*等基因突变，部分患者服用奥拉帕利等PARP抑制剂，可能产生恶心、贫血、血小板减少等不良反应。在随访期间，应重点监测这些反应并适当调整药物用量。

4. **免疫治疗后** 2017年FDA批准Pembrolizumab（PD-1抑制剂）用于特定基因突变的前列腺癌患者。免疫治疗期间需密切关注由体内激活的T细胞引起的不良反应，如腹泻、结肠炎等，并进行随访和评估。

5. **骨保护剂治疗后** 双膦酸盐、地诺单抗（denosumab）治疗能有效缓解骨痛、预防骨相关事件，但可能导致低钙血症和下颌骨坏死。治疗前，患者应进行牙科检查，并在治疗期间定期补充钙剂及维生素D，建议骨保护剂使用时间不超过2年。

（三）根治性放疗后随访

根治性放疗随访监测与前列腺癌根治术后大致相同，但根治性放疗后的随访应该评估有无放射性膀胱炎、放射性直肠炎等并发症发生。

放疗后前列腺腺体仍然存在，故PSA水平下降缓慢，PSA可能在放疗结束超过3年后达到最低值。目前对于根治性放疗后PSA最低值的预后判断最佳截断值仍有争议。总的来说这个值越低治愈率越高，一般认为在3～5年后PSA水平最低值达到 0.5ng/ml 者的预后较好。不论是否同时应用了内分泌治疗，放疗后 PSA 水平若升高超过 PSA 最低值 2ng/ml，则被认为有生化复发。血清 PSA 倍增时间较短是前列腺癌放疗后局部复发和远处转移的危险因素。PSA 倍增时间短于 3 个月与前列腺癌特异性死亡率密切相关。

对于 Gleason 评分 8～10 分、恶性程度较高的前列腺癌患者，放疗联合内分泌治疗后，肿瘤进展可能表现为神经内分泌分化，可结合 PSA、神经元特异性烯醇化酶（NSE）、癌胚抗原（CEA）综合判断是否出现病情进展。如果前列腺区有新出现的结节，应该怀疑局部复发，结合前列腺 MRI 或超声判断是否进行穿刺活检。

思考题

1. 什么是前列腺癌筛查？
2. 前列腺癌筛查的高风险人群包括哪些？
3. PSA 检测的正常值范围是多少？
4. 经直肠超声（TRUS）在前列腺癌筛查中的主要作用是什么？
5. 前列腺穿刺活检的适应证有哪些？
6. 什么是 PI-RADS2 评分？它的主要用途是什么？
7. 什么是前列腺癌的 Gleason 评分系统，它的主要作用是什么？
8. 前列腺癌治疗后的随访内容包括哪些方面？

（周 宏 戴君勇 李 俊）

参考文献

[1] BERGENGREN O, PEKALA K R, MATSOUKAS K, et al. 2022 Update on Prostate Cancer Epidemiology and Risk Factors-A Systematic Review[J]. Eur Urol, 2023, 84(2): 191-206.

[2] 赫捷，陈万青，李霓，等. 中国前列腺癌筛查与早诊早治指南（2022，北京）[J]. 中国肿瘤，2022，31(01): 1-30.

[3] KRETSCHMER A, TILKI D. Biomarkers in prostate cancer-current clinical utility and future perspectives[J]. Crit Rev Oncol Hematol, 2017, 120: 180-193.

[4] 中国抗癌协会泌尿男生殖系统肿瘤专业委员会前列腺癌学组. 前列腺癌筛查中国专家共识（2021 年版）[J]. 中国癌症杂志，2021，31(5): 435-440.

[5] BARENTSZ J O, RICHENBERG J, CLEMENTS R, et al. ESUR prostate MR guidelines 2012[J]. Eur Radiol, 2012, 22(4): 746-757.

[6] 中华放射学杂志前列腺疾病诊疗工作组，中华放射学杂志编辑委员会. 前列腺癌 MR 检查和诊断共识[J]. 中华放射学杂志，2014，48(7): 531-534.

[7] WEINREB J C, BARENTSZ J O, CHOYKE P L, et al. PI-RADS prostate imaging-reporting and data system: 2015, version 2[J]. Eur Urol, 2016, 69(1): 16-40.

[8] HOUSHMAND S, LAWHN-HEATH C, BEHE S. PSMA PET imaging in the diagnosis and management of prostate cancer[J]. Abdom Radiol (NY), 2023, 48(12): 3610-3623.

[9] 傅强，韩邦旻，刘振湘，等. 前列腺穿刺活检专家共识[J]. 中华男科学杂志，2022，28(05): 462-470.

[10] 中华医学会病理学分会泌尿与男性生殖系统疾病病理学组. 前列腺癌规范化标本取材及病理诊断共识（2021 版）[J]. 中华病理学杂志，2021，50(9): 994-1001.

[11] 陈铌，周桥. 国际泌尿病理协会前列腺癌病理分级 2019 年共识简介[J]. 中华病理学杂志，2021，50(2): 167-171.

[12] 马海燕，王雪静，梁超. 经会阴前列腺穿刺诱发迷走神经反射的原因分析与预防措施[J]. 中国科学：生命科学，2023，53(11): 1685-1690.

[13] LEE F, GRAY J M, MCLEARY R D, et al. Transrectal ultrasound in the diagnosis of prostate cancer: location, echogenicity, histopathology, and staging[J]. Prostate, 1985, 7(2): 117-129.

[14] LEE K S, KOO K C, CHUNG B H. Quantitation of hypoechoic lesions for the prediction and Gleason grading of prostate cancer: a prospective study[J]. World J Urol, 2018, 36(7): 1059-1065.

[15] 马振县，赵云鹏，聂芳. 超声造影定量灌注分析在前列腺良恶性病变中的价值[J]. 兰州大学学报（医学版），2023，49(11): 67-71.

[16] RUSSO G, MISCHI M, SCHEEPENS W, et al. Angiogenesis in prostate cancer: onset, progression and imaging[J]. BJU Int, 2012, 110(11 Pt C): E794-E808.

[17] GOOD D W, STEWART G D, HAMMER S, et al. Elasticity as a biomarker for prostate cancer: a systematic review[J]. BJU Int, 2014, 113(4): 523-534.

[18] 陈靖予，韩若凌. 超声弹性成像技术在前列腺癌筛查和诊断中的应用进展[J]. 承德医学院学报，2021，38(02): 142-145.

[19] MOHANTY S K, LOBO A, CHENG L. The 2022 revision of the World Health Organization classification of tumors of the urinary system and male genital organs: advances and challenges[J]. Hum Pathol, 2023, 136: 123-143.

[20] 陈立新，房辉，何立儒，等. 前列腺癌放射治疗安全共识[J]. 现代泌尿外科杂志，2019，24(05): 336-346.

第十二章　人工智能与癌症筛查

近年来，人工智能技术发展日新月异，在癌症筛查中已经展现出惊人的能力和前景。人工智能技术能够利用大量医学数据，通过强大的计算能力，学习专科医生丰富的诊断经验，为医生提供快速、准确的癌症筛查意见。本章旨在介绍人工智能与癌症筛查的相关概念，让读者了解人工智能在癌症筛查中的主要流程和关键技术，对人工智能在癌症筛查中的应用有一个相对全面的认识。

第一节　基于人工智能的癌症筛查

一、人工智能

人工智能是一门研究如何使计算机能够模拟人类智能行为的学科，其目标是使计算机具备像人类一样的感知、推理、学习、决策和语言等智能能力，以实现自主的问题解决和任务执行。

人工智能的发展历史可以追溯到 20 世纪 50 年代，经历了几个主要阶段（如图 12-1 所示）：

（1）早期概念与推断期（20 世纪 50 年代—20 世纪 60 年代）：1956 年，达特茅斯会议的举行，标志着人工智能领域的正式诞生。在这个时期，人工智能的研究主要集中在推理和符号处理方法上。

（2）知识库与专家系统期（20 世纪 70 年代—80 年代）：在这个时期，科学家们意识到智能不仅仅是符号推理，还包括知识的表示和应用。这导致知识表示与推理得到发展，并产生了专家系统。

（3）知识与学习期（20 世纪 90 年代—21 世纪初）：随着机器学习理论的发展和计算能力的提升，人工智能研究开始转向基于数据的方向。机器学习成为人工智能的一个重要分支，在计算机视觉、语音识别和自然语言处理等领域的应用十分广泛。

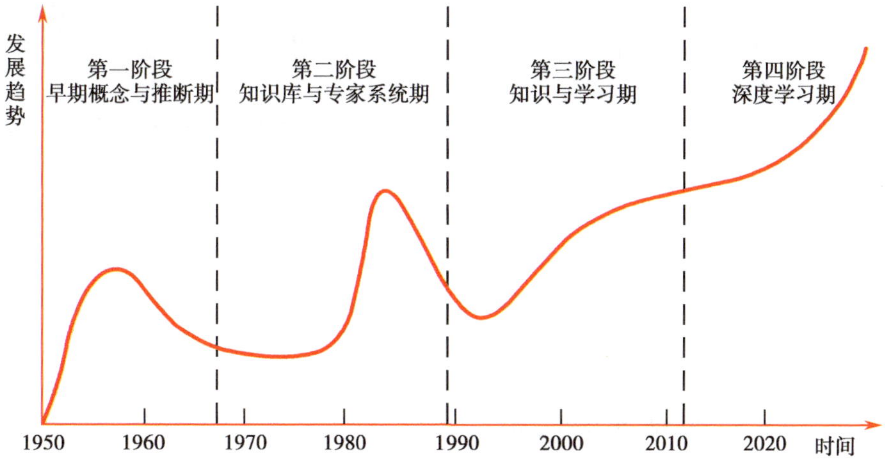

图 12-1　人工智能发展历程

（4）深度学习期（2012 年至今）：深度学习是机器学习的一个子领域，通过构建深层神经网络来学习和处理数据。2012 年开始，由于神经网络的快速发展和计算能力的显著提升，深度学习取得了突破性的进展。

二、人工智能在癌症筛查中的核心技术

在癌症筛查中，人工智能的核心技术主要包括自然语言处理、医学图像分析、多模态数据处理等。

（一）自然语言处理

自然语言处理是一种将自然语言与计算机技术结合的技术，在癌症筛查中有着非常重要的应用。在癌症筛查问卷、临床检查报告、患者病历中，一些相关信息被记录为自然语言的形式，并没有被结构化地存储到数据库中，不利于计算机处理。自然语言处理技术可以将这些非结构化数据转化为结构化数据，并从中抽取出与癌症筛查相关的重要信息，如肿瘤大小、形状、位置、症状以及其他重要的检查检验结果信息，从而辅助医生进行筛查结果的确认。同时，自然语言处理技术还可以应用于自动问答系统的构建，通过分析患者或者医生提供的病情描述、文本病历以及检查检验结果，回答癌症筛查的结果建议，并提供进一步的病情分析和诊疗推荐。

（二）医学图像分析

医学图像分析是应用计算机视觉等技术对医学图像进行处理和分析。传统的基于医学图像的癌症筛查任务依赖于医生对图像进行目视观察和分析，通过人眼捕捉影像数据中的关键特征并进行复杂的分析，为患者筛查出潜在的癌症风险。但这种方法存在人力成本高、判断标准不一致等问题，尤其在放射医生、病理医生等极度缺乏的当前，其弊端日益明显。医学图像分析可以通过对大量医学图像的学习和训练，自动提取图像中的关键特征，识别早期癌症，提高诊断准确率和效率。例如，在乳腺癌筛查中，可以使用卷积神经网络（convolutional neural network，CNN），建立乳腺钼靶、乳腺超声等多种医学图像的深度学习模型，实现对乳腺癌的自动检测和诊断。在肺癌筛查中，可利用机器学习或深度学习技术，通过对大量 CT 影像的学习，检测有风险的肺部结节，识别肺部结节的性质，帮助医生实现肺癌的早期筛查。

（三）多模态数据处理

在癌症筛查中，多模态数据处理是指将医学图像、病历等不同类型的数据进行融合，以提高癌症筛查的准确性和效率。多模态数据处理在癌症筛查中的应用，可以减少单一模态数据不足和准确性不高的问题，从不同数据维度确定癌症筛查的特征，提高癌症筛查的准确性。同时，不同模态数据的整合，使基于人工智能的癌症筛查更加接近临床实践，模拟临床医生从不同数据维度考虑癌症风险，在模型可解释性等方面具有重要作用。

总的来说，相比传统的癌症筛查方法，人工智能在癌症筛查方面具有以下潜在优势。

（1）提升筛查准确性：人工智能可以快速高效地分析复杂的医学检测数据，准确地发现癌症病灶，提高癌症筛查的准确性和敏感性，减少误诊和漏诊风险，让患者及时接受治疗。

（2）提高筛查效率：由于计算机的处理速度远高于人类，人工智能可以在短时间内分析大量医疗数据，并指出可能存在的问题，提供初筛结果供医生进一步审查，大大节省医生的时间，减轻医生负担。

（3）提供个性化治疗方案：人工智能技术的运用，可以获取更准确更全面的患者信息，通过学习已有医学资料，给出个性化治疗方案推荐，让更多患者受益于早期筛查和个性化治疗。

（4）推动癌症研究：人工智能可以分析和处理大量的患者数据和医疗记录，挖掘出医生难以发现的潜在模式和规律，为癌症研究提供宝贵的信息，推动研究者更深入地探索病因和治疗方法。

人工智能技术虽然在癌症筛查和治疗方面具有许多潜在优势，但仍然面临许多挑战。例如，样本数据量少、数据质量差、数据类别不平衡、数据隐私泄露、可解释性差、违背伦理等一系列问题，需要通过更多的数据集、更强的模型和算法、更高的社会参与度以及更广泛的社会重视来解决，需要在应用过程中不断探索、不断创新、不断完善。

第二节 基于文本数据的人工智能辅助筛查

一、简介

癌症筛查中的文本数据包括居民个人信息、诊疗历史、症状描述、体格检查结果、实验室检查结果、影像学检查结果、活检结果、遗传学测试结

果、诊断和诊断建议、问卷调查结果、临床指南、学术论文等。这类文本数据具有内容广泛、类型多样、数量庞大、结构复杂等特点，人工处理起来费时费力，分析难度大，主观性强。自然语言处理技术可以快速准确地分析和挖掘癌症筛查相关的文本数据，辅助医生进行癌症的筛查和病情诊断，提高筛查的准确性和效率。

自然语言处理的一般流程如下：

（1）语料库收集：为了训练计算机理解自然语言，首先需要收集一定规模的语料库，其中包含居民癌症筛查中的相关文本信息、医学标准、参考资料等。

（2）文本预处理：对原始文本进行预处理，包括去除特殊符号、标点、停用词等；进行词性规范化处理，以及拆分成单词或标记等过程。

（3）特征工程：特征工程是指把分词之后的字和词语表示成计算机能够计算的类型，即把中文分词的字符串转换成向量。

（4）模型训练：提取好特征后，需要进行模型选择，即选择什么样的模型进行训练。既可以选择 K 近邻、支持向量机等传统的机器学习模型，也可以选择循环神经网络、Transformer 等深度学习模型。

（5）模型评估：在训练好自然语言处理模型之后，需要利用测试数据对其进行评估，以确定其性能和效果。

通过以上流程，自然语言处理技术可通过分析患者的医学文本数据，快速识别和提取出相关的实体和属性信息，如癌细胞类型、癌细胞数量、病变大小、病变形态等关键信息，辅助医生进行诊断和治疗。此外，基于自然语言处理技术的患者症状问答系统，可以让患者在家中通过语音输入症状描述，得到相应的筛查、治疗方案和建议，也可以帮助医生更加全面了解患者的病情，快速诊断疾病类型。

二、主要内容

利用自然语言处理技术辅助癌症筛查，主要内容包括分类预测（classification and prediction）、信息提取（information extraction）、表征学习（representation learning）、文本生成（text generation）等，如图 12-2 所示。

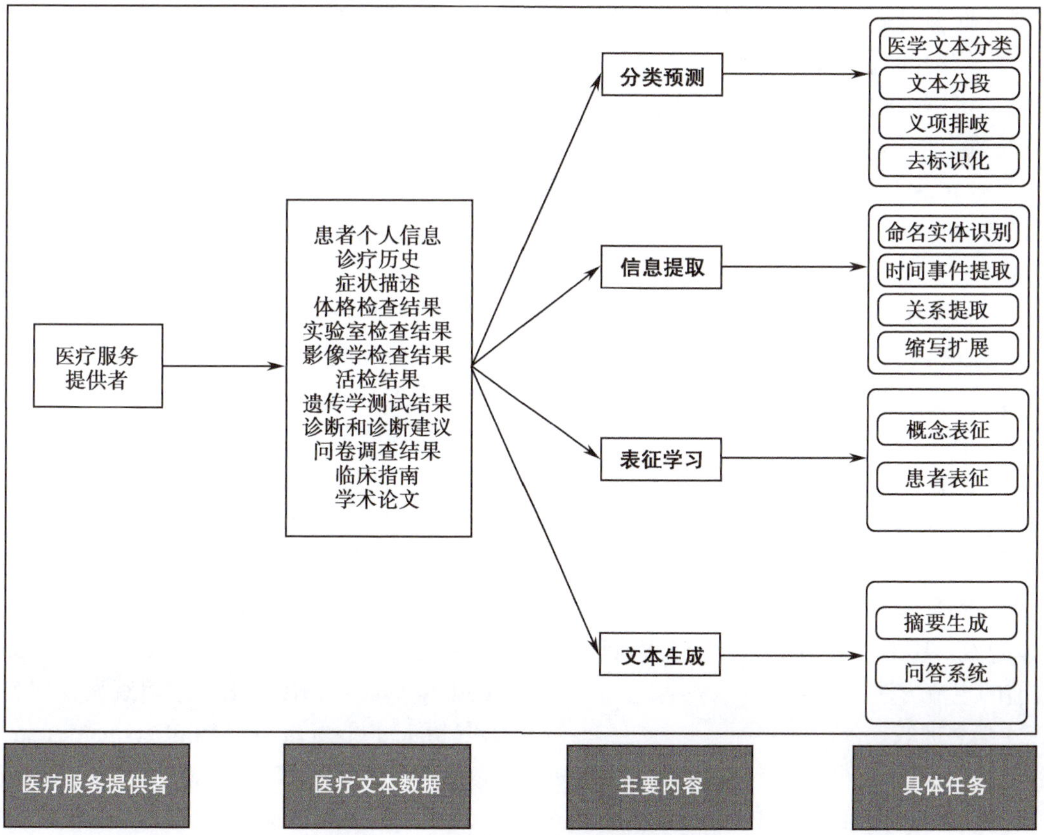

图 12-2　基于文本数据的辅助癌症筛查

（一）分类预测

分类预测对于快速处理成千上万份大型文本至关重要。分类预测主要包含以下内容：医学文本分类（medical text classification）、文本分段（text segmentation）、义项排歧（word sense disambiguation）、去标识化（de-identification）。

1. **医学文本分类**　医学文本分类是根据其内容或主题进行自动分类，将医学文本数据归类到预定义的类别或标签中，从而使医务人员和研究人员能够更方便地查找和访问相关信息。例如，按照诊断类别分类，医学文本可被分为不同种类的癌症；按照研究领域分类，医学文本可被归类为心血管学、肿瘤学、神经学等；按照症状分类，医学文本可被打上头痛、恶心、呼吸困难等标签。

2. **文本分段**　任何长度的文本数据都可根据语义被明确或隐含地分段。文本分段的目的是找到文本中各个分段之间的边界，在文档预处理中起着重要的作用。通常，文本分段被定义为一个句子分类任务，要么将每个句子分类到正确的类别中，要么确定被评估句子是否为其所在部分的边界句子。

3. **义项排歧**　义项排歧是指在给定上下文的情况下，将含义不明确的词语赋予正确的含义。在癌症筛查的文本数据中，通常包含许多含义不明确的术语，需要具体的领域知识来进行解决。例如，在"治疗组给予紫杉醇加顺铂，用量为140mg/m^2"这句话中，药物的具体用量"140mg/m^2"是指紫杉醇还是顺铂？而义项排歧的目的是根据上下文的含义或其他基本信息，判断出句中的用药量是指紫杉醇还是顺铂，避免歧义。

4. **去标识化**　在将数据集用于二次研究目的之前，数据脱敏是保护患者隐私的重要步骤。去标识化是指在保留医学文本的医学含义的同时，删除患者敏感信息的任务。通常，受保护的医疗信息包括姓名、地址和电话号码等隐私信息。由于人工智能模型需要大量的医学文本数据参与训练，手动去标识化要耗费大量的人力和时间，成本过高，基于学习模型的自动去标识化方法是目前的主流方法。

（二）信息提取

由于医学文本数据的非结构化性质，从中自动提取信息非常困难，传统的方法需要大量的手动特征工程和本体映射。使用深度学习从医学文本数据中提取相关的临床信息是目前的主流方法，其主要流程包括：命名实体识别（named entity recognition）、时间事件提取（temporal event extraction）、关系提取（relation extraction）、缩写扩展（abbreviation expansion）。

1. **命名实体识别**　命名实体识别也称为单概念提取（single concept extraction），是指在医学文本中提取结构化的医学概念，例如疾病、治疗或流程等。命名实体识别问题可被视为序列标记任务，其目标是为医学文本数据中的每个单词分配一个与临床相关的标记。这些标记可包括药物名称、剂量、使用途径、不良药物事件、适应证和疾病严重程度等。

2. **时间事件提取**　时间事件提取是为每个提取出的医学概念分配一个时间线索，是信息提取环节中至关重要的环节。例如，一些医学概念需要具备最近几个月、某月某日等具体的时间概念，以便为后续的分类预测任务提供更精确的数据特征，从而获得更精确的结果。

3. **关系提取**　时间事件提取是将临床事件与对应的时间跨度或日期相关联，而关系提取则涉及医学文本数据中医学概念之间的结构化关系，例如治疗 X 改善/恶化/导致状况 Y 的关系，或测试 X 揭示医疗问题 Y 的关系。

4. **缩写扩展**　据文献记载，医学文本数据中已有超过 197 000 个独特的医学缩写，这些缩写需要将其进行扩展后才能映射到标准的结构化概念以进行提取。由于每个缩写可以有数十种可能的解释，如何利用上下文关系选择最恰当的扩展内容是缩写扩展的核心问题。

（三）表征学习

在癌症筛查相关的医学文本数据中，通常包含大量患者就诊的各个方面的医学代码。这些代码涉及诊断、药物、实验室检查和医疗程序等内容，如国际疾病分类第十次修订本（international classification of diseases-10，ICD-10）、当前操作术语（current procedural terminology，CPT）、医疗保健常用程序编码系统（healthcare common procedure coding system，HCPCS）、逻辑观察标识名称和代码（logical observation identifiers names and codes，LOINC）、医学系统命名法-临床术语（systematized nomenclature of medicine clinical terms，SNOMED CT）等。这些代码最初仅仅是用于医院的内部管

理和收费任务，但它们却包含了非常重要的信息。表征学习的任务是将这些医学代码映射到特征矢量空间中，以进行更精确的预测任务。

1. **概念表征** 近年来，一些研究已经应用深度无监督表示学习技术，得出了能够捕捉医学概念之间潜在相似性和自然聚类的概念向量。我们将这个领域称为概念表征（concept representation），其主要目标是从稀疏的医学代码中获得向量表示，使得相似的概念在低维向量空间中靠近。一旦获得这样的概念向量，对不同来源类型（例如诊断和药物）的编码可以使用词云可视化技术进行聚类和定性分析，或者生成编码之间的相关性热力图。

2. **患者表征** 患者表征（patient repres-entation）是将患者的相关信息转换为向量或矩阵的形式。这种表示方法旨在捕捉患者的特征、状态和医学历史，以便于后续的临床决策支持、疾病预测、研究和分析等任务。通过对患者的临床数据进行转换和编码，可以将复杂的医学信息转化为机器可处理的形式，从而为医疗健康领域的各种数据分析和应用提供支持。不同的方法可以根据具体的任务和应用场景选择不同的特征表示方式，例如通过自然语言处理技术将文本信息转换为向量表示，或者使用自编码器等降维技术来提取患者数据的低维向量表示。

（四）文本生成

在癌症筛查过程中，文本生成可以用于生成医学文献摘要或医疗数据摘要，帮助医生快速获取有用的医学知识和关键数据。

1. **摘要生成** 摘要生成（summarization）是将大量的医学文本数据压缩成简洁且具有信息量的摘要的过程。其目标是从原始文本中提取出最重要、最关键的信息，使读者可以快速了解文本的主要内容，而无需阅读整个文本。摘要生成可以分为两种主要类型：提取式摘要生成和抽象式摘要生成。提取式摘要生成直接从原始文本中提取句子或段落，构成摘要，而不进行重组和改写。抽象式摘要生成则是通过对原始文本进行理解和归纳，生成新的摘要内容，可能包含原始文本中没有出现的词汇和表达方式。

2. **问答系统** 问答系统（question answering system）旨在通过与患者进行自然语言交互来提供相关信息或指导。这样的问答系统可以为患者提供准确和个性化的筛查建议，帮助他们了解癌症筛查的重要性、适用的筛查方法、筛查频率以及可能的风险等问题。基于大模型的对话系统是当前人工智能的研究热点。它通常采用基于Transformer架构的模型，利用无监督学习从大规模语料库中学习语言知识，具有强大的语言理解和生成能力，可以进行自然流畅的对话，具有类似人类的语言交互能力。将大模型与癌症筛查相结合，可以建立智能诊疗交互平台，为大众提供更为便捷和智能的癌症筛查服务。

三、应用实例

下面介绍一个利用自然语言处理技术，从放射检查报告中自动提取临床相关特征，并进行肝癌诊断的实例。首先，选择满足要求的腹部CT报告组成数据集，通过人工标注构建与肝癌诊断相关的字典。按照字典中的术语，再通过文本预处理、命名实体识别、同义词排歧、关系提取等自然语言处理技术，自动提取报告中的特征信息，并训练分类器对报告的结果进行分类，根据报告自动判断是否为肝癌，为医生提供辅助诊断建议。完整的基于文本数据的肝癌辅助诊断流程如图12-3所示。

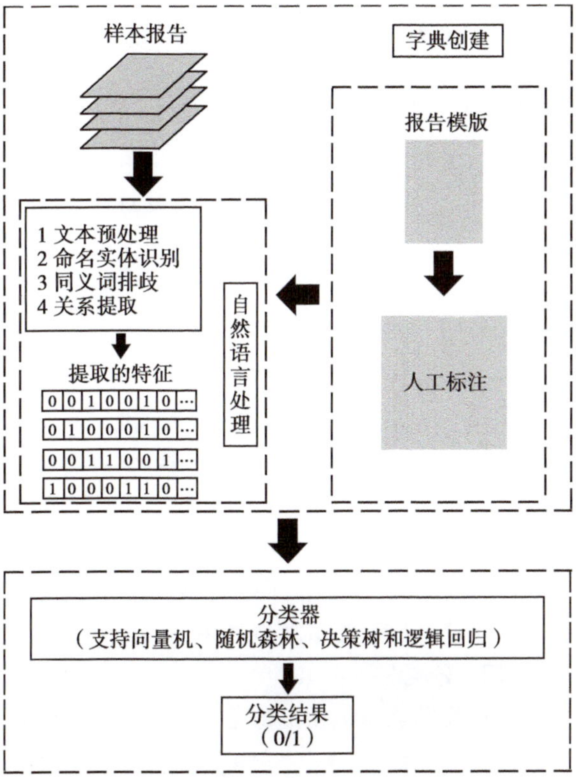

图12-3 基于文本数据的肝癌辅助诊断流程

（一）数据集准备

选择确诊为肝癌的腹部 CT 检查报告作为正样本，随机选择大致等量的被诊断为肝硬化、肝囊肿、肝血管瘤和结果正常的腹部 CT 检查报告作为负样本。样本量根据实际情况确定，样本量越多，越有利于模型的训练。

（二）字典构建

在包含正负样本的检查报告中，随机抽取总数据的 3% 进行人工标注，基于临床知识和中文语法特征，生成字典。字典包含了与肝癌相关的所有单词和同义词列表，同义词涉及肝脏的不同位置和项目的不同表现，如"低密度""不规则"等。请高年资放射科医生对生成的字典进行校对，抽取总数据的 1% 验证字典的完整性，即是否存在报告中的与肝癌诊断相关的词语未被收录在字典中的情况，若存在，则对字典进行补充完善。

（三）自然语言处理

首先，对腹部 CT 检查报告中的文字进行预处理，对有效的文字内容进行提取、分段等处理，将检查报告中的内容转化为计算机可处理的文本数据。

其次，对报告中的文本数据进行命名实体识别，即根据字典提取各种实体，并将这些实体转化为计算机可以理解的向量表示。检查报告中的实体类型包括位置（如肝脏）、形态（如轮廓规整）、密度（如密度不均匀）、修饰语（如结节状）等。先采用前向最大匹配算法完成分词，然后根据分词结果进行标签标注，得到实体标签序列。实体标签标注结果案例如表 12-1 所示。B、I、E、O 分别表示开始（begin）、内部（inside）、结束（end）以及外部（outside），B-L、I-L、E-L 分别表示位置（location）实体类型的开始、内部和结束，而 B-M、I-M、E-M 分别表示形态（morphology）实体类型的开始、内部和结束。在获得实体标签标注序列之后，采用双向长短时记忆网络 - 条件随机场（bidirectional long short-term memory with conditional random field，BiLSTM-CRF）深度学习模型进行命名实体识别。其中，BiLSTM 网络层可以捕获相邻标签之间的依赖关系，学习输入汉字的前后向信息。例如，实体应该以 B 标签开始，I 标签必须跟在 B 标签之后。在 BiLSTM 网络层之后，CRF 网络层可以用来计算最优序列标签。

表 12-1　实体标签标注结果示例

文本序列	肝	脏	形	态	大	小	正	常	，	轮	廓	规	整	。
字典特征	B	E								B	I	I	E	
实体标签	B-L	E-L	B-M	I-M	I-M	I-M	I-M	E-M	O	B-M	I-M	I-M	E-M	O
实体类型	位置（L）		形态（M）							形态（M）				

再次，对命名实体识别后的结果进行同义词排歧。根据之前生成的同义词列表，将具有相同含义的实体统一为单个单词。

最后，进行关系提取，提取单个实体之间的症状信息，每一份报告都被分割成一系列的句子。一个具体特征提取案例如图 12-4 所示。

（四）分类识别

将前面步骤提取出的放射学特征转换为二值向量（如图 12-3 所示），每个值代表某个特征的状态，0 表示缺失，1 表示存在。首先采用 lasso 逻辑回归方法进行特征选择，然后利用选择后的放射学特征，采用机器学习方法（如支持向量机、随机森林、决策树、逻辑回归等）构建用于肝癌预测的分类器，输出二值结果，0 表示不是肝癌，1 表示是肝癌。

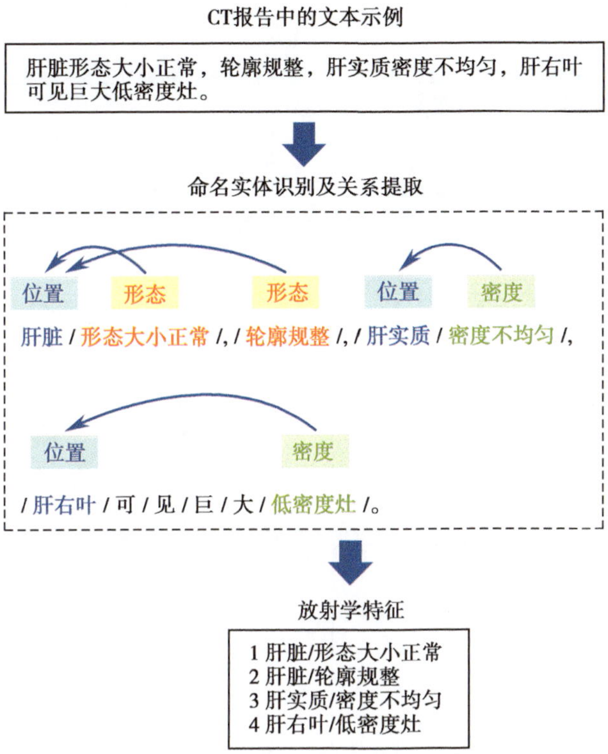

图 12-4　放射学特征提取示例

第三节　基于图像数据的人工智能辅助筛查

一、简介

医学图像处理是指应用计算机视觉和计算机图形学等技术对医学图像进行数字化处理、分析、重建和展示的过程，是基于图像数据的人工智能辅助筛查中的关键技术。例如，通过分析 X 线检查、超声、MRI 等检查的医学影像数据，可检测乳腺是否存在肿块或异常组织；通过分析肺部 CT 平扫影像数据，可检测有无异常肺结节或阴影存在；通过分析胶囊内镜、结肠镜等影像，可自动定位并诊断出结肠中的肿瘤和癌前病变。

二、主要内容

基于图像数据进行辅助筛查可分为监督学习、弱监督学习、无监督学习，如图 12-5 所示。

监督学习方法通过从标记的训练数据中学习图像特征和与其对应的标签之间的关系，从而建立预测模型预测癌症筛查结果。弱监督学习方法试图解决监督学习中标记数据不足的问题，它结合了标记数据和未标记数据来训练模型。无监督学习方法不使用标记数据，而是试图从未标记数据中发现数据的内在结构和模式。

（一）监督学习

监督学习方法利用带标签的样本数据对模型进行训练，将输入数据映射到预定义的标签上（例如癌症 / 非癌症）。监督学习方法包括手工特征方法和表示学习方法。

1. **手工特征方法**　这类方法需要在训练之前从数据中提取一组预定义特征集，例如，肿瘤的形状、大小、纹理等特征信息，然后使用标准的机器学习模型来进行训练。这类方法的优点是具有更简单的结构、更低的计算成本，且不需要海量的训练数据，具有高度的可解释性。其缺点是需要手动提取特征，这既费时间又可能由于特征过于简单而影响模型的准确性。

2. **表示学习方法**　表示学习方法（如深度学习）能够自动从原始数据中学习到丰富的特征表示，无需手动进行特征提取。以 CNN 为例，卷积层作为特征提取器，而随后的池化层将特征压缩为最相关的特征，非线性激活函数允许模型探索特征之间的复杂关系，全连接层则执行最终的分类任务。CNN 的主要优势在于它能够从原始

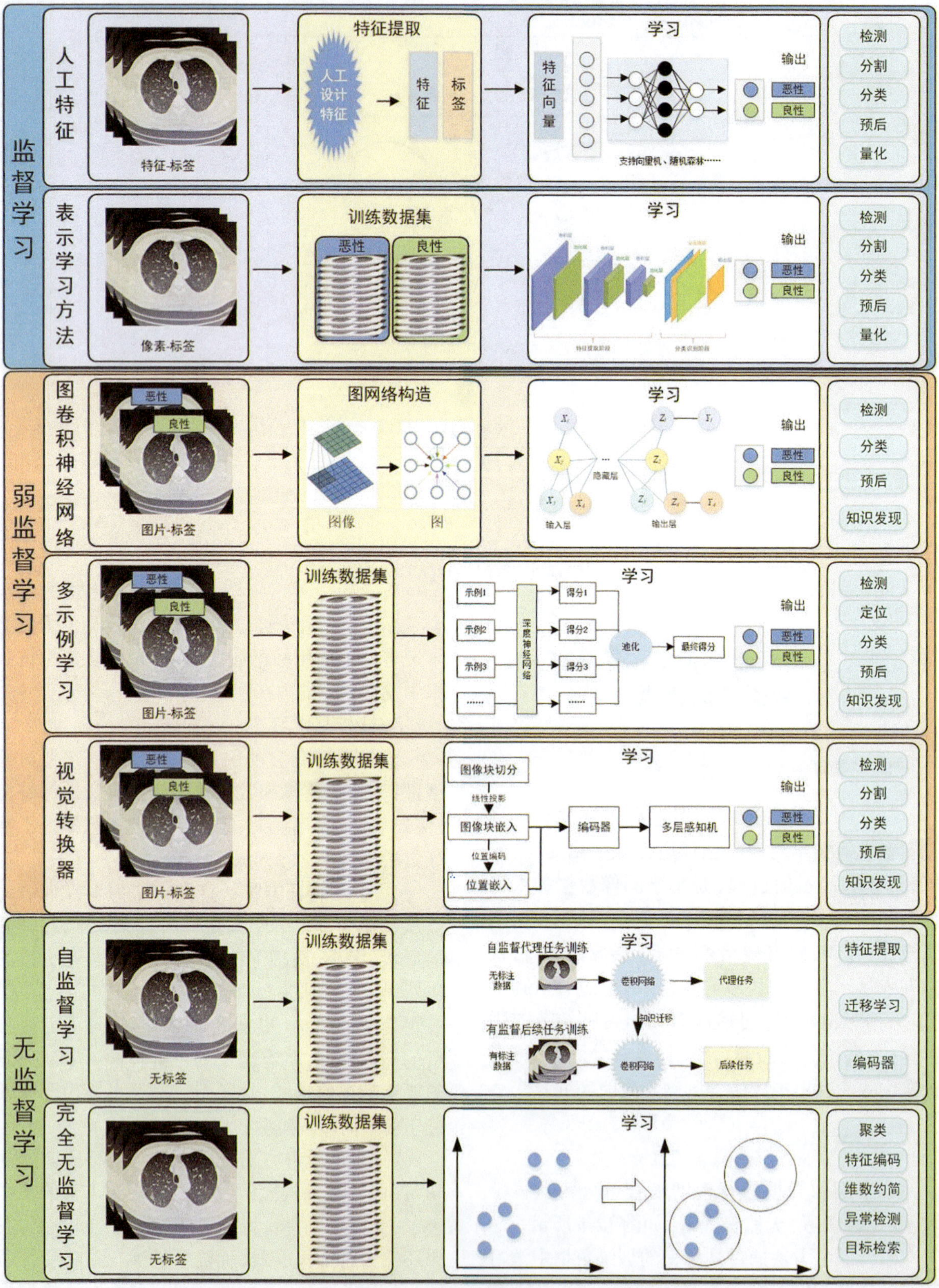

图 12-5　基于图像数据进行辅助筛查的人工智能方法

数据中提取丰富的特征表示，降低预处理成本，提高灵活性，并且表现通常优于手工特征模型。CNN的潜在限制在于模型依赖像素级的标注，这需要大量时间和丰富的医学经验，同时也缺乏可解释性。

（二）弱监督学习

弱监督学习是有监督学习的一个子类，它允许我们使用弱的、患者级别标签（比如诊断或生存率）来训练模型，避免手动标记数据。例如，针对医学图像中的小肿瘤区域，利用弱监督学习方法可只在图像级别上进行标注。最常见的弱监督学习方法包括图卷积神经网络（graph convolution neural network，GCN）、多实例学习（multiple instance learning，MIL）和视觉 Transformer（vision Transformer，ViT）。

1. **图卷积神经网络**　图由节点和边组成，节点可以表示一个像素、一个图像块，甚至是一个组织区域，边表示这些节点之间的连接关系。图可以用于明确捕获数据内部结构，并将数据内部结构进行编码。在图卷积神经网络中，节点的特征通过聚合相邻节点的信息进行更新，然后再作为最终分类器的输入。常规的卷积网络将图像裁剪成相互独立的小区域，但图卷积神经网络可以合并更大的上下文和空间组织结构。

2. **多示例学习**　多示例学习是一种弱监督学习，弱在标签不够精确，标签并非以样本（instance）为单位进行标注，而是以包（bag）为单位进行标注，一个包由一个或多个样本组成。考虑二分类的情况，如果一个包内的所有样本均为负样本时，那么该包被标记为负样本。如果一个包内有至少一个样本为正样本时，那么该包为正样本。模型在学习的时候只知道以包为单位的标签，对包内具体的样本标签是未知的。多示例学习的目的是，通过对具有分类标签的多示例包的学习，建立多示例分类器，并将该分类器应用于未知多示例包的预测。

3. **视觉 Transformer**　视觉 Transformer 是一种基于注意力机制的学习方法，能够使模型充分了解上下文信息。与多示例学习相比，多示例学习假定图像中的块是独立且相同分布的，而视觉 Transformer 考虑到这些块之间的关联和上下文信息。视觉 Transformer 的主要组成部分包括位置编码、自注意力和多头自注意力。位置编码用于学习图像的空间结构以及块之间的相对距离。自注意力机制确定每个块的相关性，同时考虑到其他块的上下文信息和贡献。多头自注意力同时使用多个自注意力块，以考虑块之间不同类型的交互，并将它们结合成一个单一的自注意力输出。视觉 Transformer 通常需要大量的图像数据进行训练，这也是基于人工智能的癌症筛查面临的重要问题。

（三）无监督学习

无监督学习方法不需要任何标签，可以探索数据中的结构、模式和子群体，包括自监督学习和完全无监督学习。自监督学习是指使用数据本身创建补充任务，从而实现数据预处理和特征学习，而完全无监督学习则尝试不使用标签获取有意义的信息。

1. **自监督学习**　自监督学习方法可以利用未标记的医学影像数据来自动学习高质量的特征表示，从而提高后续监督学习的性能。例如，在肺部 CT 图像中，可以使用自监督学习算法自动学习到不同肺部组织的特征表示，以实现肺癌的自动筛查。自监督学习可以通过无监督的方式来预训练模型，在有限样本下仍能提取出有效的特征信息。自监督学习可以通过对比学习方法，将相似的影像数据编码为相似的特征表示，从而提高医学影像分类的准确度。例如，在颅脑 MRI 图像中，自监督学习可以学习到脑图像的局部特征，并将其用于脑瘤的筛查。

2. **完全无监督学习**　完全无监督学习不需要使用人工标签或任务指导。在癌症筛查领域，完全无监督学习方法可以用于探索癌症图像数据的潜在结构、相似性和共同特征，以帮助识别潜在的癌症亚型或患者亚群体。例如，利用无监督聚类方法，可以将癌症图像数据分成不同的子群体，并探索这些子群体之间的共同特征。这种方法可以帮助研究人员识别患有相似特征癌症的患者，从而更好地理解癌症的分子机制和病理生理学。

三、应用实例

下面介绍一个利用深度神经网络进行肺癌辅助诊断的实例。这是典型的监督学习方法，利用标注好的 CT 图像样本对模型进行训练，检测肺癌的风险。首先，由人工对肺部 CT 图像的肺结节区域进行标注。然后，利用基于深度神经网络的肺结节检测模型，从 CT 图像中自动检测出肺结节区域。最后，利用多尺度残差网络模型对结节的良恶性进行判断，达到辅助肺癌诊断的目的。具体的肺癌辅助诊断流程如图 12-6 所示。

（一）图像集准备

首先筛选具有肺结节的 CT 图像组成样本数据集，其中恶性与良性的比例尽量满足 1∶1。选择具有相关医学背景知识的医生，通过培训后对收集的数据集进行肺结节标注，确定肺结节的具体位置，然后由高年资医生对标注结果进行复核。高年资医生应具有至少 5 年相关临床经验，以确保标注结果的准确性。

（二）肺结节检测

在肺结节检测模块中，采用 Faster R-CNN

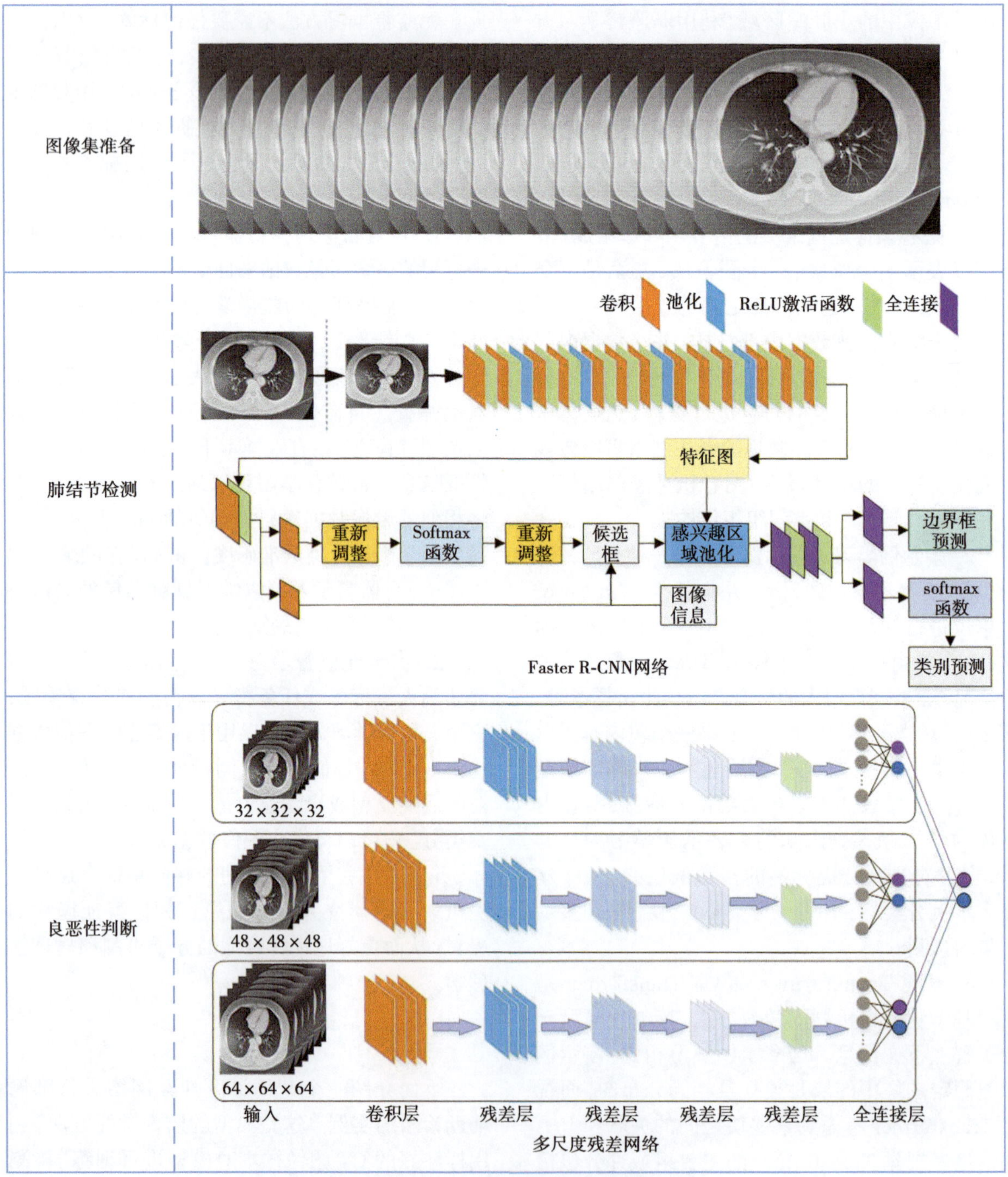

图 12-6　基于 CT 图像的肺癌辅助诊断流程

（faster region-based convolutional neural network）模型进行肺结节检测。Faster R-CNN 模型是两阶网络，将特征提取、区域建议、候选区域回归、分类等过程整合在一个网络中，针对高精度、多尺度以及小目标检测等任务，具有明显的性能优势。首先，通过 13 个卷积层、13 个修正线性单元（rectified linear unit，ReLU）激活函数层以及 4 个池化层组成的卷积网络，获得图像特征。其次，再通过卷积层分别生成候选框和对应的候选框回归偏移量，然后计算出预测的边界框位置。感兴趣区域池化层则从特征图中提取候选框特征，通过全连接层和 softmax 网络进行分类，分辨其是否为肺部结节。同时，Faster R-CNN 模型在多个目标检测任务上效果均不错，可以通过迁移学习的方法对已有的模型参数进行微调，即可达到较好的效果。

（三）良恶性判断

建立多尺度残差网络对检测到的肺结节进行识别，以判断肺癌的风险。从原始 CT 图像中，以肺部结节为中心，选择 32×32×32、48×48×48、64×64×64 三种尺度的图像进行预处理，分别训练三个残差分类模型，之后将三个不同尺度的残差分类模型结果进行融合，得到最终的肺癌判断结果。

第四节　多模态医学数据人工智能辅助筛查

一、简介

多模态医学数据人工智能辅助筛查是指通过结合不同模态的医学图像数据、生理数据和临床数据，利用人工智能进行分析、处理和诊断的一种技术。它可以将不同模态的数据信息进行关联和融合，提高诊断的准确性和效率。例如，在肝癌的早期诊断中，结合 CT 和 MRI 影像，能够更加准确地诊断病灶位置、大小和类型等，有利于对病情的进一步分析和评估。多模态融合技术也可将 PET 所提供的有关病变部位的代谢信息和 CT 所提供的病变解剖结构信息结合处理，以获得更全面和准确的病变信息，从而为医生的临床决策提供更为可靠的支持和参考。

二、主要内容

在多模态融合技术的处理过程中，需要针对不同类型、不同形式的数据，采用特定的算法进行处理和转换。来自不同领域、不同数据形式的信息相互协作和融合，可以提高算法的鲁棒性、准确性和可靠性，从而更好地适应不同的任务和应用场景，取得更好的效果。

多模态数据融合的目的是提取和组合不同模态的互补上下文信息以做出更好的决策。在癌症筛查中，多模态数据融合尤为重要，一种模式的某种发现可能与其他模式相结合而产生不同的医学解释。人工智能可自动整合来自不同数据的补充信息和临床背景，以改进分类预测的效果。人工智能驱动的融合策略可分为数据级融合、特征级融合和决策级融合，如图 12-7 所示。

（一）数据级融合

数据级融合是在不同模态的数据输入到单一模型之前，将不同输入级别的所有模态的信息进行整合。这些模态可以是原始数据、手工制作的特征，也可以是通过深度学习算法提取的特征。整合模态的方法包括向量连接、逐元素求和、逐元素乘法等操作。这种方法的优点在于只需要训练一个模型，减少了设计过程的复杂性。但缺点是需要假设单个模型适合所有的模态，且需要对齐不同模态数据，否则会影响模型准确性。

数据级融合在癌症筛查中有广泛应用。例如将不同形态的医学图像进行整合，如超声、CT、MRI、PET 等图像的融合，能有效辅助癌症筛查，提升癌症筛查精度和效率。另外，还可将成像数据与电子病历进行融合，如将皮肤镜图像与患者病历数据进行整合用于皮肤癌变诊断，或将宫颈细胞数字病理图像和电子病历进行融合用于宫颈癌筛查。还有一些研究通过将基因组学数据、组织学数据、放射学图像结合，以预测癌症分类、生存和治疗响应情况。

（二）特征级融合

特征级融合是将多模态模型的损失反馈到每个模态的特征提取层，以迭代地改进多模态数据的特征表示。相比于数据级和决策级融合，特征级融合可以利用多模态信息来提高特征表示的准确性。此外，在具有三个或更多模态的系统中，可以一次性融合所有模态的数据，也可以进行逐步融合。特征级融合包括单层特征级融合、渐进融合和引导融合等方法。单层特征级融合类似于数据级融合，但特征级融合可以从不同抽象层次组合单独的模态。渐进融合允许将来自同一层次

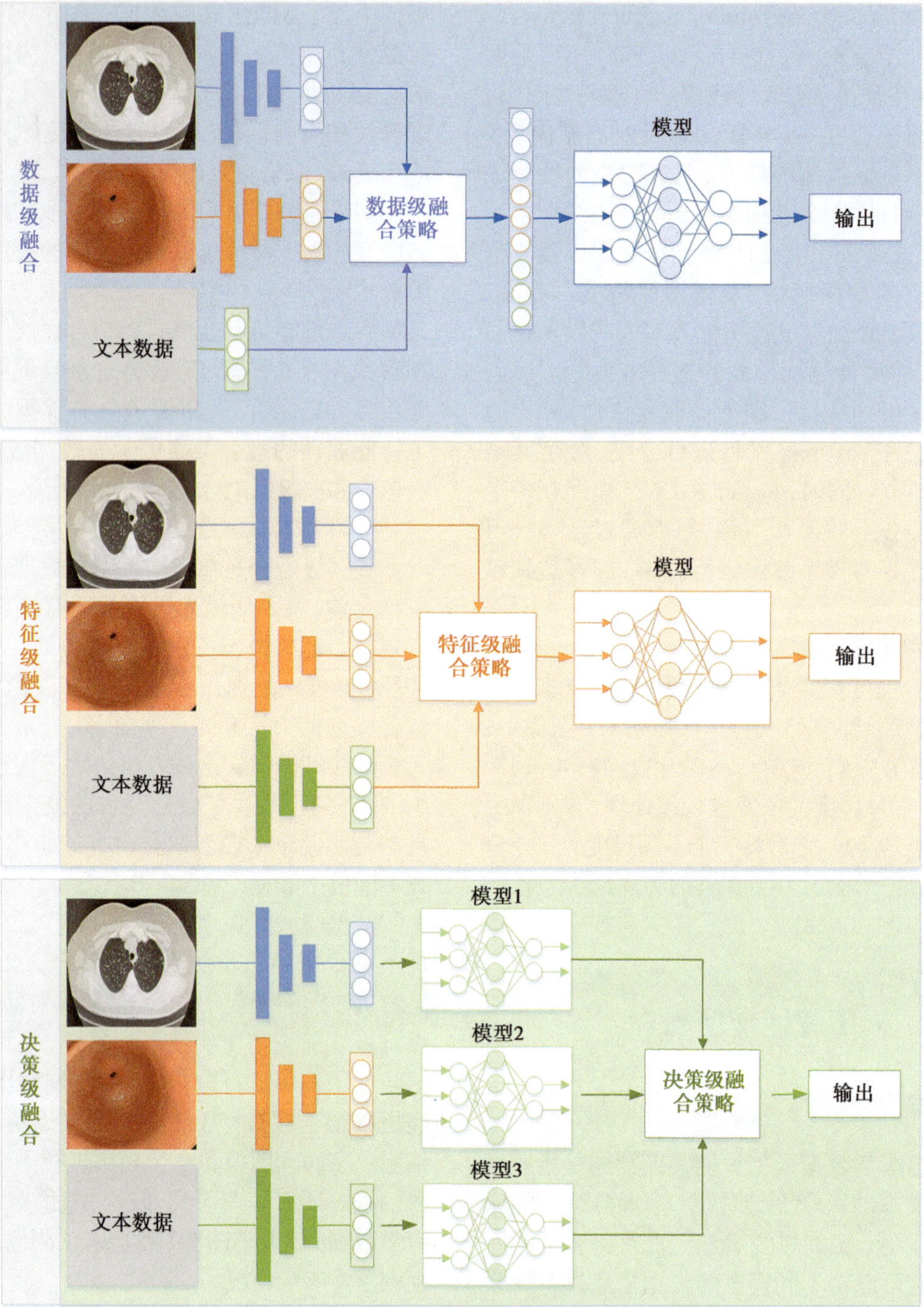

图 12-7　多模态数据融合

高度相关通道的数据组合在一起，促使模型考虑特定模态之间的交叉相关性。在某些情况下，渐进融合的性能要优于单层特征级融合。最后，引导融合允许模型使用一种模态的信息来指导从另一种模态提取特征。例如，基因组学信息可指导组织学特征的选择，其潜在的解释是存在特定突变时不同组织区域之间可能存在相关性。没有确凿的证据表明哪一种特征级融合方法更优，因为每种类型都非常依赖数据和任务本身。

特征级融合的例子较多，例如肺癌检测中 PET 和 CT 图像的融合，前列腺癌分类中 MRI 和超声图像的融合，神经胶质瘤分割中多模态 MRI 图像的组合等，都可以在特征级上进行融合。此外，多组学数据的特征级融合可用于癌症亚型分类；基因组学数据与组织学、钼靶图像的特征级融合可进行生存预测；电子病历和乳腺钼靶图像的特征级融合可提升乳腺癌病变检测的精度。

（三）决策级融合

决策级融合是指为每个模态训练一个单独的模型并融合来自各个模型的预测结果。融合方法可以通过平均多数表决、基于贝叶斯的规则或学习模型来执行。决策级融合允许对每个模态使用不同的模型架构，因此适用于具有大数据异构性的多模态系统。即使在数据丢失或不完整的情况下，决策级融合也保留了做出预测的能力，因为每个模型都是单独训练的，可以应用多数表决等方法进行决策融合。同样，可以在不需要重新训练完整模型的情况下将新模态数据的预测结果加入模型中。与其他融合策略相比，决策级融合具有更简单的体系结构和更少的参数，因此在数据有限的情况下也适用。决策级融合还可以通过在融合阶段为不同的模态设置不同的权重，以明确每个模态对总体任务的贡献程度。

决策级融合的应用也十分广泛。例如，利用 MRI 检查结果和前列腺特异性抗原检查结果的融合，可实现前列腺癌的诊断；基因组学结果和组织学结果的融合可用于提升生存预测的能力。

三、应用实例

下面介绍一个基于钼靶和超声图像的多模态乳腺癌智能辅助诊断实例。该实例利用残差神经网络（residual neural network，ResNet）分别对钼靶和超声图像进行特征提取，在经过特征级融合后，将得到的融合特征输入到支持向量机中，判断良恶性，实现多模态乳腺癌诊断。基于钼靶和超声图像的多模态乳腺癌辅助诊断流程如图 12-8 所示。

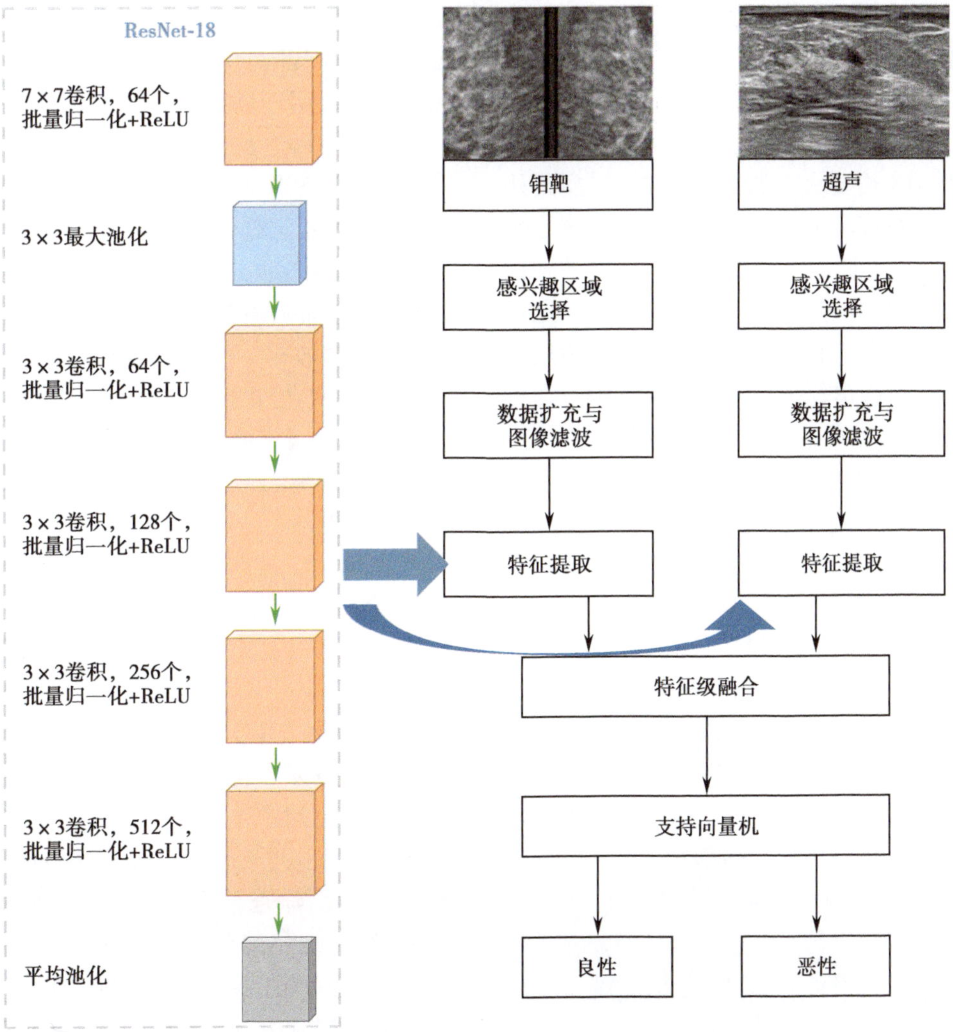

图 12-8　基于钼靶和超声图像的多模态乳腺癌辅助诊断流程

（一）多模态数据集准备

多模态数据集由钼靶图像、超声图像组成。收集确诊为乳腺癌患者的钼靶图像和超声图像作为正样本集，同时收集等量非乳腺癌患者的钼靶图像和超声图像作为负样本集。

（二）数据预处理

首先，在有经验的放射科医师的帮助下，手动进行感兴趣区域的选择。为了提高准确率，避免由于数据集小而导致的过拟合问题，深度神经网络通常需要大量数据。因此，若收集的样本量不足，可采用几何变换的方法来增加数据集的大小，即通过旋转、平移、反射、缩放等变换来增加数据。此外，对钼靶和超声图像进行图像滤波操作以去除不需要的噪声。对钼靶图像，采用各向异性扩散滤波方法，这种方法可保留图像中边缘的清晰度。对超声图像，采用降斑各向异性扩散滤波方法，它有助于去除斑点噪声，并区分超声图像中的非病变区域和病变区域。

（三）特征提取

采用 ResNet-18 网络模型进行特征提取。ResNet-18 是具有 18 层的经典 CNN 网络。由于训练 ResNet-18 需要大量数据，本方法采用迁移学习的思想进行模型训练。迁移学习的基本思想是：在一个任务上训练得到的模型所包含的知识可以部分或全部地转移到另一个任务上。通过这种方式，模型获得了从其他数据集学习通用特征的能力，再利用本任务的数据进行细调，即可达到快速准确训练模型的目的。利用 ResNet-18 模型在 ImageNet 数据库上的预训练结果作为网络的初始状态，通过输入的钼靶图像和超声图像进行进一步的精细调整训练。将钼靶和超声图像调整为 224×224 大小，输入到如图 12-8 的 ResNet-18 模型中，经过不同的卷积层、激活层、池化层，钼靶图像和超声图像被转化为 512 维的特征向量，将得到的特征向量进行归一化和级联操作，实现特征级融合，最终实现特征提取任务。

（四）分类识别

在提取特征后，采用支持向量机方法对特征向量进行分类，从而对输入图像的良恶性进行判断。

第五节　面临挑战与发展趋势

人工智能在癌症筛查中取得了显著的成就，具有广泛的应用前景。但是，不可否认的是，人工智能在癌症筛查领域的应用仍然面临很多挑战。本节从数据、模型、应用三个方面介绍人工智能在癌症筛查中所面临的挑战，并简要介绍其发展趋势。

一、面临挑战

（一）数据方面

尽管能够用于科研的医疗数据越来越多，但现有针对癌症筛查的医疗数据集仍然面临诸如数据质量不高、标注困难以及数据安全等问题。这些问题阻碍了基于人工智能的癌症筛查系统的研发，也限制了相应人工智能产品的落地应用。

1. **数据质量**　首先，在癌症筛查的调查问卷等资料中，可能存在被调查者提供的信息不准确的问题，这可能是由于患者的偏见、记忆力问题、不愿意透露真实情况和个人隐私等原因导致的。其次，由于患者的主观意愿和客观医疗条件，不是所有病例都经历了同质化、标准化的筛查过程，导致可用于癌症筛查的数据质量参差不齐。此外，在多模态数据处理中，也存在数据模态缺失、数据对齐困难等质量问题。

2. **数据标注**　在获得足够的数据集后，通常需要对样本数据进行标注，才能进行模型训练。但是，在癌症筛查中，数据标注也面临诸多挑战。首先，医学数据标注的成本极高。医学数据标注需要医学专业知识，需要投入大量的医生资源，而医生通常很难抽出足够的时间和精力进行准确有效的数据标注。其次，确保数据标注的准确性和一致性也非常具有挑战性。在标注过程中，不可避免地会出现标注者疏忽、疲劳和判断失误等问题，可能导致标注结果不准确。此外，不同标注者之间的专业知识水平不同也可能导致标注结果缺乏一致性。

3. **数据安全**　随着互联网技术的发展，数据获取变得越来越便利。与此同时，网络安全带来的数据安全问题也日益突出。此外，在大数据时代如何做好医学数据的隐私保护也面临着严峻的挑战。癌症筛查过程中的数据通常涉及敏感的个人隐私，而目前在医疗机构、研究机构、企业之间的数据共享还没有十分明确的操作规范，癌症筛查数据的应用可能存在一定程度的隐私泄露风险。尽管目前也有类似联邦学习等机制可用于解决此类问题，但在实际操作层面还是存在不少障碍。

（二）模型方面

1. **可解释性**　癌症筛查往往涉及重要的健康问题，因此模型的可解释性至关重要。医生需要了解模型是如何做出诊断和推断的，以便更好地理解和验证模型的结果。目前，深度学习模型是人工智能辅助筛查中最常用的模型。但是，深度学习模型通常被认为是“黑盒子”，其内部工作原理难以解释。因此，研究人员需要努力提高深度学习模型的可解释性，使得模型的决策过程可以被医生解释和解读。同时，为了让医生和患者理解模型的结果，可解释性的可视化呈现也非常必要。

2. **泛化性**　不同于普通文本和自然图像等数据，可用于癌症筛查的医疗数据数量还比较有限，那些在大规模自然语言处理和大规模自然图像处理领域被证明非常成功的方法可能无法直接应用于医学领域。除了采取数据扩充方法，研究人员越来越多地探索利用有限数据集进行训练的方法，如迁移学习和元学习。迁移学习利用一个预先训练好的模型，并针对新的任务对其进行微调，而元学习的重点是学习一个可适应的模型或算法，能够快速适应新的任务。这些方法旨在优化模型性能，即使面临有限标记的癌症筛查数据，也能增强模型在筛查任务中的稳健性和泛化能力。

（三）应用方面

1. **临床验证**　医学是十分严谨的学科，每一项医学技术的落地应用都需要十分严格的临床验证过程。基于人工智能的癌症筛查在实际临床中的性能验证是一个复杂而耗时的过程。智能筛查模型需要在大规模的真实患者群体中进行验证，以确保其在不同病例和环境下的稳健性和准确性，这无疑给人工智能产品的应用带来了不小的阻碍。

2. **应用环境**　利用人工智能辅助癌症筛查，还面临复杂的应用环境。首先，不同类型的癌症在形态、生物学和症状表现等方面存在显著差异，现阶段无法开发通用且适用于各种癌症类型和个体差异的人工智能癌症筛查模型，而按照不同癌种进行模型的研究开发也导致其应用场景千变万化，研究开发和落地应用的难度增加。其次，癌症筛查涉及极为敏感的患者数据，因此在人工智能产品的开发和使用中必须严格符合相应法律法规要求，而人工智能相关的伦理道德、新技术的法律规范等，目前还远未成熟。

二、发展趋势

尽管存在不小的挑战，人工智能在癌症筛查中的应用仍然具有巨大的潜力。它可以帮助医生提高癌症早期诊断的准确性和效率，辅助临床决策的制定，并实现个体化的医疗服务。

首先，为解决数据不足的问题，数据扩充是最常用的方法。直观地说，收集更多可用数据是最简单可行的方法，例如通过多中心研究收集多个机构的数据。然而，在多中心研究开展受到限制的情况下，还可以采用技术干预来解决数据扩展的问题。例如，可以采用图像的几何变换来增加图像样本的大小。值得注意的是，生成对抗网络通过学习数据分布模式，可以生成与数据集分布一致的样本训练数据，有助于提升模型结果。同时，强化学习也被用来从数据本身找到最佳的变换策略，并学习不同任务的不同增强方法。总体而言，整合各种数据扩展方法，显著增强了数据集的多样性和广度，有助于提高癌症筛查的准确性。

其次，在解决模型可解释性方面，研究人员正致力于开发可解释性强的机器学习和深度学习算法。这些算法能够生成更具解释性的模型，使用户能够理解模型的决策过程。在这种透明性至关重要的环境中，多模态数据的整合也能够为模型带来更强的可解释性，并有望揭示具有临床意义的规律。

最后，随着人工智能癌症筛查应用的增加，对于其落地应用方面的关注也不断上升。相关机构和组织正积极制定指导原则和标准，以确保人工智能癌症筛查产品的开发和应用符合严格的法规和伦理要求。同时，大众对人工智能技术的热情，也导致市场对智能筛查产品的关注度不断提升，并为之提供越来越好的应用环境。

思考题

1. 人工智能的发展并非一帆风顺，经历了多次坎坷。当前人工智能正处于快速发展阶段，其根本原因是什么？

2. 请列举至少3项人工智能技术辅助癌症筛查的实例。

3. 简述自然语言处理的一般流程。

4. 什么是监督学习、半监督学习、无监督学习？简述各自优缺点。

5. 多模态数据融合中，什么是数据级融合、特征级融合、决策级融合？简述各自优缺点。

6. 人工智能在癌症筛查中面临的挑战有哪些？

（肖华成　杨维斌）

参考文献

[1] KAUL V, ENSLIN S, GROSS S A. History of artificial intelligence in medicine[J]. Gastrointestinal Endoscopy, 2020, 92(4): 807-812.

[2] LECUN Y, BENGIO Y, HINTON G. Deep learning[J]. Nature, 2015, 521(7553): 436-444.

[3] YALA A, MIKHAEL P G, LEHMAN C, et al. Optimizing risk-based breast cancer screening policies with reinforcement learning[J]. Nature Medicine, 2022, 28(1): 136-143.

[4] DEMBROWER K, WAHLIN E, LIU Y, et al. Effect of artificial intelligence-based triaging of breast cancer screening mammograms on cancer detection and radiologist workload: a retrospective simulation study[J]. The Lancet Digital Health, 2020, 2(9): e468-e474.

[5] SHICKEL B, TIGHE P J, BIHORAC A, et al. Deep EHR: a survey of recent advances in deep learning techniques for electronic health record (EHR) analysis[J]. IEEE Journal of Biomedical and Health Informatics, 2018, 22(5): 1589-1604.

[6] LI I, PAN J, GOLDWASSER J, et al. Neural natural language processing for unstructured data in electronic health records: A review[J]. Computer Science Review, 2022, 46: 100511.

[7] SINGHAL K, AZIZI S, TU T, et al. Large language models encode clinical knowledge[J]. Nature, 2023, 620(7972): 172-180.

[8] LIU H, XU Y, ZHANG Z, et al. A Natural Language Processing Pipeline of Chinese Free-text Radiology Reports for Liver Cancer Diagnosis[J]. IEEE Access, 2020, 8: 159110-159119.

[9] LI J, ZHANG L, SHU X, et al. Multi-instance learning based on spatial continuous category representation for case-level meningioma grading in MRI images[J]. Applied Intelligence, 2022, 53: 16015-16028.

[10] HUYNH T, NIBALI A, HE Z. Semi-supervised learning for medical image classification using imbalanced training data[J]. Computer Methods and Programs in Biomedicine, 2022, 216: 106628.

[11] KRISHNAN R, RAJPURKAR P, TOPOL E J. Self-supervised learning in medicine and healthcare[J]. Nature Biomedical Engineering, 2022, 6(12): 1346-1352.

[12] CHEN J, FREY E C, HE Y, et al. Transmorph: Transformer for unsupervised medical image registration[J]. Medical Image Analysis, 2022, 82: 102615.

[13] GUO J, WANG C, XU X, et al. DeepLN: an artificial intelligence-based automated system for lung cancer screening[J]. Annals of Translational Medicine, 2020, 8(18): 1126.

[14] LIPKOVA J, CHEN R J, CHEN B, et al. Artificial intelligence for multimodal data integration in oncology[J]. Cancer Cell, 2022, 40(10): 1095-1110.

[15] AZAM M A, KHAN K B, SALAHUDDIN S, et al. A review on multimodal medical image fusion: Compendious analysis of medical modalities, multimodal databases, fusion techniques and quality metrics[J]. Computers in Biology and Medicine, 2022, 144: 105253.

[16] TANG W, HE F, LIU Y, et al. MATR: Multimodal medical image fusion via multiscale adaptive transformer[J]. IEEE Transactions on Image Processing, 2022, 31: 5134-5149.

[17] ATREY K, SINGH B K, BODHEY N K. Integration of ultrasound and mammogram for multimodal classification of breast cancer using hybrid residual neural network and machine learning[J]. Image Vision Computing. 2024, 145: 104987.

[18] TJOA E, GUAN C. A survey on explainable artificial intelligence (XAI): toward medical XAI[J]. IEEE Transactions on Neural Networks and Learning Systems, 2020, 32(11): 4793-4813.

第十三章　肿瘤康复管理

肿瘤康复管理是一个综合性的过程，旨在帮助肿瘤患者在治疗后尽可能恢复身体功能、提高生活质量、预防肿瘤复发和转移，并促进心理和社会适应。肿瘤康复的概念起自 20 世纪 40—50 年代，由美国医学家 Howard A. Rusk 首次提出。1972 年，美国国家癌症研究所指出，肿瘤康复包括社会心理支持、体能优化、职业辅导和社会功能优化。进入 21 世纪后，国内外定义的肿瘤康复原则主要包含“全面康复”“全程干预”“多学科合作”等。随着恶性肿瘤幸存者人数的大幅增加，肿瘤康复管理的需求日益增长。

第一节　心理康复

心理社会肿瘤学（psycho-oncology）是 20 世纪 70 年代末建立的一门新兴交叉学科，创始人是美国斯隆-凯特琳癌症中心的 Jimmie C. Holland 教授，该学科主要研究心理社会因素在肿瘤的发生、发展及转归过程中所起的作用，研究肿瘤患者及其家庭因为恶性肿瘤这种疾病所遭受的心理痛苦及其应对方法和干预措施。自心理社会肿瘤学在国际范围建立以来，一些发达国家，如美国、加拿大、英国等都相继出台了本国的《肿瘤心理治疗指南》。我国于 2016 年 6 月出版了第一版《中国肿瘤心理治疗指南》（以下简称“指南”），开启了我国肿瘤心理规范筛查、应答及康复管理的先河。

一、肿瘤患者痛苦筛查及应答

1999 年，美国国家综合癌症网络（National Comprehensive Cancer Network，NCCN）首次使用“痛苦”一词代替肿瘤患者存在的所有心理、精神问题及社会、实际问题，并明确了“痛苦”的定义：痛苦是由多种因素影响下的不愉快情绪体验，包括心理（认知、行为、情绪）、社会和/或灵性层面的不适，可影响患者有效应对癌症、躯体症状、临床治疗。

1. 筛查工具　肿瘤领域临床医护人员识别患者痛苦的能力参差不齐，尤其对精神症状的识别更受专业培训的局限。因此，指导肿瘤领域的临床医护人员合理使用筛查工具，是提高痛苦识别率最直接有效的方式，具有重大的现实意义。目前，用于肿瘤临床痛苦筛查的工具大致分为：总体痛苦量表、肿瘤相关症状量表、精神症状量表、生活质量及躯体功能量表等（表 13-1）。其中，心理痛苦温度计是 NCCN 痛苦管理指南中推荐首选的评估工具。

2. 筛查流程

（1）培训筛查人员：首先对筛查人员（筛查协调员、临床医生、护士、心理医生、精神科医生等）进行相关培训，设定专门负责筛查的协调员具体实施填写问卷过程，指导肿瘤科医生及护士如何解读筛查结果。

（2）建立分步筛查流程：通过极简短量表进行初筛，建议所有肿瘤患者每次就诊时均应进行痛苦筛查，并对存在一定问题的患者进一步综合评估。如：通过 DT 进行初步筛查，对 DT≥4 分的患者采用 SAS、SDS、90 项症状自评量表（symptom checklist-90，SCL-90）等进一步评估患者的焦虑或抑郁状态。

（3）实施形式：筛查协调员协助患者自行填写纸质版问卷，也可评估问卷整合入软件系统，通过平板电脑、手机、电脑等设备筛查。

3. 应答策略

（1）轻度痛苦：轻度痛苦是指所有筛查量表按推荐标准评分均为轻度。

1）人员及评估：所有直接为肿瘤患者提供治疗的医务人员和社会工作者都需识别患者的心理痛苦，知道患者出现哪些情况应该转诊给更专业的服务机构。评估本身能帮助患者解决部分担忧，或为患者提供适宜的心理支持。伴随显著心理痛苦的患者则需转诊，接受专业的心理支持和干预。

表 13-1 痛苦筛查工具列表

领域	量表名称	条目/时效	评分标准及临界值
总体痛苦	心理痛苦温度计（distress thermometer，DT）	单一条目/过去一周	0~3分 无或轻度； 4~6分 中度； >6分 重度
肿瘤相关症状	M.D.Anderson 症状量表（M.D.Anderson symptom inventory，MDASI）	13个条目/当前状态	每个条目以0~10单独计分。 0~4分 无或轻度； 5~7分 中度； >7分 重度
	埃德蒙顿症状评估系统（Edmonton symtom assessment system，ESAS）	10个条目/当前状态	每个条目以0~10分单独计分。 0~3分 无或轻度； 4~7分 中度； >7分 重度
精神症状	广泛性焦虑障碍问卷（general anxiety disorder-7，GAD-7）	7个条目/过去2周	0~4分 无焦虑； 5~9分 轻度焦虑； 10~14分 中度焦虑； 15~21分 重度焦虑
	9条目患者健康问卷（patients health questionnaire，PHQ-9）	9个条目/过去2周	0~4分 无抑郁； 5~9分 轻度抑郁； 10~14分 中度抑郁； 15~19分 中重度抑郁； 20~27分 重度抑郁
	焦虑自评量表（self anxiety scale，SAS）	20个条目/最近1周	临界值为50分。 50~59分 轻度焦虑； 60~69分 中度焦虑； ≥70分 重度焦虑
	抑郁自评量表（self depression scale，SDS）	20个条目/最近1周	临界值为53分。 53~62分 轻度抑郁； 63~72分 中度抑郁； >72分 重度抑郁
	医院焦虑抑郁量表（hospital anxiety and depression scale，HADS）	14个条目/过去1周	7个条目评估焦虑，每个条目0~3分，共计21分，≥8分为焦虑；7个条目评估抑郁；每个条目0~3分，共计21分，≥8分为抑郁
生活质量及躯体功能	Karnofsky 功能状态评分（Karnofsky performance status，KPS）	11个条目/当前状态	0（死亡）~100（正常）； 60分以下说明身体健康状况较差
	美国东部肿瘤协作组（Eastern Cooperative Oncology Group，ECOG）体力状况评分标准	6个条目/当前状态	0（正常）~5（死亡）；3分及4分患者不适宜进行肿瘤相关治疗
	慢性疾病治疗功能状态评估（functional assessment of chronic illness therapy，FACIT）	普适版FACIT（FACIT-G）有27个条目/过去1周	躯体功能7条；社会/家庭状态7条；情绪状态6条；功能状态7条；分别以0~4计分。无临界值；得分越高，症状越严重

2）应答：所有人员应能诚实并富有同理心地与肿瘤患者进行沟通并提供干预，建立并保持支持性的医疗关系。专业的临床护士在接受培训后可以承担评估和提供干预的任务。

（2）中度痛苦：中度痛苦是指筛查量表按推荐标准评分，其中一项及以上为中度，所有量表均未达到重度。

1）人员及评估：接受过心理社会肿瘤学培训并获得认可的专业人员能够识别中度到重度的心理需求，并能将重度心理需求的患者转诊至精神卫生专业人员处。

2）应答：此时需要将患者转诊至专业的心理社会肿瘤学团队，或由接受过专业心理社会肿瘤学培训、获得认可且被督导过的肿瘤临床医务人员根据清晰的理论框架提供干预。目标是控制轻度到中度心理痛苦，包括焦虑、抑郁和愤怒等。

（3）重度痛苦：重度痛苦是指筛查量表按推荐标准评分有一项以上为重度。

1）人员及评估：心理社会肿瘤学团队中的精神卫生专业人员能够评估较复杂的精神心理问题，包括严重的情感障碍、人格障碍、物质滥用和精神病性症状等。接受过专业培训并有丰富临床经验的心理治疗师能够识别患者的重度痛苦，尤其评估晚期肿瘤患者的心理社会需求。

2）应答：此时的干预包括具体的心理和精神医学干预，由专业且经验丰富的心理治疗师或精神卫生专业人员实施，解决包括重度抑郁和焦虑、严重的人际关系困难（包括严重的性心理问题）、酒精和物质相关的问题、人格障碍和精神病性症状等以及进展期和终末期肿瘤患者面临的生存意义下降、死亡焦虑等问题。

二、肿瘤相关症状的精神科管理

（一）焦虑障碍

1. 诊断 按ICD-10标准，焦虑障碍包括编码为F40的恐怖性焦虑障碍（包括广场恐怖、社交恐怖、特定的/孤立的恐怖、其他恐怖性焦虑障碍、未特指的恐怖性焦虑障碍）和编码为F41的其他焦虑障碍（惊恐障碍、广泛性焦虑障碍、混合性焦虑和抑郁障碍、其他混合性焦虑障碍、其他特指的焦虑障碍、未特指的焦虑障碍）。肿瘤患者常见的是惊恐障碍、广泛性焦虑障碍以及社交恐怖，它们可以出现在肿瘤诊断之前、诊断之时或接受治疗时。

2. 评估

（1）医院焦虑抑郁量表（hospital anxiety depression scale，HADS）：具有良好的信度和效度，广泛用于综合医院患者焦虑和抑郁情绪的筛查和研究。

（2）广泛性焦虑自评量表（general anxiety disorder-7，GAD-7）：包含7个条目，0～4分正常；5～9分轻度；10～14分中度；15～21分重度。GAD-7在肿瘤患者的应用中有较好的信度和效度，能有效筛查和评估肿瘤患者中广泛性焦虑的状况。

（3）Zung氏焦虑自评量表（self anxiety scale，SAS）：用于衡量焦虑状态的轻重程度及其在治疗中的变化，适用于具有焦虑症状的成年人。

3. 干预 对肿瘤患者的焦虑障碍最有效的干预包括心理社会干预和药物干预。

（1）心理社会干预：针对肿瘤患者的心理社会干预方法有很多，包括心理教育干预、认知行为疗法、正念疗法、支持疗法、补充和替代疗法等。

（2）药物干预：持续恐惧和焦虑者需药物治疗，其疗效显著且起效较快。由于恶性肿瘤患者的代谢状态发生了改变，因此药物剂量从小剂量开始，根据需要可逐渐增加剂量。

1）苯二氮䓬类药物：常用于治疗肿瘤患者焦虑障碍，特别是惊恐发作，也可用于治疗恶心和失眠。

2）抗抑郁药物：由于抗抑郁药具有抗抑郁和抗焦虑双重药理作用，故被广泛用于焦虑谱系障碍的治疗。

3）其他药物：抗精神病药物，如奥氮平、喹硫平适于对苯二氮䓬类药物副作用敏感、存在认知损害、有药物依赖史的患者。

（二）抑郁障碍

1. 诊断 目前临床诊断标准是ICD-10中精神和行为障碍的分类。在ICD-10中，抑郁发作不包括发生于双相情感障碍中的抑郁状态，只包括首次抑郁发作或复发性抑郁障碍。

2. 评估

（1）医院焦虑抑郁量表：该问卷有14个条目，用于测查患者在过去一周内的焦虑和抑郁情绪，是较完整的评估工具，具有良好的信度和效度，推荐用于晚期肿瘤或接受舒缓医学的患者。其中测试焦虑和抑郁各有 7 个条目，临界值均为 8 分。

（2）患者健康问卷 -9（patient health questionnaire-9，PHQ-9）：9 个条目，内容简单且操作性强，广泛用于精神疾病的筛查和评估。该量表适于国内肿瘤患者抑郁筛查，被证实具有良好的信度和效度，可操作性强、简单方便。该量表 0～4 分正常；5～9 分轻度；10～14 分中度；15～19 分中重度；20～27 分重度。

（3）Zung 氏抑郁自评量表（self-rating depression scale，SDS）：用于衡量抑郁状态的轻重程度及其在治疗中的变化。问卷由 20 个条目构成；其中 10 个条目为正性词陈述，反向计分；另 10 个条目为负性词陈述，正向计分。每个条目根据最近一周内的感受分 1～4 级，各条目累计为总分，总分越高，抑郁情绪越重。

3. 干预　轻到中度抑郁障碍可选择心理治疗，重度抑郁障碍首选药物治疗，多数情况两者联合。

（1）心理干预：可用于肿瘤相关抑郁的心理治疗涉及认知行为疗法、支持 - 表达疗法、心理教育、正念冥想、人际关系团体、生存意义疗法、问题解决疗法等。

（2）药物干预：选择性 5- 羟色胺再摄取抑制剂是近年临床上广泛应用的抗抑郁药，主要包括氟西汀、舍曲林、帕罗西汀、西酞普兰和艾司西酞普兰等。

（三）失眠

1. 诊断　根据 ICD-10 精神与行为障碍分类，非器质性失眠症（F51.0）诊断标准如下：①主诉入睡困难、难以维持睡眠或睡眠质量差。②这种睡眠紊乱每周至少发生三次并持续一个月以上。③日夜专注于失眠，过分担心失眠的后果。④对睡眠量和 / 或质的不满意引起明显苦恼或影响社会及职业功能。

2. 评估

（1）临床评估：对所有肿瘤患者均需询问睡眠情况。临床评估包括主诉、目前控制肿瘤治疗、躯体症状（如疼痛、恶心、呕吐等）、有无使用精神活性物质及目前的精神心理状况等。

（2）量表评估：标准化评估量表包括匹兹堡睡眠质量指数（Pittsburgh sleep quality index，PSQI）量表和失眠严重程度指数（insomnia severity index，ISI）量表，其中 PSQI 主要用于评估最近一个月的睡眠质量，而 ISI 用于评估最近两周失眠的严重程度。

（3）检测评估：多导睡眠图监测（polysomnography，PSG）是在整夜睡眠过程中，连续并同步记录脑电、呼吸等 10 余项指标，记录将于次日由仪器自动分析后再进行人工逐项核实。PSG 不必作为常规检查项目。

3. 干预

（1）非药物干预：非药物干预包括睡眠卫生教育、松弛疗法、刺激控制疗法、睡眠限制疗法及认知行为失眠治疗。

（2）药物治疗：常用药物包括镇静催眠药物、抗抑郁药、褪黑素受体激动剂和具有镇静作用的抗精神病药物等。镇静催眠药物包括非苯二氮䓬类药物和苯二氮䓬类药物。对肿瘤患者，某些具有镇静作用的抗精神病药（如奥氮平、喹硫平等）可同时改善患者的食欲，缓解恶心、呕吐等症状。

（四）肿瘤相关性疲乏

1. 诊断　癌症相关性疲乏（cancer-related fatigue，CRF）是一种痛苦而持续的主观感受。由肿瘤本身或肿瘤相关治疗所引起的包括躯体、情感和 / 或认知上的疲乏或耗竭感，且与近期活动量不符。在过去 1 个月内持续 2 周及以上，每天或几乎每天出现以下症状或情形：

（1）有明显疲乏、精力减退或需要更多休息，与近期活动量改变不成比例，同时伴有如下症状中的 5 个及以上：①全身无力或肢体沉重；②注意力不集中；③情绪低落，兴趣减退；④失眠或嗜睡；⑤睡眠后仍感精力不能恢复；⑥活动困难；⑦因疲乏引起情绪反应，如悲伤、挫折感或易怒；⑧因疲乏不能完成原能胜任的日常活动；⑨短期记忆减退；⑩活动后疲乏症状持续数小时不能缓解。

（2）这些症状对患者社交、职业或其他重要职能领域造成严重痛苦或损害。

（3）有病史、体检或实验室检查报告，证明 CRF 是由肿瘤或其治疗引起的。

（4）CRF 不是主要由于肿瘤及其治疗伴发的精神疾病所引起，如重度抑郁、躯体化障碍、躯体形式障碍或谵妄。

2. 筛查与评估　可采用数字分级评分法（numerical rating scale，NRS）进行筛查和评级，其中 0 分表示无疲乏，1～3 分为轻度疲乏，4～6 分为中度疲乏，7～10 分为重度疲乏。

3. 干预

（1）肿瘤患者初次就诊时需筛查 CRF，快速评估可使用 NRS 量表，对轻度 CRF 患者（NRS 评分 1～3 分）进行健康教育，对 CRF 进行持续监测及再筛查，对中重度 CRF 患者（NRS 评分为 4～10 分）进行整合全面评估。

（2）推荐用非药物干预方法提供支持，包括患者教育、运动疗法、心理社会干预以及其他有效的非药物干预手段，如瑜伽、按摩、针灸、营养咨询、认知行为疗法、失眠治疗等。

（3）药物治疗不作为首选，评估患者躯体状况及药物风险后可尝试使用中枢兴奋剂、抗抑郁药物、中药制剂等。

第二节　饮食营养康复

肿瘤的发生、发展、预后和饮食营养息息相关。对肿瘤营养的认识不足或缺乏科学合理的饮食结构，使肿瘤患者的营养状况得不到及时改善，治疗花费更多，效果更差，严重影响了患者的生存质量及预后。因此，科学合理的饮食及规范的营养治疗是肿瘤患者康复的重中之重。

一、肿瘤患者营养评价及营养膳食要求

营养不良是肿瘤患者常见的并发症。据估计，高达 10%～20% 的癌症患者是死于营养不良而非肿瘤本身，及早发现并纠正营养紊乱对肿瘤患者来说至关重要。

（一）营养风险筛查、状况评估和诊断

肿瘤患者确诊后，应常规进行营养风险及营养状况综合评价，通过询问病史、膳食调查、查体、营养代谢及生化指标检测等对患者进行评价，制定营养诊疗方案。

1. 营养风险筛查及营养状况评估工具的应用　目前国内外常用的营养风险筛查工具是营养风险筛查 2002（NRS 2002）。NRS 2002 评分≥3 分者为具有营养风险，应进一步对存在营养风险的患者进行营养不良及营养不良程度的判断。

肿瘤患者营养状况评估目前最常用的工具为患者参与的主观全面评定（patient-generated subjective global assessment，PG-SGA）。PG-SGA 评分 0～1 为无营养不良，2～3 分为可疑或轻度营养不良，4～8 分为中度营养不良，≥9 分为重度营养不良。

全球（营养）领导人发起的营养不良诊断标准共识（global leadership initiative on malnutrition，GLIM）也可进行营养不良诊断。GLIM 诊断营养不良的内容包括非自主的体重减轻、低体重指数及肌肉量减少等表现型指标，食物摄入或吸收减少、炎症等病因型指标。至少满足一项表现型指标和一项病因型指标则被认为存在营养不良，确诊营养不良的患者需要根据表现型指标的程度进行分级。

2. 其他营养评价指标

（1）膳食调查及评价：了解患者饮食习惯及结构，为营养方案的制定提供参考依据。

（2）人体测量：包括身高、体重、围度（上臂围、上臂肌围、胸围、腰围等）和皮褶厚度（肱三头肌部、肱二头肌部、肩胛下角等）等。反映患者体脂肪及肌蛋白的消耗程度，间接反映能量的变化。

（3）常规、生化等检测指标：血常规、肝功能、肾功能、电解质、炎症因子、免疫功能、氮平衡等。

（4）查体：了解患者面色、皮肤、指甲状况，有无胸腹腔积液、四肢肌肉消耗情况等。

（二）肿瘤患者营养膳食基本要求

1. 肿瘤患者三大营养素摄入要求　肿瘤患者可参考健康人群标准，按不同体力活动状况，予以 25～30kcal/（kg·d）能量，术后的病人可适当增加到 35kcal/（kg·d）。对肝肾功能正常的患者，蛋白质摄入量应大于 1g/（kg·d），严重营养不良患者可提高到 2g/（kg·d）；其中，优质蛋白质应占总蛋白摄入量的 50% 以上。各营养素占比可按照碳水化合物 50%～65%、蛋白质 10%～20% 及膳食脂肪 20%～35% 给予；若存在血糖异常的情况，可适当增加中链甘油三酯供给，减少碳水化合物的占比。维生素和矿物质的摄入则大致等于每日推荐摄入量，不鼓励使用高剂量微量营养素额外补充。

2. 肿瘤患者营养治疗原则　营养管理应贯穿于肿瘤患者诊疗、康复全过程，可以采用

E-warm 全程管理技术进行营养康复管理，其中 E（early）是指早期介入，W（whole）是指营养干预应贯穿肿瘤治疗全过程，为患者提供全方位的呵护；A（assessment）指评价患者的营养状况、整体需求；R（revaluation）指动态营养评估，根据患者反馈，持续改善干预策略；M（management）指必要时进行营养多学科会诊。

规范的营养治疗应遵循五阶梯治疗原则（图 13-1）。五阶梯治疗包括饮食加营养教育、饮食加口服营养补充（oral nutritional supplement，ONS）、全肠内营养（total enteral nutrition，TEN）、部分肠内营养（partial enteral nutrition，PEN）加部分肠外营养（partial parenteral nutrition，PPN），以及全肠外营养（total parenteral nutrition，TPN）。饮食加营养教育是通过对患者的饮食结构及模式进行强化以提供营养支持的一种途径；ONS 是胃肠功能正常又不能摄入目标营养素的肿瘤患者的首选营养支持方式；胃肠道功能正常但无法经口进食者，可选择管饲途径；预期管饲时间不超过 30 天的患者，首选鼻胃管，预期超过 30 天的患者，则首选经皮内镜下胃 / 空肠造瘘术、外科手术胃 / 空肠造瘘等方式。从饮食营养教育开始，当下一层阶梯无法满足患者营养需要（＜60% 目标需要量，3～5 天）或无法实施时，应升级到上一层阶梯。

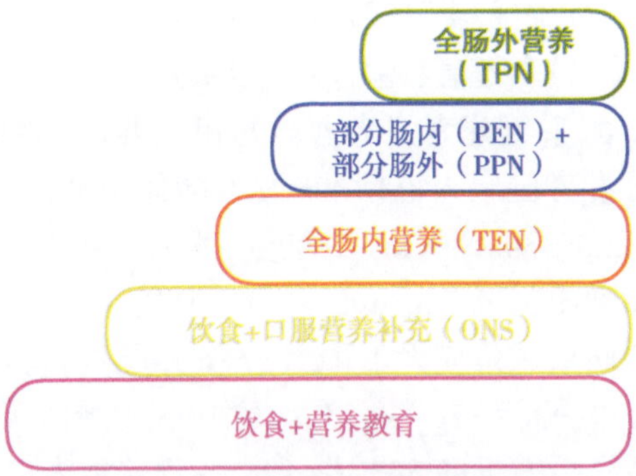

图 13-1 营养治疗五阶梯治疗原则

二、抗肿瘤治疗期患者饮食营养

抗肿瘤治疗会损伤患者正常健康组织，降低机体的免疫功能和抗肿瘤能力，科学均衡的合理膳食可以增加患者对抗肿瘤治疗的耐受性，减轻抗肿瘤治疗相关毒副反应、提高治疗疗效等。

（一）围手术期患者饮食康复

许多肿瘤患者术前即存在营养风险或营养不良。对于术前营养风险筛查≥5 分、消瘦（BMI ＜$18.5kg/m^2$）或 6 个月内体重下降＞10% 的患者，术前应给予营养支持 7～10d。可考虑高能量高蛋白膳食：能量供给 35～50kcal/（kg·d），一般每日热卡增加 300～500kcal，总能量在 2 000～3 000kcal/d；蛋白质供给为 1.2～2.0g/（kg·d），蛋白质占总能量的 20%。对于胃肠功能欠佳和病程较长的老年患者，蛋白质的补充应循序渐进。接受手术切除的上消化道肿瘤患者，推荐口服肠内免疫营养（精氨酸、ω-3 脂肪酸、核苷酸等）。

围手术期肿瘤患者在无禁忌的情况下，应避免术前长时间禁饮禁食，提倡禁饮时间延长至术前 2h，之前可口服清流质；禁食时间延长至术前 6h，之前可进食淀粉类固体食物。术前推荐口服碳水化合物饮品，术前 10h 服用 12.5% 碳水化合物饮品 800ml，术前 2h 不超过 400ml。

术后患者处于高代谢高消耗期，如在大手术后的最初几天，肌肉蛋白质分解，每日可丢失 150～500g 肌肉组织，由于脂肪的分解，大手术后的前两天每天可消耗脂肪 200g 以上。术后应早期经口进食，注意优质蛋白质的补充。除三餐外，可分别在上午、下午或晚上加 2～3 餐，正餐中增加蛋、肉、奶等优质蛋白质丰富的食物。对于有营养风险或已经营养不良的围手术期肿瘤患者，建议在出院后继续选择 ONS 补充。维持能量平衡或预防体重丢失是围手术期饮食康复最主要的营养目标。

（二）围化疗期患者饮食康复

化疗药物会引起患者食欲缺乏、恶心、呕吐、口腔溃疡等，同时化疗患者常常伴有吸收障碍综合征，易发生舌炎、食管炎、胃炎、肠炎等并发症，导致营养不良。化疗患者的饮食应清淡、易消化，可进少渣半流质或少渣软食。忌食油腻、难消化和刺激性食物，建议少量多餐。同时应多补充水分，一般以温开水、淡茶水为宜，不宜饮用咖啡。可在就餐前半小时进行 10～15min 的活动或锻炼，放松肌肉和缓解进餐的紧张情绪。化疗期间，建议确保足够的营养摄入和体力活动。

对伴发营养不良的肿瘤化疗患者，建议补充长链 ω-3 脂肪酸或鱼油来改善食欲，增加食物摄入量，稳定瘦体重和体重。围化疗期出现便秘的患者，可适当增加膳食纤维摄入，一日膳食中的膳食纤维总量应不低于30g，促进大便排泄，保持肠道的通畅。如在膳食中增加膳食纤维有困难，也可采用膳食纤维制品。

（三）放疗期患者饮食康复

肿瘤患者放疗期间易出现各种药物不良反应，如头颈部肿瘤患者，在放疗期间往往出现口干、咽痛、恶心、吞咽困难等症状，还可能出现口腔、咽喉、食管等处的放射性炎症及黏膜损伤。而胸腹部及盆腔肿瘤患者，则极易出现消化道功能症状及放射性肠炎，影响营养摄入吸收，降低放疗的耐受性。放疗期间，应确保足够的营养摄入，避免营养状况恶化导致放疗中断。同时随着放疗次数增加，上述不良反应及能量的消耗也逐渐增加，应根据患者胃肠道耐受情况逐渐增加营养素摄入，适当提高优质蛋白质的比例。

放疗期间饮食宜营养丰富、清淡易消化，可以采用半流质饮食或软食，如牛奶、鸡蛋等，或予以ONS。注意保留食材的色香味，通过视觉和嗅觉增加患者食欲，忌食辛辣等刺激食物。肠外营养仅在通过肠内营养无法提供足够营养素摄入的情况下，如严重的放射性肠炎或严重的吸收不良，才将其作为营养补充的主要手段。

（四）靶向药物治疗期患者饮食康复

靶向药物因其疗效可靠、毒性和不良反应轻，成为目前广受关注的治疗手段。但靶向药物的毒副反应如腹泻、皮疹、神经炎等却在一定程度上加重了患者的营养不良，影响抗肿瘤治疗效果及预后。治疗期间应摄入充足的水分，避免辛辣刺激的食物，满足机体100%蛋白质需求。必要时可经口补充后生素、谷氨酰胺等以减轻肠道黏膜炎症，改善部分药物引起的腹泻症状。自然饮食摄入不足的患者要积极进行人工营养干预及治疗。部分患者治疗期间可能出现眼部不良反应，如结膜炎、干眼症、角膜炎等，建议摄取富含维生素的蔬菜水果，同时酌情补充维生素、矿物质等微量营养素，以防治上述症状。

（五）免疫治疗期患者饮食康复

免疫检查点抑制剂治疗（以下简称“免疫治疗”）是一种新型抗肿瘤治疗方法。免疫治疗期间应予以充足的能量摄入，按照肿瘤患者的常规要求进行营养补充。同时注意饮食结构的多样性，增加优质蛋白质的摄入（如鱼、禽、乳和豆类等），多吃新鲜果蔬，少吃红肉以及脂肪含量较高的肉食。当日常饮食无法满足营养需求时，可寻求专业临床营养师的帮助，不建议自行添加补充剂。

（六）恢复期患者膳食指导

保持适宜的体重（BMI 18.5～23.9kg/m^2）、健康饮食、适宜的运动有助于提高患者生活质量和延长生存期。使用非甾体抗炎药或口服ω-3脂肪酸可以稳定和改善营养状况、增加体重、提高免疫功能。不能摄入足量固体食物的患者要给予额外的营养支持，如提供高营养密度的流质或饮品以保证能量供给。鼓励摄入颜色深、气味重、富含微量营养素和植物化学物的新鲜果蔬。选择不同颜色果蔬是一种简单可行的方法，能保证膳食中含有不同的植物化学物。

三、效果评价

营养治疗是一种整体疗法，其疗效评价也应该是整体的。营养治疗的疗效评价指标分为三类：①快速变化指标：常为血液检验指标，如血常规、电解质、肝肾功能、炎症参数（白介素-1、白介素-6、肿瘤坏死因子、C反应蛋白）等，每周检测1～2次。②中速变化指标：人体测量参数、人体成分分析、生活质量评估、体能评估、肿瘤病灶评估（双径法）、PET/CT代谢活性，每4～12周评估一次。③慢速变化指标：生存时间，每年评估一次。

第三节　运动康复

全球大约25%的恶性肿瘤的发生与超重及久坐等生活方式有关。步行作为最简单的运动方式，可以降低全因死亡风险。国内外指南一致认为，运动测试和康复对癌症生存者通常是安全的，并且每个癌症生存者都应该“避免不活动”，运动康复在肿瘤诊疗整体过程中发挥着重要作用。多项指南及专家共识提示运动能改善体成分，降低性激素、代谢激素、炎症反应及改善免疫功能，从而在防癌及提高生存率方面起到至关重要的作用。此外，运动康复可加速患者术后机能恢复，改善患者放、化疗引起的癌症相关性疲乏等症状，在一定程度上能改善恶性肿瘤生存者预后，降低死亡风险。

然而，在我国运动康复作为预防和管理癌症的有效策略却很少受到关注。本章节是为了将目前的证据和专家意见转化为多学科团队的建议，为我国肿瘤患者运动康复提供借鉴及指导。

一、肿瘤患者运动风险评估

鉴于肿瘤类型的多样性和不同治疗手段的副作用，在制定具体的运动康复计划之前需要对恶性肿瘤患者进行运动风险评估，包括以下三方面。

（一）评价当前体力活动水平和病史

评价确诊之前和目前的体力活动水平，评估进行体力活动的障碍和运动损伤史、患病史及家族史，特别是心血管疾病家族史、年龄。

（二）常规医学评估

（1）心率、血压、心电图、血脂、血糖。对已经诊断的心血管疾病、代谢性疾病及肾脏疾病，在开始运动测试及运动之前需要进一步的医学检查，并对运动的安全性进行医学评估。

（2）评估治疗后的外周神经和肌肉骨骼的继发性病变。

（3）如果采用激素治疗，建议评估骨折发生风险。

（4）已知骨转移性疾病的患者，在开始运动之前需要通过评估确定什么是安全的运动方式、强度、频率。

（三）特定癌种的医学评估

1. **乳腺癌患者** 上半身运动之前进行上肢和肩部的评估。

2. **前列腺癌患者** 评价肌肉力量和丢失情况。

3. **结直肠癌患者** 造瘘患者在参加较大强度运动（大于快速步行强度）之前，应该评价患者是否已经建立连续的、主动的预防感染措施。

4. **妇科肿瘤患者** 患者伴有严重肥胖时的运动风险超过恶性肿瘤部位特异性带来的运动风险，为增加其活动的安全性需要额外的医学评估。在进行较大强度有氧运动或抗阻运动前推荐对下肢淋巴水肿进行评估。

二、肿瘤患者运动测试

标准的运动测试方法通常适用于经医学筛查可进行运动测试的恶性肿瘤患者。《中国恶性肿瘤患者运动治疗专家共识》推荐恶性肿瘤患者运动能力测试方法可选用6分钟步行试验（six-minute walking test，6MWT）、握力试验（handgrip strength，HGS）、坐立试验（sit-to-stand test，STS）等，但需考虑以下因素：

（1）理想情况下，恶性肿瘤患者应该接受所有与健康相关体能的评估（心肺耐力、肌肉力量和耐力、柔韧性、身体成分和平衡能力），但在开始运动之前进行全面的体能评估，可能会对开始运动造成不必要的障碍。因此，并不要求恶性肿瘤患者在进行小强度的步行、渐进性的力量练习和柔韧性练习之前进行评估。

（2）在进行健康相关体能评估或制定运动处方之前，应了解患者的病史、合并的慢性疾病、健康状况以及运动禁忌证。

（3）熟悉与癌症治疗导致的最常见毒副反应，包括骨折风险、心血管事件，以及与特定治疗相关的神经病变或肌肉骨骼的继发性病变。

三、肿瘤患者运动禁忌证及终止指标

（一）运动的禁忌证

运动的禁忌证分为绝对禁忌证和相对禁忌证，绝对禁忌证包括生命体征不稳定，特别是脑出血或者脑血栓急性期。再者是严重的并发症，比如下肢静脉血栓。新发损伤骨折术后也不主张运动。相对的禁忌证包括严重的高血压、严重的糖尿病等，此外应保证手术伤口愈合的时间。

（二）运动终止指标

对于正处于心脏病治疗中或疑似心脏病的个体，禁止参加剧烈运动。急性心肌梗死事件多发生在平时运动较少而突然增大运动量的人身上，所以在练习时运动强度一定要循序渐进。由于过去一些练习中突发心脏病的人群往往过低估计了死亡前症状，所以无论是老年还是年轻的练习者，在练习时如果出现由于练习所导致的胸闷、呼吸困难、昏厥等症状，应该由医生检查并排除危险后再恢复运动。

四、肿瘤患者的运动康复处方

2022年美国临床肿瘤学会（American society of clinical oncology，ASCO）发布的《癌症治疗期间的运动、饮食和体重管理：ASCO指南》建议成人肿瘤患者在积极治疗期间进行有氧运动和抗阻运动，以减轻癌症治疗带来的副作用。美国癌症协会（American cancer society，ACS）2022

年发布的《癌症幸存者营养和身体活动指南》建议每周 150～300min 的中等强度活动；或每周 75～150min 的高强度运动；或两种强度的组合，和每周≥2 天的抗阻运动（例如举重、训练带等）。此外指南建议运动时应采取预防措施，包括：慢慢增加运动频率和时间，从每天做 10min 的轻度运动开始，增强体质，即使刚开始一天只能活动几分钟，也会有所帮助；运动过程中如果感到需要休息了，那就停下来休息，避免过度运动。

恶性肿瘤患者的运动处方，应根据患者的自身情况，结合学习、工作、生活环境和运动喜好等个体化制定，不同癌种、不同分期的患者功能障碍异质性很大，目前并没有根据特定的癌种或治疗方案推荐不同的运动处方。运动处方以运动频率（frequency，F）、强度（intensity，I）、时间（time，T）、类型（type，T），即 FITT 为原则进行制定，详见表 13-2。

表 13-2　以 FITT 为原则的肿瘤患者运动处方

项目	有氧运动	抗阻运动	柔韧性运动
频率	每周 3～5 天	每周 2～3 天	每周 2～3 天，每天进行更有效
强度	中等（40%～59% HRR；64%～75% HRmax；RPE 12～13）到较大强度（60%～89% HRR；76%～95% HRmax；RPE 14～17）	从低强度（如 30% 1-RM）开始，小幅度地增加	在可以忍受的情况下在关节活动范围内活动
时间	每周 150min 中等强度或 75min 较大强度运动，或两者相结合的等量运动	至少 1 组 8～12 次重复次数	静力性拉伸保持 10～30s
类型	动用大肌群的、长时间的、有节奏的活动（如快步走、骑车、有氧舞蹈、慢跑、游泳等）	自由重量、抗阻器械或自身体重的功能活动（如坐站转换），活动所有大肌群	所有大肌群的拉伸或关节活动范围的运动。明确因类固醇、射线或外科手术治疗引起的关节或肌肉受限的特定区域

注：HRR：heart rate reserve，心率储备；HRmax：maximal heart rate，最大心率；RPE：rating of perceived exertion，自觉疲劳程度量表；1-RM：one-repetition maximum，单次最大负荷量测试。

五、运动处方的调整

仍有一部分恶性肿瘤患者可能无法耐受循证 FITT，因此应基于患者的耐受性对运动处方进行调整，可考虑的调整变量包括：减少运动的频率、降低运动的强度、缩短运动持续时间以及调整运动的类型等。考虑到许多恶性肿瘤患者的机体功能减退状态和疲劳的情况，短时间的抗阻运动可能是更有益的。抗阻运动中可调整的变量包括：减少重复次数、降低组数、增加每组之间休息的时间、降低每次重复动作的速度等。

六、肿瘤患者运动的注意事项

（1）需要意识到运动对接受治疗的患者症状的影响是可变的。

（2）与健康成人相比，恶性肿瘤患者需要延缓运动量提升的进度。如果运动进度导致疲劳或其他不良反应增加，运动处方的 FITT 需要降低到患者可以耐受的水平。

（3）已完成治疗的患者在不加重症状或副作用的情况下，可以逐渐延长运动时间，增加运动频率，提高运动强度。

（4）如果可以耐受，没有出现症状加重或副作用，肿瘤患者运动处方的基本内容与健康人群相同。

（5）《中国恶性肿瘤患者运动治疗专家共识》指出，因为一些个体使用影响心率的药物（如 β 受体阻滞剂），仅用心率来监测之前或目前接受治疗的恶性肿瘤患者的有氧运动强度可能不够准确，可以教育患者用自我感觉用力程度来监测运动强度，如在中等强度的运动中能说话但不能唱歌，在较大强度的运动中不能说出完整的句子等。

（6）建议乳腺癌患者进行渐进式抗阻练习，能有效改善机体功能及降低乳腺癌相关淋巴水肿的发生风险。

(7)乳腺癌和妇科癌症患者应考虑进行有监督的抗阻康复训练计划。

(8)在治疗期也可以进行柔韧性练习。重点关注因手术、皮质类固醇使用和/或放疗而导致关节活动度下降的关节。

(9)国内外指南提示,即使是正在接受系统治疗的恶性肿瘤患者,也可以增加日常体力活动,如取报纸、做一些力所能及的家务等。

(10)每天几次短时间的运动比一次较长时间的运动更能增加运动的依从性,并从中获益,尤其是在积极治疗期间更是如此。

总体而言,运动可以降低恶性肿瘤的发生、转移和复发的风险,提高肿瘤患者的生活质量,并可能改善其生存结局。肿瘤生存者可尝试较为舒缓的运动方式,如太极拳、八段锦等项目。运动康复对恶性肿瘤预防及康复的推广和应用是一项巨大的挑战,需要不同学科之间的通力合作。但我们相信,随着肿瘤运动学的不断发展,运动康复终将会作为抗肿瘤治疗的重要治疗手段,使患者的临床获益最大化。

第四节 音乐康复

音乐康复(music therapy,MT)是一门新兴的综合性学科,它是心理学、医学及音乐学的紧密结合,以心理康复理论和方法为基础,运用音乐所特有的生理和心理效应,助力患者在专业人员的指导下,通过选择合适的音乐旋律、节奏、音量、频率等,运用音乐促进心理健康的康复方法。音乐康复的安全性高、不良反应较少、患者依从性高、可操作性强,在恶性肿瘤患者的康复方面具有明显的优势。

一、音乐康复的机制

音乐能够引发人体不同的生理反应,调节人的大脑皮质、大脑边缘系统、脑干网状结构、内分泌系统的兴奋性,通过神经和体液的调节,可以降低血压、缓和呼吸、降低心率、降低肌肉电位、降低血液中去甲肾上腺素和肾上腺素含量等,达到调节血液循环、缓解疲劳、促进新陈代谢的作用,从而改变人的偏倚的情绪体验,纠正体能亢进或低下的功能状态,达到改善人体微环境的稳态,缓解焦虑状态,放松身心的目的。音乐康复的效应主要通过四个方面的作用来实现,即物理效应、心理效应、生理效应和社会交际效应。

二、音乐康复的形式与分类

(一)音乐康复的形式

音乐康复可分为个体音乐康复与团体音乐康复两类。个体音乐康复是指音乐康复师与单一来访者共同进行的康复方式。而团体音乐康复则是音乐康复师针对多位来访者共同进行的康复方式。在实际操作中,音乐康复师会根据康复目标、来访者的生理心理状况以及康复环境等多方面因素,选择适宜的音乐康复方式。音乐康复师应与来访者构建平等协作的关系,共同积极投身于音乐康复过程,以助力来访者实现康复目标。

(二)音乐康复的分类

1. **参与式音乐疗法** 参与式音乐疗法,亦称为主动性音乐康复法,倡导患者积极参与各类音乐活动,如独唱、合唱、乐器演奏等。在参与过程中,患者得以充分调节身心状态,进而实现康复目标。

2. **感受式音乐疗法** 感受式音乐疗法,亦称被动式音乐康复法,在康复过程中,根据患者的需求选择适当的音乐,通过音乐的旋律与节奏等因素,对患者的中枢神经系统产生刺激作用,从而促使患者逐步缓解紧张、焦虑和恐惧的情绪,以达到预期的康复效果。

3. **综合性音乐康复** 将音乐康复与物理疗法相结合的一种方法,是目前我国比较有特色的一种音乐康复方法。主要包括音乐针灸电疗法、音乐电针麻醉以及音乐电磁疗法等。

三、中医五行音乐疗法在肿瘤患者中的应用

中医五行音乐疗法属于音乐康复范畴,其理论来自阴阳五行学说:即五行的木、火、土、金、水,分别对应于五音阶的角、徵、宫、商、羽,从而把五行、五脏、五音等配属用于音乐康复实践。在临床实践中,中医五行音乐疗法通常依据五音的五行分类与五脏系统相对应,进而根据五行间的生克制化关系来制定治疗方案。通过对患者的生理与心理状态进行综合评估,可以将人的体质和病理状态划分为木型人、火型人、土型人、金型人和水型人,进而依据五行理论制定合适的音乐

康复计划，选取恰当的乐曲进行治疗。

木型人是指在病理上以中医“肝”系统症状为主要矛盾，心理上以烦躁、愤怒等属“木”的情绪为主要病变的一类患者。当肿瘤患者病变局限于肝脏，出现肝气郁结、心情郁闷、烦躁易怒等症状时，依据“角动肝”的原则，选用角调式乐曲，如《春之声圆舞曲》《姑苏行》《春风得意》《江南好》等。

火型人是指在病理上呈现中医“心”系统病变或症状，心理上以浮躁、暴躁等“火”属性情绪为主要病变的一类患者。临床中，肿瘤病患常出现情绪波动，时而浮躁，时而消沉、失去信心；依据“徵动心”的原则，选用徵调式乐曲，如《喜洋洋》《步步高》《喜相逢》《中国人民解放军进行曲》《卡门序曲》等。

土型人是指在病理上表现为中医“脾”系统病变和症状，心理上主要以压抑、思虑过度等属“土”的情绪为主要病变的一类患者。肿瘤患者或因疾病进展，或因放疗、化疗、靶向、免疫治疗等副作用，情绪常常出现郁郁寡欢、思虑过度等变化。依据“宫动脾”的原则，可选用宫调式乐曲，如《月儿高》《春江花月夜》《平湖秋月》《塞上曲》《满江红》等。

金型人是指在病理上出现以中医“肺”系统的病变为主要矛盾，心理上以悲伤、忧愁等属“金”的情绪为主要病变的一类患者。肿瘤患者常出现悲观、厌世、忧愁等消极情绪，依据“商动肺”原则，选用商调式乐曲，如《黄河》《金蛇狂舞》《将军令》《潇湘水云》《嘎达梅林》等。

水型人是指在病理上以中医“肾”系统的病变为主要矛盾，心理上以沮丧、绝望等属“水”的情绪为主要病变的一类患者。肿瘤患者因疾病挫折、精神创伤或治疗失败，导致对生活丧失信心，产生负面情绪。根据“羽动肾”的原则，选用羽调式乐曲，如《江河水》《二泉映月》《梁祝》《梅花三弄》等。

思考题

1. 请简述肿瘤患者营养状况评估目前最常用的工具。
2. 请简述肿瘤患者营养治疗五阶梯原则。
3. 请简述肿瘤患者运动的绝对禁忌证。
4. 请简述肿瘤患者的运动处方 FITT 原则。
5. 请简述用于肿瘤临床痛苦筛查的常用工具。
6. 请简述痛苦筛查的应答策略。
7. 请简述音乐康复的分类。

（肖彩芝　余慧青）

参考文献

[1] 唐丽丽.《中国肿瘤心理治疗指南》解读[J]. 医学与哲学：B，2016，37(11)：21-23.

[2] 唐丽丽.《中国肿瘤整合诊治技术指南(CACA)·心理疗法》解读[J]. 中国癌症防治杂志，2023，15(02)：109-117.

[3] 樊代明，唐丽丽，吴世凯，等. 中国肿瘤整合诊治技术指南(CACA)·心理疗法[M]. 天津：天津科学技术出版社，2023.

[4] 唐丽丽. 中国肿瘤心理临床实践指南 2020[M]. 北京：人民卫生出版社，2020.

[5] 唐丽丽，詹淑琴，于恩彦，等. 成人癌症患者失眠诊疗专家建议[J]. 中国心理卫生杂志，2021，35(6)：441-448.

[6] 中国抗癌协会癌症康复与姑息治疗专业委员会，中国临床肿瘤学会肿瘤支持与康复治疗专家委员会. 癌症相关性疲乏诊断与治疗中国专家共识[J]. 中华医学杂志，2022，102(3)：180-189.

[7] 张剑军，钱建新. 中国癌症相关性疲乏临床实践诊疗指南(2021 年版)[J]. 中国癌症杂志，2021，31(9)：852-872.

[8] MUSCARITOLI M，ARENDS J，BACHMANN P，et al. ESPEN practical guideline：Clinical Nutrition in cancer[J]. Clinical nutrition，2021，40(5)：2898-2913.

[9] 曹晖，陈亚进，顾小萍，等. 中国加速康复外科临床实践指南(2021)[J]. 中国实用外科杂志，2021，41(9)：961-992.

[10] 李涛，吕家华，郎锦义，等. 恶性肿瘤放疗患者营养治疗专家共识[J]. 肿瘤代谢与营养电子杂志，2018，5(4)：358-365.

[11] 中国抗癌协会肿瘤营养专业委员会，中华医学会肠外肠内营养学分会. 中国肿瘤营养治疗指南 2020[M]. 北京：人民卫生出版社，2020.

[12] 石汉平，凌文华，李薇. 肿瘤营养学[M]. 北京：人民卫生出版社，2012.

[13] 中国临床肿瘤学会肿瘤支持与康复治疗专家委员会，中国抗癌协会肿瘤放射治疗专业委员会，重庆市医药生物技术协会癌症康复与姑息治疗专业委员会. 肺癌姑息治疗中国专家共识[J]. 中华医学杂志，2022，102(27)：2084-2095.

[14] CHEN M，YU H，YANG L，et al. Combined early palliative care for non-small-cell lung cancer patients：a randomized controlled trial in Chongqing，China[J]. Frontiers in oncology，2023，13：1184961.

[15] 中国抗癌协会肿瘤营养专业委员会，国家市场监管

重点实验室(肿瘤特医食品),北京肿瘤学会肿瘤缓和医疗专业委员会.中国恶性肿瘤患者运动治疗专家共识[J].肿瘤代谢与营养电子杂志,2022,9(3):298-311.

[16] DENLINGER C S, SANFT T, MOSLEHI J J, et al. NCCN guidelines insights: survivorship, version 2. 2020 [J]. Journal of the National Comprehensive Cancer Network, 2020, 18(8): 1016-1023.

[17] LIU L, SHI Y, LI T, et al. Leisure time physical activity and cancer risk: evaluation of the WHO's recommendation based on 126 high-quality epidemiological studies[J]. British Journal of Sports Medicine, 2016, 50(6): 372-378.

[18] KEUM N N, BAO Y, SMITH-WARNER S A, et al. Association of physical activity by type and intensity with digestive system cancer risk[J]. Jama Oncology, 2016, 2(9): 1146-1153.

[19] SCOTT JM, ZABOR EC, SCHWITZER E, et al. Efficacy of exercise therapy on cardiorespiratory fitness in patients with cancer: a systematic review and meta-analysis[J]. Journal of clinical oncology: official journal of the American Society of Clinical Oncology, 2018, 36(22): 2297-2305.

[20] 宋黎喆雄,李晓宇,仇雅岚,等.音乐疗法在身心疾病中的应用[J].中华中医药杂志,2019,34(9):4186-4189.

[21] ISTVANDITY L. Combining music and reminiscence therapy interventions for wellbeing in elderly populations: A systematic review[J]. Complementary Therapies in Clinical Practice, 2017, 28: 18-25.

[22] JANATA P. Neural basis of music perception[J]. Handbook of clinical neurology, 2015, 129: 187-205.

[23] 王维.肿瘤治疗新模式研究与实践:中医“六位一体”整合模式[M].重庆:重庆大学出版社,2019.

第十四章　癌症筛查的流行病学研究

流行病学(epidemiology)是一门研究疾病和健康状态在人群中分布的科学，其核心在于识别健康问题的分布特征，探索其影响因素，并评估预防和控制措施的效果。流行病学的主要作用是评估人类的疾病负担，探索暴露与疾病的关联。因此，来自流行病学研究的证据与感兴趣的人群直接相关。

经典流行病学研究为我们提供了科学的健康启示。例如，美国马萨诸塞州弗雷明汉市于1948年，开展的著名弗雷明汉心脏研究(Framingham heart study)通过长达70年的长期追踪随访，在数千名参与者的心脑血管健康状况分布特征中，阐明了冠心病和脑卒中等心血管疾病的危险因素、左心室肥厚的危害、单纯收缩期高血压和脉压对心血管疾病的影响、心房颤动的流行病学、心绞痛和心力衰竭自然史等一系列关键科学问题。促进了一系列药物研发、治疗干预措施和三级预防管理政策的制定，为世界范围内的心脑血管疾病的预防和治疗提供了重要指导。在癌症筛查领域，流行病学研究同样发挥着至关重要的作用，通过严谨的流行病学研究，可以回答哪些人群是癌症的高危人群、筛查方法的准确性、哪些筛查策略可以取得最佳的筛查效果等一系列癌症筛查领域关切的问题，进而指导公共卫生实践。

在本章节，我们将探讨流行病学在癌症筛查领域的应用和价值。通过介绍流行病学的基本概念和经典研究案例，帮助读者更好地理解流行病学在癌症筛查领域应用的重要性和方法，为医务人员在实践中提供参考。

第一节　癌症筛查的流行病学研究方法

在最基本的层面上，流行病学是一种在群体内进行计数的工作，涉及如何选取研究对象、如何选择时间范围、如何收集数据以及如何进行统计分析等问题。如果忽视这些复杂的流行病学调查相关问题，就可能产生具有误导性的分析结果。因此，无论是高血压治疗方案选择这样的老问题，还是癌症筛查领域的效果这种新技术问题，都可以通过不同的流行病学研究方法寻找答案，每种方法各有其适用性和优缺点。

流行病学研究方法多样，主要包括观察法、实验法和数理法，其中观察法和实验法最为常用。观察法根据是否预先设立对照组，可分为描述性研究和分析性研究。因此，流行病学研究按设计类型可归纳为四大类：描述流行病学、分析流行病学、实验流行病学和理论流行病学。描述流行病学旨在刻画疾病或健康状态的分布情况，揭示现象，为病因研究提供线索和假设。分析流行病学则侧重于检验或验证科研假设。实验流行病学进一步证实这些假设。理论流行病学主要运用数学模型和计算机模拟等数理方法，研究疾病发生、传播和控制的基本原理和普遍规律，为流行病学研究提供理论基础和方法学支持。(图14-1)。

一、描述流行病学

(一) 概念

描述性研究是指利用常规监测记录或通过专门调查获得的数据资料(包括实验室检查结果)按照不同地区、不同时间及不同人群特征进行分组，描述人群中有关疾病或健康状态以及有关特征和暴露因素的分布状况，在此基础上进行比较分析，获得疾病三间分布(人群、地区和时间)的特征，进而获得病因线索，提出病因假设。

(二) 分类

1. **现况研究**　现况研究是通过对特定时间点(或期间)和特定范围内人群中的疾病或健康状况和有关因素的分布状况的资料收集、描述，从而为进一步的研究提供病因线索。从时间上来说，现况研究收集的是某特定的时间断面的资

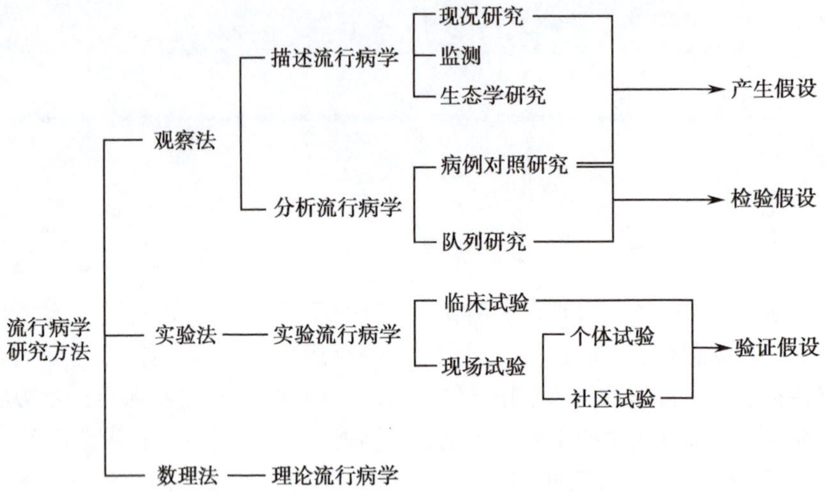

图 14-1　流行病学研究方法分类及其作用

料，故又称为横断面研究（cross-sectional study）。从观察分析指标来说，由于这种研究所得到的频率指标一般为特定时间内调查群体的患病率，故也称之为患病率研究（prevalence study）。现况研究在同一时间收集暴露因素、预测变量和结局变量的信息。在研究设计阶段没有设立对照组，研究只能获得因果线索，无法获得发病率，不适合罕见病研究。

经典的现况研究包括全国第一、二、三次死因回顾抽样调查，调查获得了全国各地区主要疾病包括恶性肿瘤的性别和年龄别死亡率，以及各地区间死亡率差异，这些信息与当地环境和居民生活方式的资料结合，为研究提供了众多病因线索和病因假说。

2. **监测**　公共卫生监测是指长期、连续、系统地收集有关健康事件、卫生问题的资料，经过科学分析和解释后获得重要公共卫生信息，并及时反馈给需要这些信息的人或机构，用于指导制定、完善和评价公共卫生干预措施与策略的过程。

经典的监测研究包括肿瘤登记及监测随访网络（以人群为基础进行肿瘤登记），截至 2021 年，肿瘤登记已覆盖全国 2 086 个县区，28 个省实现了县区全覆盖，有效获取各地区主要肿瘤疾病的发病与死亡情况。

3. **生态学研究**　生态学研究（ecological study）又称相关性研究（correlation study），在群体的水平上研究某种暴露因素与疾病之间的关系，以群体（如国家、城市、学校等）为观察和分析的单位，通过描述不同人群中某因素的暴露状况与疾病的频率，分析该暴露因素与疾病之间的关系。生态学研究通常可应用较易获取的常规资料或数据库进行分析，在群体层面提供病因线索，产生病因假设以及评估人群干预措施的效果，但结果解释时应警惕生态学谬误（ecological fallacy）的影响，以及无法得知个体的暴露与结局（疾病）间的因果关系。

经典的生态学研究包括：①$PM_{2.5}$ 等空气污染暴露物增加与主要癌症发病率和死亡率的关联。②有人根据联合国粮食及农业组织提供的 129 个国家的食品消耗种类及数量和世界卫生组织提供的该 129 个国家的胃癌和乳腺癌死亡率的资料，以人均食物种类的消耗量为暴露变量，分别与胃癌和乳腺癌的死亡率作了比较分析，发现以淀粉类食物为主的国家，胃癌高发，而平均脂肪消耗量高的国家，则乳腺癌高发，从而提出了这两种癌症与饮食因素之间病因假设的线索。③德国在实施了皮肤癌筛查措施后，通过比较筛查前后黑色素瘤的发病率和死亡率，可以有效评估干预措施的实施效果。

二、分析流行病学

（一）概念

分析流行病学（analytical epidemiology）是评估暴露因素与健康结局之间关联的科学，旨在检验病因学假说、估计暴露效应大小。暴露变量既可以是年龄、职业、行为方式、环境暴露史、既往病史等个人特征，也可以是遗传、微生物组或代谢组学等特征，还可以是一个人所在社会的财富差距（例如国家层面的对比、我国东西部地区的对比、城乡之间的对比）等宏观因素。如在吸烟与肺癌关联的研究中，吸烟是暴露变量，肺癌是结局变量；在 *BRCA* 基因突变与乳腺癌关联的研究中，*BRCA* 基因突变是暴露变量，乳腺癌是结局变量；在城乡地区与癌症死亡关联的研究中，个人居住在城市或农村为暴露变量，癌症死亡为结局变量。

根据研究设计的时间顺序，分析性流行病学研究可分为队列研究和病例对照研究两大类。

（二）分类

1. **队列研究**　队列研究（cohort study），又被称为前瞻性研究（prospective study）、纵向研究（longitudinal study），是流行病学病因研究中常用的一种前瞻性研究设计，通过纵向观察不同暴露状况人群的结局，探讨暴露因素与结局之间的关系。

与实验研究不同，队列研究中的暴露分组不是由研究者随机分配的，而是基于研究对象既往的客观暴露状况。研究者通常在设计阶段就根据研究假设设立暴露组和非暴露（对照）组。队列研究的时间顺序与因果推断逻辑一致，即先观察因素（暴露），再观察结局（如疾病）。这种从暴露到结局的研究视角，使其在检验病因学假说方面具有独特优势。因此，队列研究被广泛应用于流行病学领域，用于揭示各种危险因素与疾病的因果关系。前瞻性队列研究结构模式图如下所示（图 14-2）。

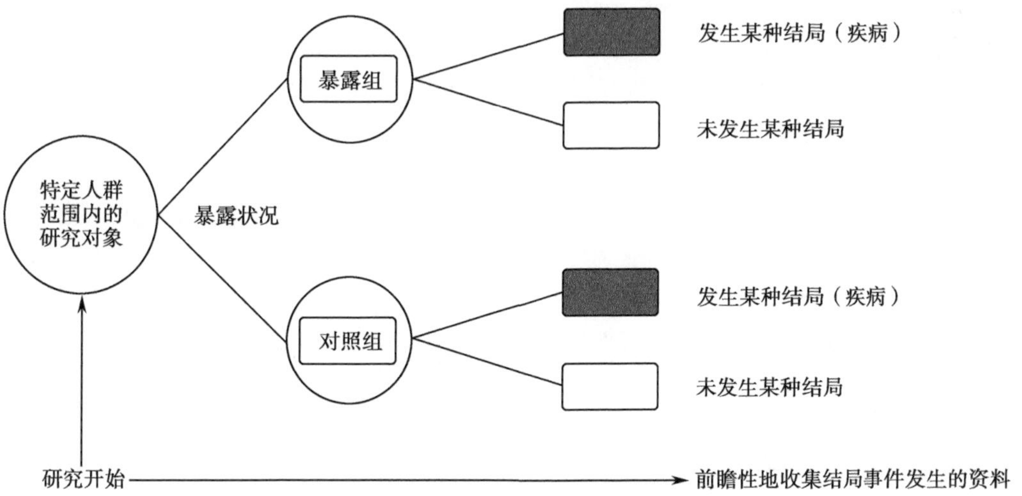

图 14-2　前瞻性队列研究结构模式图

队列（cohort）原意是指古罗马军团中的一个分队，指一个特定的研究人群，如在某特定时期内出生的一组人群，叫出生队列（birth cohort）；具有某种共同暴露或特征的一组人群，可称为暴露队列（exposure cohort）。流行病学家对一个或多个具有不同暴露特征的队列进行随访，追踪其结局，分析暴露与结局的关系，即构成队列研究。

此外，队列研究依据研究对象进入队列时间及终止观察时间的不同，分为前瞻性队列研究（prospective cohort study）、历史性队列研究（historical cohort study）和双向性队列研究（ambispective cohort study）三种。三种队列研究方法如图 14-3 所示。

（1）前瞻性队列研究：研究对象的纳入、暴露状态的确定和随访始于现在，随访终止时间在将来。研究者通过前瞻性的设计和数据收集，可以更好地控制研究质量，减少信息偏倚，提高研究结果的可信度。但这类前瞻性队列研究通常需要大样本量和维持长期随访，耗时耗力，经济成本高。在规划阶段，研究者需要慎重评估研究假设的必要性、可行性和可负担性。

（2）历史性队列研究：又称回顾性队列研究（retrospective cohort study），研究对象的纳入和暴露状态的确定始于过去的某一时刻（通常

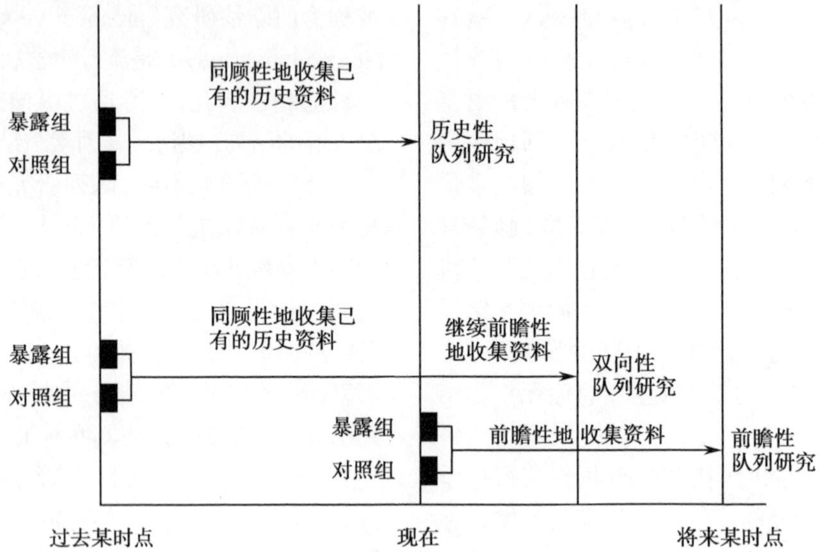

图 14-3　队列研究类型示意图

来自既往收集的历史档案或医疗记录)，研究开始时相关结局已经发生。这种非即时性(non-concurrent)的设计虽然在形式上是回顾性的，但仍然遵循从暴露到结局的时间顺序，反映了队列研究的本质。这类研究可以利用现有数据快速、经济地评估筛查措施的长期效果，但由于事后搜集的历史资料可能存在不完整、不准确等问题，研究质量容易受到影响。研究者在选择此类设计时，应注意评估相关历史记录的可获得性和质量。

(3)双向性队列研究：是历史性队列研究与前瞻性队列研究的结合。研究对象的纳入始于过去(与历史性队列分组方式相同)，之后再前瞻性地随访一段时间观察新发生的结局。研究者在回顾性收集基线资料的基础上，对队列进行前瞻性的随访。这类研究集合了前瞻性研究和历史性研究的特点，在一定程度上兼顾了研究的时效性和数据质量。但开展此类研究对数据管理提出了更高要求。

举例来说，如果想评估某社区癌症筛查项目的效果，可以考虑以下设计。

(1)前瞻性队列研究：从现在开始，对社区居民进行问卷调查，了解其基线特征和筛查情况，之后定期随访，观察癌症发生和死亡情况。

(2)历史性队列研究：利用社区卫生服务中心保存的10年前居民筛查记录，调取其癌症诊断和死亡资料，回顾性分析参加和未参加筛查者的癌症负担。

(3)双向性队列研究：对10年前参加过筛查的居民进行问卷调查，了解其基线特征和筛查情况，之后定期随访5年，观察癌症发生和死亡情况。

除了队列研究和普通病例对照研究外，流行病学还发展出了巢式病例对照、病例队列等新的研究设计，有兴趣的读者可以在北京大学詹思延教授主编的《流行病学》(第8版)和中南大学谭红专教授主译的《现代流行病学》(第3版)等专业教材中进一步学习。

2. **病例对照研究**　病例对照研究(case-control study)是一种回顾性的观察性研究设计，通过比较病例组(当前已经确诊)和对照组(不患有该病但具有可比性)过去的暴露情况，来评估暴露因素与疾病之间的关联性。该方法的时间顺序是逆向的，即先确定病例组和对照组，然后追溯研究他们过去的暴露历史。研究设计相对简单，所需样本量相对较少，费用相对低廉，能够在较短时间内获得结果。特别适合研究罕见疾病的病因，以及多种暴露因素与疾病的关系。但该方法容易引入选择偏倚和回忆偏倚，因此在研究对象的选择和暴露信息的收集方面需要慎重。其基本原理见下图(图14-4)。

在癌症筛查与早诊早治领域，病例对照研究可用于评估各种危险因素与特定癌症发生风险的关系，为制定癌症风险评估模型和个体化筛查方

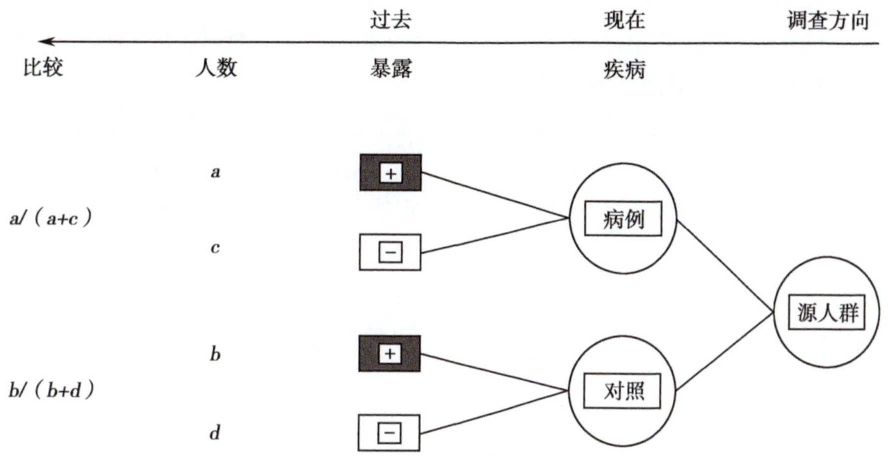

图 14-4 病例对照研究基本原理示意图

案提供依据。例如，某医院拟基于癌症筛查与早诊早治项目，开展一项“肺癌发病相关危险因素”的调查研究，便可利用病例对照研究的原理，选取300名病例组（已确诊的肺癌患者）与600名性别、年龄匹配的对照组（未确诊肺癌的人群），比较两组人群暴露因素（过去已填写的风险评估问卷）差异，发现一级亲属中有肺癌家族史、既往患有慢性阻塞性肺疾病、肥胖、久坐少动等均是肺癌发病的危险因素。这些发现有助于识别出高危人群，有针对性地开展筛查和早诊早治工作。需要指出的是，虽然病例对照研究是一种相对快速、经济的因果推断工具，但其证据级别通常低于队列研究和随机对照试验。因此在实践中，还需综合考虑不同研究证据，谨慎地解释病例对照研究结果，尤其是对其因果关系的推断。

三、实验流行病学

（一）概念

实验流行病学是指研究者根据研究目的，按照预先确定的研究方案将研究对象随机分配到实验组和对照组，人为地施加或减少某种处理因素，然后追踪观察处理因素的作用结果，比较和分析两组人群的结局，从而判断处理因素的效果。为了确保研究结果的真实性和可靠性，研究者必须预先做好实验设计，以保证研究过程和研究结果的科学性（图14-5）。

（二）分类

1. **临床试验** 临床试验（clinical trial）是随机对照试验（randomized controlled trial/randomized

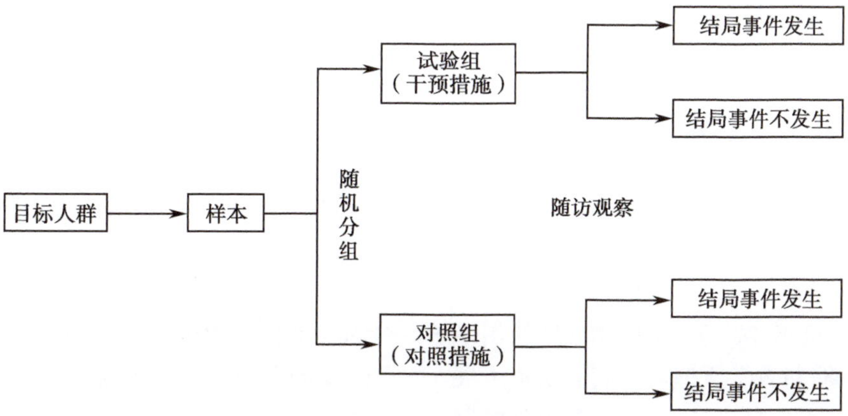

图 14-5 实验流行病学研究原理示意图

clinical trial, RCT)的简称，其基本原理是将研究对象随机分配到不同的干预组(如治疗组和安慰剂对照组)，在各组之间实现均衡可比，继而观察干预效果。这种随机化、对照性的实验设计可以最大程度地控制混杂因素和选择偏倚的影响，被认为是评价治疗和预防措施效果的最可靠方法。

在癌症筛查领域，一个著名的 RCT 研究案例是美国国家肺癌筛查试验(national lung screening trial, NLST)。该研究于 2002—2004 年募集了 53 454 名 55～74 岁、有吸烟史的高危人群，随机分配到低剂量 CT 检查组或胸部 X 线检查组，对其进行为期 3 年每年 1 次的筛查和长达 5 年的随访。结果显示，与胸部 X 线筛查相比，CT 筛查可以将肺癌病死率降低 20%。这一结果为推荐高危人群进行低剂量 CT 肺癌筛查提供了关键证据。

但要注意，与临床试验不同，癌症筛查项目评价研究中难以做到双盲，且难以做到个体随机分组，可行的方法是采用整群随机化对照试验研究(cluster randomized controlled trial)。但如果可能，在结果分析时应做到盲法。

2. **社区干预试验** 社区干预试验(community intervention trial, CIT)也称社区干预项目(community intervention program, CIP)，是在真实世界条件下进行的群体性实验研究。与 RCT 不同的是社区干预试验通常以群体(如某学校的班级、某个社区医院)为单位进行干预措施(如食盐中统一加碘，请整个研究地区的人群食用，来预防地方性甲状腺肿)。由于更接近日常生活状况，社区干预项目近年来日益受到重视，人们越来越意识到疾病预防的全人群策略更为经济有效。

四、理论流行病学

理论流行病学(theoretical epidemiology)又称数学流行病学(mathematical epidemiology)，使用数学公式明确地和定量地表达病因、宿主和环境之间构成的疾病流行规律，同时从理论上探讨不同防治措施的效应。理论流行病学更关注疾病流行过程的内在机制和数学模型的构建，使用基本假设、统计数据和数学原理对疾病的发生发展进行动态模拟，为真实世界中各类政策措施的制定提供理论依据。例如在大规模的 RCT 研究已证实肠镜筛查可以降低结直肠癌死亡率的背景下，由于 RCT 研究中干预方式固定，缺少对于多种筛查策略的探讨，以及随访时间较短等原因限制 RCT 的结论拓展。利用理论流行病学原理建立的数学模型可以预测不同筛查策略的长期流行病学和经济学效果，为筛查指南和卫生决策的制定提供重要的理论依据。借助理论流行病学的力量，卫生决策人员可以设计出更优化、个性化的癌症筛查方案，让广大民众以更低成本获得更大健康收益。

第二节 癌症筛查方法评价

癌症筛查方法评价是客观评估特定筛查技术或手段有效性和可行性的重要途径，是为筛查方案的选择和优化提供科学依据的关键环节。本节将重点介绍筛查方法评价实践中常用的指标体系和统计学方法，并结合具体案例阐释其适用场景和应用方式，以期为读者掌握筛查方法评价的基本方法和技能提供指导。

需要强调的是，科学、严谨地评价筛查方法的优劣，是制定和优化筛查策略的前提和基石。但同时也应认识到，癌症筛查是一项复杂的公共卫生干预措施，其有效实施不仅取决于筛查技术本身的性能，还受到筛查组织实施水平、不同人群特征等多重因素的影响。因此，在具体工作实践中，还需综合考虑流行病学、卫生经济学、伦理学等多学科视角，持续动态地开展筛查方法的评价工作，根据疾病谱变迁和新技术发展及时优化防控策略，才能最大限度地发挥早诊早治的潜在效益，实现癌症防控目标。

一、癌症筛查方法评价的主要指标

有效的筛查方法(即检测手段)是开展人群癌症筛查项目的基础。癌症筛查方法的评价就是将待评价的筛查方法与该癌种诊断的“金标准”方法进行比较，具体的做法是将该筛查试验的测定结果和“金标准”判定的结果列成四格表(表 14-1)，并基于该四格表中的数据推算出该筛查试验的各项评价指标，以判定该方法检出癌症或癌前病变的准确性和可靠性。

1. **准确性** 指筛查试验的测定结果与实际结果相符合的程度，采用的评价指标有灵敏度、特异度、假阴性率、假阳性率和正确诊断指数等。

表 14-1　筛查试验评价指标计算四格表

筛查试验	"金标准"判定疾病		合计
	患病(+)	未患病(-)	
阳性(+)	a(真阳性)	b(假阳性)	$R_1(a+b)$
阴性(-)	c(假阴性)	d(真阴性)	$R_2(c+d)$
合计	$C_1(a+c)$	$C_2(b+d)$	$a+b+c+d=N$

(1)灵敏度(sensitivity):指筛查方法将实际有病的人正确地判断为患者的百分率,反映筛查方法发现病人的能力。灵敏度又称真阳性率(true positive rate)。

$$灵敏度=\frac{a}{a+c}\times100\% \quad 式(14\text{-}1)$$

(2)特异度(specificity):指筛查方法将实际无病的人正确地判断为非患者的百分率,反映筛查方法发现非病人的能力。特异度又称真阴性率(true negative rate)。

$$特异度=\frac{d}{b+d}\times100\% \quad 式(14\text{-}2)$$

(3)假阴性率(false negative rate):指筛查方法将实际有病的人错误地判断为非患者的百分率。假阴性率又称漏诊率。

$$假阴性率=\frac{c}{a+c}\times100\%=1-灵敏度 \quad 式(14\text{-}3)$$

可看出筛查方法的灵敏度越高,假阴性率就越低。

(4)假阳性率(false positive rate):指筛查方法将实际无病的人错误地判断为患者的百分率。假阳性率又称误诊率。

$$假阳性率=\frac{b}{b+d}\times100\%=1-特异度 \quad 式(14\text{-}4)$$

可看出筛查方法的特异度越高,假阳性率就越低。

一种好的筛查方法应具有较高的灵敏度和特异度,即漏诊率和误诊率均比较低。

(5)正确诊断指数:正确诊断指数又称约登指数(Youden index)。是筛查试验中灵敏度和特异度之和减去基数(1 或 100%),表示筛查试验发现真正的患者和非患者的总能力。

$$\begin{aligned}正确诊断指数&=\frac{a}{a+c}+\frac{d}{b+d}-1\\&=灵敏度+特异度-1\end{aligned} \quad 式(14\text{-}5)$$

2. **可靠性**　也称信度、精确性或可重复性,通常是指其可重复性,尤其在不同条件下,如不同实验室环境、不同操作者、不同仪器等情况下,获得检测结果的一致程度,即结果是否稳定、可重复。一方面,可通过同一观察者或同一仪器在两次或以上的条件下进行检测,通过对比两次或多次检测结果来评估其可靠性;另一方面,两个或以上的不同操作者对同一筛查对象同时分别进行检测,通过比较两人或多人的结果来评价其可靠性。常用评价指标是一致率和 Kappa 值。

计算 Kappa 系数来比较两次或两个操作者之间的统一性,来评估其可靠性,计算公式如下:

$$Kappa=\frac{N(a+d)-(R_1C_1+R_2C_2)}{N^2-(R_1C_1+R_2C_2)} \quad 式(14\text{-}6)$$

对于 Kappa 系数,没有一个明确的临界值来判定两个结果之间一致性程度的好坏,通常认为:≤0.40,一致性比较差;0.41～0.60,一致性中等;0.61～0.80,一致性较好;0.81～1.00,一致性非常好。

3. **预测值**　指应用筛查试验结果的阳性和阴性来估计受检者为患者和非患者可能性的指标。该类指标反映了筛查方法在实际人群筛查项目中可获得收益的大小。

(1)阳性预测值(positive predictive value, PPV)是筛查试验检出的阳性受检者中,真正患病者所占比例。它反映了筛查试验结果为阳性时,阳性者真正患病的概率有多大。

$$阳性预测值=\frac{a}{a+b}\times100\% \quad 式(14\text{-}7)$$

(2)阴性预测值(negative predictive value,

NPV）是筛查试验检出的阴性受检者中，真正非患者所占比例。它反映了筛查试验结果为阴性时，阴性者真正不患病的概率有多大。

$$\text{阴性预测值}=\frac{d}{c+d}\times 100\% \qquad \text{式(14-8)}$$

PPV 和 NPV 不仅与检查方法的灵敏度和特异度相关，还与人群疾病的患病率相关。NPV 高则提示若筛查结果为阴性时，受检者患病的可能性低，是确定筛查间隔时需重点考虑的指标。

二、筛查方法评价的统计学方法

1. **ROC 曲线**　受试者操作特征曲线（receiver operator characteristic curve，ROC curve）是评价二分类诊断试验性能的经典方法。通过绘制在不同诊断阈值下筛查方法的灵敏度（真阳性率）和（1-特异度）（假阳性率）来评价筛查方法的总体诊断准确性。同时绘制多个筛查方法对应的 ROC 曲线，可利用 ROC 曲线下面积（area under curve，AUC）对比不同筛查方法的优劣。AUC 是一个量化指标（取值范围 0.5～1.0），AUC 越大表示试验的诊断性能越好。

例如，研究者对比了甲胎蛋白（alpha fetoprotein，AFP）、异常凝血酶原（PIVKA Ⅱ或 DCP）和甲胎蛋白异质体（AFP-L3）三种血清学标志物在肝癌早期筛查中的性能，发现它们的 AUC 分别为 0.81、0.72 和 0.79。进一步分析发现，联合应用三种标志物筛查，AUC 可提高至 0.87，在特异度固定为 95% 时，灵敏度从 AFP 单独筛查的 45% 提高到 60%。这表明联合筛查策略可以在保证较高特异度的同时提高筛查灵敏度。

需要注意的是，ROC 曲线评价的是筛查试验的内在诊断性能，而筛查效果还取决于疾病流行率、筛查依从性等其他因素。因此，仅依据 ROC 曲线选择筛查方案可能存在局限性，还需结合其他证据综合判断。

2. **网状 meta 分析**　meta 分析是系统评价和定量合成多个同类研究结果的统计学方法。传统的 meta 分析多采用成对比较的方式，难以同时比较多个筛查方法。网状 meta 分析（network meta-analysis，NMA）通过构建多个处理（筛查方法）之间的网状比较结构，可以在缺乏直接比较证据的情况下，借助共同对照组的间接证据，估计不同筛查方法之间的相对效果。

例如，一项纳入 33 个随机对照试验的网状 meta 分析比较了 5 种结直肠癌筛查方案（粪便隐血试验、乙状结肠镜、结肠镜、结肠 CT 成像和粪便 DNA 检测）的长期病死率降低效果。结果显示，与不筛查相比，粪便隐血试验可降低 18% 的病死率，其他 4 种方案可降低 22%～27% 的病死率，但各方案之间的病死率差异无统计学意义。这提示，选择具体的筛查方案时，还需考虑成本、可及性等其他因素。

3. **决策分析模型**　决策分析模型是应用数学模型和计算机模拟技术，比较不同决策方案的长期成本和获益，支持科学决策的方法。在癌症筛查领域，决策分析模型可以模拟筛查、诊断、治疗等一系列过程对人群癌症负担和卫生经济影响，评估和优化筛查策略。常用的模型包括决策树、马尔可夫模型、离散事件仿真模型等。

以美国预防服务工作组（United States Preventative Services Task Force，USPSTF）制定的肺癌筛查指南为例，研究者利用 4 个独立的决策分析模型模拟了不同肺癌筛查策略（不同的起始年龄、终止年龄、筛查间隔）对美国人群的长期影响。结果显示，在 50 或 55～80 岁、30 包年[吸烟包年数 = 每天吸烟的包数（每包 20 支）× 吸烟年数]以上吸烟史的重度吸烟者中，每年进行低剂量 CT 筛查可显著降低肺癌死亡率。基于模型评估结果，USPSTF 最终推荐 50～80 岁重度吸烟者每年进行一次低剂量 CT 筛查。

决策分析模型的优势在于可以整合多种证据，外推筛查的长期影响，并进行灵敏度分析和阈值分析。但模型的可靠性取决于结构假设的合理性和参数估计的准确性。因此，应用决策分析模型指导筛查决策时，需充分评价模型的内部和外部有效性，并定期更新模型参数。

第三节　癌症筛查效果评价

筛查项目的效果评价，即评价筛查项目对目标人群带来的益处是否大于该项目的成本消耗，确定开展这项公共卫生服务的收益大小，以控制癌症的疾病负担。评价的要点主要包含两方面：一方面是目标评价，即筛查项目是否能够有效降低疾病负担，即是否降低了死亡率；另一方面是过程评价，即收益、生物学效果评价、卫生经济学评价、安全性和伦理性评价等。

一、癌症筛查效果的流行病学指标

癌症筛查效果评价的首要任务是确立一套科学、全面的评价指标体系。流行病学指标是评价筛查效果最直接、最客观的量化标准，能够敏感地反映筛查对目标人群癌症疾病负担的影响。

1. 基本流行病学指标

（1）发病率（incidence rate）：反映单位人群在特定时间内新发癌症病例的比例。通过比较筛查前后人群癌症发病率的变化，可评估筛查对控制癌症新发的效果。

$$\text{发病率}=\frac{\text{一定时期内某人群中某病新病例数}}{\text{同期该人群暴露人口数}}\times K$$

式（14-9）

K=100%、1 000‰、10 000/万……

（2）病死率（fatality rate）：在一定时期内，患某癌症的全部患者因该癌症死亡的比例。病死率反映了癌症的恶性程度和致死风险，是评价筛查对降低癌症病死率效果的重要指标。

$$\text{病死率}=\frac{\text{某时期某癌症的死亡人数}}{\text{同时期患某癌症的患者总人数}}\times 100\%$$

式（14-10）

（3）死亡率（mortality rate）：反映单位人群在特定时间内死亡比例。通过比较筛查人群和非筛查人群的死亡率（通常为全死因死亡率）差异，可评估筛查降低死亡风险的效果。

$$\text{死亡率}=\frac{\text{某人群某年总死亡数}}{\text{该人群同年平均人口数}}\times K$$

式（14-11）

K=1 000‰、10 000/万或 100 000/10 万

（4）生存率（survival rate）：指患者经过一段时间的随访（通常为 1、3、5 年）后，尚存活的病例数占观察病例的百分比。生存率综合反映了筛查对癌症预后的影响，可用 Kaplan-Meier 法或寿命表法进行分析。

$$n\text{ 年生存率}=\frac{\text{随访满 }n\text{ 年尚存活的病例数}}{\text{随访满 }n\text{ 年的病例数}}\times 100\%$$

式（14-12）

（5）治愈率（cure rate）：指某癌症治愈的患者人数占接受治疗患者总数的比例。治愈率多用于评价病程短、疗效明显的癌症筛查效果，如甲状腺癌、宫颈癌等。

$$\text{治愈率}=\frac{\text{患某癌症治愈的患者数}}{\text{患该癌症接受治疗的患者总数}}\times 100\%$$

式（14-13）

（6）缓解率（remission rate）：指某种癌症的患者经过某种治疗后，病情得到缓解的患者占治疗总人数的比例。缓解率常用于评价治疗效果欠佳的晚期癌症筛查效果，如胰腺癌、肝癌等。

$$\text{缓解率}=\frac{\text{治疗后病情得到缓解的患者数}}{\text{接受治疗的患者总数}}\times 100\%$$

式（14-14）

（7）复发率（recurrence rate）：指某癌症的患者中在缓解或病愈后一段时期内又复发者所占的比例。复发率反映了筛查和后续治疗控制癌症远期效果的能力，对制定随访策略具有重要意义。

$$\text{复发率}=\frac{\text{某癌症复发者人数}}{\text{接受治疗缓解或病愈的患者总数}}\times 100\%$$

式（14-15）

2. 关联度指标 筛查项目的生物学效果都是通过对比研究反映出来，因此，针对不同研究设计，计算相应的关联度指标。常用指标有需要筛查人数和归因死亡率，效果指数、保护率等通常用于疫苗效果评价的关联度指标本章节不做介绍。

（1）需要筛查人数（number needed to be screened，NNBS）：在癌症筛查研究中，以癌症死亡率作为结局指标，随访一定期限后，计算未筛查组和筛查组的癌症归因死亡率之差（risk difference，RD），然后将 RD 值取倒数，得到 NNBS=1/RD，该指标表示减少一例待筛查癌症的死亡，需要筛查多少人，NNBS 值越小越好。

（2）人群归因危险度百分比（population attributable risk percent，PARP，PAR%）：是评价筛查人群长远期获益的终点结局指标，可通过比较

筛查人群与未筛查人群之间的特异性癌症死亡率差异来评价筛查效果。归因死亡率的降低是筛查效果评价中最具说服力的结论性指标。

$$PAR\% = \frac{(\text{一般人群死亡率}-\text{未筛查人群死亡率})}{\text{一般人群死亡率}} \times 100\%$$

式(14-16)

但由于未筛查人群的死亡率常常难以获得，实际运用中多根据人群暴露率(即人群中接受筛查者的比例)和相对危险度(relative risk，RR)的估计值来计算。

$$PAR\% = \frac{Pe\times(RR-1)}{1+Pe\times(RR-1)}\times 100\%$$

式(14-17)

3. **偏倚对流行病学指标的影响**　在癌症筛查的流行病学研究中，简单的流行病学指标不能够准确地判断筛查效果，需要控制病程长短偏倚、领先时间偏倚和过度诊断偏倚等的影响。

(1) 病程长短偏倚(length bias)：癌症被检出的可能性与其进展速度有关。例如非小细胞肺癌恶性程度高，肿瘤增长速度快，在临床前期的概率较小；而肺腺癌恶性程度低，被筛查检出的概率较大。如果筛查组中癌症进展缓慢的患者(如肺腺癌)比例较大时，可能观察到筛查组较未筛查组生存概率更高或生存时间更长。此时，筛查效果被高估，即产生了病程长短偏倚。

(2) 领先时间偏倚(lead time bias)：领先时间(lead time)是指筛查诊断的时间至临床诊断时间之间的间隔时间。例如，某患者的肿瘤形成时间为2012年，临床诊断时间为2014年，最后死亡时间为2018年，其生存时间为4年。若该患者在2012年参加了筛查并诊断为肿瘤患者，我们可能会认为其生存时间由于筛查而延长了2年，这2年就是领先时间偏倚带来的。该时间间隔是癌症的自然病程阶段，如果筛查只提前了发现癌症的时间，而并未改变筛查人群的死亡时间，同样会观察到筛查人群比未筛查人群生存时间更长的假象，即领先时间偏倚。因此，在评价癌症筛查效果时，应扣除领先时间，否则会高估筛查效果(图14-6)。

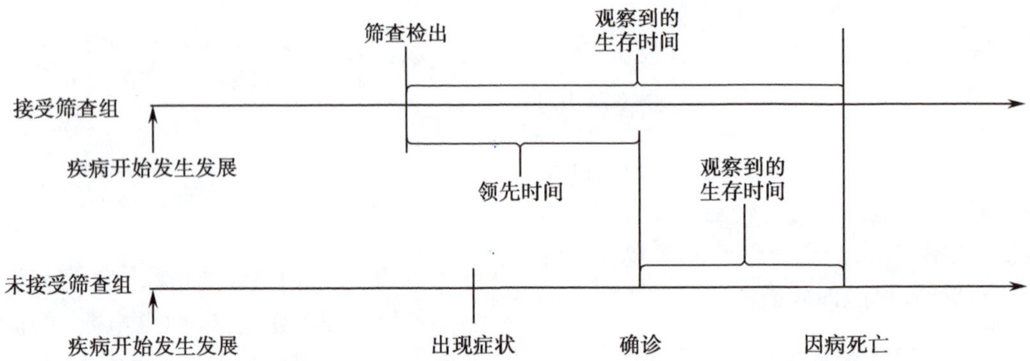

图14-6　领先时间偏倚

(3) 永恒时间偏倚(immortal time bias)：永恒时间偏倚是由于永恒时间被错误分类或被错误排除，从而导致在估计暴露与结果之间的关系时出现的误差。所谓的永恒时间，指的是研究对象入组队列时并未被立即给予干预，从入组时间点到干预给予时间点的时间间隔。例如，在肺癌高危人群的筛查队列中评估LDCT筛查效果的研究中，如果我们在比较筛查组与未筛查组时，将从首次筛查开始到确诊肺癌的全部时间都算作“CT筛查阳性”时间，就会产生永恒时间偏倚。因为只有在筛查过程中存活并被确诊的患者才会被计入“CT筛查阳性”组，而忽略了在筛查完成前死亡的患者，所以就会导致肺癌早诊效果被高估。

这样的研究可能会受到永恒时间偏倚的影响，是由研究暴露因素引入的时间与研究起点时间不同，且这种不同在各研究对象间存在差异而导致的。

二、癌症筛查效果的常用统计学方法

生存分析(survival analysis)是癌症预后研究的主要评价方法。是将研究对象的随访结局和随访时间结合在一起进行统计分析，更准确地评价和比较预后结局。其内容包括生存过程的描述，具体研究生存时间的分布特征，估计生存率及平均存活时间、中位生存时间、绘制生存曲线等；生存过程的比较；影响预后的因素分析，主要探讨影响生存时间的因素，包括有利因素和不利因素。

1. **生存率的计算方法** 常用的计算生存率的方法有三种：直接法，又称粗生存率法；Kaplan-Meier 分析法（乘积极限法）和累计发生函数（cumulative incidence function，CIF）。

（1）Kaplan-Meier 分析法：该方法属于非参数法，是计算和比较生存率的经典方法，又称为乘积极限（product-limit）法。其基本原理是将随访期内每一个死亡事件发生时的生存概率相乘，得到各个时点的累积生存概率，绘制成生存曲线。Kaplan-Meier 分析法的优点是直观、易懂，能够处理删失数据，但不能分析协变量的影响。

（2）累积发生函数（CIF）：是计算特定原因导致的生存事件发生概率的方法，多用于存在竞争风险的生存资料分析。如计算肺癌死亡率时，将全死因死亡率作为竞争风险后再计算，得到的结果更符合临床实际情况。

2. **癌症预后的分析** 癌症随访研究目的不仅在于描述患者在任一时间点的生存概率大小，而且还希望探索影响预后的因素。常用的统计学方法包括 logistic 回归、Cox 回归和竞争风险回归。

（1）logistic 回归：是分析二分类结局（如是否患癌，是否死亡）影响因素的常用方法。logistic 回归模型（logistic regression model）可以通过估算各影响因素的比值比（odds ratio，OR）或相对危险度（relative risk，RR）及其可信区间，评估各因素与结局的关联强度及统计学意义。logistic 回归的优点是便捷，易操作，但未考虑时间因素对结局的影响。

（2）Cox 回归：在许多癌症临床研究中，研究者往往需要考察患者生存时间的长短来评价治疗效果或预后情况。此时可用 Cox 回归模型（Cox regression model）进行分析，通过估算各影响因素的风险比（hazard ratio，HR）及其可信区间，可以判断各因素与生存结局的关联强度和统计学意义。Cox 模型对生存时间的分布形式没有严格要求，并能够灵活处理存在截尾（censoring）的数据，因此在包含随访时间信息的临床研究中具有极高的应用价值。

（3）竞争风险回归模型：在生存分析中，当研究对象面临多种可能的结局事件（如死于癌症、死于其他原因等）时，称之为存在竞争风险（competing risks）。传统的生存分析方法（如 logistic 回归、Cox 回归）在处理竞争风险数据时容易产生偏倚，导致结果解释出现偏颇。针对这一问题，竞争风险回归模型（常用 Fine-Gray 模型）应运而生。Fine-Gray 模型通过估算各影响因素的亚分布风险比（subdistribution hazard ratio，sHR）及其可信区间，能够准确评估各因素对特定原因结局的影响及统计学意义。竞争风险回归模型在分析某种疾病的特异性发病率或特异性死亡率时，可以有效排除其他竞争事件（如非疾病死亡）的干扰，得到更加精准和可靠的结果，因此在癌症筛查、流行病学和临床研究领域有着广阔的应用前景。

三、癌症筛查效果的卫生经济学评价

癌症筛查的经济性评价一般是应用卫生经济学评价方法，针对不同筛查方案的资源投入和产出进行比较分析，从而选出最优方案。目的在于确保投入一定的资源（成本）后，获益（健康产出或经济产出）最大。癌症筛查评估涉及成本、效果、效用和效益的综合分析。

卫生经济学评价需要详细计算癌症筛查实施过程中的相关费用以及相应的健康收益，进行成本-效果（cost-effectiveness）、成本-效用（cost-utility）和成本-效益（cost-benefit）分析。筛查成本是指开展筛查时消耗的资源。成本-效果分析是指在筛查项目开展后，通过计算成本效果比来评估为降低癌症死亡率或延长生存期所投入的成本情况，例如通过筛查减少一例癌症的死亡所需的费用。成本-效用分析是指在关注筛查挽救生命的同时，把癌症患者生存质量的改善作为投入筛查成本所获得的效用的体现。如以寿命年作为观察指标，则应测量生活质量调整寿命年数（quality adjusted life years，QALY）来进行成本-效用评估。成本-效益分析采用货币来衡量通过筛查获得的健康改善效果。

1. **成本-效果分析** 成本-效果分析是通过比较不同卫生干预措施的成本和健康结局，判断其经济性价比的一种常用评价方法。在癌症筛查领域，成本-效果分析的核心是评估特定筛查策略相对于对照策略（如常规诊疗）在减少癌症发病率或死亡率方面的增量成本效果比（incremental cost-effectiveness ratio，ICER）。ICER的计算公式为：

$$ICER=\frac{(\text{筛查策略成本}-\text{对照策略成本})}{(\text{筛查策略效果}-\text{对照策略效果})}$$

式（14-18）

式中，分子代表两种策略的成本差，分母代表两种策略在特定健康结局（如癌症死亡率）上的效果差。ICER的单位通常表示为“每减少一例癌症死亡所需的额外成本”或“每延长一年生命所需的额外成本”。

在成本测算中，需全面考虑筛查项目的直接医疗成本（如筛查试剂费、设备折旧费等）、直接非医疗成本（如受筛者交通费、生产力损失等）和间接成本（如家属照料时间成本等），并采用微观成本计算、诊断相关分组（diagnosis related groups，DRGs）定额等先进的成本核算方法，力求准确量化筛查的真实成本。同时，要审慎考虑筛查的机会成本，即筛查资源如果投入其他卫生项目可能产生的健康效益，以全面衡量癌症筛查在卫生资源配置中的经济合理性。

对于ICER的解读，需参考特定国家或地区的经济发展水平和卫生支付标准。世界卫生组织建议，ICER小于人均国内生产总值（gross domestic product，GDP）的干预措施是极具成本效果的，ICER在1～3倍人均GDP之间的干预措施是比较具有成本效果的，而ICER大于3倍人均GDP的干预措施则是不太具有成本效果的。但这一标准在中国应用时需谨慎，要充分考虑地区间经济差异和城乡居民支付能力的不均衡性，因地制宜地制定更加公平、可及的ICER阈值，以指导有限卫生资源的优化配置。

2. **成本-效用分析** 成本-效用分析是卫生经济学评价的重要方法之一，它在成本-效果分析的基础上，引入了健康相关生活质量（health-related quality of life，HRQoL）的概念，以QALY或失能调整生命年（disability-adjusted life year，DALY）为结局指标，综合评估卫生干预的经济性。成本效用与成本效果的主要分析指标均为ICER，但计算的分母不同。

$$ICER=\frac{(\text{筛查方案成本}-\text{对照方案成本})}{(\text{筛查方案效用}-\text{对照方案效用})}$$

式（14-19）

式中，分子表示两种方案的成本差，分母表示两种方案在QALYs或DALYs上的效用差。ICER的单位通常表示为“每增加一个QALY（或减少一个DALY）所需的额外成本”。

QALYs（或DALYs）的测算需要两个关键参数：一是目标人群在不同健康状态下的生存时间，二是各健康状态的效用值（utility value）或残疾权重（disability weight）。前者可通过长期随访获得，后者则需借助特定的量表工具或评估方法。常用的健康效用测量工具包括欧洲五维健康量表（EuroQol five-dimensional questionnaire，EQ-5D）、六维健康调查简表（short-form 6-dimension health survey，SF-6D）、HUI（health utilities index）量表等通用量表，以及标准博弈法、时间权衡法等直接测量方法。对于尚无直接数据的疾病状态，可采用系统文献回顾的方式，选取与目标人群相近的研究结果作为参考。

在成本-效用分析中，除了报告ICER等经济学指标外，还需对各种参数输入和模型假设进行敏感性分析，评估其对结果稳健性的影响。同时，由于QALYs（或DALYs）本身的测量和估值也存在一定主观性和不确定性，因此对其解读要保持开放、审慎的态度。评估者应广泛吸纳流行病学、循证医学、伦理学等多学科证据，并重视患者偏好和社会价值观的多元表达，以期提高筛查政策制定的科学性和人文关怀。

3. **成本-效益分析** 成本-效益分析是通过将卫生干预的成本和健康结局用货币单位进行衡量，评估其投资回报率的一种经济学方法。在癌症筛查领域，成本-效益分析的重点是考察筛查项目的成本与其在延长寿命、减少伤残、节省医疗费用等方面产生的直接或间接经济效益之间的比较关系。其核心指标是净效益（net benefit）或效益-成本比（benefit-cost ratio，BCR），分别定义为：

$$\text{净效益}=\text{总效益}-\text{总成本}$$ 式（14-20）

$$\text{效益-成本比}=\frac{\text{总效益}}{\text{总成本}}$$ 式（14-21）

当净效益大于 0 或 BCR 大于 1 时，意味着项目的经济效益超过了成本投入，具有正向的投资价值。

在测算筛查项目的经济效益时，需综合考虑三个方面：一是筛查导致的直接医疗费用节省，如对癌前病变的早期发现和治疗可减少后期癌症的治疗费用；二是筛查带来的间接经济效益，如癌症患者生存期延长和生活质量提高所挽回的劳动力价值；三是筛查对受筛者心理、社会功能等的积极影响，如对癌症恐惧的缓解和对健康生活方式的促进等。这些效益的量化需借助多种估值技术，如人力资本法、支付意愿法等，并在不同情景下对参数输入进行敏感性分析。

需要指出的是，由于经济效益的测算本身存在诸多假设和价值判断，解读成本 - 效益分析的结果需格外谨慎。评估者要充分认识到生命和健康的无形价值，避免狭隘的"金钱至上"思维。同时，在对项目可行性做出判断时，还需平衡考虑公平和伦理等社会影响因素。例如，即使癌症筛查的 BCR 略低于 1，但如果其有助于改善医疗资源的公平可及性，缓解贫困人口的疾病负担，仍可考虑给予必要的政策支持和财政补助。此外，也有学者提出采用多指标综合评价法，将筛查项目的经济、社会、伦理等多元绩效纳入决策考量，以期更加全面、动态地评估其整体价值和可持续性。这些探索亦值得在成本 - 效益分析框架下给予关注和思考。

4. 国内卫生经济学评价主要研究　目前，我国在癌症筛查方面的卫生经济学评价研究发现有：

（1）结直肠癌筛查：2004—2014 年我国结直肠癌筛查的卫生经济学评价中纳入的 2 项模型研究报告结果提示，直接使用肠镜筛查，或粪便隐血试验检测初筛阳性后再行肠镜诊断，无论筛查频率是每 10 年 1 次还是终生 1 次，其 ICER 值均低于我国人均 GDP。结果提示在我国开展结直肠癌筛查是经济有效的。

（2）乳腺癌筛查：一些针对我国乳腺癌筛查的卫生经济学研究报告中指出检出 1 例乳腺癌的成本为 5.0～229.3（中位数 M=14.5）万元。结合 WHO 推荐的 ICER 阈值，有研究结果提示应在我国城市乳腺癌高危人群中开展每 1～2 年 1 次的乳腺 X 线摄影联合超声的筛查方案。另有研究结果认为，在农村地区则应开展终生 1 次的触诊结合超声初筛的方案，并在初筛为阳性后进行 X 线摄影。也有研究指出，与不筛查相比，使用乳腺超声进行基于人群的乳腺癌筛查是具有成本效用的筛查手段，可考虑在全国范围内推广，但钼靶 X 线筛查只适合在东部经济较发达地区使用。

（3）宫颈癌筛查：宫颈癌是我国近些年开展筛查卫生经济学评价项目中研究最多的癌种，目前的研究结果可主要概括为几方面：①农村地区推荐低频率低成本的筛查方案，如每 10 年一次的醋酸染色 / 卢戈氏碘液染色肉眼观察方案；②城市人群可支持高频率和成本更高的筛查方案；③大部分研究认为在我国人群中以 HPV 检测作为宫颈癌初筛技术的前景最佳；④宫颈癌筛查结合 HPV 疫苗预防的实践和评价正成为重要研究方向。

（4）食管癌筛查：目前有研究发现开展食管和贲门不典型增生及癌变筛查的 BCR 为 3.95～11.83。在 40～70 岁间开展每 5 年 1 次的内镜筛查方案，比每 10 年 1 次的内镜筛查方案有更高的阴性预测值和效益成本比，研究支持在农村食管癌高风险区开展食管内镜筛查。

（5）肺癌筛查：目前有研究探讨在中国开展 LDCT 肺癌筛查的适宜年龄，通过构建马尔可夫模型来模拟肺癌筛查诊治过程。结果提示每年 1 次的 LDCT 检查在各年龄组均符合成本效果原则，但在筛查年龄为 60 岁组和 65 岁组中，方案更具有优势。

第四节　调查研究中的抽样与问卷设计

在癌症筛查的流行病学调查研究中，抽样和问卷设计是至关重要的两个环节。抽样是指从目标人群中选取有代表性的个体作为研究对象，科学的抽样方法可以保证研究结果的可推广性。问卷则是收集研究对象信息的重要工具，问卷设计是否合理直接影响到数据的质量。本节将介绍癌症筛查调查研究中常用的抽样方法与问卷设计原则，希望能为广大基层医生开展此类研究提供指导。

一、抽样调查

流行病学研究常常需要对大人群进行调查，

抽样调查方法可以通过抽取有代表性的样本来推断总体情况，在节省时间和资源的同时保证研究质量，因此在流行病学领域得到广泛应用。合理的抽样方法是确保流行病学研究有效性和可靠性的关键。

1. 基本抽样方法

（1）简单随机抽样（simple random sampling）：基本原则是每个个体被抽中的机会均等。可利用随机数字表，从编号的研究对象名单中随机选出样本，已入选的个体不再重复抽取。单纯随机抽样简便易行，但在大范围抽样时工作量较大。

（2）系统抽样（systematic sampling）：按照固定间隔，从随机起点开始抽取个体形成样本。如从10 000人中抽取5%的样本，可将10 000人按顺序编号，先从1～20中随机选定一个起点（如12），然后每隔20个数选择一个编号（如32、52、72...）。系统抽样代表性较好，但需事先了解总体结构。

（3）分层抽样（stratified sampling）：先按人口学特征（如性别、年龄等）将研究人群分层，再从每层中抽取随机样本组成总样本。分层抽样可分为等比例抽样（各层抽样比例相同）和最优分配抽样（内部变异小的层抽样比例小，反之则大）。分层抽样要求层内变异小而层间变异大。

（4）整群抽样（cluster sampling）：以群体（如社区、村镇等）为抽样单位，先随机抽取若干群体，再调查入选群体中的所有个体。整群抽样操作方便，节省资源，适合大规模调查，但要求群间变异小，否则抽样误差较大。

（5）多阶段抽样（multi-stage sampling）：大型调查时常用的一种抽样方法。先抽取大单元（如市、县），再从中抽取小单元（如街道），循此进行多阶段抽样。多阶段抽样常与上述其他抽样方法结合应用。

2. 癌症筛查调查中的常见抽样设计

（1）以社区为单位的整群抽样：将目标人群所在的社区作为抽样单位，先随机抽取一定数量的社区，再对入选社区内符合条件的所有居民进行癌症筛查。这种方法操作相对简便，适合大规模的癌症筛查调查，但要注意控制社区间的差异，以减小抽样误差。

（2）以户籍人口为抽样框的多阶段抽样：以户籍人口信息为基础，先随机抽取一定数量的乡/镇/街道，再从选中的乡/镇/街道中随机抽取若干社区，最后从入选社区的户籍人口中抽取个人进行癌症筛查。这种多阶段抽样方法可有效兼顾随机性与可操作性，适用于大范围的癌症筛查调查。

（3）医院癌症筛查人群的方便抽样：以医院癌症筛查门诊就诊的人群作为方便抽样的对象，按照一定时间间隔（如每周一次）连续抽取就诊者进行调查，直至累积足够的样本量。这种抽样方法操作简单，可快速获得样本，但样本代表性相对较差，推广结果时需谨慎。

3. 抽样误差　抽样误差是指样本统计量与总体参数的差异，是由于随机抽样而产生的。尽管难以完全避免，但在随机抽样的情况下，抽样误差是随机的，可用统计学方法估计其大小，并据此推断总体情况。不同抽样方法有各自的误差计算公式，具体计算方法可参考相关统计学书籍。

4. 抽样调查的样本含量　抽样调查时，样本量过大会浪费资源，且因工作量大而影响调查质量；样本量过小则代表性不足。样本量的确定受多种因素影响，如研究设计类型、所需结果精确度、进度要求、资料性质和研究目的等，可借助统计学公式进行估算。

需要说明的是，不同的设计方案、研究目的、研究类型、资料类型、研究精度要求等对应的影响样本含量的因素也不尽相同，样本含量的估计公式和方法也不尽相同。具体计算方法可参考相关统计学书籍。

二、问卷设计

1. 问卷设计的基本原则　问卷设计是癌症筛查效果评价中至关重要的环节。一份科学、严谨、规范的调查问卷，是确保评价数据真实可靠的基础和前提。首先，问卷设计必须遵循一系列基本原则，方能开发出高质量的测量工具，获取有价值的评估数据。这些基本原则包括：

（1）明确调查目的和研究假设：问卷设计的首要任务是明确调查的目的和拟解决的核心问题，并据此提出明确的研究假设。唯有目的明确、聚焦主题，才能设计出针对性强、逻辑清晰的问卷内容。以癌症筛查效果评价为例，需要明确评价的主要目的是了解特定筛查方案的可接受性、依从性、获益感受等，并假设不同人口学特征、健康信念、知识水平等因素可能影响筛查效果感知，继而围绕这些主题和假设设置问卷问题。

（2）了解目标群体的特点和需求：问卷设计必须以目标调查群体为中心，全面了解其人口学特征、健康状况、生活方式、价值观念等背景要素，并体察其实际需求和关切点。唯有“对症下药”“投其所好”，才能设计出受访者易于接纳和配合的问卷内容。在癌症筛查调查中，要充分考虑不同年龄、性别、文化程度的群体在健康认知、癌症恐惧、医患沟通等方面的差异，有针对性地采用通俗化表述、举例说明、图示辅助等方式，提高问卷的可读性和友善性。

（3）遵循标准化、规范化的设计流程：问卷设计须严格遵循科学的程序和规范，确保问卷开发的系统性和专业性。通常需要经过文献回顾、专家访谈、焦点小组等方式广泛收集条目素材，再通过条目筛选，预调试，信度、效度检验等环节不断修订完善，最终形成定稿问卷。在此过程中，应重视跨学科团队的协作，吸纳流行病学、心理测量学、医学伦理学等多元视角，并借鉴既往成熟量表的设计思路和表述方式，力求问卷设计的科学性与规范性。

（4）兼顾问卷的信度、效度和可操作性：问卷设计的终极目标是开发出一份信度高、效度好、可操作性强的测量工具。其中，信度反映了问卷测量的一致性和稳定性，效度反映了问卷测量的准确性和针对性，可操作性则关乎问卷实施的便捷性和经济性。唯有在这三个维度间求得平衡，才能确保问卷质量和实用价值的最大化。为此，要通过多种技术手段提升问卷的信度、效度，如增加评价维度、采用多角度表述、设置质控题项等，同时要注重问卷题量和填答时长的控制，采用简明表述、规范指导语、合理跳题逻辑等方式，最大限度地提高问卷的可接受性和完成率。

2. 问卷结构与布局　问卷结构和布局设计是问卷开发的关键环节，直接影响到问卷的逻辑性、可读性和吸引力，进而影响到数据采集的质量和效率。在癌症筛查效果评价的问卷设计实践中，要高度重视问卷结构和布局的系统规划和精细设计，力求形成一份条理清晰、要点突出、美观大方的问卷样本。问卷结构的基本要素包括：

1）封面与指导语：包括问卷标题、研究主体、填答说明、知情同意等内容，旨在向受访者介绍问卷主旨，说明填答要求，取得知情同意，并表达感谢之意。在癌症筛查问卷中，还可在封面适当介绍筛查的目的和益处，以提高受访者的兴趣和信任度。

2）背景信息栏：通常包括受访者的人口学特征（如性别、年龄、文化程度等）和基本健康状况（如家族癌症史、既往筛查经历等）等内容，旨在了解样本的基本特征，为后续数据分析提供重要线索。在设计背景信息栏时，要注意选择最关键的少数题项，并采用规范的分类标准和填答方式，以提高信息的准确性和可比性。

3）核心问题模块：这是问卷的主体部分，通常按照研究主题和假设，设置若干个核心问题模块，每个模块由一系列具体问题组成，逐一测评受访者在特定维度上的认知、态度、行为等指标。在癌症筛查问卷中，常见的核心模块可包括癌症风险感知、筛查知识与信念、筛查行为与障碍、筛查满意度评价等。设计核心问题时，要综合考虑问题的关联性、逻辑性和独立性，既要突出重点、详略得当，又要避免题项重复、逻辑混乱。

4）开放式意见栏：在问卷末尾设置开放式问题，邀请受访者自由表达对于问卷主题的看法、建议，或补充其他未尽事宜。这有助于全面了解受访者的真实想法，获取更丰富、更灵活的质性数据，弥补封闭式问题的不足。但考虑到开放式问题的数据处理难度较大，通常将其题量控制在1～2题，并在指导语中明确说明填答要求。

5）致谢与反馈渠道：这通常是问卷的结束语，再次感谢受访者的参与和贡献，并预告调查结果的反馈方式，提供相关的联系方式，以便受访者日后进一步沟通、了解。还可邀请受访者对问卷本身的设计提出意见建议，作为日后完善的参考。

3. 问题设置与措辞技巧

（1）问题的分类

1）开放型问题：指在问卷中只列举问题，不设立备选答案，研究对象根据自己的情况作自由回答的问卷形式。

这种形式比较适合于有深度的、调查人数较少的、资料不必量化的定性研究。例如：您对现今的城市癌症筛查计划有何认识?

开放型问卷的优点有:①适用于探索性研究,所得资料丰富生动。由于让研究对象自由回答,有时可得到研究者意想不到的结果。②使用灵活,回答者有较多的报告或表达个人观点的机会。然而,开放型问卷也有其缺点,包括:①对回答者的知识水平和文字表达能力有一定要求。由于研究对象的文化程度、知识水平不同,对问题的认识存在着较大差异,无法保证所得信息都能够使用。②调查结果不便于标准化,资料较难进行编码和统计分析,也不易进行相互比较。③花费时间较多,拒答率相对较高。

2)封闭型问题:指在问卷中不仅列举问题,而且在每个问题的后面附备选答案,研究对象可根据自己的情况选择填写的问卷形式。这种形式的问卷适合于大范围的现场调查。例如:

您现在的文化程度是?

①未正规上过学;②小学;③初中;④高中/中专/技校;⑤大专;⑥大学及以上

过去一年内你食用新鲜蔬菜的频率是?

①每天;②每周 4~6 天;③每周 2~3 天;④每周 1 天及以下

封闭型问卷的优点有:①回答是标准化的,易于作统计分析;②回答简单,只需调查对象在备选答案上打"√",应答率高;③如果问卷设计合理、简单明了,调查结果的可信度较高。

封闭型问卷的缺点有:①由于事先设立了备选答案,研究对象的创造性被限制,因而不利于发现新问题;②容易造成研究对象盲目回答。当研究对象不理解或不完全理解所列举的问题时,或者是没有适合于研究对象的答案时,可能会盲目填写,使收集的资料产生偏倚。

3)图画型问题:以生动、形象的图画形式向研究对象提出问题,研究对象根据自己的情况选择适合自己的图画来回答问题的问卷形式。这种形式表现新颖,能引起研究对象的兴趣,便于填写。适合于小范围、问题少的调查。也适合于儿童或文化程度较低的调查对象使用。

(2)问题设置要点

1)问卷题量:一般而言,问卷的题量应根据研究主题的复杂程度、目标人群的特点以及数据收集的方式等因素来综合确定。如果研究主题涉及面较广、较深,需要了解的变量较多,问卷题量可以适当放宽;而如果研究主题相对单一、集中,问卷题量则不宜过多。同时,还要考虑目标人群的知识水平、答题耐心等特点。对于文化程度较低、答题意愿较弱的群体,问卷题量不宜过多,以免引起反感;而对于文化程度较高、主动性较强的群体,可以适当增加题量,以获取更丰富的信息。数据收集的方式也会影响问卷题量的设定。一般来说,面对面访谈、电话访谈等方式可以支持相对较长的问卷,而自填问卷、在线问卷等方式则需要相对精简的题量设计。

按照既往工作经验,一份时长为 10~15min 的问卷,通常可以包含 20~30 个问题。如果题量过少(如低于 10 题),可能难以全面了解受访者的筛查行为和影响因素;而如果题量过多(如超过 50 题),则可能造成受访者的疲劳和不耐烦,影响答题质量。

2)问题设置顺序:在确定问题顺序时,要注意把握问题的难易程度和逻辑顺序。一般来说,在问卷的开头阶段,可以设置一些相对简单、易答的问题,如受访者的基本信息、筛查行为的一般情况等,以快速引入主题,吸引受访者的兴趣。随着问卷的推进,可以逐步过渡到一些相对复杂、敏感的问题,如影响筛查行为的主观因素、对筛查服务的评价等,以深入挖掘更有价值的信息。在问卷的结尾阶段,则可以设置一些相对轻松、积极的问题,如对筛查工作的建议、对调查的反馈等,以缓解答题压力,提升受访者的满意度。

3)选择题设置技巧:选择题是问卷中最常见、最基本的题型,通过预设若干备选项,让受访者选出最符合自身情况或观点的答案。它的优点是填答简便、数据易于统计,但也对选项的设置提出了较高要求。以下是选择题设计中需要把握的几个关键点:①选项的互斥性与穷尽性:要确保所有选项在逻辑上相互独立、不重叠,同时尽可能涵盖所有可能的情况或观点,不遗漏任何重要选项。如果难以穷尽所有选项,可在末尾设置"其他"项,并附加开放式填空,以补充不常见的情况。②选项的平衡性与中立性:要力求各选项在数量、长度、表述方式上大致平衡,避免出现明显的偏向或暗示。同时,选项表述要尽量中立、客观,避免带有倾向性或情绪色彩的词语,以免对受访者产生引导。③正向表述与反向表述的平衡:在测评态度、信念等概念时,适当穿插正向题项（如“我认为定期接受癌症筛查很有必要”）和反向题项（如“我觉得癌症筛查没什么太大作用”），有助于识别随意应答，提高数据质量。但反向题项不宜过多，以免引起受访者的混淆和反感。④选项排序的逻辑性：选项的排列顺序要符合人们的思维习惯，便于受访者快速查找、定位。对于表示程度、频率等级的选项，应按照程度递增（如“非常不同意”“不同意”“一般”“同意”“非常同意”）或频率递减（如“总是”“经常”“有时”“很少”“从不”）的顺序排列。而对于表示类别的选项，则可按照重要性、时间先后、字母顺序等逻辑排序。

（3）问题措辞要点：在问题设置中，为了用最少的题量获取最多的信息。需要研究者在设计每一道题目时，都要精雕细琢，既要紧扣研究主题，也要考虑与其他题目的逻辑关联，力求最大限度地发挥每一道题目的作用，避免出现信息冗余或逻辑重复的问题。

1）使用简洁、准确的表述：要尽量使用简短、直白的语句，避免使用过长或语法复杂的问题。同时，要选用准确、专业的词汇，避免使用含混不清或有歧义的词语。对于某些专业术语，要酌情做出通俗解释。比如，在询问受访者接受“无症状人群癌症筛查”的经历时，不妨在题干中解释一下“无症状人群”的定义。

2）避免模棱两可的词语：有些词语如“常常”“一般”“大多数”等，不同人的理解尺度可能大不相同，容易引起混淆。因此，在设计问题时要尽量避免使用这类模棱两可的词语，而代之以更具体、量化的表述。比如，可将“您常常参加癌症筛查吗？”改为“您每年都会参加癌症筛查吗？”

3）规避带有倾向性的提问方式：有些提问方式可能暗含了研究者的主观偏好或价值判断，具有一定的诱导性。比如，“您难道不认为定期癌症筛查是有益的吗？”这样的问题就带有明显的倾向性。为确保问卷的客观、中立，要尽量规避这种带有倾向性的提问，而采用更为中性的表述方式，如“您认为定期癌症筛查是否有益？”

4）照顾不同群体的语言习惯：不同年龄、性别、地域的群体在语言习惯上可能存在差异。因此，在设计问卷时，要尽可能照顾不同群体的语言表达方式，采用通俗、贴近生活的词汇，避免使用过于书面化或年轻化的语言。比如，在面向老年群体调查时，可使用“您是否去过医院做过癌症检查？”而非“您是否接受过癌症筛查？”

4. 问卷信度与效度的质控　问卷的信度和效度是评判问卷测量质量的两个核心指标。其中，信度反映了问卷测量的一致性和稳定性，即问卷得分在多次测量中能否保持相对一致；效度则反映了问卷测量的准确性和有效性，即问卷能否真正测量到研究者想要测量的内容。

癌症筛查与早诊早治的医务工作人员，如果想将自编的调查问卷，作为量表（如居民癌症防治健康素养，居民癌症防治核心知识知晓率）发布，需要重视并切实提升问卷的信度和效度，唯有如此，才能确保问卷获取的数据真实可信，支撑癌症筛查效果评价工作的顺利开展。

（1）信度的评估与提升策略

1）重测信度的检验方法：重测信度是指在相同条件下，用同一问卷对同一群体进行两次测量所得结果的一致程度。可以采用等价组前后测量设计，或隔一段时间后再次对部分样本进行测试，并计算两次得分之间的相关系数，系数越高，说明问卷的稳定性越好。

2）内部一致性信度的检验方法：内部一致性信度是指问卷中不同条目在测量同一个概念时，其测量结果的一致程度。可以采用克龙巴赫 α 系数进行考核，系数越高，说明问卷的内部一致性越好。

3）评分者信度的检验方法：评分者信度主要针对主观评分题目而言，考察不同评分者对同一被试者作答的评分一致性。可以采用 Kappa 系数、组内相关系数等指标进行考核，系数越高，说明评分者之间的一致性越好。

为提升问卷的信度，可以采取以下策略：第一，在问卷设计阶段，要注重题目表述的规范性和一致性，尽可能减少题目歧义，提高受访者理解的一致性；第二，要合理控制问卷题量，删除冗余或低质量的题目，确保问卷简明扼要、重点突出；第三，要优化问卷的指导语和填答说明，引导受访者正确、一致地理解题意；第四，要加强对数据收集过程的质量控制，确保施测环境、程序等要素的标准一致。

（2）效度的评估与提升策略

1）内容效度的评估方法：内容效度是指问卷条目能够代表研究主题的程度，主要通过定性分析的方式来评估。可以邀请相关领域专家对问卷条目进行评审，判断其与研究主题的相关性、代表性和全面性，并提出修改意见；也可以通过小组访谈、个别访谈等方式，征求目标人群对问卷内容的理解和反馈，从而不断修正、完善问卷内容。

2）结构效度的评估方法：结构效度是指问卷测量结构与理论假设结构的一致性，主要采用因素分析的方法来考察。通过探索性因素分析，可以考察问卷条目的聚类情况，是否符合预设的维度结构；通过验证性因素分析，可以考察问卷的因素结构是否稳定，各因素与总分的关系是否合理。

3）效标关联效度的评估方法：效标关联效度是指问卷测量结果与其他外部效标测量结果的相关性，包括同时效度、预测效度和区分效度等。例如，通过考察癌症筛查知识问卷得分与受访者实际癌症筛查行为的相关性，如果两者呈现较高的相关，则可在一定程度上说明该问卷具有良好的预测效度。

为提升问卷的效度，可以采取以下策略：第一，在问卷设计前，要广泛查阅文献资料，系统梳理与研究主题相关的理论构念和已有量表，以厘清问卷测量的核心内容和方向；第二，要通过专家评审、深度访谈等方式，不断修订、完善问卷内容，确保其能够全面、准确地反映研究主题；第三，要采用探索性和验证性因素分析等方法，考察问卷结构与理论假设的吻合度，并据此优化问卷的条目组成和维度划分；第四，要积极开展问卷的效标关联效度研究，探索问卷测量与外部效标的关系，以佐证问卷的预测力和区分力。

唯有在问卷设计、实施、分析的各个环节严格把关，并遵循循证决策的原则，才能不断提升问卷效度，为癌症筛查效果评价工作提供更加科学、严谨的测量工具。

思考题

1. 举例说明什么是生态学谬误。
2. 试述灵敏度、特异度、患病率、预测值的关系。
3. 抽样调查研究中，单纯随机抽样、分层抽样、系统抽样、整群抽样四类抽样方法的抽样误差大小排序？
4. 癌症筛查项目研究中常见偏倚有哪些？
5. 癌症筛查试验的评价包括哪些方面？

（赵胜林　杜 佳）

参考文献

[1] LASH T L, VANDERWEELE T J, HANEUSE S, et al. Modern Epidemiology[M]. 4th ed.Boston: Wolters Kluwer Press, 2021.

[2] 詹思延. 流行病学.[M]. 8 版. 北京：人民卫生出版社，2017.

[3] RIES L A G, SMITH M A, GURNEY J G, et al. Cancer incidence and survival among children and adolescents: United States SEER program, 1975-1995[M]. Bethesda: NIH Pub, 1999.

[4] 陈万青，贺宇彤，张思维，等. 中国 2004—2005 肾癌死亡分析——第三次死因回顾抽样调查资料分析[J]. 中华肿瘤防治杂志，2011，18(4): 252-255.

[5] 刘伯齐，姜晶梅，陈铮鸣，等. 中国 103 个地区吸烟与食管癌风险研究：死因调查中的病例对照方法学研究[J]. 中华医学杂志，2006，86(6): 380-385.

[6] 魏文强，张思维，李敏娟. 中国肿瘤登记发展历程[J]. 中国肿瘤，2021，30(9): 641-647.

[7] PUN V C, KAZEMIPARKOUHI F, MANJOURIDES J, et al. Long-term $PM_{2.5}$ exposure and respiratory, cancer, and cardiovascular mortality in older US adults[J]. American journal of epidemiology, 2017, 186(8): 961-969.

[8] CASSIDY A, BINGHAM S A, CUMMINGS J H. Starch intake and colorectal cancer risk: an international comparison[J]. British journal of cancer, 1994, 69(5): 937-942.

[9] CHOUDHURY K, VOLKMER B, GREINERT R, et al. Effectiveness of skin cancer screening programmes[J]. British Journal of Dermatology, 2012, 167(s2): 94-98.

[10] KRAMER B S, BERG C D, ABERLE D R, et al. Lung cancer screening with low-dose helical CT: results from the National Lung Screening Trial (NLST)[J]. Journal of medical screening, 2011, 18(3): 109-111.

[11] BRAUER F, CASTILLO-CHAVEZ C, FENG Z, et al. Challenges, opportunities and theoretical epidemiology[J]. Mathematical Models in Epidemiology, 2019, 69: 507-531.

[12] BANNISTER-TYRRELL M, MEIQARI L. Qualitative research in epidemiology: theoretical and methodological perspectives[J]. Annals of epidemiology, 2020, 49: 27-35.

[13] ZHENG S, SCHRIJVERS J J A, GREUTER M J W, et al. Effectiveness of colorectal cancer (CRC)

screening on all-cause and CRC-specific mortality reduction: a systematic review and meta-analysis[J]. Cancers, 2023, 15(7): 1948.

[14] KYPRIDEMOS C, ALLEN K, HICKEY G L, et al. Cardiovascular screening to reduce the burden from cardiovascular disease: microsimulation study to quantify policy options[J].The BMJ, 2016, 353: i2793

[15] CRISS S D, SHEEHAN D F, PALAZZO L, et al. Population impact of lung cancer screening in the United States: projections from a microsimulation model[J]. PLoS Medicine, 2018, 15(2): e100-2506.

[16] BEST J, BILGI H, HEIDER D, et al. The GALAD scoring algorithm based on AFP, AFP-L3, and DCP significantly improves detection of BCLC early stage hepatocellular carcinoma[J]. Zeitschrift für Gastroenterologie, 2016, 54(12): 1296-1305.

[17] ZHANG J, CHENG Z, MA Y, et al. Effectiveness of screening modalities in colorectal cancer: a network meta-analysis[J]. Clinical colorectal cancer, 2017, 16(4): 252-263.

[18] POTTER A L, BAJAJ S S, YANG C F J. The 2021 USPSTF lung cancer screening guidelines: a new frontier [J]. The Lancet Respiratory Medicine, 2021, 9(7): 689-691.

[19] MORRISON A S. The effects of early treatment, lead time and length bias on the mortality experienced by cases detected by screening[J]. International journal of epidemiology, 1982, 11(3): 261-267.

[20] SUN C, ZHANG X, GUO S, et al. Determining cost-effectiveness of lung cancer screening in urban Chinese populations using a state-transition Markov model[J]. BMJ open, 2021, 11(7): e046742.

[21] CLEGG L X, LI F P, HANKEY B F, et al. Cancer survival among US whites and minorities: a SEER (Surveillance, Epidemiology, and End Results) Program population-based study[J]. Archives of internal medicine, 2002, 162(17): 1985-1993.

附录1　23种可改变致癌因素与关联的癌症部位列表

	癌症部位
行为因素	
吸烟	口腔、咽部（C00-C14）；食管（C15）；胃（C16）；结直肠癌（C18-C20，C26·0）；肝脏（C22）；胰腺（C25）；喉（C32）；肺、支气管、气管（C33-C34）；子宫颈（C53）；肾脏、肾盂、输尿管（C64-C66）；膀胱（C67）；急性髓系白血病（C92·0、C92·4-C92·5、C94·0、C94·2）
二手烟	肺、支气管、气管（C33-C34；仅限从不吸烟者）
饮酒	口腔、咽部（C00-C14）；食管（C15；仅限鳞状细胞癌）；结直肠癌（C18-C20，C26·0）；肝脏（C22）；喉（C32）；女性乳房（C50）
缺乏锻炼	结肠，不包括直肠（C18，C26·0）；女性乳腺癌（C50；绝经前癌症仅与剧烈运动呈负相关，绝经后癌症与所有类型的运动呈负相关）；子宫体（C54-C55）
饮食因素	
水果摄入量不足	口腔、咽、喉（C00-C14、C32）；肺、支气管、气管（C33-C34）
蔬菜摄入量不足	口腔、咽、喉（C00-C14、C32）；肺、支气管、气管（C33-C34）
膳食纤维摄入量不足	结直肠癌（C18-C20、C26·0）
钙摄入不足	结直肠癌（C18-C20、C26·0）
红肉摄入过多	结直肠癌（C18-C20、C26·0）
精加工肉类摄入过多	结直肠癌（C18-C20，C26·0）；胃（C16·1-C16·6；仅限非贲门）
腌制蔬菜摄入过多	胃（C16）
代谢因素	
体重超标	食管（C15；仅限腺癌）；胃（C16·0；仅限贲门）；结直肠癌（C18-C20，C26·0）；肝脏（C22）；胆囊（C23）；胰腺（C25）；女性乳腺癌（C50；仅限绝经后癌症）；子宫体（C54-C55）；子房（C56）；肾、肾盂（C64-C65）；甲状腺（C73）
糖尿病	结直肠癌（C18-C20，C26·0）；胆囊（C23-C24）；胰腺（C25）；肝脏（C22）；女性乳房（C50）；子宫体（C54-C55）
环境因素	
$PM_{2.5}$	肺、支气管、气管（C33-C34）
紫外线辐射	皮肤黑色素瘤（C43）
感染因素	
幽门螺杆菌	胃（C16·1-C16·6；仅限非贲门）
乙型肝炎病毒	肝脏（C22）
丙型肝炎病毒	肝脏（C22）；非霍奇金淋巴瘤（C82-C85、C96·3）
人类免疫缺陷病毒	肛门（C21）；卡波西肉瘤（C46）；宫颈（C53）；霍奇金淋巴瘤（C81）；非霍奇金淋巴瘤（C82-C85、C96·3）
人乳头瘤病毒	口腔（C02-C06）；口咽、扁桃体和舌根（C01、C09-C10）；肛门（C21）；宫颈（C53）；外阴（C51）；阴道（C52）；阴茎（C60）
EB病毒	鼻咽部（C11）、霍奇金淋巴瘤（C81）
华支睾吸虫	胆管癌（C22·1）
人类疱疹病毒8型	卡波西肉瘤（C46）

附录 2　各主要癌种临床 TNM 分期编码表

附录 2.1　肺癌 TNM 分期

肺癌第 9 版 TNM 分期

T：原发肿瘤	
T_x	原发肿瘤无法评估
T_0	无原发肿瘤证据
T_{is}	原位癌
T_1	最大径≤3cm
T_{1mi}	微浸润腺癌
T_{1a}	最大径≤1cm
T_{1b}	最大径为>1～2cm
T_{1c}	最大径为>2～3cm
T_2	最大径为>3～5cm；或具有以下特征：①累及主支气管，与隆突的距离不限，但不累及隆突；②侵犯脏层胸膜；③出现肿瘤相关的肺不张或阻塞性肺炎，并延伸至肺门，涉及部分或全肺
T_{2a}	最大径为>3～4cm
T_{2b}	最大径为>4～5cm
T_3	最大径为>5～7cm；或直接侵犯壁层胸膜、胸壁（包括肺上沟瘤）、膈神经或壁层心包；或出现位于原发性肿瘤同一肺叶的孤立转移结节
T_4	最大径>7cm；或侵犯横膈、纵隔、心脏、大血管、气管、喉返神经、上半部臂丛神经、食管、椎体或隆突；或出现位于原发肿瘤同侧不同肺叶的转移结节
N：区域淋巴结	
N_x	区域淋巴结无法评价
N_0	无区域淋巴结转移
N_1	同侧支气管周围和（或）同侧肺门淋巴结及肺内淋巴结转移
N_2	同侧纵隔内和（或）隆突下淋巴结转移
N_{2a}	同侧单站纵隔淋巴结转移
N_{2b}	同侧多站纵隔淋巴结转移
N_3	对侧纵隔、对侧肺门、同侧或对侧前斜角肌和锁骨上淋巴结转移
M：远处转移	
M_0	无远处转移
M_1	有远处转移
M_{1a}	对侧肺叶内转移肿瘤结节；胸膜结节或出现恶性胸腔积液、心包积液
M_{1b}	单个胸腔外器官的单发转移灶，累及单个远处（非区域性）淋巴结
M_{1c1}	胸腔外单个器官系统中的多发转移
M_{1c2}	胸腔外多个器官系统中的多发转移

分期对比

T/M		N_0	N_1	N_2		N_3
				N_{2a}	N_{2b}	
T_1	T_{1a}	ⅠA1	ⅡA	ⅡB	ⅢA	ⅢB
	T_{1b}	ⅠA2	ⅡA	ⅡB	ⅢA	ⅢB
	T_{1c}	ⅠA3	ⅡA	ⅡB	ⅢA	ⅢB
T_2	T_{2a}：3～4cm	ⅠB	ⅡB	ⅢA	ⅢB	ⅢB
	T_{2b}：4～5cm	ⅡA	ⅡB	ⅢA	ⅢB	ⅢB
T_3	5～7cm；侵犯胸膜、胸壁等；同肺叶单个或多发结节；	ⅡB	ⅢA	ⅢA	ⅢB	ⅢC
T_4	＞7cm；侵犯纵膈、膈肌、心脏等；同侧不同肺叶单个或多发结节；	ⅢA	ⅢA	ⅢB	ⅢB	ⅢC
M_1	M_{1a}：对侧肺叶出现癌结节；胸膜播散，胸腔积液或心包积液；	ⅣA	ⅣA	ⅣA	ⅣA	ⅣA
	M_{1b}：胸腔外单个器官转移灶；	ⅣA	ⅣA	ⅣA	ⅣA	ⅣA
	M_{1c1}：胸腔外单个器官的多发转移；	ⅣB	ⅣB	ⅣB	ⅣB	ⅣB
	M_{1c2}：胸腔外多个器官的多发转移；	ⅣB	ⅣB	ⅣB	ⅣB	ⅣB

附录 2.2 中国肝癌分期

CNLC 肝癌 2024 版本分期

分期	PS	肝功能 Child-Pugh	肿瘤数目	肿瘤直径	血管癌栓	肝外转移
CNLC Ⅰa 期	0～2 分	A/B 级	1	直径≤5cm	无	无
CNLC Ⅰb 期*	0～2 分	A/B 级	1	直径＞5cm	无	无
CNLC Ⅰb 期*	0～2 分	A/B 级	2～3	最大直径≤3cm	无	无
CNLC Ⅱa 期	0～2 分	A/B 级	2～3	最大直径＞3cm	无	无
CNLC Ⅱb 期	0～2 分	A/B 级	≥4	不论	无	无
CNLC Ⅲa 期	0～2 分	A/B 级	不论	不论	有	无
CNLC Ⅲb 期	0～2 分	A/B 级	不论	不论	不论	有
CNLC Ⅳ期#	3～4 分	C 级	不论	不论	不论	不论

注：*：CNLC Ⅰb 期存在两种判断条件，单个肿瘤数目时，直径＞5cm；2～3 个肿瘤数目时，最大直径≤3cm。#：CNLC Ⅳ期，PS3-4 分或肝功能 Child-Pugh C 级即可判断。

附录2.3　肝细胞癌TNM分期

肝细胞癌第八版TNM临床分期

T：原发肿瘤	
T_x	原发肿瘤无法评估
T_0	无原发肿瘤证据
T_{1a}	单个肿瘤最大径≤2cm，有或无血管浸润
T_{1b}	单个肿瘤最大径>2cm，无血管浸润
T_2	单个肿瘤最大径>2cm伴肝内血管浸润，或多发肿瘤，最大径均≤5cm
T_3	多发肿瘤，任一肿瘤最大径>5cm
T_4	肿瘤直接侵及胆囊以外的邻近器官（包括膈肌），或侵及门静脉或肝静脉的主要分支，或肿瘤穿透脏腹膜
N：区域淋巴结	
N_x	区域淋巴结转移无法确定
N_0	无区域淋巴结转移
N_1	有区域淋巴结转移
M：远处转移	
M_0	无远处转移
M_1	有远处转移

分期对比

ⅠA期	T_{1a}	N_0	M_0
ⅠB期	T_{1b}	N_0	M_0
Ⅱ期	T_2	N_0	M_0
ⅢA期	T_3	N_0	M_0
ⅢB期	T_4	N_0	M_0
ⅣA期	任何T	N_1	M_0
ⅣB期	任何T	任何N	M_1

附录2.4　肝内胆管癌TNM分期

肝内胆管癌第八版TNM临床分期

T：原发肿瘤	
T_x	原发肿瘤无法评估
T_0	无原发肿瘤证据
T_{is}	原位癌（胆管内肿瘤）
T_{1a}	单发肿瘤最大径≤5cm，无血管浸润
T_{1b}	单发肿瘤最大径>5cm，无血管浸润
T_2	单发肿瘤伴肝内血管浸润，或多发肿瘤伴或不伴血管浸润
T_3	肿瘤穿透脏腹膜
T_4	肿瘤侵及邻近肝外组织
N：区域淋巴结	
N_x	区域淋巴结转移无法确定
N_0	无区域淋巴结转移
N_1	有区域淋巴结转移
M：远处转移	
M_0	无远处转移
M_1	有远处转移

分期对比

0期	T_{is}	N_0	M_0
Ⅰ期	T_1	N_0	M_0
ⅠA期	T_{1a}	N_0	M_0
ⅠB期	T_{1b}	N_0	M_0
Ⅱ期	T_2	N_0	M_0
ⅢA期	T_3	N_0	M_0
ⅢB期	T_4	N_0	M_0
	任何T	N_1	M_0
Ⅳ期	任何T	任何N	M_1

附录 2.5 结直肠癌分期标准

结直肠癌第八版 TNM 临床分期

T：原发肿瘤

T_x	原发肿瘤无法评估
T_0	无原发肿瘤证据
T_{is}	原位癌：侵及固有层[a]
T_1	侵犯黏膜下
T_2	侵犯固有肌层
T_3	侵及浆膜下层或侵犯无腹膜覆盖的结肠旁或直肠旁组织
T_4	直接侵犯其他器官或组织结构[b,c,d]和(或)穿透脏腹膜
T_{4a}	肿瘤穿透脏腹膜
T_{4b}	肿瘤直接侵犯其他器官或组织结构

注：[a]：T_{is}包括癌细胞局限于黏膜内固有层，未穿透黏膜肌层侵及黏膜下层；[b]：肿瘤穿过脏腹膜侵及表层；[c]：T_{4b}中的直接侵犯包括经显微镜证实的通过浆膜侵犯其他器官或结直肠其他节段，或者腹膜后或腹膜下肿瘤，穿透肌层直接侵犯其他器官或组织；[d]：肉眼可见肿瘤与其他器官或结构粘连，归为cT_{4b}，而如果经显微镜检查证实无粘连，则根据解剖浸润深度归为$pT_{1\sim3}$。

N：区域淋巴结

N_x	区域淋巴结转移无法确定
N_0	无区域淋巴结转移
N_1	有1～3个区域淋巴结转移
N_{1a}	有1个区域淋巴结转移
N_{1b}	有2～3个区域淋巴结转移
N_{1c}	肿瘤种植，例如(卫星结节)*，在浆膜下或在无腹膜覆盖的结直肠周围软组织，并且无区域淋巴结转移
N_2	有4个或更多的区域淋巴结转移
N_{2a}	有4～6个区域淋巴结转移
N_{2b}	有7个或更多的区域淋巴结转移

注：*：肿瘤种植(卫星结节)，原发肿瘤结肠或直肠周围脂肪组织淋巴引流区内的肉眼或显微镜可见的癌巢或结节，可能是淋巴结的跳跃式传播，病理学检查显示无残留淋巴结或可识别的血管或神经结构。如果血管壁在H&E、弹力纤维或其他染色中被识别，则被归为血管侵犯(V1/2)或淋巴侵犯(L1)。同理，如果神经结构被识别，则被归为神经周围侵犯(pN_1)。肿瘤种植的存在不能改变原发肿瘤的T分期，但是如果在病理检查中所有区域淋巴结均为阴性，会将淋巴结分期(N)变为pN_{1c}。

M：远处转移

M_0	无远处转移
M_1	有远处转移
M_{1a}	转移仅局限于一个器官(肝、肺、卵巢、无区域淋巴结)，无腹膜转移
M_{1b}	一个以上器官有远处转移
M_{1c}	转移到腹膜伴或不伴其他器官转移

续表

分期对比

0期	T_{is}	N_0	M_0
Ⅰ期	T_1,T_2	N_0	M_0
Ⅱ期	T_3,T_4	N_0	M_0
ⅡA期	T_3	N_0	M_0
ⅡB期	T_{4a}	N_0	M_0
ⅡC期	T_{4b}	N_0	M_0
Ⅲ期	任何T	N_1,N_2	M_0
ⅢA期	T_1,T_2	N_1	M_0
	T_1	N_{2a}	M_0
ⅢB期	T_1,T_2	N_{2b}	M_0
	T_2,T_3	N_{2a}	M_0
	T_3,T_{4a}	N_1	M_0
ⅢC期	T_3,T_{4a}	N_{2b}	M_0
	T_{4a}	N_{2a}	M_0
	T_{4b}	N_1,N_2	M_0
Ⅳ期	任何T	任何N	M_1
ⅣA期	任何T	任何N	M_{1a}
ⅣB期	任何T	任何N	M_{1b}
ⅣC期	任何T	任何N	M_{1c}

附录2.6 胃癌TNM分期

胃癌第八版TNM临床分期

T:原发肿瘤	
T_x	原发肿瘤无法评估
T_0	无原发肿瘤证据
T_{is}	原位癌:未侵及固有层的上皮内肿瘤、重度不典型增生
T_1	肿瘤侵及固有层、黏膜肌层或黏膜下层
T_{1a}	肿瘤侵及固有层或黏膜肌层
T_{1b}	肿瘤侵及黏膜下层
T_2	肿瘤侵及肌层
T_3	肿瘤侵及黏膜下层
T_4	肿瘤穿透浆膜层(脏腹膜)或者侵犯邻近结构[a,b,c]
T_{4a}	肿瘤穿透浆膜层
T_{4b}	肿瘤侵犯邻近结构[a,b]

注:[a]:胃的邻近结构包括脾、横结肠、肝脏、膈肌、胰腺、腹壁、肾上腺、肾脏、小肠及腹膜后间隙;[b]:透壁性浸润至十二指肠、食管(包括胃)的分期取决于其最大浸润深度;[c]:侵及胃结肠韧带或肝胃韧带或大网膜或小网膜的肿瘤,若尚未穿透脏腹膜,归为T_3。

N:区域淋巴结	
N_x	区域淋巴结转移无法确定
N_0	无区域淋巴结转移
N_1	1~2个区域淋巴结转移
N_2	3~6个区域淋巴结转移

续表

N_3	7个或7个以上区域淋巴结转移
N_{3a}	7～15个区域淋巴结转移
N_{3b}	16个或16个以上区域淋巴结转移
M：远处转移	
M_0	无远处转移
M_1	有远处转移

注：远处转移包括腹膜种植、腹腔细胞学检查阳性以及非连续性浸润的大网膜肿瘤。

分期对比

0期	T_{is}	N_0	M_0
Ⅰ期	T_1，T_2	N_0，N_1	M_0
ⅠA期	T_1	N_0	M_0
ⅠB期	T_1，T_2	N_0，N_1	M_0
Ⅱ期			
ⅡA期	T_1，T_2，T_3	N_0，N_1，N_2	M_0
ⅡB期	T_1，T_2，T_3，T_{4a}	N_0，N_1，N_2，N_{3a}	M_0
Ⅲ期	T_1，T_2，T_3，T_{4a}，T_{4b}	N_1，N_2，N_3	M_0
ⅢA期	T_2，T_3，T_{4a}，T_{4b}	N_0，N_1，N_2，N_{3a}	M_0
ⅢB期	T_1，T_2，T_3，T_{4a}，T_{4b}	N_0，N_1，N_2，N_{3a}，N_{3b}	M_0
ⅢC期	T_3，T_{4a}，T_{4b}	N_{3a}，N_{3b}	M_0
Ⅳ期	任何T	任何N	M_1

附录2.7 食管癌TNM分期

食管癌第八版TNM临床分期

T：原发肿瘤	
T_x	原发肿瘤无法评估
T_0	无原发肿瘤证据
T_{is}	原位癌/重度不典型增生
T_1	肿瘤侵及黏膜固有层、黏膜肌层或黏膜下层
T_{1a}	肿瘤侵及黏膜固有层或黏膜肌层
T_{1b}	肿瘤侵及黏膜下层
T_2	肿瘤侵及固有肌层
T_3	肿瘤侵及纤维膜
T_4	肿瘤侵及邻近结构
T_{4a}	肿瘤侵及胸膜、心包、奇静脉、膈肌或腹膜
T_{4b}	肿瘤侵及其他邻近结构，如主动脉、椎体或气管
N：区域淋巴结	
N_x	区域淋巴结转移无法确定
N_0	无区域淋巴结转移
N_1	1～2个区域淋巴结转移
N_2	3～6个区域淋巴结转移
N_3	7个或7个以上淋巴结转移
M：远处转移	
M_0	无远处转移
M_1	有远处转移

续表

分期对比（食管癌与食管胃交界部癌）			
鳞状细胞癌			
0期	T_{is}	N_0	M_0
Ⅰ期	T_1	N_0，N_1	M_0
Ⅱ期	T_2	N_0，N_1	M_0
	T_3	N_0	M_0
Ⅲ期	T_1，T_2	N_2	M_0
	T_3	N_1，N_2	M_0
ⅣA期	T_{4a}，T_{4b}	N_0，N_1，N_2	M_0
	任何T	N_3	M_0
ⅣB期	任何T	任何N	M_1
腺癌			
0期	T_{is}	N_0	M_0
Ⅰ期	T_1	N_0	M_0
ⅡA期	T_1	N_1	M_0
ⅡB期	T_2	N_0	M_0
Ⅲ期	T_2	N_1	M_0
	T_3，T_{4a}	N_0，N_1	M_0
ⅣA期	$T_{1\text{-}4a}$	N_2	M_0
	T_{4b}	N_0，N_1，N_2	M_0
	任何T	N_3	M_0
ⅣB期	任何T	任何N	M_1

附录2.8　乳腺癌TNM分期

乳腺癌第八版TNM临床分期

T：原发肿瘤	
T_x	原发肿瘤无法评估
T_0	无原发肿瘤证据
T_{is}	原位癌
T_{is}（DCIS）	导管原位癌
T_{is}（LCIS）	小叶原位癌
T_{is}（Paget）	乳头Paget病不伴有其下乳腺实质内浸润性癌和（或）原位癌［导管原位癌和（或）小叶原位癌］。与Paget病相关的乳腺实质内癌应根据实质病变的大小和特征来分期，尽管仍然应该注意Paget病的存在。
T_1	肿瘤最大径≤2cm
T_{1mi}	微浸润，最大径≤0.1cm[b]
T_{1a}	0.1cm＜肿瘤最大径≤0.5cm
T_{1b}	0.5cm＜肿瘤最大径≤1cm
T_{1c}	1cm＜肿瘤最大径≤2cm
T_2	2cm＜肿瘤最大径≤5cm
T_3	肿瘤最大径＞5cm

续表

T_4	肿瘤直接侵犯胸壁和(或)皮肤(溃疡或皮肤结节),无论肿瘤的大小[c]
T_{4a}	侵犯胸壁(但不包括只侵犯胸肌)
T_{4b}	溃疡,同侧皮肤卫星结节,或皮肤水肿(包括橘皮样变)
T_{4c}	4a 加 4b
T_{4d}	炎性乳腺癌[d]

注:[a]: AJCC 分期不包括小叶原位癌。[b]: 微浸润是指癌细胞突破基底膜进入邻近组织的最大径不超过 0.1cm。当发生多灶微浸润时,仅以最大灶的直径作为分期依据(而不是采用所有单个浸润灶的总和)。应该像对待多发浸润性癌一样重视多灶微浸润癌。[c]: 仅侵犯真皮不能认定是 T_4 期。侵犯胸壁包括肋骨、肋间肌、前锯肌,但不包括胸肌。[d]: 炎性乳腺癌以弥漫的类似丹毒发硬皮肤边缘为特征,通常没有肿块。如果皮肤活检为阴性,没有局部可测量的原发病灶,临床炎性乳腺癌(T_{4d})的病理 T 分期为 pT_x。皮肤凹陷、乳头回缩或除了 T_{4b} 和 T_{4d} 外其他的皮肤改变,可能是 T_1、T_2 或 T_3,而不会影响分期。

N: 区域淋巴结	
N_x	区域淋巴结转移无法确定(如已经切除)
N_0	无区域淋巴结转移
N_1	同侧Ⅰ组、Ⅱ组腋窝淋巴结转移,可活动
N_{1mi}	微转移(约 200 个细胞,大于 0.2mm,但不大于 2.0mm)
N_2	同侧Ⅰ组、Ⅱ组腋窝淋巴结转移,临床固定或融合;或临床发现[*]的同侧内乳淋巴结转移,但没有腋窝淋巴结转移的临床证据
N_{2a}	腋窝淋巴结转移,相互固定(融合)或与其他结构固定
N_{2b}	仅临床发现[*]的内乳淋巴结转移,但无腋窝淋巴结转移
N_3	同侧锁骨下淋巴结转移(腋窝Ⅲ组)伴或不伴Ⅰ、Ⅱ组腋窝淋巴结受累;或临床发现[*]的同侧内乳淋巴结转移,伴临床明显的Ⅰ组、Ⅱ组腋窝淋巴结转移;或同侧锁骨上淋巴结转移伴或不伴腋窝或内乳淋巴结受累
N_{3a}	锁骨下淋巴结转移
N_{3b}	内乳和腋窝淋巴结转移
N_{3c}	锁骨上淋巴结转移

注:[*]: 临床发现的定义为通过临床检查或者影像学检查(除外淋巴显像)发现的并且高度可疑恶性,或基于细针穿刺细胞学检查推断有病理转移。通过针吸活检而不是切除活检确定的转移灶用后缀(f)表示,例如,cN_{3a}(f)。淋巴结切除活检或前哨淋巴结活检,如果不行 pT 分期,则按临床 N 分期,例如 cN_1。切除淋巴结活检或前哨淋巴结活检的病理分期(pN)只用在有病理 T 分期时。

M: 远处转移	
M_0	无远处转移
M_1	有远处转移

分期对比[a]

0 型	T_{is}	N_0	M_0
ⅠA 期	T_1[b]	N_0	M_0
ⅠB 期	T_0, T_1	N_{1mi}	M_0
ⅡA 期	T_0, T_1	N_1	M_0
	T_2	N_0	M_0
ⅡB 期	T_2	N_1	M_0
	T_3	N_0	M_0
ⅢA 期	T_0, T_1, T_2	N_2	M_0
	T_3	N_1, N_2	M_0
ⅢB 期	T_4	N_0, N_1, N_2	M_0
ⅢC 期	任何 T	N_3	M_0
Ⅳ期	任何 T	任何 N	M_1

注:[a]: AJCC 还发表了一个关于乳腺癌的预后分组;[b]: T_1 包括 T_{1mi}。

附录 2.9 宫颈癌 TNM 分期

宫颈癌第八版 TNM 临床分期与 FGIO 分期

TNM 分期	FIGO 分期	定义
T_x		原发肿瘤无法评估
T_0		无原发肿瘤证据
T_{is}		原位癌(浸润前癌)
T_1	(FIGO Ⅰ期)	肿瘤局限于宫颈[a]
T_{1a}[b,c]	(FIGO ⅠA 期)	仅在显微镜下可见的浸润癌,从上皮基底部向下测量,间质浸润深度不超过5mm
T_{1a1}	(FIGO ⅠA1 期)	间质浸润深度不超过 3mm
T_{1a2}	(FIGO ⅠA2 期)	间质浸润深度大于 3mm,但不超过 5mm
T_{1b}	(FIGO ⅠB 期)	局限于宫颈的临床可见病灶,或镜下病变范围大于ⅠA 期,间质浸润深度>5mm
T_{1b1}	(FIGO ⅠB1 期)	临床可见病灶,最大径≤2cm
T_{1b2}	(FIGO ⅠB2 期)	临床可见病灶,最大径于 2cm,但不超过 4cm
T_{1b3}	(FIGO ⅠB3 期)	临床可见病灶,最大径>4cm
T_2	(FIGO Ⅱ期)	肿瘤侵及宫旁组织,但未达盆壁,或未达阴道下 1/3
T_{2a}	(FIGO ⅡA 期)	无宫旁组织浸润
T_{2a1}	(FIGO ⅡA1 期)	临床可见病灶,最大径≤4cm
T_{2a2}	(FIGO ⅡA2 期)	临床可见病灶,最大径>4cm
T_{2b}	(FIGO ⅡB 期)	有宫旁组织浸润,但未达盆壁
T_3	(FIGO Ⅲ期)	肿瘤累及阴道下 1/3,或侵及盆壁,或导致肾盂积水或无功能肾
T_{3a}	(FIGO ⅢA 期)	肿瘤累及阴道下 1/3,未侵及至盆壁
T_{3b}	(FIGO ⅢB 期)	肿瘤侵及盆壁,或导致肾盂积水或无功能肾
	(FIGO ⅢC 期)	盆腔和/或主动脉旁淋巴结受累(包括微转移),与肿瘤大小和范围无关
	(FIGO ⅢC1 期)	仅盆腔淋巴结转移
	(FIGO ⅢC2 期)	主动脉旁淋巴结转移
	(FIGO Ⅳ期)	癌已超出真骨盆或已累及、膀胱或直肠黏膜。因此,大疱性水肿不允许将病例分配到Ⅳ期
T_4	(FIGO ⅣA 期)	扩散到邻近的盆腔器官
	(FIGO ⅣB 期)	扩散到远处器官

注:[a]:侵及宫体予以忽略;[b]:浸润深度应从浸润起始部位的表皮或腺体基底膜开始测量,浸润深度定义为从邻近最表浅上皮乳头的上皮-间质交界至肿瘤浸润最深点间的距离;[c]:所有肉眼可见的病灶,即使表浅浸润为 T_{1b}/IB 期;[d]:脉管间隙受侵(静脉或淋巴管)不影响分期;[e]:有泡状水肿不足以诊断为 T_4。

N: 区域淋巴结[*]	
N_x	区域淋巴结转移无法确定
N_0	无区域淋巴结转移
N_1	区域淋巴结转移至盆腔
N_2	区域淋巴结转移至腹主动脉旁淋巴结,伴或不伴盆腔淋巴结阳性

注:[*]:FIGO 无对应 N 分期。

续表

M: 远处转移	
M_0	无远处转移
M_1	有远处转移(包括腹股沟淋巴结、腹膜内病变)。除外阴道、盆腔浆膜和附件转移。

分期对比

0期	T_{is}	N_0	M_0
Ⅰ期	T_1	N_0	M_0
ⅠA期	T_{1a}	N_0	M_0
ⅠA1期	T_{1a1}	N_0	M_0
ⅠA2期	T_{1a2}	N_0	M_0
ⅠB期	T_{1b}	N_0	M_0
ⅠB1期	T_{1b1}	N_0	M_0
ⅠB2期	T_{1b2}	N_0	M_0
ⅠB3期	T_{1b3}	N_0	M_0
Ⅱ期	T_2	N_0	M_0
ⅡA期	T_{2a}	N_0	M_0
ⅡA1期	T_{2a1}	N_0	M_0
ⅡA2期	T_{2a2}	N_0	M_0
ⅡB期	T_{2b}	N_0	M_0
Ⅲ期	T_3	N_0	M_0
ⅢA期	T_{3a}	N_0	M_0
ⅢB期	T_{3b}	N_0	M_0
ⅢC1期	T_x, T_0, T_{is}, T_1, T_2, T_3	N_1	M_0
ⅢC2期	T_x, T_0, T_{is}, T_1, T_2, T_3	N_2	M_0

附录2.10　卵巢癌TNM分期

卵巢癌第八版TNM临床分期与FIGO分期

TNM分期	FIGO分期	定义
T_x		
T_0		
T_1	Ⅰ期	肿瘤局限于卵巢(单侧或双侧)或输卵管(单侧或双侧)
T_{1a}	ⅠA期	肿瘤局限于单侧卵巢(包膜完整)或输卵管;包膜完整,卵巢或输卵管表面无肿瘤;腹水或腹腔冲洗液中无肿瘤细胞
T_{1b}	ⅠB期	肿瘤局限于双侧卵巢或输卵管;包膜完整,卵巢或输卵管表面无肿瘤;腹水或腹腔冲洗液中无肿瘤细胞
T_{1c}	ⅠC期	肿瘤局限于单侧或双侧卵巢/输卵管,伴有以下情况之一:
T_{1c1}	ⅠC1期	术中肿瘤破裂
T_{1c2}	ⅠC2期	术前包膜破裂,或卵巢/输卵管表面有肿瘤
T_{1c3}	ⅠC3期	腹水或腹腔冲洗液中有肿瘤细胞
T_2	Ⅱ期	肿瘤累及单侧或双侧卵巢/输卵管,伴盆腔播散(低于盆腔边缘)或原发性腹膜癌

续表

T_{2a}	ⅡA期	扩散和/或种植到子宫和/或输卵管和/或卵巢
T_{2b}	ⅡB期	扩散到其他盆腔组织，包括盆腔内肠道
T_3和/或N_1	Ⅰ期	肿瘤累及单侧或双侧卵巢或输卵管，或经细胞学或组织学确认的原发腹膜癌转移至盆腔外腹膜组织和(或)腹膜后淋巴结转移
N_1	ⅢA1期	仅腹膜后淋巴结转移
N_{1a}	ⅢA1i期	发生转移的淋巴结最大径≤10mm
N_{1b}	ⅢA1ii期	发生转移的淋巴结最大径>10mm
T_{3a}任何N	ⅢA2期	镜下可见的盆腔外腹膜(超过盆腔)受累，伴或不伴腹膜后淋巴结转移，包括肠道转移
T_{3b}任何N	ⅢB期	肉眼可见的腹膜转移超出盆腔，或转移病灶最大径≤2cm，包括盆腔外肠道转移，伴或不伴腹膜后淋巴结转移
T_{3c}任何N	ⅢC期	腹膜转移超出盆腔，病灶最大径>2cm，和(或)腹膜后淋巴结转移(包括肿瘤转移至肝被膜和脾，但无肝脾实质部位转移)
M_1		远处转移(腹膜外转移除外)
M_{1a}	ⅣA期	胸腔积液细胞学阳性
M_{1b}[b]	ⅣB期	腹腔内脏器实质内转移，腹膜外器官转移(包括腹股沟淋巴结和腹腔外淋巴结转移)

注：[a]：肝脏被膜转移属T_3/Ⅱ期；[b]：肝脏实质转移属M_1/Ⅳ期。

N：区域淋巴结*

N_x	区域淋巴结转移无法确定
N_0	无区域淋巴结转移
N_1	有区域淋巴结转移
N_1	仅腹膜后淋巴结转移
N_{1a}	转移淋巴结最大径≤10mm
N_{1b}	转移淋巴结最大径>10mm

M：远处转移

M_0	无远处转移
M_1	有远处转移
M_{1a}	胸腔积液细胞学阳性
M_{1b}	腹腔内脏器实质内转移，腹膜外器官转移(包括腹股沟淋巴结和腹腔外淋巴结转移)

分期对比

Ⅰ期	T_1	N_0	M_0
ⅠA期	T_{1a}	N_0	M_0
ⅠB期	T_{1b}	N_0	M_0
ⅠC期	T_{1c}	N_0	M_0
Ⅱ期	T_2	N_0	M_0
ⅡA期	T_{2a}	N_0	M_0
ⅡB期	T_{2b}	N_0	M_0
ⅢA1期	$T_{1/2}$	N_1	M_0
ⅢA2期	T_{3a}	任何N	M_0
ⅢB期	T_{3b}	任何N	M_0
ⅢC期	T_{3c}	任何N	M_0
Ⅳ期	任何T	任何N	M_1
ⅣA期	任何T	任何N	M_{1a}
ⅣB期	任何T	任何N	M_{1b}

附录2.11 子宫内膜癌TNM分期

子宫内膜癌第八版TNM临床分期

T：原发肿瘤		
T_x		原发肿瘤无法评估
T_0		无原发肿瘤证据
T_1	（FIGO Ⅰ[a]期）	肿瘤局限于宫体[a]
T_{1a}	（FIGO ⅠA[a]期）	肿瘤局限于内膜，或浸润肌层<1/2
T_{1b}	（FIGO ⅠB期）	肿瘤浸润肌层≥1/2
T_2	（FIGO Ⅱ期）	肿瘤侵犯宫颈间质，但未侵及子宫之外
T_3	（FIGO Ⅱ期）	局部和（或）区域扩散
T_{3a}	（FIGO ⅢA期）	肿瘤侵及子宫浆膜层，或附件（直接蔓延或转移）
T_{3b}	（FIGO ⅢB期）	阴道或宫旁受累（直接蔓延或转移）
N_1，N_2	（FIGO ⅢC期）	转移到盆腔淋巴结或腹主动脉旁淋巴结[b]
N_1	（FIGO ⅢC1期）	转移到盆腔淋巴结
N_2	（FIGO ⅡC2期）	转移到腹主动脉旁淋巴结，伴或不伴盆腔淋巴结转移
T_4	（FIGO Ⅳ期）	肿瘤侵犯膀胱/肠道黏膜，和/或远处转移
	（FIGO ⅣA期）	肿瘤侵犯膀胱和/或肠黏膜
	（FIGO ⅣB期）	远处转移，包括腹腔内转移和/或腹股沟淋巴结

注：[a]：仅有子宫颈腺体受侵，目前应考虑为Ⅰ期；[b]：细胞学阳性需单独报告，但不改变分期；[c]：有泡状水肿不足以诊断为T_4。

N：区域淋巴结	
N_x	区域淋巴结转移无法确定
N_0	无区域淋巴结转移
N_1	区域淋巴结向盆腔淋巴结转移
N_2	区域淋巴结向腹主动脉旁淋巴结转移，伴或不伴向盆腔淋巴结转移

M：远处转移	
M_0	无远处转移
M_1	有远处转移（不包括阴道、盆腔浆膜或附件转移，包括腹股沟淋巴结转移以及除腹主动脉旁淋巴结或盆腔淋巴结之外的其他腹腔淋巴结转移）

分期对比

0期	T_{is}	N_0	M_0
ⅠA期	T_{1a}	N_0	M_0
ⅠB期	T_{1b}	N_0	M_0
Ⅱ期	T_2	N_0	M_0
ⅢA期	T_{3a}	N_0	M_0
ⅢB期	T_{3b}	N_0	M_0
ⅢC期	T_1，T_2，T_3	N_1，N_2	M_0
ⅢC1期	T_1，T_2，T_3	N_1	M_0
ⅢC2期	T_1，T_2，T_3	N_2	M_0
ⅣA期	T_4	任何N	M_0
ⅣB期	任何T	任何N	M_1

附录 2.12　甲状腺癌 TNM 分期

甲状腺癌第八版 TNM 临床分期

T：原发肿瘤*

T_x	原发肿瘤无法评估
T_0	无原发肿瘤证据
T_1	肿瘤局限于甲状腺内，最大径≤2cm
T_{1a}	肿瘤局限于甲状腺内，最大径≤1cm
T_{1b}	肿瘤局限于甲状腺内，1cm＜最大径≤2cm
T_2	肿瘤局限于甲状腺内，2cm＜最大径≤4cm
T_3	肿瘤局限于甲状腺内，最大径＞4cm，或伴有颈部带状肌侵犯（胸骨舌骨肌、胸骨甲状肌或肩胛舌骨肌）
T_{3a}	肿瘤局限于甲状腺内，最大径＞4cm
T_{3b}	任何大小的肿瘤，伴有颈部带状肌侵犯（胸骨舌骨肌、胸骨甲状肌或肩胛舌骨肌）
T_{4a}	肿瘤侵出甲状腺包膜并侵犯以下任一结构：皮下软组织、喉、气管、食管或喉返神经
T_{4b}	肿瘤侵犯椎前筋膜、纵隔血管，或包裹颈总动脉

注：*：包括乳头状、滤泡状、低分化、Hürthle 细胞和未分化癌。

N：区域淋巴结

N_x	区域淋巴结转移无法确定
N_0	无区域淋巴结转移
N_1	有区域淋巴结转移
N_{1a}	Ⅵ区（气管前、气管旁和喉前/Delphian 淋巴结）或上纵隔淋巴结转移
N_{1b}	单侧、双侧或对侧颈部（Ⅰ、Ⅱ、Ⅲ、Ⅳ、Ⅴ区）淋巴结或咽后淋巴结转移

M：远处转移

M_0	无远处转移
M_1	有远处转移

分期对比

（以下为针对不同组织病理学类型的甲状腺癌临床分期）

乳头状癌和滤泡状癌*			
55 岁以下			
Ⅰ期	任何 T	任何 N	M_0
Ⅱ期	任何 T	任何 N	M_1
55 岁及以上			
Ⅰ期	T_{1a}，T_{1b}，T_2	N_0	M_0
Ⅱ期	T_3	N_0	M_0
	T_1，T_2，T_3	N_1	M_0
Ⅲ期	T_{4a}	任何 N	M_0
ⅣA 期	T_{4b}	任何 N	M_0
ⅣB 期	任何 T	任何 N	M_1
髓样癌			
Ⅰ期	T_{1a}，T_{1b}	N_0	M_0

续表

Ⅱ期	T_2, T_3	N_0	M_0
Ⅲ期	T_1, T_2, T_3	N_{1a}	M_0
ⅣA期	T_1, T_2, T_3	N_{1b}	M_0
	T_{4a}	任何N	M_0
ⅣB期	T_{4b}	任何N	M_0
ⅣC期	任何T	任何N	M_1
未分化癌			
ⅣA期	T_1, T_2, T_{3a}	N_0	M_0
ⅣB期	T_1, T_2, T_{3a}	N_1	M_0
	T_{3b}, T_{4a}, T_{4b}	N_0, N_1	M_0
ⅣC期	任何T	任何N	M_1

注：*：包括乳头状、滤泡状、低分化和Hürthle细胞癌

附录2.13　前列腺癌TNM分期

前列腺癌第八版TNM临床分期

T：原发肿瘤*

T_x	原发肿瘤无法评估
T_0	无原发肿瘤证据
T_1	临床前列腺隐匿性肿瘤
T_{1a}	前列腺隐匿癌，在≤5%的切除组织中通过组织病理学发现
T_{1b}	前列腺隐匿癌，在>5%的切除组织中通过组织病理学发现
T_{1c}	肿瘤经穿刺活检证实[如由于前列腺特异性抗原（PSA）升高]
T_2	肿瘤局限于前列腺
T_{2a}	肿瘤累及一侧叶的一半或更少
T_{2b}	肿瘤累及大于一侧叶的一半，但仅累及一侧叶
T_{2c}	肿瘤累及两侧叶
T_3	肿瘤突破前列腺被膜*
T_{3a}	肿瘤浸润达前列腺外（单侧或双侧），包括显微镜下发现的膀胱颈受累
T_{3b}	肿瘤侵及单侧或双侧精囊
T_4	肿瘤固定或侵及除精囊外的邻近结构，包括侵及外括约肌、直肠、提肛肌和（或）盆腔壁

注：*肿瘤累及前列腺尖部或达前列腺被膜（但未突破被膜），其分期不是T_3，而是T_2。

N：区域淋巴结

N_x	区域淋巴结转移无法确定
N_0	无区域淋巴结转移
N_1	有区域淋巴结转移

注：转移≤0.2cm为pN_{mi}（见pN，后附件）

续表

M：远处转移[*]	
M_0	无远处转移
M_1	有远处转移
M_{1a}	非区域淋巴结转移
M_{1b}	骨转移
M_{1c}	其他部位转移

注：当出现多于1个转移灶时，选用最高级别的分期，(p)M_{1c}是最高分期。

分期[*]			
Ⅰ期	T_1，T_{2a}	N_0	M_0
Ⅱ期	T_{2b}，T_{2c}	N_0	M_0
Ⅲ期	T_3，T_4	N_0	M_0
Ⅳ期	任何T	N_1	M_0
	任何T	任何N	M_1

注：[*]：AJCC同样出版了前列腺癌预后分期。

附：

pN：区域淋巴结

pN_x 组织学上区域淋巴结转移无法确定

pN_0 组织学证实无区域淋巴结转移

$pN_{1\sim3}$ 组织学证实区域淋巴结受累逐渐增加

注：1. 原发肿瘤直接侵犯淋巴结，分类为淋巴结转移。

2. 肿瘤种植（卫星灶），例如，肉眼或镜下位于原发灶淋巴引流区的癌巢或癌结节，没有组织学证据证实结节内存在淋巴结结构。这种情况可能提示跳跃转移、静脉侵犯（V1/2）或淋巴结完全被癌结节取代。如果病理学证实淋巴结完全被癌结节取代（通常具备一个平滑的边界），应该被记录为一个阳性淋巴结。同时每一个这样的结节在最终的pN分期中都应该被单独作为一个淋巴结计算。

3. 除区域淋巴结以外，任何其他部位的淋巴结转移都应该被视为远处转移。

4. 当大小作为pN分期的标准时，应该测量转移的淋巴结而非整个淋巴结。应该测量肿瘤的最大径。

5. 若仅仅为微转移病例，例如，所有转移灶均≤2mm时，则需要标记为"(mi)"，即$pN_{1(mi)}$。